医学研究的数据管理与分析

第3版

主　编　喻荣彬　邱洪斌

副主编　郝元涛　沈　冲

编　委（以姓氏笔画为序）

王　蓓（东南大学）
艾自胜（同济大学）
许　锬（苏州大学）
李兴洲（佳木斯大学）
李淑珍（山西医科大学）
邱洪斌（佳木斯大学）
沈　冲（南京医科大学）
张铁军（复旦大学）
赵　杨（南京医科大学）
赵景波（哈尔滨医科大学）
郝元涛（中山大学）
郝加虎（安徽医科大学）
姚应水（皖南医学院）
姚振江（广东药科大学）
黄　鹏（南京医科大学）
寇长贵（吉林大学）
彭志行（南京医科大学）
喻荣彬（南京医科大学）
潘发明（安徽医科大学）

秘　书　黄　鹏（兼）

人民卫生出版社

·北　京·

图书在版编目（CIP）数据

医学研究的数据管理与分析 / 喻荣彬，邱洪斌主编. —3 版. —北京：人民卫生出版社，2021.4

ISBN 978-7-117-31461-9

Ⅰ. ①医… Ⅱ. ①喻…②邱… Ⅲ. ①医学 — 数据管理 — 应用软件 — 医学院校 — 教材 Ⅳ. ①R319

中国版本图书馆 CIP 数据核字（2021）第 066171 号

医学研究的数据管理与分析

Yixue Yanjiu de Shuju Guanli yu Fenxi

第 3 版

主　　编： 喻荣彬　邱洪斌
出版发行： 人民卫生出版社（中继线 010-59780011）
地　　址： 北京市朝阳区潘家园南里 19 号
邮　　编： 100021
E - mail： pmph @ pmph.com
购书热线： 010-59787592　010-59787584　010-65264830
印　　刷： 三河市尚艺印装有限公司
经　　销： 新华书店
开　　本： 787 × 1092　1/16　**印张：** 28
字　　数： 664 千字
版　　次： 2003 年 4 月第 1 版　2021 年 4 月第 3 版
印　　次： 2021 年 6 月第 1 次印刷
标准书号： ISBN 978-7-117-31461-9
定　　价： 79.00 元
打击盗版举报电话：010-59787491　E-mail：WQ @ pmph.com
质量问题联系电话：010-59787234　E-mail：zhiliang @ pmph.com

前　言

数据管理和统计分析是医学研究工作的重要步骤。本书旨在将医学统计学、流行病学和统计分析软件等相关知识与技能有机结合,在论述研究设计、数据资料收集和数据库等相关知识的基础上,将医学研究设计、数据收集、录入、整理、统计分析和结果解释等作为一个连续的过程,过程、方法和案例紧密结合,系统地介绍目前国际上常用的几种数据管理和统计分析软件的应用,有助于读者学习并掌握医学研究设计、实施、数据处理和统计分析等实践能力。

本书第2版作为普通高等教育“十一五”国家级规划教材,自2009年出版至今已逾十年。其间,本书介绍的统计学分析软件多数经过了版本升级,且在医学研究设计和分析方法的应用上也出现了一些新的变化。据此,对本书第3版的章节和内容做了相应的调整和更新。

全书共分十八章。第一章至第六章的总论部分和第七章的EpiData软件应用,在理论和应用方面做了修订;第八章至第十二章介绍SPSS软件应用,软件版本更新为22.0,新增信度分析、ROC曲线、决策树分析等内容;第十三章更新统计作图软件版本并新增GraphPad Prism软件介绍;第十四章和第十五章酌情更新EpiCalc、Epi Info软件版本;第十六章新增R软件基础、应用和实例;第十七章介绍SAS软件基本知识;第十八章更新Review Manager软件版本,新增Stata软件Meta分析。本书各章节案例的数据文件作为本书增值数字内容,可在人民卫生出版社相关数字资源网站下载(见本页下方二维码),便于读者学习本书时配套使用。

学习本书需要具备一定的医学统计学基础。本书所涉及的统计学分析基本原理,书中未做系统介绍,读者可查阅相关专业书籍。

本书可作为医学或非医学院校本科生、研究生的必修课或选修课教材,也可供临床医生、公共卫生和卫生管理人员以及其他相关人员使用。

本书出版得到了人民卫生出版社和江苏省高等学校重点教材建设立项支持。

由于主编水平有限,书中难免会存在一些不当甚至错误之处,诚恳希望读者们批评指正。

喻荣彬　邱洪斌

2020年8月8日

目　录

第一章　绪　论

科学研究是通过实验或观察取得信息，并对信息进行处理、分析的过程，其目的是发现、分析和解决问题。医学科学研究是研究人体生理、病理、健康和疾病的科学，主要任务是揭示人体生命本质与疾病发生、发展的现象和机制，认识人与环境的相互关系、健康与疾病相互转化的客观规律，为防治疾病、促进健康提供技术方法和手段。

医学研究的基本程序包括选题（立题）、设计、观察和实验、资料整理和数据统计分析及理性概括等。其中，数据管理和分析贯穿整个医学研究过程。科学合理地进行数据管理和统计分析，对医学研究的顺利实施至关重要。

第一节　研究设计与数据管理分析

研究设计是医学研究工作的起始步骤，也是主要的核心环节之一。首先提出研究设想，确定要回答或解决的问题，明确研究目的；其次，根据研究目的确定相应的分析指标，通过调查和实验，收集研究数据。

研究实施步骤则和研究设计思路相反。在严格设计的基础上，首先进行观察和实验，收集相关的数据资料，并对数据进行整理和统计分析，结合归纳、演绎和推理，最终验证所提出的假设或回答所要解决的问题。

数据管理和统计分析贯穿于医学研究设计和实施的整个过程。在研究设计时即应该明确所要收集的数据类型、测量方法、统计分析方法和指标。实际上，医学研究实施过程也可以被认为是数据收集（data collection）、数据处理（data processing）、统计分析（statistical analysis）和结果解释（interpretation）的过程。

医学研究设计与数据管理分析步骤的关系如图 1-1-1 所示。

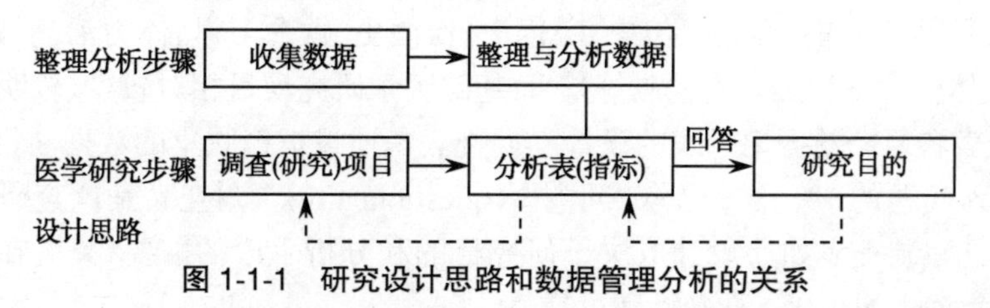

图 1-1-1　研究设计思路和数据管理分析的关系

一、明确研究目的

各项医学研究的目的可能不同，但从统计学角度来说，无非解决下列两个问题。

(1) 了解参数(parameter),用以说明总体。如通过抽样调查了解某地学龄儿童的身高、体重等指标,评估发育水平。

(2) 研究变量间的关系,通过确立统计学联系来验证因果联系,如探索暴露和疾病之间的因果关系、评价某种预防措施或药物的防治效果等。

研究目的需要通过具体的指标来阐明。确定研究目的是选定研究指标的依据,而研究指标又是研究目的的具体体现。

二、确定研究对象和观察单位

根据研究目的和指标,确定研究对象和观察单位(observation unit),即划清研究总体的同质范围。如评价某药物对高脂血症的治疗效果,研究总体则包含所有患高脂血症的个体,研究对象则应该是总体的一个代表性样本,观察单位则是样本中每一个患高脂血症的个体。

三、医学研究设计类型的选择

基础医学研究通常涉及各种不同类型的实验设计,如完全随机设计(complete randomized design,又称单因素设计)、配对设计(paired design)、随机区组设计(randomized block design,又称配伍组设计)、析因设计(factorial design)、拉丁方设计(Latin square design)、正交设计(orthogonal design)和序贯设计(sequential design)等。

除上述实验设计类型外,临床医学和预防医学研究的对象往往是群体(某病患者、某个人群),需借助流行病学研究方法。流行病学研究设计类型包括描述性研究(普查和抽样调查、生态学研究、个案调查和病例分析等)、分析性研究(病例 - 对照研究、队列研究)和实验性研究(临床试验、现场试验和社区干预试验),以及真实世界研究等。设计类型的选择主要取决于研究目的和客观条件的限制。如要评价某药物的疗效,可采用临床试验研究;要探索某罕见病的危险因素,可采用病例 - 对照研究;要了解某病预后的影响因素,则可采用队列研究。

不同类型的研究,数据管理和统计分析的方法及指标选择有所不同,应掌握每种具体方法的应用条件,科学合理地选用。

四、确定研究项目,拟定调查表或原始数据记录表

1. 研究项目的确定　主要取决于研究目的和分析手段。例如,流行病学研究项目通常包括一般情况(如姓名、性别、出生日期、出生地、民族、文化程度、职业等)、研究项目(也即研究变量,包括疾病史、家族遗传史、吸烟史、饮酒史、饮食习惯、体力活动、月经生育史、职业暴露史、体格检查和实验室检测等)。而基础医学研究项目相对较少、较明确。

2. 调查表和原始数据记录表的设计　调查表是通过把拟收集的数据项目用恰当的措辞构成一系列问题的“答卷”,也称“问卷”(questionnaire)。调查表是调查研究资料收集的最主要工具。调查表如何设计取决于研究目的和分析手段的需要,关键在于保证所获得信息具有全面性、针对性、准确性和可靠性。

五、样本含量的估计

样本含量(sample size)的估计是医学研究设计的一个重要内容。基础医学研究一般

采用动物实验，研究条件易于标准化，样本含量相对容易确定。临床医学和预防医学研究对象通常为人群样本，影响研究结果的因素多而复杂，研究变量变异较大，样本含量的估计更为重要。样本含量的大小至少满足“统计学效率”。样本含量大小主要取决于研究单位的变异大小、两组或多组可能差异的大小、精确性（容许误差）的要求、第一类错误（α）和第二类错误（β）的设定。不同研究设计可用各自样本含量计算公式来估计，也可采用专门的软件（如 PASS、SAS、Stata、R 软件、Epi Info、EpiCalc 等）来估算。

六、原始资料的收集

原始资料（raw data）的来源包括常规报表、实验数据和现场调查资料等。收集方式包括直接观察法（体格检查、各种实验室检测分析等）和采访法（访问、调查会及信访、电话访问等）。资料的收集是整个研究工作的中间环节，所收集资料的质量将直接影响研究结果的真实性与结论的正确性。收集原始数据时应严格质量控制措施，避免或减少信息偏倚。

七、医学研究的质量控制

质量控制是决定研究结果科学性的关键。调查研究所获取的数据只有准确地反映客观现实，通过归纳、比较、推理所获的结果才具有科学性，否则就会产生系统误差（systematic error），即偏倚（bias）。偏倚包括选择偏倚（selection bias）、信息偏倚（information bias）和混杂偏倚（confounding bias）三类。医学研究的质量控制即是控制这三类偏倚对结果科学性的影响。只有通过严格的质量控制措施，才可以保证所获研究资料的准确性、可靠性和完整性。

八、数据资料的管理

数据资料的管理包括录入计算机前的核对、录入时的质量控制和录入后的核对、分组、编码等。

1. 录入前的核对　在调查研究开始时，应采取措施保证原始数据的准确性。通常通过规范的质量控制措施来避免或减少调查研究中的信息偏倚。录入前的核对包括检查调查表中有无漏项、填写错误等内容及时纠正，录入前核对和纠错有利于数据录入。

2. 录入计算机，建立数据库　可以通过统计分析软件或数据库管理软件录入调查表信息，建立数据库（database）。常用的软件有 Epi Info、EpiData、SPSS、Microsoft Access、Visual FoxPro、Microsoft Excel 和 WPS Office 等。录入软件的选择，取决于数据量的大小（包括记录数、变量数）和对录入效率的要求等。记录数和变量数较大时，建议采用 EpiData 或 Epi Info 软件录入数据。

3. 录入后处理　主要包括逻辑核对、编码、新变量的建立和变量转换等。

（1）逻辑核对（logic checking）：在数据库或统计分析软件中通过排序（sorting）等方法查看极大值或极小值，再重新核对某些极端值，以决定取舍或修正。

（2）数据的编码（coding）和转换（transforming）：有时需要根据连续性资料的值来对个体进行分类，如根据血压值判定是否为高血压患者，或根据既往有无糖尿病病史或口服葡萄糖耐量试验（OGTT）血糖值综合判定其是否为糖尿病患者或分型，则需要重新编码。

(3)建立新变量：将数据编码和转换的结果赋值于新变量。如新建立“DM”变量，“1”表示糖尿病患者，“0”表示非糖尿病患者；又如建立“BMI”变量表示体质指数(BMI)，根据体重“weight”和身高“height”两个变量值，利用公式对“BMI”赋值。

(4)分类变量转换成哑变量(dummy variable)：对于名义数据(如血型、性格类型等)，因为各类别间并不呈等级关系，在进行多因素分析(如多元回归分析、Logistic 回归分析、Cox 回归分析)时，不能使用原始数值，必须进行变量变换，将该变量转换成 n-1(水平数 -1)个哑变量，再将这些变量纳入多因素模型中。

第二节　数据类型与统计分析方法选择

一、医学研究的数据类型

整理和统计分析资料时一般先区分数据的类型。医学研究的研究数据大体上可分为三种类型：定量数据(quantitative data)、等级数据(ranked data)和名义数据(nominal data)。

1. 定量数据　用定量的方法测量每个观察单位的某项(或几项)指标，所得的数据资料称为定量数据，也称计量资料(measurement data)。每个观察个体的某项指标记以一个数值，如身高、血压、白细胞计数等。定量数据又可分为两类：一类是离散型数据(discrete data)或间断型数据(discontinuous data)，它们往往是一种计数，如每名儿童口腔中的龋齿数、一个路段一年内的车祸次数、一个显微镜视野下的阳性细胞数等，这种计数只能是 0 和正整数，不会是负数，也没有小数点；另一类是连续型数据(continuous data)，理论上在任何两个数值之间都还有无穷多个数据，如身高在 165.5cm 和 165.6cm 之间理论上存在着无穷多个数据。

2. 等级数据　将观察单位按某种属性的不同程度分组，所得的各组观察单位数为等级资料，又称有序分类数据(ordinal data)或半定量数据(semi-quantitative data)。这类数据一般无单位，但组与组之间有大小之分，或程度差别，而组内不分大小。例如临床疗效痊愈、显效、好转和无效。

3. 名义数据　各类数据之间没有顺序或等级关系。如白细胞分类的中性粒细胞、淋巴细胞、嗜酸性粒细胞、嗜碱性粒细胞等，男性和女性。

等级数据和名义数据也被称为定性数据(qualitative data)、属性资料(attribute data)或计数资料(enumeration data 或 count data)，资料中每一观察指标是以其性质为特点的，如血型、性格类型、发病与否、病情轻重等。对计数资料作整理，主要就是清点各种属性的个数，有时还需要对属性本身作归类。有些等级数据或名义数据可以分成两类。如生、死，男、女，阳性、阴性，有效、无效，暴露、不暴露，发病、未发病，患病、未患病等，属二分类数据(dichotomic data)。等级和名义数据也可以是多分类的。

不同类型的数据，在选择研究方法时有所不同。实际工作中，根据统计分析的需要，对这三类数据可进行适当的变换或重新编码(recoding)。

二、数据类型的转换

根据研究目的和统计分析的需要，定量数据和定性数据可以互相转化。例如，血压值为定量数据，但如果将一组 20~40 岁成年人的血压按诊断标准分“正常”与“异常”两组，再统计各组人数，于是血压这一定量数据就转化为定性数据了。又如年龄资料为定量数据，但可以按 10 岁为一年龄组，将人群年龄分为 <10、10~、20~、30~、40~、50~、60~、70~ 等 8 个年龄组，这样定量数据便转换为等级数据。又如诊断试验中，将某些阳性体征根据确诊患者的概率赋予分数，分数的多少代表确诊概率的大小，这样原来的定性数据就转化为定量数据。

在数据转换过程中，值得注意的是：①定量数据转换为定性数据一般比较简单，但从名义数据、等级数据转换为定量数据，则比较烦琐且损失数据信息。因此，在医学研究中收集数据或计算机储存数据时，应考虑收集定量数据，只有在数据处理时根据需要再转换为等级数据或名义数据。②对两组或多组研究对象的某项指标进行统计学检验时，数据从定量转换为名义或等级数据时，统计学的效率会下降。

定量数据转换为名义或等级数据时，常用的分组切割值（cut-point value）选择方法有：①以正常参考值或临床诊断标准作为分组依据。如空腹血浆血糖值根据临床诊断标准：<6.1mmol/L（110mg/dl）为“正常血糖 =0”；≥ 6.1mmol/L（110mg/dl）及 <7.0mmol/L（126mg/dl）为“糖耐量减低（IGT）=1”；≥ 7.0mmol/L（126mg/dl）为“糖尿病 =2”。②某些定量指标尚无公认的正常参考值，可根据均数或四分位间距值，将其分为两组或四组。③根据数据的分布特点和研究需要，自行确定，但要能对统计分析结果做出合理的解释。

三、医学研究的数据统计分析方法和指标

医学研究中，首先应考虑研究目的和研究设计，再根据资料的类型和资料的分布情况选择合适的统计分析方法进行数据分析。医学研究数据的统计分析，可以利用统计软件在微机上进行。常用的统计分析软件有 SAS、SPSS、Stata、R 软件、Epi Info 和 EpiCalc 等，其中 SAS、SPSS、Stata、PASS、R 软件适用于数据库数据的统计分析，EpiCalc 适用于表格数据的统计分析，Epi Info 则两者均可。统计分析包括统计描述和统计推断。

1. 统计描述

（1）定量数据的描述：定量数据的描述指标包括均数（或几何均数）± 标准差（$\bar{x} \pm s$）、中位数（median）、百分位数（percentile）、变异系数（coefficient of variation，CV）、极差（range）以及偏度系数（coefficient of skewness）、峰度系数（coefficient of kurtosis）和总体 95% 可信区间（confidence interval，CI）。定量数据的统计描述方法见图 1-2-1。

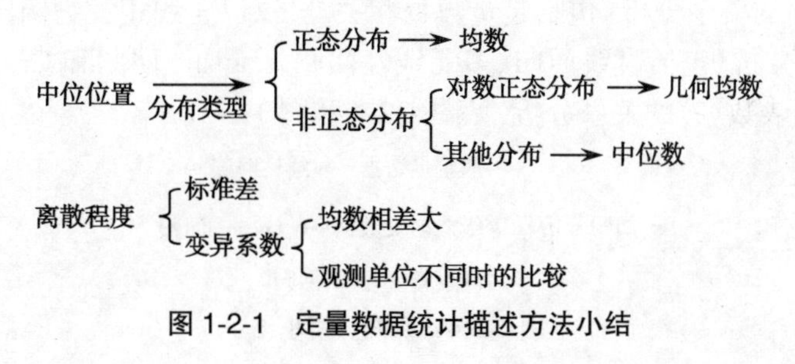

图 1-2-1 定量数据统计描述方法小结

(2)定性数据的统计描述:定性数据可通过计算各种相对指标来描述,包括率(rate)、比值(ratio)或构成比(proportion)。如发病率、病死率、N年生存率、治愈率、缓解率、相对危险度(relative risk,RR)、比值比(odds ratio,OR)、标准化死亡比(standard mortality ratio,SMR)等。应用过程中,应注意率和比的区别。定性数据的统计描述方法见图 1-2-2。

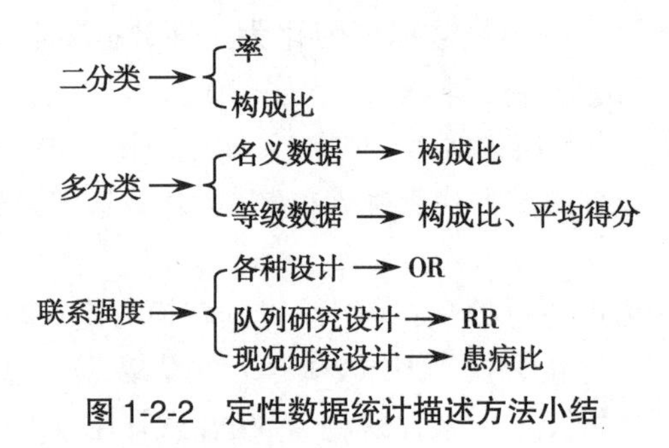

图 1-2-2　定性数据统计描述方法小结

2. 统计推断

(1)假设检验:包括定量数据分布类型的假设检验——正态性检验;定量数据方差的假设检验——方差分析(analysis of variances,ANOVA),包括成组设计多个样本均数的比较、配伍组设计多个样本均数的比较、多个样本均数的两两比较、多个实验组和一个对照组均数间的两两比较等;定量数据均数的假设检验——t检验和 ANOVA;定性数据分布情况或位置的假设检验(χ^2检验)等。定量数据差别的假设检验方法见图 1-2-3。

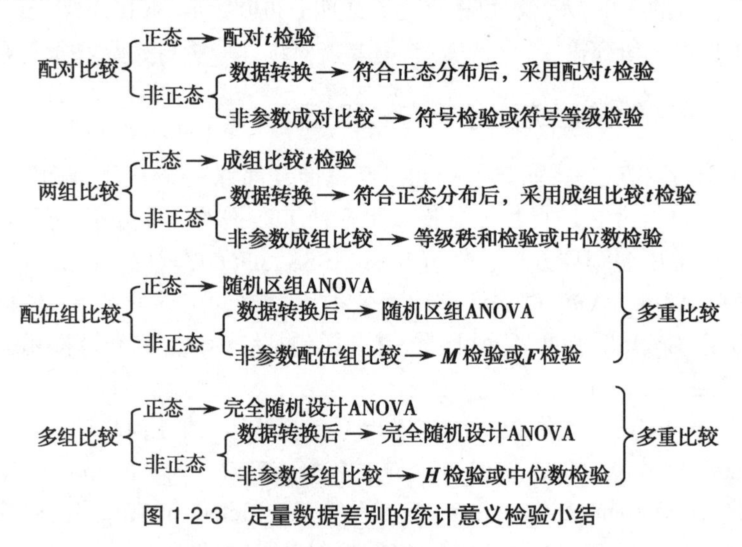

图 1-2-3　定量数据差别的统计意义检验小结

(2)变量之间的关系分析:包括定量数据相关分析(以直线相关为例,用于双变量正态分布资料)、回归分析(包括直线回归、多元线性回归、Logistic 回归和 Cox 回归等分析)和定性数据(R×C 表数据)的关系分析,见图 1-2-4 和图 1-2-5。

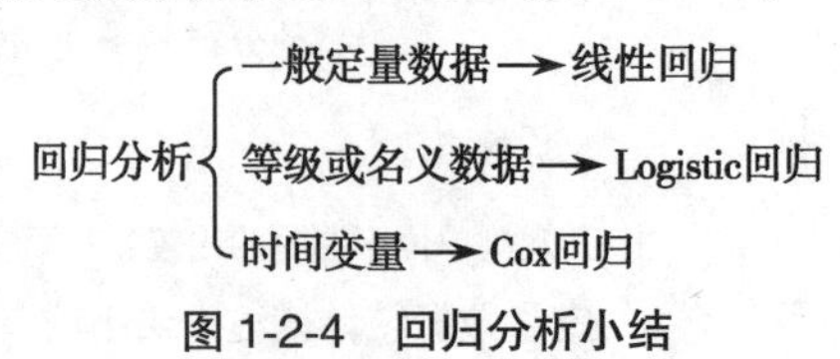

图 1-2-4　回归分析小结

行—名义变量
列—名义变量 } → 一般联系 – Pearson χ^2检验(χ_P^2)

行—名义变量
列—等级变量 } → 行平均得分差检验(χ_D^2)

行—等级变量
列—等级变量 } → 相关分析(χ_R^2)

图 1-2-5 列联表数据分析小结

3. 统计分析方法汇总 按应变量和自变量性质归类，相应的统计分析方法见表 1-2-1。

表 1-2-1 统计分析方法汇总表

应变量个数	自变量性质	应变量性质	采用的统计分析方法
1	无自变量 (1 个总体)	连续且正态	单样本 t 检验
		有序或连续	单样本中位数检验
		二分类	二项检验
		分类	拟合优度检验
	1 自变量 2 水平 (组间独立)	连续且正态	两独立样本 t 检验
		有序或连续	Wilcoxon-Mann Whitney 检验
		分类	χ^2 检验
			Fisher 确切概率检验
	1 个自变量，2 个或以上水平 (组间独立)	连续且正态	单因素 ANOVA
		有序或连续	H 检验(Kruskal-Wallis 法)
		分类	χ^2 检验
	1 自变量 2 水平 (组间相关 / 配对或配伍)	连续且正态	配对 t 检验
		有序或连续	Wilcoxon 符号秩和检验
		分类	McNemar χ^2 检验
	1 个自变量，2 个或以上水平 (组间相关 / 配对或配伍)	连续且正态	单因素重复测量 ANOVA
		有序或连续	Friedman 检验
		分类	重复测量 Logistic 回归分析
	2 个或以上自变量 (组间独立)	连续且正态	ANOVA
		有序或连续	秩变换后 ANOVA
		分类	Logistic 回归分析
	1 个连续性自变量	连续且正态	相关分析
			简单线性回归分析
		有序或连续	非参数相关 /Logistic 回归分析
		分类	单因素 Logistic 回归分析

续表

应变量个数	自变量性质	应变量性质	采用的统计分析方法
1	1或多个连续性自变量和/或1或多个分类自变量	连续且正态	多因素线性回归分析
			协方差分析
		分类	多因素 Logistic 回归分析
			判别分析
2个或以上	1个自变量,2个或以上水平	连续且正态	单因素多元方差分析
2个或以上	2个或以上自变量	连续且正态	多变量多重线性回归分析
2组变量	0	连续且正态	典型相关分析
2个或以上	0	连续且正态	因子分析

第三节 数据管理和分析的原则

一、忠实于原始数据

忠实于原始数据是必须具备的科学精神。科学研究必须遵循客观现实,医学研究的本质即是通过观察、实验,描述或模拟疾病和健康状态的人群现象,或者通过实验动物模型模拟疾病和健康状态的发生、发展,经过科学的归纳、分析和逻辑推理得出普遍性的规律。只有客观地记录、复制原始数据,才能使所获结果接近真实的情况,才能再现客观规律。通常,医学研究的结果和客观现实之间,总会存在或多或少的不一致,即误差(error),包括随机误差和系统误差。医学研究过程中,应尽量通过科学的设计和严格的质量控制措施,控制系统误差。任何修饰甚至修改研究数据的行为,不管出于什么目的,都违背科学精神。

二、重视研究数据资料的处理过程

数据处理是统计分析前数据管理中必不可少的步骤,应给予足够的重视。数据资料处理的目的:一是保证被分析数据的正确性,与获得的客观结果尽可能保持一致,控制信息偏倚;二是使原始数据经过编码、转换、重新赋值后符合进一步统计分析的需要。

数据处理过程往往会花费研究者大量的时间,尤其在涉及较大规模的人群调查研究时。由于现今的统计分析软件大都具有较好的功能模块,一旦研究数据处理充分,统计分析过程就会大大简化。

三、选择合适的统计分析方法和指标

统计分析方法的选择主要取决于数据的类型,定量数据、定性数据的统计分析方法各不相同;同时,描述和统计分析方法的选择又取决于数据的分布类型,大多数统计分析方法要求符合正态分布或近似正态分布。

1. 数据转换 选择统计分析方法时，必须遵循科学和客观的原则，只能根据研究数据的类型和分布特点来做出选择，并要求最大限度地利用数据的“统计学信息”。不能满足正态分布的条件时，可以通过适当的数据转换（如对数转换、平方根转换等）以达到要求。避免主观地选择统计分析方法和指标，以迎合个人的需要。

常用的数据转换类型及方法如表 1-3-1。

表 1-3-1 常用的数据转换类型及方法

数据类型	转换方法	举例
Poisson 分布	平方根转换 $x'=\sqrt{x}$	水中细菌数、单位时间放射性计数等
二项分布	反正弦函数转换 $x'=\arcsin\sqrt{p}$	非传染病患病率、白细胞百分数、淋巴细胞转换率等
标准差与均数呈正比关系	对数转换 $x'=\log x$	发汞含量

2. 正态性检验 流行病学研究数据分析中常用的 t 检验和 ANOVA 是统计学家根据数据为正态分布且各组总体方差相同的条件下推导出来的，因而用以分析的数据应该是正态的而且样本方差间差别无统计意义（方差齐）。正态性及方差齐性检验的方法见表 1-3-2。在 SPSS 软件中，可通过 Nonparametric Tests 过程中的 One-Sample Kolmogorov-Smirnov Test 进行正态性检验。

表 1-3-2 常用正态性及方差齐性检验的方法

检验内容	检验方法
正态性	用直方图或正态概率图进行观察
	用矩法、W 法或 D 法进行统计检验
两组方差齐性	F 检验
多组方差齐性	Bartlett 检验

一般来说，t 检验和 ANOVA 是比较稳健的（robust）。当上述前提条件有所违反时对结果影响不太大。因而在一般情况下还是可以用的，不必有太多顾虑。只有在与这些前提条件要求相距过远时才会有重大影响。

3. 非参数统计法 当 t 检验或 ANOVA 的前提条件不能满足而对数据的总体分布不能确定或没有适当的转换方法时，可以用一种不依赖于某一专门的总体分布且与参数无关的方法，称为非参数统计法。非参数统计法往往也适用于等级数据。非参数统计法与参数法在无效假设是正确时，其效率相同。当无效假设不正确而分布为正态时其效率稍差；当分布为非正态时，其效率优于参数法。

相应于 t 检验和 ANOVA，有以下一些非参数统计方法（表 1-3-3）。

非参数方法在配伍组设计或多组比较时也有多重比较的方法可用。具体参见相关统计学书籍。

表 1-3-3　常用非参数统计方法小结

设计方法	参数统计方法	非参数统计方法
配对比较	配对 t 检验	符号检验*、符号等级检验（Wilcoxon 法）
两组比较	成组比较 t 检验	两样本等级秩和检验（Wilcoxon Mann and Whitney 法）、中位数检验*
配伍组比较	随机区组 ANOVA	M 检验（Friedman 法）
多组比较	完全随机设计 ANOVA	H 检验（Kruskal-Wallis 法）

*效率较差的方法。

4. 分析指标的选择　对不同的研究设计类型来说，应选择合适的分析指标。分析指标的选择主要取决于研究的目的、设计的类型和所获数据信息。医学研究常用分析指标包括各种率（如发病率、患病率、死亡率、病死率、治愈率、缓解率、有效率、保护率、N 年生存率、累积发病率、发病密度等），比和构成比（如比值比、相对危险度、标准化死亡比、灵敏度、特异度、阳性预测值、阴性预测值等），均数（算术均数、几何均数），以及其他特定的指标（如遗传度、分离比、伤残调整寿命年、潜在减寿年数、正确诊断指数）等。

值得注意的是，由于大多数医学研究的对象只能是同质总体的一个样本，因而不仅要分析每个指标的点值（point value），而且要计算其 95% CI，以估计总体的 95% 可能范围，用样本估计总体，由“特殊”推导出“一般”情况。

四、科学合理地解释数据分析结果

一般来说，要从统计学、逻辑学和生物医学三个方面科学、合理地解释数据统计分析结果，正确认识统计学联系和因果联系的区别，并应用因果关系判定的标准进行评判。

1. 统计学解释

（1）了解不同研究设计的效率、优点和局限性：在验证病因假设时，实验研究和队列研究验证因果关系的能力较病例 - 对照研究强；横断面研究由于同时调查某个时点上的暴露因素和疾病现况，无法确定暴露和疾病发生的时间先后顺序，验证病因假说的能力较弱；个案调查和病例分析由于未特设对照组，缺乏研究的设计，一般仅能提供病因线索。

（2）理解样本和总体的关系：由于医学研究的对象不可能包含总体中的全部个体，多为总体的一个样本，通过样本资料来推断总体。实际上，从选择研究对象的角度来说，绝大部分医学研究都是“抽样调查”或“抽样研究”。抽样研究的目的是用样本指标推断总体。在解释结果时：①应从抽样的随机化程度和样本含量两方面解释样本的代表性；②合理分析抽样误差和选择偏倚对研究结果的影响；③样本指标只是点值估计（point estimate），应推算抽样总体指标——95% CI，即进行区间估计（interval estimate），用样本资料推断总体可能的范围。

（3）正确认识 P 值大小和统计学显著性，合理解释统计分析结果：统计学检验通常是根据样本指标来计算统计量，再根据统计量大小确定拒绝或接受“无效假设（H_0）”概率（P 值），如 $U>1.96$，$P<0.05$，即按 $\alpha=0.05$ 水准，拒绝 H_0，接受“备选假设（H_1）”。如 $P<0.05$，

表明具有统计学显著性或具有统计学意义。但“0.05”只是一个人为规定的界值,表示出现第一类错误(假阳性)的可能性。在报告统计分析结果时,应列出统计量和所对应 P 值的具体数值,让评阅人或读者去判断统计学意义的大小,如 $\chi^2=3.84$,$P=0.05$,而不是单单列出“$P>0.05$”或“$P<0.05$”。

2. 逻辑学解释 对统计学分析结果的解释要遵循科学的逻辑推理准则。医学研究中常用两种逻辑推理方法:假设演绎法(hypothesis-deduction method)和 Mill 准则(Mill’s cannon)。具体参见相关专业书籍。

(1)假设演绎法:假设演绎法的基本推理形式为:①得到假设 H,并且如果 H 则证据 E;所以推出证据 E;②获得证据 E,并且如果 H 则证据 E;所以假设 H 成立。假设演绎法的整个推论过程为:从假设演绎导出具体的证据,然后用观察或实验检验这个证据,如果证据成立,则假设可能成立。从一个假设可推导出多个具体证据,证据越多,或证实的条件越多种多样,则支持该假设的概率就越大。

(2)Mill 准则:科学研究的核心问题是证实因果关系。Mill 首先将因果推理的原则加以系统化,提出了科学实验四法,后人将同异并用法单列,成为科学实验五法,即求同法(method of agreement)、求异法(method of difference)、同异并用法(joint method of agreement and difference)、共变法(method of concomitant variation)和剩余法(method of residues)。Mill 准则是因果关系研究中最常用的推理方法。

3. 生物医学解释 根据现有的生物医学知识对所获结果进行客观评价,对于结果的解释是否与现有的理论知识相矛盾,是否符合疾病自然史和生物学原理,和现有生物医学领域的研究成果是否一致。可通过下述方式进行评价:①和国内外既往的研究结果比较;②和国内外同期的研究结果比较;③从相关学科中寻找支持和不支持该结论的证据。通过比较,结合假设演绎法、Mill 准则和病因推断的标准进行综合评判,合理解释。当然,少数创新性的研究结果可能不是“言之有理”的,因为这种“合理性”判断会受到现有科技水平、评价者知识背景和能力的限制,存在一定的局限性;但在绝大多数情况下,应该能从生物医学角度对研究结果作出合理解释。

4. 深刻理解统计学联系的本质 了解统计学联系的本质对正确解释数据分析结果至关重要。广义的统计学联系是指任意两个或两个以上变量之间的统计学关系显著。医学研究通常根据观测或实验所获得的数据,来判定变量之间是否存在统计学联系。如两组或多组的计量指标,经过 t 检验或方差分析,判定差异是否有显著性;或根据病例组和对照组暴露比例的差异是否具有显著性,来判定暴露和疾病之间是否存在统计学关联。

根据研究数据所确定的“显著”关系,只是“统计学”上的联系。统计学联系只是表面现象,据此能否确定变量间存在“真实的联系”或“因果联系”,还要看具体的研究设计和实施能否客观地“复制”或“模拟”真实的情况,并通过科学的归纳和逻辑推理来解释。

机遇、偏倚和真实的联系都有可能使研究结果呈现“统计学联系”,也即研究所得出的“统计学联系”,既可能是真实的联系(即因果联系),也可能由于研究中的机遇或 / 和偏倚所致。

机遇(chance)所引起的误差,称随机误差(random error)或抽样误差。抽样误差的大小一般可以估计。

偏倚为系统误差，是指在医学研究的设计、实施和统计分析过程中，由于方法的局限或/和错误，使研究结果系统地偏离真实情况。偏倚是一种错误，影响结果的真实性，应力求避免、控制；偏倚的控制是医学研究质量控制的核心内容。

医学研究的核心即是估计随机误差、控制偏倚，从而凸显真实的联系。因此，在研究实施、论文撰写或评阅时，对呈现"统计学联系"的结果，应结合研究的设计、实施、数据处理和统计分析等多个环节的质量控制情况，科学、客观地进行解释和评价。

（喻荣彬 黄 鹏）

第二章 现场调查设计与质量控制

现场调查是针对研究人群在研究现场所进行的与研究目的相关的调查工作，是收集信息和资料的过程，其调查形式、方法及技术可因不同研究内容而异，多种多样，包括调查表调查、访谈、现场测量、生物样本收集等。此外，随着计算机网络技术的发展和广泛使用，网络调查也越来越多地应用于大规模流行病学现场调查中。现场调查是流行病学研究中必不可少的重要部分，是获取研究资料和信息的主要手段。所有流行病学研究的结果均建立在掌握和积累大量资料、数据的基础上，全面、完整地收集人群中有关疾病与健康的原始资料，是流行病学研究的最基本和最重要的步骤，无论是描述性研究、分析性研究还是实验性研究，都离不开现场调查这一重要环节。

第一节 现场调查设计

科学合理的研究设计是顺利完成流行病学研究任务的前提和保证。流行病学研究通常是在人群中实施，在估计人群中疾病和健康相关因素与疾病发生和健康状况之间的联系强度时，有许多因素可能会影响其准确性，使研究结果与真实情况之间出现偏差，有时甚至会得出与实际情况完全相反的结论。造成这种偏差的原因包括随机误差和系统误差(即偏倚)。流行病学研究设计就是在保证整个研究切实可行的前提下尽可能减少这两类误差，减少随机误差以提高研究的精确性，减少偏倚以提高研究的有效性。

调查设计是整个研究设计中的重要部分，由于现场工作往往不可能重复进行，而现场调查资料的质量又直接影响研究结果和结论的准确性，因此指导现场工作的调查设计显得更为重要，尤其在大规模或多中心流行病学研究中。提高研究精确性可以通过两种主要途径：一是增加研究对象的数量(即样本含量)，二是提高单位样本含量下所能获得的信息量(即统计效率)。提高研究的有效性就是要尽可能减少在研究过程中可能产生的各类偏倚，包括选择偏倚、信息偏倚及混杂偏倚等。因此，研究者应在设计阶段尽力选择或设计有效可靠的资料收集手段、现场操作方法，同时考虑影响资料收集有效性的各种因素，注意现场工作的质量控制。

调查设计一般需要考虑以下几方面内容。

一、调查对象

根据研究目的确定研究对象的来源及范围，研究对象应具有明确的定义。如果是抽样调查，则需要事先确定抽样总体的范围、抽样方法及样本大小。

二、调查内容

调查内容即调查时所要收集的资料，或称变量（variable），在研究中通常有四类重要变量：①自变量：或称为原因、危险因素、特征、影响因素等；②应变量：或称为效应、结果、状况、疾病等；③混杂或中间变量：可能影响研究结果的非研究因素；④背景变量：年龄、性别、种族、教育、婚姻状况、社会状况等。

具体的调查内容取决于研究目的，一般包括调查对象的基本情况（主要是其社会人口学特征）、疾病或健康状况、与研究目的相关的其他因素（如生活方式、行为习惯、遗传背景、相关知识态度等）。其来源主要包括：直接从有关部门获取常规积累的各种记录或统计报表资料、现场调查询问、通信或电话调查、某些指标（如身高、体重、血压等）的现场测量、采集生物标本（如血样、尿样、分泌物等）送实验室检测。

在调查时间和现场条件允许的情况下，尽量丰富和完善调查内容，以避免遗漏有用信息；同时还要注意避免对无关信息的收集，以免浪费时间、人力和物力，降低依从性。

三、调查方法和技术

根据调查目的、调查内容和调查对象的不同，选择不同的调查方法及技术。现场调查方法可以分为定量调查和定性调查两类。

定量调查一般运用流行病学、统计学原理和方法，以一定数量的调查样本为基础，寻求统计学上的差异或联系的显著性，揭示疾病的分布情况及影响疾病发生各要素之间相互作用的规律性。

定性调查通常采用非概率抽样方法，了解从个别或局部到一般的特征和规律性，更多地依据小样本材料或经验，运用演绎推理方法对发病有关的行为、病因学和流行规律进行描述和分析，主要解决“如何”“为什么”“几种可能性”等问题。

在现场调查时，常常从适当的定性调查入手，利用定性调查来发现问题、建立假设、提供调查线索，同时定性调查还可解释定量调查所得的结果，弥补定量调查的不足。根据不同的研究目的，将定量与定性调查结合使用可取得更好的效果。

定量调查方法中最常用的就是利用一定格式的调查表进行调查，即问卷调查。调查表是流行病学研究中收集信息和资料、记录调查内容的主要工具，调查表所收集信息的质量直接影响到整个研究工作的质量，因此调查表的拟定至关重要，其具体原则和要求详见第三章。问卷调查的形式包括面访、信访和电话访问调查等。

访谈是流行病学现场调查中的另一种重要方法，是定性社会学调查方法在流行病学研究中的应用，尤其在评价流行病学干预效果及其影响因素时，可以对传统的定量调查起补充作用，以更多地发现人们的需求、感受、行为态度和动机等。常用的有专题小组访谈和个人深入访谈。访谈前需要拟定调查提纲，所列问题不能繁杂，要有较强的针对性。调查提纲包括两部分，一部分是给被访者的简要提纲，列出准备讨论问题的清单；另一部分是访谈员或主持人使用的详细提纲。

四、调查员选择与培训

流行病学调查工作往往不能由一个或几个研究设计者来完成，而要有一批经过培训且工作态度良好的调查员来共同完成。对调查员的最基本要求是具备实事求是的科学工作态度和高度的责任心，调查时不马虎，不编造结果，善于联系群众并取得群众的合作。调查员应具有一定的文化水平，但是并非医学水平越高的人越适合做调查工作。相反，有医学知识的人容易掺入自己的假设和看法，调查时易于诱导性地提问而产生信息偏倚。从这个意义上讲，非医务人员调查更客观。调查员应具备必要的流行病学知识，了解调查目的，熟悉调查方法和每个调查项目的意义。

调查前必需对调查员进行严格的培训和考核。培训内容一般包括以下三个方面，即调查员应该知道的信息、正确的工作态度和调查技术。

1. 调查员需要知道的信息　主要包括：①调查目的和意义；②调查对象和范围；③现场调查基本知识；④可能出现的偏倚及控制方法；⑤调查程序；⑥调查的要求和纪律；⑦调查员的待遇。

2. 调查员的工作态度培训　培训主要内容包括：①清楚自身工作的重要性；②明确执行调查规范的意义；③掌握进行调查工作时的态度；④承诺为应答者保密。

3. 调查技术培训　内容包括：①确定应答者的技巧；②掌握问卷中的专业术语和词汇；③统一调查指导用语及提问顺序；④如何进行客观的记录；⑤语言、形象训练；⑥进行预调查。

4. 调查员培训的方法　一般包括：①集中面授，即举办调查员学习班，由专人以授课的方式，向调查员介绍研究项目的相关内容（研究背景、设计思路、研究目的和技术路线等）、调查要求、调查技术及注意事项等，这种培训能更好地实现调查方法统一和提高调查员的调查能力，缺点是成本较高；②编写发放专用的调查手册，由调查员自行按手册中的规定和要求进行调查，这种培训方式简便易行，但效果不如集中面授，尤其是一些特殊的调查技巧调查员难以掌握；③现场培训，由有经验的调查员完成一次调查的全过程，其他调查员观摩、学习，并进行模拟调查，然后由培训者对调查员的调查过程进行点评，指出存在的问题并提出改进建议，这种培训方式更具实战意义。

五、现场组织协调

无论是定量调查的入户访问或固定地点调查，还是定性调查的小组访谈或个人深入访谈，都需要提前取得调查对象所在地的相关部门的支持与协助。如入户访问必须有居委会的配合和引导，否则难以进行；一些大规模调查需要相关单位的积极组织和动员，并在调查过程中给予良好的配合，只有这样才能保证现场调查顺利实施。因此，在调查设计中应明确此项调查工作应与哪些部门及相关人员联系，并取得他们在哪些方面的支持与配合。

除了对人员的组织协调外，调查经费预算、调查所需场所的准备都应在调查设计中充分予以考虑。若调查中涉及标本采集和现场检测，应合理地安排各项目开展的先后顺序及每一项目所需的调查员或工作人员数量，避免因现场混乱而导致项目漏查或调查对象失访。

第二节　现场调查质量控制

现场调查的质量直接影响到收集信息和资料的准确性与可靠性，对完成研究项目至关重要，因此在现场调查的全过程中均应严格执行质量控制措施。

一、调查实施前的质量控制

在调查实施前，主要完成以下几个方面的工作：

(1)根据研究目的和需要，制订科学可行的调查方案和实施细则。

(2)科学合理地设计或选用调查表。

(3)严格进行调查员的选择与培训，经考核合格后才能参与调查工作。

(4)认真开展预调查工作。

在现场调查之初，尤其是大规模流行病学调查时，需要进行小范围或小样本的预调查，其目的主要有两个方面：一是发现调查表中存在的问题，如重要信息的遗漏、提问方式不妥、答案设置不全等，以便及时修改和完善；二是发现实际调查过程中可能存在的问题，如调查对象的依从性、调查程序、组织协调等，以便提出相应的解决办法，同时制订出切实可行的现场工作程序。

对于自行拟定的调查表，预调查更是不可或缺。必要时，还需要对调查表进行信度和效度的评价，以保证调查获得信息的真实性和可靠性。

二、调查实施过程中的质量控制

调查实施过程中的质量控制更为重要，主要内容包括：

(1)严格按照现场工作程序，在规定的时间内，完成相应的调查工作。

(2)若是普查，应尽量找到所有合格的调查对象，以减少漏查；若是抽样调查，应严格按照所设计的抽样方法，遵守随机化原则进行抽样，并对所抽取的全部调查对象进行调查，提高受检率，从而减少选择偏倚和无应答偏倚。

(3)调查员在调查过程中应自始至终保持正确统一的工作态度和询问方式，并认真如实地记录调查对象提供的全部信息，以避免因调查员所致的信息偏倚。

(4)在调查过程中应随时检查已完成的调查表中是否存在某些项目的漏填，以便及时补填。

(5)随机抽取一定比例(一般为5%~10%)的调查对象进行复查，比较两次调查结果的一致性，以判断所获得信息的可靠性。

(6)需要进行现场测量时，应选用不易产生偏倚的仪器和设备，并采用统一的测量方法和判断标准，有时可取多次测量的平均值，以减少测量偏倚。

(7)需采集生物标本时，除了注意统一采集时间、部位和方法以外，还应注意标本在现场的保存条件和运输方式，要避免标本之间、标本与外环境之间的交叉污染以及有效成分的破坏。

(8)标本检测时所用的方法、仪器、试剂及操作技术均应统一，并按要求严格设立阴性、阳性对照，以减少测量偏倚。

三、调查资料分析时的质量控制

在调查资料整理分析阶段，也应严格进行质量控制，具体包括：

(1)检查与核对原始资料的准确性与完整性。在资料分析前，需要对原始的流行病学调查资料进行一次或多次审查，发现可能存在的错误、遗漏的研究变量取值和其他问题，并采取相应的补救措施。例如,若在调查表中发现有缺失的信息,可以通过电话再次询问研究对象、查阅有关的记录、应用储存的血液标本重新检测或再次取样等措施进行补充。若发现逻辑错误,也要及时改正。还需要对调查问卷进行编码或者对已编码的问卷进行核查,避免重复和遗漏。

(2)选择合适的数据管理软件(常用的数据管理软件有 Epi Info、EpiData、Microsoft Excel、WPS Office、Microsoft Access 等),双轨录入计算机,建立数据库,并进行有效取值范围控制和逻辑核查,以保证分析数据的准确性。

(3)按事先拟定的资料分析提纲,根据资料的性质和特征,选用恰当的统计分析方法和统计分析软件进行分析。应用广泛的数据分析软件有 SAS(Statistical Analysis System)和 SPSS(Statistical Product and Service Solutions),它们均具有很强的数据管理和统计分析功能。

第三节　网络调查技术

网络调查技术是指在网络上发布调研信息,并在互联网上收集、记录、整理、分析和公布网民反馈信息的调查方法。网络调查(network survey),又称在线调查,是传统调查方法在网络上的应用和发展,通过互联网及其调查系统把传统的调查、分析方法在线化和智能化。

一、网络调查的发展背景与前景

网络调查的大规模发展源于 20 世纪 90 年代。随着信息技术的发展,电脑和网络越来越频繁地出现在人们的生活中,并且逐渐占据了重要的地位。于是,从传统的面对面调查中衍生出了新兴的网上调查,这种调查方式可以极大地扩大被调查的人数及地域度,让更多的人能够参与到调查中来,同时节省人力物力。

尽管网络调查受到互联网的应用与普及的影响,目前多用于青年人群和城市,但从近年来计算机、通信和国际互联网的发展趋势看,网上调查仍具有很强的现实意义,尤其是能较好地弥补面对面调查的局限性。在互联网发达的国家和地区,利用网络开展市场调查和民意调查已经相当广泛,而且已开发出网上调查软件,网上调查公司也应运而生,为进一步开展内容各异的网络调查提供了条件。

二、网络调查的主要特点

网络调查法可以充分利用互联网(internet)作为信息沟通渠道的开放性、自由性、平等性、广泛性和直接性的特性,使得网上调查具有传统调查手段和方法所不具备的特点和优势,包括自愿性、及时性、互动性、经济性、时空性、定向性、匿名性等。

1. 自愿性　网络调查一般无强制性,调查对象在完全自愿的原则下参与调查,一旦参加,其依从性较好,较大程度上保证了调查的真实性和可靠性。

2. 及时性　网络调查是开放的,规定范围内的任何人都可以参与调查,甚至查看部分结果，而且调查信息经过统计分析软件初步自动处理后，可以马上查看到阶段性的调查结果。

3. 互动性　网络的优势之一是互动性，因此在网络调查时，调查对象可以及时就问卷相关问题提出自己的看法和建议，可减少因问卷设计不合理导致调查结论偏差，这在调查之初尤其重要。

4. 经济性　采用网络调查方法，可大大节省传统调查中所耗费的人力、物力和财力。

5. 时空性　网络调查可以24h全天候开展，不受地区和时间制约，给了调查对象更大的应答自由，适应现代人忙碌的工作与生活节奏，这是传统调查方式无法比拟的。

6. 定向性　可根据调查研究的需要，有针对性地在特定人群中开展调查，如按照事先已知的被调查者的E-mail地址发出问卷收集信息。

7. 匿名性　网络调查多为匿名的，在一定程度上可避免被调查者隐私及敏感问题的泄露，有助于获得真实信息。

网络调查除了以上优点外，也存在一定局限性，包括调查对象的不准确性、网络的安全性等问题。

三、网络调查的步骤及注意事项

在研究项目中利用网络调查方法收集信息，必须遵循一定的步骤进行。

1. 确定调查目标　需要考虑调查对象是否具有上网条件以及上网习惯；如果在网民中开展调查，需要考虑网民中是否存在被调查的群体，规模多大等，只有网民中的有效调查对象足够多时，网上调查才可能得出有效结论。

样本数量难以保证也许是在线调查最大的局限之一。如果没有足够数量的样本，调查结果就不能反映总体的实际状况，也就没有实际价值，足够的访问量是借助一个网站进行在线调查的必要条件之一。由于网上调查的对象常常限于上网的用户，从网民中随机抽样取得的调查结果可能与真正总体之间有误差。另外，用户地理分布的差别和不同网站拥有特定的用户群体也是影响调查结果的不可忽视的原因。这在调查时都应加以考虑。

2. 设计调查问卷　网络调查方法主要是问卷调查法，因此设计网络调查问卷至关重要。由于互联网交互机制的特点，网络调查可以采用调查问卷分层设计。这种方式适合过滤性的调查活动，因为有些特定问题只限于一部分调查者，所以可以借助层次的过滤寻找适合的回答者。

无论采取什么调查方法，设计相应的调查表并预先进行测试，在大多数情况下是必不可少的，而且调查表设计水平的高低直接关系到调查结果的质量。由于在线调查占用被访问者的上网时间，因此在设计上应该简洁明了，尽可能少占用填写时间和上网费用，避免被访问者产生抵触情绪而拒绝填写或者敷衍了事。

3. 选择实施方式　网络调查时采取较多的方式是被动调查，将调查问卷放到网站等待调查对象自行访问和接受调查。有时也采取通知与动员的方式，让调查对象主动上网参与调查。因此，吸引访问者参与调查是关键，为提高受众参与的积极性可提供免费礼品、免费查看部分调查结果等。

另外，必须向被调查者承诺并且做到有关个人隐私的任何信息不会被泄露和传播。

网络调查应尽可能避免调查最敏感的个人信息，如住址、电话号码、身份证号码等，如果调查这部分信息，其真实性很难保证。

4. 统计分析结果　网络调查的结果分析与传统调查类似，首先需要剔除不合格的问卷。网络调查中一般性的结果分析，可直接借助后台的简单统计软件而获得，但比较复杂的特殊分析，常常需要将数据库导出，利用专门的统计软件分析。

第四节　敏感问题调查技术

在流行病学研究所需收集的资料中，常常有一些敏感问题。所谓敏感问题，是指涉及个人（或单位）的隐私问题，它们或者与个人的利益有关，或者涉及道德或法律问题。由于很多敏感问题与社会公认的道德观及价值取向相悖，如未婚流产、婚外性行为、嫖娼卖婬、吸毒、男男性接触等，这些行为不被社会认同，易遭非议，甚至可能涉及违法犯罪。因此，在问卷调查中，被调查者往往拒绝回答敏感问题，或者给出相反的答案。不同特征的人群有不同的敏感问题，如对未成年人来说吸烟是敏感问题，而对一般成人而言则不是敏感问题。不同的敏感问题在敏感程度上存在差异，如中学生的性行为问题要比吸烟问题敏感得多。再如调查性传播疾病时，除了难以获得患者的真实姓名、联系电话，同时也很难获得其真实的性行为状况、性伴侣资料等信息。这大大增加了调查结果的误差，降低了结果的可信度，并且这种误差往往无法估计。

部分被调查者不予应答，如果仅用应答者的结果来推测整个研究人群的特征，即可能产生无应答偏倚，在进行敏感问题调查时，这种偏倚将大大增加。例如调查未婚女性的人工流产情况，无人工流产史者在接受调查时会如实回答，而有人工流产史者中则有部分人会拒绝回答，如果用应答者的情况来估计整个人群中未婚女性的人工流产情况，则会出现低估。同样，被调查者对敏感问题的不真实回答即说谎，也会导致调查结果低于实际情况，产生明显的偏倚。

为了能顺利获取有关敏感问题的信息资料，一方面可以通过向被调查者说明调查目的、意义并做出替其保密的承诺等，以取得其配合，从而获取较为真实的信息；另一方面则需要调查者采取适当的调查方式、方法和技术。

一、敏感问题分类

敏感问题按其答案特征可分为两类，即属性特征敏感问题和数量特征敏感问题。

1. 属性特征敏感问题　其答案为“是”与“否”，“有”与“无”。此类问题用于了解被调查者是否具有敏感问题的特征，并进一步估计具有敏感问题特征的人在总体中所占的比例。例如“是否有吸毒行为？”“是否有婚外性行为？”等。

2. 数量特征敏感问题　其答案包含数量多少或行为频率。用于了解被调查者具有敏感问题数值大小的特征，并估计敏感问题数值的均数。例如“有几个婚外性伴侣？”“一星期吸毒多少次？”等。

两类敏感问题的调查模式及计算指标有所不同。

二、敏感问题调查方法与技术

1. 敏感问题调查的一般注意事项

(1) 不要将调查目的明显地写在调查表或问卷的标题中，一般可笼统地称“人群健康情况调查”。

(2) 提供一个安静、不受干扰、有利于进一步交流的调查空间。

(3) 向被调查者说明调查目的和意义，以取得对方的信任和支持。

(4) 调查时要关心被调查者的健康状况，适时给予相关的健康咨询和指导。

(5) 尽量采用无记名(即匿名)的调查方式。

(6) 调查者对所有的问题应持中立态度，不伤害被调查者的自尊心，并承诺调查内容不公开和为其隐私保密。

(7) 注意调查用语应通俗易懂，适当采用流行语言，使被调查者有亲切感，愿意如实提供相关信息。

2. 敏感问题的问卷调查法

问卷调查是最常用的调查方法，多采用启迪教育式的询问方法进行调查。问卷调查时，应注意下列问题：

(1) 调查者一定要态度端庄、和蔼，尽量用通俗的语言向被调查者说明本次调查的必要性、科学性及重要意义。

(2) 纠正社会上对某些敏感问题的不正确看法或非议，如同性恋问题，使其消除顾虑，以便诚实回答。

(3) 承诺对被调查者的个人隐私进行保密，并可提供一份保密协议书，充分做到知情同意，以消除被调查者担心隐私暴露的恐惧心理。

(4) 涉及敏感问题的调查表，需要严密设计、精心安排，提问时不要转折变化太大，最好逐渐进入，先问非敏感问题或弱敏感问题，后问敏感问题。

(5) 可用对象转移法或假定法来间接询问敏感问题。如针对他人的敏感特征行为或观点提问，询问被调查者对此的看法，从而间接反映其真实意见。

(6) 采用匿名自填式问卷进行敏感问题调查，问卷设计封闭式答案，且无泄露身份的项目。这种调查省时省力，被调查者也不必担心因留下字迹而泄密，故易取得被调查者的合作。

(7) 真诚的感谢和适当的奖励，可以大大提高应答率及正确回答率。

问卷调查在用于敏感问题调查时，其优点是：①问卷设计相对简单，操作方便，可行性强；②省时、省钱、省力；③可获得每个调查对象的敏感问题信息和其他有用信息，有利于进行影响因素的单因素和多因素分析；④便于抽样复查，验证调查结果的真实性，进行质量控制。其缺点是：①无应答率较高，正确应答率较低；②受调查对象文化水平及个人素质的限制，在文化层次较低的人群中难以实施。

3. 随机应答技术

(1) 随机应答技术的基本概念：随机应答技术(randomized response technique，RRT)是指在调查过程中使用特定的随机化工具，使得被调查者以预定的概率来回答敏感性问题的特殊调查技术。其基本特征是被调查者对所调查的问题采取随机回答的方式，调查人员无法从被调查者的回答中得知对方是否具有某种特征，这样就可以在一定程度上消除被调查者的担心和顾虑，使他们参与调查，积极配合，并提供真实情况；另外，调查者通过对所有调查结果的汇总，利用概率原理进行推算，可以得到总体中具有该特征人数比例的估计值，从而达到调查目的。

(2)常用随机应答技术及其基本原理

1)Warner 模型：1965 年，美国社会学家 Warner 博士提出了一种专门用于敏感问题调查的方法，即随机应答技术。该技术抛弃了以往直接问卷固定的提问方式，巧妙地利用一个随机装置来决定被调查者所回答的问题，除了被调查者本人，没有任何人知道被调查者回答的是哪一个问题，从而有效地保护了个人隐私。

Warner 模型采用的是两个相关联问题，其原理可以由以下例子说明。

假定对成年男性商业性性行为发生率进行调查，设置两个相对立的问题：A. 你有过商业性性行为；B. 你没有过商业性性行为。准备若干相同外观的卡片，其中部分卡片写问题 A，剩下的卡片写问题 B。混合所有的卡片，然后由被调查者随机抽取卡片，自己根据卡片上的问题回答“是”或者“否”，调查员只需记录被调查者的回答，不能查看卡片上是哪个问题。被调查者回答完后将卡片放回混匀，供其他被调查者继续使用。

假定参加调查的人数(样本量)为 n；抽中 A 卡片的概率为 P，抽中 B 卡片的概率则为 $(1-P)$；所有参加调查的人中回答“是”的人的比例为 t；所有被调查者中实际有过商业性性行为的人的比例为 π。通过分析可知：回答“是”的人实际上分为两种，一种是抽中 A 卡片的有过商业性行为的人，人数为 $nP\pi$，另一种是抽中 B 卡片且没有商业性性行为的人，人数为 $n(1-P)(1-\pi)$，可以得出：

$nt = nP\pi + n(1-P)(1-\pi)$，则：

$$\pi = P - \frac{1}{2}P - 1 + \frac{t}{2P-1} \qquad \text{公式(2-4-1)}$$

π 就是所需要的商业性性行为发生率，它的方差 $Var(\pi)$ 可以由公式(2-4-2)计算：

$$Var(\pi) = \frac{1}{n}\left[\frac{1}{16}(P-0.5)^2 - (\pi-0.5)^2\right] \qquad \text{公式(2-4-2)}$$

Warner 模型设计中一个需要重点考虑的问题就是 P 的设定。如果 P 等于 0 或者 1，则成为直接提问法。从公式(2-4-1)看，P 不能等于 0.5，否则 π 无法计算。从公式(2-4-2)看，π 的方差直接受到抽中 A 卡片的概率 P 的影响，P 越接近 0 或 1，方差越小；P 越接近 0.5，方差越大。但是如果为了使 π 方差减小而使 P 接近 0 或 1，又会出现另一个问题，由于在这种情况下分别抽中两个问题的概率严重失衡，将降低对被调查者隐私的保护力，容易失去被调查者的信任。所以，对 P 的选择需要设计者权衡被调查者的合作性与概率估计的精确性后，视具体情况而确定。同时可以看出，π 的方差也受到样本量 n 的影响，小样本甚至中等大小的样本都可能会造成对 π 的错误估计。如果要取得与问卷调查同等的统计学效力，Warner 模型需要更大的样本量，有学者提出该样本量为平常的 4 倍。

2)Simmons 模型：1967 年 Simmons 博士对 Warner 模型进行了改进，提出了 Simmons 模型，又称无关联问题模型(unrelated question model)。Simmons 模型在设计中利用一个无关的问题代替了敏感问题的对立问题。例如：A. 你是否吸毒？ B. 你是春天(3~5 月份)出生的吗？设定：调查样本量为 n；回答“是”的人的比例为 t；被调查者中吸毒者的比例

为 π；被调查者中是春天出生者的比例为 θ；抽中 A 卡片的概率为 P。可以得出：

$nt=nP\pi+n(1-P)\theta$，则：

$$\pi=\frac{t}{P}-(1-P)\frac{\theta}{P} \qquad \text{公式(2-4-3)}$$

$$Var(\pi)=\frac{t(1-t)}{nP^2} \qquad \text{公式(2-4-4)}$$

在公式(2-4-3)里，θ 被认为是已知的。本例子中，θ 可以在调查结束后或者调查开始前通过查阅被调查者的人口学资料而获得。有时为了加强保密性，取得被调查者的信任与合作，问题 C 会设置成："你是否喜欢下雪？" 等更能保护被调查者隐私的问题。但此时 π 的计算需要使用另外的方法，在此不做介绍。

与 Warner 模型相比，Simmons 模型引入了一个无关的问题，它的优点是使 $Var(\pi)$ 减小，对 π 的估计的精确度提高。缺点是需要计算 θ，并且被调查者有可能因为害怕泄漏隐私而无论抽到哪个问题均回答"否"。实际工作中，当 θ 比较容易获得的时候，推荐使用 Simmons 模型。

3）三个无关联问题模型：设计一个由红、白、黑三种颜色球按一定比例组成的随机装置。规定：被调查者摸到白球一律简单回答"是"，摸到黑球总是回答"否"，摸到红球则根据自己的真实情况回答敏感问题"有无婚前性行为？"。但调查者不知道被调查者所摸到的球的颜色。

假设总球数为 N，白球数为 w，黑球数为 b，红球数为 r，摸到白、黑、红球的概率分别为 $Pw=w/N, Pb=b/N, Pr=r/N$。设：调查样本量为 n，被调查人群具有某敏感问题的比例为 π，由上述可知被调查者回答"是"的比例 $t=Pr\pi+Pw$，则：

$$\pi=(t-Pw)/Pr \qquad \text{公式(2-4-5)}$$

$$Var(\pi)=\frac{1}{n}\left[\frac{1}{16}(Pr-0.5)^2-(\pi-0.5)^2\right] \qquad \text{公式(2-4-6)}$$

由公式(2-4-6)可知，若 $Pr=0.5$，则无法计算 $Var(\pi)$，因此，在设计三色球比例时，用于回答敏感问题的红球不能设计为占总球数的一半。同样，可以通过增加样本量来减小方差。有学者采用多重试验模型以增加样本含量，即重复试验次数，这样可缩小标准误，而计算率和方差的方法仍与不重复回答相同。重复试验以 2~3 次为宜，重复次数太多可能会使被调查者不合作而使准确率下降。

4）数量信息模型：大多数 RRT 模型只能解决定性问题即有或无的敏感问题，但无法得知敏感问题的频度或次数，如人工流产次数等。数量信息模型可用来解决这一问题。

以调查少女婚前性行为的次数为例，其做法如下：在随机装置中按一定比例放入标有数字的白球和无数字的红球，所标数字可为 0、1、2、3、…、K，每个数字可以重复。如在调查的少女人群中，估计有过婚前性行为的最多次数为 5 次，则 K=5。事先规定：抽到无数字的球，被调查者根据自己的实际情况回答有过婚前性行为的次数，若从未有过，则回答"0"；若抽到有数字的球，则回答球上的数字，与实际性行为次数无关。调查者同样不知道被调查者所摸球的颜色。

假设 R 为无数字红球占总球数的比例，W_i 为标有数字 i 的白球占总球数的比例，P_i 为回答数字 i 的人数占被调查人数的比例，π_i 为调查人群中有过 i 次婚前性行为的概率，n 为样本量。即：

$P_i = \pi_i R + W_i$，则：

$$\pi_i = (P_i - W_i)/R \quad \text{公式(2-4-7)}$$

$$Var(\pi_i) = (1/R)^2 P_i (1-P_i)/n \quad \text{公式(2-4-8)}$$

和上述模型一样，可通过增加样本含量的方法来提高调查资料的可靠性，但将花费更多的人力和物力。因此，仍可采取让被调查者进行多次回答的方式来解决这个问题。

5）RRT模型的发展：RRT模型自Warner博士首次提出以来，统计学家们在此基础上设计出了各种改进的RRT模型，对RRT模型的改进主要针对模型本身存在的缺陷，力图使其能更方便地应用于各种情况的敏感问题调查。除了前述的各种模型外，后来还发展出了适用于电话、电子邮件及网络调查的RRT模型。无论模型怎么发展，其基本思路仍然是基于Warner模型的思路，即让被调查者相信自己的回答不会使自己的某种隐私暴露，能够让被调查者有安全感，从而获得更好的合作。

（3）应用随机应答技术的注意事项：RRT设计的宗旨就是要尽最大可能保护被调查者隐私，使个人的真实情况不被他人所知，从而消除顾虑，取得良好的合作。为了更好地发挥该技术的作用，需要注意以下几点：

1）对调查员要求较高，调查员必须经过认真的调查技术培训，熟悉RRT的原理和操作中的每个细小环节，并能熟练应用。

2）对被调查者要进行培训，应当耐心地讲解该项调查技术的原理和每一个具体实施步骤，使之完全理解并掌握应答的要求。特别要耐心地解释为什么调查员不知道其回答了哪个问题，使之确信不可能泄露隐私。必要时要让被调查者先实践一下，试做成功后再正式调查。目的是使被调查者相信这个方法能巧妙地保护其隐私，是一种科学的调查方法，而不是骗术，取得被调查者的信任和合作。

3）注意被调查者的特征，一般来说受教育水平越高的人越会相信这种调查技术是一种科学的研究方法，并能较好地配合；而文化程度相对低者，可能会误认为该法是诡计，因而配合较差。若调查人群中，普遍教育水平偏低，则容易导致调查失败。

4）随机装置可采用不同形式，但设计要合理、易于操作并为被调查者所理解和接受。调查过程中要自始至终保证该装置的随机性并保证调查员不知道被调查者摸到什么颜色的球（或其他代表物品）。例如用布袋作随机装置时，要告诉被调查者每次摸球之后应放回，不能丢失或遗漏，完全混匀后再摸，否则会改变抽取敏感问题的概率，致使误差增大。

5）在使用无关联两问题模型的时候，注意无关联问题的选择。如果该问题是个人的一般特征，则调查员一定不能是和被调查者熟悉的人，否则该无关联问题就起不到其应有的掩护作用。同时要注意该问题应该是让被调查者容易回答，且不需要花费时间思考的。

6）要求有足够的样本量，否则很难保证调查结果的真实性。

（王 蓓）

第三章　调查表设计

流行病学调查广泛应用于基础医学、临床医学及预防医学的各个领域。根据调查表进行流行病学调查是收集第一手资料的主要方式之一。本章重点介绍调查表的设计、调查表示例，并简要介绍几种常用量表。

第一节　调查表设计

调查表也称"问卷"(questionnaire)，是依据调查目的设计的一系列问题的集合，是收集数据资料的一种重要工具，可由调查员填写或被调查者自填。调查表如何设计取决于研究目的和分析手段的需要，关键在于保证所获得的信息具有全面性、针对性、准确性与可靠性。准确性是指用调查表从研究对象所获取的信息资料的真实程度；可靠性是指在相同条件下，同一调查表重复用于同一研究对象，获取相同结果的程度。调查表设计的好坏直接关系到调查研究的成败。

一、设计之前的准备工作

在设计调查表之前必须明确调查目的，设计详细的调查方案。流行病学调查目的主要有以下几种：描述人群的疾病或某种健康状况的分布，研究疾病的病因，寻找高危人群并估计其相对危险度，研究疾病的自然史，评价各种防治措施的效果等。根据调查目的，查阅相关文献，尽量了解可能与疾病有关的因素，明确能够说明问题的关键指标，确定暴露和疾病的定义及其测量方法。调查方案设计中所选择的调查方式、数据分析计划和经费预算等都会影响调查表的结构、内容和格式等。

二、选择调查方式

不同的调查方式需要不同设计的调查表。从获取信息的途径来看，传统的流行病学调查主要包括信访调查、面访调查和电话访问调查；近年来随着计算机网络的普及，通过网络进行调查也逐渐增多。调查方式将会影响到调查者如何提出问题、被调查者用何种方式回答、调查表的长度和格式等。

1. 信访调查、网络调查或自填式问卷调查　通过邮局邮寄、计算机网络分发或直接送达调查对象，由调查对象自行填写调查表的一种调查方式。这种方式很少用于收集一般公众的信息，因为通常难以得到调查对象的姓名和住址，且应答率较低。但对于特定人群可能非常有效，例如对医院出院患者的调查。信访调查的主要优点是可获得经过较为周详考虑的答复，而且实施简便，节约经费和时间。其缺点是易存在被误解或被忽略不答的问题，易产生偏倚，比电话和面对面访谈的应答率低，信访调查时 50% 的应答率是很常见的现象。一般来说，受过良好教育或对调查内容比较感兴趣人群的应答率较高。

网络调查与信访调查的优缺点相似，其问卷发放和回收更为便捷，但因为使用网络的人有一定的选择性，易导致偏倚。将自填式问卷通过医院、诊所或某特定的组织或单位直接发放给调查对象，可提高应答率。

2. 面访调查　通过调查员对调查对象进行面对面询问来获取信息，常常是唯一可行的数据收集方法。面访可获得较高的应答率；与其他调查方式相比，面访在收集较复杂的资料方面也有其优势。它的缺点是：费用高，包括调查员的劳务支出、交通费、食宿费等，寻找访谈对象也较费时、费力；对一些涉及个人隐私的敏感问题，如有关个人吸毒或性行为的问题，面访难以获得真实的答案；调查规模大时，调查员多，可能因调查员不同而产生偏倚。

3. 电话访问调查　电话访问是采用电话询问调查表内容获得研究所需信息的一种方法。其花费时间少，成本低，当调查员与调查对象沟通良好时，应答率比信访和网络调查高。

实际调查工作中，很多调查会将以上几种方法结合应用，比如可以先采用一种比较经济的方法筛选调查对象，然后锁定一种应答率较高的方法进行调查。最常用的一种混合调查方式是将信访和电话访问调查方式相结合。不过，由于调查表的结构因调查方式的不同而有所差异，且不同的调查方式所产生的潜在偏倚也不同，从而导致混合式调查在结果解释上会产生一些问题。

三、确定调查表的结构和内容

1. 调查表的基本结构

(1) 导言：为了宣传及达到合作目的而写在调查表前面的话，用以解释此项调查的目的和意义。导言不宜冗长，用词应亲切、诚挚。一般情况下，知情同意书（informed consent form，ICF）可放在导言部分。有些调查表可不需要导言。

(2) 调查表的题目、编号：题目要准确、精练，能反映该项调查的主题，且易于理解，如“居民死亡原因调查表”“某地男男性接触者高危行为流行病学调查表”。编号可按地区、调查对象类别等分层设置，如编号□□（省份代码）—□□（地区代码）—□□（调查对象编号），或□（1 表示病例、0 表示对照）—□□□（调查对象编号）。

(3) 一般项目：一般项目是指调查对象的社会人口学特征资料，主要包括姓名、性别、出生日期、居住地、联系方式、婚姻状况、民族、文化程度、职业、家庭收入等。

(4) 研究项目：即调查或研究变量，是调查表的核心内容，不同调查表的研究内容不尽相同，可根据研究目的而分类逐项设置。通常包括三部分：

1) 流行病学项目：如疾病史、家族遗传史、个人行为史（吸烟、饮酒、体力活动、饮食习惯等）、月经生育史、职业暴露史等。

2) 临床体格检查项目：如体征和症状，身高、体重等。

3) 实验室检测项目：可根据具体研究目的确定。

(5) 核查项目：为了质量控制而设置的项目，如调查员签名、调查日期、验收人签名、验收时间，以及调查方式、负责人签名等。

(6) 填表说明：写在调查表后面或单独印制，说明如何填写调查表，并对某些项目进行详细解释。大型或复杂的调查表应有使用手册或操作指南，内含详细的填表说明和示例，以便按其中的规定和要求严格执行。

2. 调查表问题的设计形式　调查表设计的第一步是提出并确定问题，将欲了解的信息和项目列出清单。同时也需事先确定数据收集方式和数据统计分析方法。统计分析方法决定问题的回答形式，例如要计算均数，应收集数值变量；要计算率，应收集分类变量；要做定性数据的内容分析，问题可设计成开放式。

调查表问题的设计通常有三种形式：

(1) 封闭式：即针对某一问题预设各种可能的答案，供调查对象从中选择填写。是非选择题和多项选择题即是这种格式。如性别(1 男，2 女)；婚姻状况(1 未婚，2 已婚，3 离婚，4 丧偶，5 不详)。封闭式问卷的优点是问题容易回答，答案简单明了，被调查者乐于接受，应答率较高，容易设置一些等级问题，记录整理方便；缺点是有时所提供的固定答案不能概括所有实际答案，而如果提供的固定答案太多，又会增加调查时确切判定的难度。封闭式问卷适用于大样本调查、自填式问卷以及问题有已知可能的答案范围时。设计封闭式问题时需注意的原则是各可选项之间不能重合并且尽量包括所有可能的答案。

(2) 开放式：对所提问题可以不受限制地回答，一些难以确定标准答案的问题或呈连续性分布的变量可以采用开放的回答方式，例如，姓名，出生日期，您认为近年来新发传染病发病率上升的主要原因。对于呈连续性分布的变量，只能采用开放式问题，例如，身高、体重等。开放式设问的优点是可以补充固定选择答案的不足，有时甚至能发现一些新问题。缺点是容易离题，标准化程度低，调查时花费时间较多，应答率低，不便于资料的汇总整理和统计分析；要求回答者有较高的知识水平和语言表达能力且能够正确理解题意，因此不适合在自填式问卷或大规模调查中使用。

(3) 混合式：即在一份调查表上同时包括开放式和封闭式问题。绝大多数调查表采用混合式。例如，民族：汉族 =1，壮族 =2，回族 =3，其他 =4(　　)。

3. 调查表的格式　调查表的格式可分为一览表和单一表两种。一览表每张可填写多个调查对象的信息，适用于项目较少的调查。单一表也即“一人一表”，每张表只填一个调查对象的信息，适用于项目较多的调查。

四、调查表设计及其基本原则

1. 调查项目的确定　调查研究时，除收集姓名、性别、年龄、民族、住址等社会人口学资料外，重要的是获取可疑的暴露因素如饮食习惯、吸烟习惯等生活习惯相关生物和社会环境因素，以及体格检查和实验室检测指标等。确定调查项目时，可遵循以下原则。

(1) 根据研究目的和手段确定调查变量的数目和每一变量的具体内容。设计时，可将调查表分为若干个模块，每个模块根据不同研究目的包含若干个变量或问题。如在设计某病流行病学调查表时，可将调查表分为一般情况(包括姓名、性别、出生日期、住址、职业等)、疾病史(有无某病、发病或诊断时间、是否治疗等)、家族史(父母、兄弟姐妹等有无某病、发病年龄、预后等)、行为习惯(吸烟情况、饮酒情况、体力活动等)、月经生育史、职业暴露史、体格检查、实验室检测等模块,进行问题设计,可使变量选择变得容易且不易遗漏。

(2)调查表中各项目指标的定义要明确,要尽可能采用国内外统一的标准严格界定指标的内涵和外延;尽量采用客观、定量或半定量的指标,避免主观、定性的指标;在实施时,所选择指标的测量从技术上、经费上必须可行。

(3)项目要精选,要有针对性且重点明确;需要的项目一个也不能少,不需要的项目一个也不能多。项目设计时可遵循“五不问”原则,即:①可问可不问的项目不问;②复杂问题的项目不问;③查找资料才能回答的项目不问;④被调查者不愿意回答的项目不问;⑤通过其他手段才能解决的问题不问。

(4)对于研究中的主要变量,不仅需要定性而且需要定量测量。例如研究吸烟和某病发生的关系时,除调查是否吸烟或是否已戒烟外,还应调查开始吸烟年龄、每日吸烟量、吸烟年数、烟吸入深度、烟的种类、戒烟时间和次数等。将暴露因素定量并分级,可用于分析暴露因素与疾病间的剂量 - 反应关系。

(5)可成对设置一些高度相关或内容完全相同而形式不同的问题,检验调查表的可靠性(reliability),即信度。

2. 调查项目顺序的编制　当将零散的问题组成一张调查表时,必须考虑各个问题在调查表中的顺序,否则会给调查带来问题且可能产生偏倚。项目顺序的设置常遵循以下原则。

(1)调查项目按逻辑顺序与心理反应分类排列,符合调查对象的交流习惯。可根据人们的思维方式,按事物的内容和相互关系以及事情发生、发展的先后顺序排列。应注意以下几个方面。

1)内容和性质相同或相近的问题可集中在一起,问完一类问题之后再转向另一类问题,避免跳跃性的提问。

2)对于有时间关系的问题,按顺时针或逆时针方向提问,不要随意更换问题的顺序,否则可能扰乱回答者的思维。

3)有时,为了防止被调查者厌倦或不假思索地随便回答,可随机地使用各类形式的问题并结合不同的排列次序,以增加问卷的多样性。

(2)先设定容易回答的问题,后设定敏感的、不容易回答的问题。敏感的问题一般跟在相关的但不太敏感的问题之后,这样一方面可以通过比较轻松的问题在调查员与调查对象之间建立一种互信关系,另一方面避免因问题敏感而使调查对象不能很好合作。值得注意的是,某个问题敏感与否是相对而言的,设计调查表时应考虑不同调查对象的特点。

(3)先排列封闭式问题,后排列开放式问题。有些开放式问题需要时间考虑,不易回答,如将这类问题放在前面,容易导致被调查者拒绝回答。

(4)检查信度的问题须分隔开来。检查信度的问题一般成对出现,但它们不能被排列在一起,应间隔一段距离,否则被调查者很容易察觉并使回答无矛盾,得不到检验信度的目的。

(5)采用不同调查方式,调查表项目的顺序应有所区别。面对面调查和电话访问调查往往以比较轻松和易回答的问题开始询问，使调查对象心情放松下来以便接受较难的问题；信访和网络调查应在问卷开头就将关键问题提出，可以很快吸引调查对象的注意力，从而有利于完成问卷。

3. 调查问题的设计　调查问题及其答案的编写格式主要依据测量方式。常见的有二项式（如是=1，否=0）、多项式（如文盲=1，小学=2，初中=3，高中/中专=4，大专以上=5）、填空式（如出生日期：______年____月____日）、图画式（如请画出一个三角形：____）、矩阵式和尺度式（如用药后你的疼痛程度：不痛|0|1|2|3|4|5|6|7|8|9|10|很痛）等，上述编写形式各有利弊，可以结合使用。

设计调查表中的问题时，应遵循以下原则。

(1)调查的问题应简单明了，所用的语言通俗易懂，语句精练准确。如果一个问题过于复杂，语言模棱两可，容易引起误解或多解。

(2)调查问题的设计避免诱导性，避免出现暗示或有固定倾向的问题。

(3)调查指标应少用文字叙述，应尽可能地用等级划分的选项来表示，即指标最好要量化，不能量化的指标应留出空间以便详细记录。

(4)封闭式设问的选项设计必须具有科学性和严密的逻辑性。在设计可供选择的答案时，应避免区间划分上的重叠；设计问题时，也要避免“双重装填”，即一个问题事实上包含了2个或2个以上的问题，例如，你是否患有高血压并接受治疗？

(5)对一些抽象性的概念或问题，比如有关卫生政策、卫生服务需求等方面的问题，被调查者可能从未思考过，涉及这方面的提问时，最好给出一些具体的看法，让被调查者仅回答赞成与否。

(6)对一些敏感性问题，比如高危性行为等，可采用专门设计的调查表并采用特殊的调查技术进行调查。

4. 调查项目的编码　编写调查表时，应尽可能对每一个问题的答案进行数值编码，以便于调查结束后资料的录入、整理和统计分析。编码的赋值取决于变量类型，一般来说：定性变量如性别，通常以0、1或1、2赋值；连续变量以原始数据赋值，如身高(cm)、体重(kg)；无序分类变量如血型A、B、AB、O，则分别以1、2、3、4赋值，此时的1、2、3、4分别代表各自的类别，没有任何其他实际意义，此种编码只能用于做分类统计；等级变量或有序分类变量，如病情轻、中、重，分别以1、2、3赋值，此时的1、2、3不同于分类变量的意义，除代表各自的病情外，随着数字递增，表示病情越严重。编码调查表的数据可直接录入计算机。

5. 项目数量和调查持续时间　针对具体的对象，合理设定项目数量和完成一份调查表所需的时间。完成每份调查所需的时间与问题数量及难易程度密切相关。调查时间太长，研究对象难以坚持到调查结束，且随着时间的延长，调查员和调查对象的注意力难以集中，应答质量会明显下降。对一份调查表项目数量的设计，通常以被调查者能在30min内完成为宜；若超过30min，则难以取得调查对象的配合。

6. 质量控制及操作指南的编写

(1)大型或复杂的调查表的使用应伴有操作指南或使用手册，明确具体的质控措施，并严格按其中的规定和要求执行。操作指南中应逐项明确每个变量的定义和测量方法，对调查表使用过程中可能遇到的问题应有所预见并提出解决的办法。

(2)正式实施前,可通过预调查或培训会对调查员进行统一的培训和考核,发现问题,及时修改、完善调查表和调查方案。

(3)填写调查表时,字迹要工整、清楚,不能缺项。

(4)调查员和质控人员要签名,并注明调查和质控日期。

五、调查表的修改和完善

设计好调查表初稿后,在正式调查前可先通过预调查或专家咨询等方法进一步修改、完善。

预调查通常从目标人群中选择一小部分样本人群,按照正式调查将采用的方式进行调查,其目的是使研究者通过实践查找调查表设计中存在的问题,检查每个问题和整个问卷的准确性及可靠性,了解是否需要对调查表进行修改。例如调查对象是否愿意配合、完成一份调查表所需的实际时间、调查表中是否有含混不清的项目使被调查者难以回答、使用的语言是否与被回答者的文化水平相符、哪些问题应答率较低、操作指南中的说明是否清楚明白、对开放式问题是否按期望的方式做了回答、调查的项目是否过多而使调查对象感到厌烦等。通过预调查可以发现调查表设计中可能存在的绝大多数问题。

专家咨询法可采取信件评阅或召开专家咨询会的形式进行,邀请相关领域的专家,对调查表初稿提出修改意见。

六、调查表的评价

调查表设计是否合理,还应进行分析和评价。调查表分析和评价的主要内容有以下几方面。

1. 可行性　主要反映所制订调查表的可接受程度,包括回收率、应答率、每份调查表完成时间等。调查表回收率指最终回收的调查表占实际发放调查表的比例,一般要求达到 85% 以上;应答率指合格的调查表占全部回收调查表的比例。应答率过低说明调查表项目太复杂或设计不合理,不易被调查对象接受或难以在短时间内完成。

2. 信度(reliability)　指测量结果一致性或稳定性的程度,即同一份调查表对同一批调查对象重复进行,测量其结果的一致性。一致性越高,信度越高。

3. 效度(validity)　指调查表的有效性和准确度,主要反映调查表能够正确测量出所要测量的特性的程度。其评价指标包括表面效度、内容效度、结构效度和反应度等,具体评价方法参见相关专业书籍。

总之,信度高、效度也高的测量是有效、准确的测量。一份好的调查表应力求两者的统一。

第二节　调查表示例

下面提供传染性疾病、慢性非传染性疾病和行为流行病学调查表示例各一份,供读者设计调查表时参考。

一、流行性乙型脑炎病例个案调查表

流行性乙型脑炎病例个案调查表

病例编码□□□□□□□□□□□□

一、一般情况

1.1　传染病报告卡卡片编号 *__________

1.2　身份证号 *　□□□□□□□□□□□□□□□□□□

1.3　报告日期 *　20____年____月____日　□□□□/□□/□□

1.4　调查日期 *　20____年____月____日　□□□□/□□/□□

1.5　患者姓名 **　(患儿家长姓名:__________)

1.6　性别 **　①男　②女　□

1.7　出生日期 **____年____月____日　□□□□/□□/□□

1.7.1　(如出生日期不详,实足年龄 **________;年龄单位　□岁□月□天)　□□□

1.8　患者属于 **:　□

①本县区　②本市其他县区　③本省其他地市　④外省　⑤港澳台　⑥外籍

1.9　患者职业 **　□

①幼托儿童　②散居儿童　③学生(大、中、小学)　④教师　⑤保育员及保姆　⑥餐饮食品业　⑦商业服务　⑧医务人员　⑨工人　⑩民工　⑪农民　⑫牧民　⑬渔/船民　⑭干部职员　⑮离退人员　⑯家务及待业　⑰其他　⑱不详

1.10　居住情况　①散居　②集体(托幼、学校、工地)　③流动人口　④其他　⑤不详　□

1.11　户籍地 **____________________　□

①本县区户口　②本省其他县区户口　③外省户口

1.11.1　若是非本县区户口,本县居住时间 *　□

① <25 天　②≥ 25 天,<3 个月　③ 3~11 个月　④≥ 1 年

1.11.2　发病前 25 天内外出情况,及其外出范围 *　□

①到本市其他县　②到本省其他市　③到外省(标明)　④本省 + 外省　⑤无外出史

1.12　联系人 **________　联系电话__________　工作单位________________

1.13　家庭现住址(详填)**________省________地(市)________县(区)________乡(镇、街道)________村(居委会)______(门牌号)

二、发病情况

2.1　发病日期 **　20____年____月____日(病原携带者填初检日期或就诊时间)　□□□□/□□/□□

2.2　就诊日期 *　20____年____月____日　□□□□/□□/□□

2.3　发病地点____________________

2.4　病例报告单位____________________

2.5　病例报告单位级别　□

①村级　②乡(镇)级　③县(区)级　④市(地)级　⑤省级　⑥其他____

2.6　住院日期 *　20____年____月____日　□□□□/□□/□□

2.7　入院诊断 *　①疑似病例　②临床诊断病例　③实验室确诊病例　④其他______　□

2.8　临床诊断日期 **　20 年____年____月____日　□□□□/□□/□□

2.9　临床分型 *　①轻型　②中型　③重型　④极重型　□

2.10　出院日期 **　20____年____月____日　□□□□/□□/□□

2.11　死亡日期 **　20____年____月____日　□□□□/□□/□□

2.12　出院诊断 *　①临床诊断病例　②实验室诊断病例　③排除病例　④未定　⑤其他　□

三、临床表现

3.1 临床症状

3.1.1 起病急* ①是 ②否 ⑨不详 □

3.1.2 发热* ①有 ②无 ⑨不详 □

3.1.2.1 如有发热* ① <39℃ ② 39~40℃ ③ >40℃ □

3.1.3 头痛* ①剧烈 ②轻微 ③无 ④年龄小,难以判断 ⑨不详 □

3.1.4 头晕* ①有 ②无 ③年龄小,难以判断 ⑨不详 □

3.1.5 腹痛* ①有 ②无 ③年龄小,难以判断 ⑨不详 □

3.1.6 腹泻 ①有 ②无 ⑨不详 □

3.1.7 恶心 ①有 ②无 ③年龄小,难以判断 ⑨不详 □

3.1.8 呕吐* ①有 ②无 ⑨不详 □

3.1.8.1 如有呕吐,喷射性呕吐* ①有 ②无 ⑨不详 □

3.1.9 精神萎靡* ①有 ②无 ⑨不详 □

3.1.10 易激惹 ①有 ②无 ⑨不详 □

3.1.11 嗜睡* ①有 ②无 ⑨不详 □

3.1.12 烦躁* ①有 ②无 ⑨不详 □

3.1.13 惊厥 ①有 ②无 ⑨不详 □

3.1.14 意识障碍* ①有 ②无 ⑨不详 □

3.1.15 抽搐* ①局部肌肉小抽搐 ②反复抽搐 ③反复或持续性强烈抽搐 ④无 ⑨不详 □

3.1.16 呼吸衰竭* ①有 ②无 ⑨不详 □

3.1.17 循环衰竭* ①有 ②无 ⑨不详 □

3.2 临床体征

3.2.1 血压改变* ①升高 ②降低 ③正常 ⑨不详 □

3.2.2 呼吸节律改变 ①有 ②无 ⑨不详 □

3.2.3 瞳孔大小改变 ①有 ②无 ⑨不详 □

3.2.4 脑膜刺激征* ①有 ②无 ⑨不详 □

3.2.5 前囟膨隆* ①有 ②无 ⑨不详 □

3.2.6 腹壁反射 ①有 ②无 ⑨不详 □

3.2.7 提睾反射 ①有 ②无 ⑨不详 □

3.2.8 病理反射*

3.2.8.1 肌张力增强* ①有 ②无 ⑨不详 □

3.2.8.2 巴宾斯基征* ①有 ②无 ⑨不详 □

3.3 并发症*

3.3.1 支气管肺炎* ①有 ②无 ⑨不详 □

3.3.2 肺不张* ①有 ②无 ⑨不详 □

3.3.3 败血症* ①有 ②无 ⑨不详 □

3.3.4 胃肠道出血* ①有 ②无 ⑨不详 □

3.3.5 尿路感染* ①有 ②无 ⑨不详 □

3.3.6 其他(请注明) ____________________

四、乙脑疫苗免疫史

4.1 乙脑疫苗接种史* ①有 ②无 ⑨不详 □

4.2 接种依据* ①接种证 ②接种卡 ③家长回忆 ④其他__________ □

4.3 若接种过,则疫苗种类* ①减毒活疫苗 ②灭活疫苗 ③二者皆有 ⑨不详 □

4.4 若接种过,则接种次数 □

①1次 ②2次 ③3次 ④4次 ⑤5次 ⑥≥6次 ⑨不详

4.5　乙脑疫苗接种时间 *

4.5.1　乙脑灭活疫苗 *

a. 第 1 次接种时间　________年____月____日　□□□□/□□/□□

b. 第 2 次接种时间　________年____月____日　□□□□/□□/□□

c. 第 3 次接种时间　________年____月____日　□□□□/□□/□□

d. 第 4 次接种时间　________年____月____日　□□□□/□□/□□

e. 最后 1 次接种时间　________年____月____日　□□□□/□□/□□

4.5.2　乙脑减毒活疫苗 *

a. 第 1 次接种时间　________年____月____日　□□□□/□□/□□

b. 第 2 次接种时间　________年____月____日　□□□□/□□/□□

c. 第 3 次接种时间　________年____月____日　□□□□/□□/□□

d. 最后 1 次接种时间　________年____月____日　□□□□/□□/□□

4.5.3　未接种或未全程接种的主要原因　□

①未接到通知　②因病未种　③无接种人员　④家长拒绝　⑤经济原因

⑥ <8 个月　⑦未到全程免疫时间　⑧其他

五、实验室常规及辅助检查

5.1　血清检测

5.1.1　医院实验室检测用血清 *　①采集 ②未采集　□

5.1.1.1　采集时间 *　20____年____月____日　□□□□/□□/□□

5.1.1.2　报告结果时间 *　20____年____月____日　□□□□/□□/□□

5.1.1.3　白细胞计数 /($\times 10^9$/L)*　□□.□□

5.1.1.4　中性粒细胞比例 /%*　□□.□□

5.1.1.5　实验室检测方法 *　□

①酶联免疫吸附试验　②血凝抑制试验　③反向血凝抑制试验　④间接荧光试验

⑤抗体中和试验

5.1.1.6　乙脑特异性抗体 IgM*　①阴性　②阳性　③可疑　④未做此项检查　□

5.1.1.7　乙脑特异性抗体 IgG*　①阴性　②阳性　③可疑　④未做此项检查　□

5.1.1.7.1　乙脑特异性 IgG 的效价　1：__________　□□□□

5.1.2　疾病预防控制机构检测用第 1 份血清 *　①采集　②未采集　□

5.1.2.1　采集时间 *　20____年____月____日（可与 5.1.1.1 相同）　□□□□/□□/□□

5.1.2.2　报告结果时间 *　20____年____月____日　□□□□/□□/□□

5.1.2.3　实验室检测方法 *　□

①酶联免疫吸附试验　②血凝抑制试验　③反向血凝抑制试验　④间接荧光试验

⑤抗体中和试验

5.1.2.4　乙脑特异性抗体 IgM*　①阴性　②阳性　③可疑　④未检测　□

5.1.2.5　乙脑特异性抗体 IgG*　①阴性　②阳性　③可疑　④未检测　□

5.1.2.5.1　乙脑特异性 IgG 的效价 *　1：__________　□□□□

5.1.3　疾病预防控制机构检测用第 2 份血清　①采集　②未采集　□

5.1.3.1　采集时间 *　20____年____月____日　□□□□/□□/□□

5.1.3.2　报告结果时间 *　20____年____月____日　□□□□/□□/□□

5.1.3.3　实验室检测方法 *　□

①酶联免疫吸附试验　②血凝抑制试验　③反向血凝抑制试验　④间接荧光试验

⑤抗体中和试验

5.1.3.4　乙脑特异性抗体 IgM*　①阴性　②阳性　③可疑　④未检测　□

5.1.3.5　乙脑特异性抗体 IgG*　①阴性　②阳性　③可疑　④未检测　□

5.1.3.5.1 乙脑特异性 IgG 的效价 * 1:______ □□□□

5.2 脑脊液检测 * ①采集 ②未采集 □

5.2.1 采集时间 * 20____年____月____日 □□□□/□□/□□

5.2.2 报告结果时间 * 20____年____月____日 □□□□/□□/□□

5.2.3 物理检测 * ①无色透明 ②血性 ③米汤样混浊 ④微混 ⑤其他____ □

5.2.4 生化检测

5.2.4.1 细胞数(正常值 0~15/μl)* □□□

5.2.4.2 蛋白(正常值 <0.45g/L)* □.□□

5.2.4.3 糖/(mmol/L)* ①正常 ②减少 ③增高 □

5.2.4.3.1 糖检测值____mmol/L □.□□

5.2.4.4 氯化物/(mmol/L)* ①正常 ②减少 ③增高 □

5.2.4.4.1 氯化物检测值____mmol/L □□□

5.2.4.5 乙脑特异性抗体 IgM* ①阴性 ②阳性 ③可疑 ④未检测 □

5.3 病毒分离 ①开展 ②未开展 □

5.3.1 病毒分离标本 ①脑脊液 ②第 1 份血液标本 ③第 2 份血液标本 □

5.3.2 病毒分离时间 * 20__年__月__日 □□□□/□□/□□

5.3.3 病毒分离结果 * ①阴性 ②阳性 □

5.3.4 病毒鉴定结果 ①Ⅰ ②Ⅱ ③Ⅲ ④Ⅳ ⑨待定 □

5.3.5 聚合酶链反应(PCR)结果 ①阴性 ②阳性 ③未检测 □

六、结论*

6.1 最终病例分类 ** □

①疑似病例 ②临床诊断病例 ③实验室确诊病例 ④排除病例 ⑤未定

6.2 如为排除病例,诊断为: □

①腮腺炎病毒性脑炎 ②柯萨奇病毒性脑炎 ③单纯疱疹病毒性脑炎

④急性播散性脑脊髓炎 ⑤其他

被调查人(与患者关系):__________

调查人:________调查单位:__________

(以下各项随访时填写)

七、随访结果*

7.1 随访日期 20____年____月____日 □□□□/□□/□□

7.2 病情转归 * ①痊愈 ②好转 ③有后遗症 ④死亡 ⑤其他 □

7.2.1 意识障碍 * ①嗜睡 ②意识模糊 ③昏睡 ④昏迷 ⑤无 □

7.2.2 语言迟钝 * ①有 ②无 ③年龄小,不能判断 ⑨不详 □

7.2.3 失语 * ①有 ②无 ③年龄小,不能判断 ⑨不详 □

7.2.4 痴呆 * ①有 ②无 ⑨不详 □

7.2.5 瘫痪 * ①有 ②无 ⑨不详 □

7.2.6 扭转性痉挛 * ①有 ②无 ⑨不详 □

7.2.7 记忆力及理解减退 * ①有 ②无 ③年龄小,不能判断 ⑨不详 □

7.2.8 耳聋 * ①有 ②无 ⑨不详 □

7.2.9 癫痫 * ①有 ②无 ⑨不详 □

7.2.10 吞咽困难 * ①有 ②无 ⑨不详 □

7.2.11 视神经萎缩 * ①有 ②无 ⑨不详 □

7.2.12 流涎 * ①有 ②无 ⑨不详 □

7.2.13 精神失常 * ①有 ②无 ⑨不详 □

7.2.14 其他 *______________________

7.3 死亡原因 * □

①呼吸衰竭 ②循环衰竭 ③昏迷 ④抽搐 ⑤休克 ⑥电解质紊乱 ⑦其他__________

7.4 随访调查方式 □

①调查住院患者 ②入户调查患者 ③未见到患者,询问家人 ④电话询问家人 ⑤其他______

调查人:__________

流行性乙型脑炎病例个案调查表填表说明

一、请将所选择答案的序号写在题后的“□”内。

二、凡是数字,均填写阿拉伯数字如:0、1、2、3、……。

三、省、市、县国标码:为6位国标码(行政区划代码),前2位代表省,中间2位代表市,后2位代表县,该编码由县级疾病预防控制机构统一填写。如吉林省为[220100]。

四、病例编号:共11位,前6位为县级国标码,7、8位表示病例发病年份,9~11位为县级单位的病例顺序编号。将编码依次填写在相应栏内。[001]表示第1例病例。

五、所有日期需填写到日,填写公历时间,如入院时间为2004年5月5日,则在相应的栏目中填写[20040505];时间不详,则填写[99999999],以下相同。

六、报告日期:为县级疾病预防控制机构/乡卫生院防保科负责调查人员以任何形式(书面、电话或口头)收到病例报告的日期。

七、出生日期:如果出生日期为阴历,则应转换为公历日期。如果出生日期不详,则填写年龄或月龄。

八、职业:如选择职业为①~⑨,则在填写时加0,如①填写[01]。

九、病情转归一项中,“不详”指调查时失访病例。

十、最后一次接种时间:指发病前最后一次接种乙脑疫苗的日期。

十一、2.4项中初诊单位如果是正规医院,应详细填写医院名称,如果是个体诊所,应注明详细地址。

十二、临床分型

轻型:发热,体温一般<39℃;头痛、呕吐、精神萎靡,神志清楚,无抽搐,病程7~10天。

普通型:发热,体温39~40℃;剧烈头痛、喷射性呕吐、烦躁、嗜睡、昏睡或浅昏迷,局部肌肉小抽搐,病程约2周。

重型:发热,体温>40℃;剧烈头痛、喷射性呕吐,很快进入昏迷,反复抽搐,病程约3周,愈后可留有后遗症。

极重型:起病急骤,体温于1~2天内上升至40℃以上,反复或持续性强烈抽搐,伴深昏迷,迅速出现脑疝及呼吸衰竭,病死率高,幸存者发生后遗症概率较高。

十三、调查表中“*”为必须填写项。

十四、调查表中“**”项需与传染病报告卡填写项一致。

(资料来源:全国流行性乙型脑炎监测方案,2006年7月,中国疾病预防控制中心)

二、胆石症临床流行病学调查表

(一) 调查表首页(封面)

胆石症临床流行病学调查表

编号□□□□-□

姓名		
来源	(门诊=1　住院=2　社区=3)	□
住址	市　　镇(乡)　　街(村)	
	幢(组)　　号	
身份证	□□□□□□□□□□□□□□□□□□□□	
电话	住宅□□□□-□□□□□□□□□	
	手机□□□-□□□□-□□□□	

胆石症(是=1　否=0)	□
诊断或排除依据	
(有=1　无=0)	
病史	□
B超	□
CT	□
手术(包括腹腔镜检查)	□

调查员	(签名)	
调查日期	□□□□年□□月□□日	
调查结果	(完成=1　未完成=1　拒调查=9)	□
质控员	(签名)	
质检结果	(合格=1　不合格=0)	□

标本留验情况	
(已留=1　未留=0)	
静脉血	□
患者手术结石	□
患者手术胆汁	□

(二) 调查表正文

A. 一般情况

编号□□□□-□

1. 姓名 ________　　2. 性别　男=1　女=2	□
3. 出生日期　(年年/月月/日日)	□□/□□/□□
4. 本地居住年限/年	□□
5. 职业　全脑力劳动=1　主要脑力劳动=2　主要体力劳动=3　全体力劳动=4	□
5.1 迄今主要从事的工种(按顺序)①______②_______③______	
6. 文化程度　文盲=1　小学=2　初中=3　高中、中专=4　大专及以上=5	□
7. 婚姻状况　未婚=1　已婚=2　离婚=3　丧偶=4　分居=5	□
8. 家庭人口数	□□
9. 家庭月均总收入/元	□□□□□
10. 家庭每月用于饮食的消费/元	□□□□

B. 胆石症史

1. 胆石症　有=1　无=0(若“无”,则跳至“B2”)	□
1.1 诊断时间	□□/□□/□□
1.2 手术时间　(如未手术则跳过)	□□/□□/□□

续表

1.3　诊断依据	是否(是 =1　否 =0)	部位(胆囊 =1　胆管 =2　两者皆有 =3)
1.3.1　临床表现	□	
1.3.2　B 超检查	□	□
1.3.3　CT 检查	□	□
1.3.4　手术	□	□
2. 胆石症家族史		
	诊断时年龄 / 周岁	诊断依据(临床表现 =1 B 超 =2 CT=3 手术 =4)
2.1　父亲	□□	□
2.2　母亲	□□	□
2.3　兄弟姐妹	□□	□
2.4　子女	□□	□
2.5　其他(______)	□□	□

C. 既往疾病史(注:若患病情况为“否”,则忽略而跳问下一个疾病)

疾病名称	患病情况 (是 =1 否 =0)	诊断时间 (年年 / 月月 / 日日)	诊断医院 (省级 =1 地市级 =2 县级 =3 乡级 =4)
1. 胆囊炎	□	□□ / □□ / □□	□
2. 胆道蛔虫	□	□□ / □□ / □□	□
3. 糖尿病	□	□□ / □□ / □□	□
3.1　初诊血糖			□□□ . □ mg/dl
4. 高血压	□	□□ / □□ / □□	□
4.1　初诊血压			□□□ . □ mmHg
5. 高脂血症	□	□□ / □□ / □□	□
6. 肝炎			
6.1　甲型肝炎	□	□□ / □□ / □□	□
6.2　乙型肝炎	□	□□ / □□ / □□	□
6.2.1　HbsAg	阳性 =1　阴性 =0		□
6.2.2　HbsAb	阳性 =1　阴性 =0		□
6.2.3　HbcAg	阳性 =1　阴性 =0		□
6.2.4　HbeAg	阳性 =1　阴性 =0		□
6.2.5　HbeAb	阳性 =1　阴性 =0		□
6.2.6　肝功能	正常 =1　异常 =2		□
6.2.7　乙肝类型	急性 =1　慢性活动型 =2　慢性迁延型 =3　不清楚 =9		□
6.2.8　治疗结果	治愈 =1　迁延 =2　肝硬化 =3　不清楚 =9		□
6.3　其他型(____)	□	□□ / □□ / □□	□

续表

7. 肝硬化	□	□□/□□/□□	□
8. 脂肪肝	□	□□/□□/□□	□
9. 慢性胃炎	□	□□/□□/□□	□
10. 胃溃疡	□	□□/□□/□□	□
11. 十二指肠溃疡	□	□□/□□/□□	□
12. 肥胖或超重	□		
12.1 何时开始体重增加？/周岁	□□	12.2 当时体重？	□□□.□ kg

D. 吸烟情况（注："吸烟"指平均每日吸5支以上，至少吸半年）

1. 是否吸烟？	是=1 否=2 已戒烟=3 （若"否"，跳问"E"）	□
2. 开始吸烟年龄？/周岁		□□
3. 平均每日吸烟量？/（支/日）		□□
4. 戒断时的年龄？/周岁		□□

E. 饮酒情况（注："饮酒"指平均每周至少两次，每次至少1两，至少饮半年）

1. 是否饮酒？	是=1 否=2 已戒酒=3 （若"否"，跳问"F"）	□
2. 开始饮酒年龄？/周岁		□□
3. 平均每周饮酒次数？		□□
4. 平均每日饮酒量（相当于50度白酒）？/（两/日）		□□
5. 戒断时的年龄？/周岁		□□

F. 饮食情况

1. 您家现在的烹调用油？	完全植物油=1 主要植物油=2 主要动物油=3	□
1.1 您家十年前的烹调用油？	完全植物油=1 主要植物油=2 主要动物油=3	□
1.2 您家现在每月食用油量？/两		□□
1.3 您家十年前每月食用油量？/两		□□
2. 您通常每日吃蔬菜量？/两		□□
3. 您通常每日的主食量？/两		□□
3.1 您通常进食的速度？	细嚼慢咽=1 适中=2 狼吞虎咽=3	□
3.2 您饮食是否规律？	是=1 否=2	□
4. 饮茶情况	（注：饮茶是指每日至少1杯，至少饮半年以上）	
4.1 您是否有饮茶习惯？	是=1 否=2	□
4.2 开始饮茶年龄？/周岁		□□
4.3 您饮茶的种类？	绿茶为主=1 红茶为主=2 花茶为主=3	□
4.4 您饮茶的习惯？	淡=1 适中=2 浓=3	□
4.5 您一般每日泡几杯茶？		□

续表

4.6　您平均每月饮茶量？/两								□□
5. 您喜欢吃肉吗？	很喜欢 =1　一般 =2　不喜欢 =3							□
5.1　您常吃哪种类型的肉？	肥肉为主 =1　瘦肉为主 =2　肥瘦各半 =3　不吃肉 =4							□
6. 您喜欢吃豆制品吗？	很喜欢 =1　一般 =2　不喜欢 =3							□
7. 豆制品摄入频率	平均每次食用量	≤ 1 次 / 月	2~3 次 / 月	1~2 次 / 周	3~6 次 / 周	≥ 7 次 / 周	现在	十年前
7.1　豆腐 / 两	□□	1	2	3	4	5	□	□
7.2　豆腐脑 / 碗	□	1	2	3	4	5	□	□
7.3　豆浆 / 杯	□	1	2	3	4	5	□	□
7.4　豆腐干 / 块	□	1	2	3	4	5	□	□
7.5　黄豆 / 两	□	1	2	3	4	5	□	□
7.6　绿豆 / 两	□	1	2	3	4	5	□	□
8. 其他食物摄入频率	平均每次食用量	≤ 1 次 / 月	2~3 次 / 月	1~2 次 / 周	3~6 次 / 周	≥ 7 次 / 周	现在	十年前
8.1　猪牛羊肉 / 两	□	1	2	3	4	5	□	□
8.2　禽肉 / 两	□□	1	2	3	4	5	□	□
8.3　淡水鱼 / 两	□□	1	2	3	4	5	□	□
8.4　海水产品 / 两	□□	1	2	3	4	5	□	□
8.5　蛋类 / 个	□□	1	2	3	4	5	□	□
8.6　牛奶 / 杯	□	1	2	3	4	5	□	□
8.7　绿叶蔬菜 / 两	□□	1	2	3	4	5	□	□
8.8　其他蔬菜 / 两	□□	1	2	3	4	5	□	□
8.9　新鲜水果 / 两	□□	1	2	3	4	5	□	□
8.10　腌酱制品 / 克	□□	1	2	3	4	5	□	□
8.11　油煎炸品 / 两	□□	1	2	3	4	5	□	□

G. 生活起居及体力活动

1. 通常每日睡眠时间？/小时		□□.□
2. 您睡眠质量？	容易入睡 =1　偶尔失眠 =2　经常失眠 =3	□
3. 您认为自己平时生活紧张程度？	轻松 =1　一般 =2　紧张 =3　非常紧张 =4	□
4. 您平均每日的体育锻炼时间？/分钟	（若从不锻炼则填“00”）	□□
5. 职业性体力活动	不太活动（办公室等）=1　轻度活动（流水线工作等）=2 中度活动（安装工等）=3　重度活动（炼钢、农业等）=4 极重度活动（铸造、采煤等）=5	□
6. 休闲时体力活动	不太活动（坐在室内等）=1　轻度活动（种花、家务等）=2 中度活动（户外活动等）=3　重度活动（负重、体育锻炼等）=4	□
6.1　休闲时活动时间（包括上下班）/分钟		□□

H. 女性月经生育史

1. 是否已绝经？	是 =1　否 =2　如“否”，则跳问“2”	□
1.1　绝经时年龄？ / 周岁		□□
1.2　有无更年期综合征？	有 =1　无 =2	□
1.3　是否采用雌激素替代疗法？	是 =1　否 =2	□
2. 初孕年龄？ / 周岁　□□	3. 怀孕次数？	□□
4. 活产胎数？		□□
5. 是否哺乳？	是 =1　否 =2	□
5.1　平均每胎哺乳时间？ / 月		□□

I. 服药史

1. 药物摄入频率	平均每次摄入量	≤ 2 次 / 月	1~2 次 / 周	3~6 次 / 周	1 次 / 日	≥ 2 次 / 日	现在	十年前
1.1　复合维生素 / 粒	□	1	2	3	4	5	□	□
1.2　维生素 C/ 粒	□	1	2	3	4	5	□	□
1.3　维生素 A/ 粒	□	1	2	3	4	5	□	□
1.4　维生素 D/ 粒	□	1	2	3	4	5	□	□
1.5　维生素 E/ 粒	□	1	2	3	4	5	□	□
1.6　维生素 B/ 粒	□	1	2	3	4	5	□	□
1.7　铁剂 / 粒	□	1	2	3	4	5	□	□
1.8　锌剂 / 粒	□	1	2	3	4	5	□	□
1.9　钙片 / 粒	□	1	2	3	4	5	□	□
1.10　阿司匹林 / 粒	□	1	2	3	4	5	□	□
1.11　降血脂药 / 粒	□	1	2	3	4	5	□	□
1.12　止酸剂 / 粒	□	1	2	3	4	5	□	□
1.13　胃动力药 / 粒	□	1	2	3	4	5	□	□
1.14　其他（____）	□	1	2	3	4	5	□	□

J. 体格检查

1. 身高（测量）	□□□.□ cm	1.1　20 岁时身高（询问）	□□□.□ cm
2. 体重（测量）	□□□.□ kg	2.1　40 岁时体重（询问）	□□□.□ kg
3. 腰围	□□□.□ cm	4. 臀围	□□□.□ cm
5. 收缩压（SBP）	□□□.□ mmHg	6. 舒张压（DBP）	□□□.□ mmHg

K. 实验室检查

1. 血脂 /（mmol/L）			
1.1　总胆固醇（TC）	□□.□□	1.2　高密度脂蛋白胆固醇（HDLc）	□□.□□
1.3　甘油三酯（TG）	□□.□□	1.4　脂蛋白 a［Lp(a)］	□□.□□
1.5　载脂蛋白 A（apoA）	□□.□□	1.6　载脂蛋白 B（apoB）	□□.□□
1.7　载脂蛋白 E（apoE）	□□.□□		
2. 血电解质 /（mmol/L）			
2.1　血清钙（Ca）	□□.□□	2.2　血清磷（P）	□□.□□
2.3　血清镁（Mg）	□□.□□		
3. 血尿酸 /（μmol/L）	□□.□□		

三、吸毒者调查问卷

吸毒者调查问卷

A01　监测地点　________省（自治区、直辖市）________市______区（县）
A02　监测点类型　____DUS____
A03　监测点所在地行政区划国标码______
A04　问卷编号　_________(001-999)
A05　调查日期　________年____月____日
A06　样本来源　①戒毒所　②社区　③其他（请注明）_________
A07　本次调查是否采血　①是　②否（跳至签字处）
A08　HIV 检测结果　第一次 ELISA 初筛　①阳性　②阴性
　　　　　　　　　第二次 ELISA 初筛　①阳性　②阴性
A09　梅毒检测结果　RPR 初筛　①阳性　②阴性　③未检测

B01　性别　①男　②女
B02　出生年　________年
B03　婚姻状况　①未婚　②同居　③在婚　④离异或丧偶　⑤其他（请注明）_________
B04　户籍所在地　①本省　②外省（请注明________省）
B05　民族　________族
B06　文化程度　①文盲　②小学　③初中　④高中或中专　⑤大学或大专　⑥研究生及以上
B07　职业　______
　①商人　②干部　③青年学生　④海员或长途司机　⑤无业　⑥服务业　⑦演艺业　⑧民工
　⑨医务人员　⑩教师　⑪工人　⑫农民　⑬个体劳动者　⑭军人　⑮警察　⑯渔 / 牧民
　⑰离退休　⑱其他（请注明）　⑲拒答
B08　月收入　①______元 / 月　②拒答

C01　从外表上能否看出来一个人是否感染了艾滋病病毒？　①能　②不能　③不知道
C02　一个人会通过输血或使用血液制品而感染艾滋病吗？　①会　②不会　③不知道
C03　与艾滋病患者或感染者共用注射器或针头会感染艾滋病吗？
　①会　②不会　③不知道

C04　与艾滋病患者或感染者性交而没有使用安全套会感染艾滋病吗？
　　①会　②不会　③不知道
C05　一个感染了艾滋病病毒的孕妇会将艾滋病病毒传染给她的胎儿吗？
　　①会　②不会　③不知道
C06　感染了艾滋病病毒的妇女会通过母乳喂养将艾滋病病毒传给她的孩子吗？
　　①会　②不会　③不知道
C07　与艾滋病患者或感染者握手或共用毛巾衣物会感染艾滋病吗？
　　①会　②不会　③不知道
C08　与艾滋病患者或感染者同桌吃饭会感染艾滋病吗？
　　①会　②不会　③不知道
C09　一个人会因蚊虫叮咬而感染艾滋病吗？　①会　②不会　③不知道
C10　如果在每次性交时都正确使用安全套能预防艾滋病吗？　①能　②不能　③不知道
C11　如果在每次注射吸毒时都不共用注射器能预防艾滋病吗？　①能　②不能　③不知道
C12　你认为自己有感染艾滋病的可能性吗？　①有　②没有　③不知道
C13　你是否知道哪里可以做艾滋病病毒（HIV）检测？　①是　②否　③拒答
C14　你曾经做过艾滋病病毒（HIV）检测吗？　①是　②否（跳至 C20）　③拒答
C15　你是自愿去做检测的吗？　①是　②否　③拒答
C16　你自己知道检测结果吗？（不用告诉我检测结果）①是　②否　③拒答
C17　你在做艾滋病病毒（HIV）检测时接受到咨询服务了吗？　①是　②否　③拒答
C18　你最近一次做艾滋病病毒（HIV）检测是在哪年？　①______年　②不知道　③拒答
C19　你最近一次做艾滋病病毒（HIV）检测是在哪类机构？
　　①疾病预防控制中心（防疫站）②医院医疗单位　③其他（请注明）④拒答
C20　为了预防艾滋病性病，你是否愿意坚持使用安全套？　①是　②否　③拒答
C21　为了预防艾滋病，你是否愿意不再与他人共用注射器？　①是　②否　③拒答

D01　你第一次吸毒时是多大年龄？　①__周岁　②不知道　③拒答
D02　你目前主要使用哪种毒品？（可多选）
　　①海洛因　②可卡因　③鸦片　④大麻　⑤吗啡　⑥冰毒　⑦其他（请注明）________　⑧拒答
D03　你注射过毒品吗？　①是　②否（跳至 D14）③拒答
D04　你第一次注射吸毒时是多大年龄？　①__周岁　②不知道　③拒答
D05　最近一周，你注射过多少次毒品？　①__次（若无请填 0）②不知道　③拒答
D06　你与别人共用过注射器吗？　①是　②否（跳至 D10）③拒答
D07　你最近一次注射毒品时，与别人共用过注射器吗？　①是　②否（跳至 D09）③拒答
D08　你这次注射毒品时，是和多少人在一起共用注射器？　①__人　②不知道　③拒答
D09　你最近六个月注射毒品时，与别人共用注射器的频率如何？
　　①从未共用　②有时共用　③每次都共用　④不知道　⑤拒答
D10　你通常从哪里获得新注射器？
　　①药店 / 药房　②医院 / 诊所　③商店　④医务人员　⑤家庭成员　⑥性伴　⑦朋友　⑧毒贩子
　　⑨针具交换点　⑩其他吸毒者　⑪其他（请注明）________　⑫不知道　⑬拒答
D11　你外出时总是带着你自己的注射针具吗？　①是（跳至 D13）②否　③拒答
D12　你外出时不带自己的注射针具的主要原因是什么？（是答 1，否答 2）
　　①害怕被抓　②使朋友的针具　③使公用的针具　④不在外面注射吸毒　⑤可在外面随时买到
　　⑥其他（请注明）______　⑦不知道　⑧拒答
D13　对你而言，一个新的注射针具平均会使用多少次后被扔掉？　①______次　②不知道　③拒答
D14　你在戒毒所里戒过毒吗？

①没有(跳至 E01) ②自愿戒过 ③强制戒过 ④自愿戒和强制戒均有过 ⑤拒答

D15 最近一年,你在戒毒所里戒过几次毒(包括自愿和强制戒毒)?
①____次(若无请填 0) ②拒答

D16 你在戒毒所期间吸过毒吗? ①是 ②否(跳至 E01) ③拒答

D17 你在戒毒所期间注射过毒品吗? ①是 ②否(跳至 E01) ③拒答

D18 在戒毒所期间,你与别人共用注射器的频率如何?
①从未共用 ②有时共用 ③每次都共用 ④不知道 ⑤拒答

E01 你目前和固定性伴(配偶或女 / 男朋友)住在一起吗?
①是 ②否(跳至 F01) ③不知道 ④拒答

E02 最近一年,你与固定性伴(配偶或女 / 男朋友)发生过性关系吗?
①是 ②否(跳至 E05) ③不知道 ④拒答

E03 你最近一次与固定性伴(配偶或女 / 男朋友)发生性关系时使用安全套了吗?
①是 ②否 ③不知道 ④拒答

E04 最近一年,你与固定性伴(配偶或女 / 男朋友)发生性关系时使用安全套的频率如何?
①从未使用 ②有时使用 ③每次都用 ④不知道 ⑤拒答

E05 你的固定性伴(配偶或女 / 男朋友)知道你吸毒吗? ①是 ②否 ③拒答

E06 你的固定性伴(配偶或女 / 男朋友)吸毒吗?
①是 ②否(跳至 F01) ③不知道 ④拒答

E07 你的固定性伴(配偶或女 / 男朋友)注射过毒品吗?
①是 ②否(跳至 F01) ③不知道 ④拒答

E08 你与固定性伴(配偶或女 / 男朋友)在一起共用过注射器吗?
①是 ②否 ③拒答

F01 最近一年,你与临时性伴(非商业非固定性伴)发生过性关系吗?
①是 ②否(跳至 G01) ③不知道 ④拒答

F02 最近一年,你与多少个临时性伴(非商业非固定性伴)发生过性关系?
①__人 ②不知道 ③拒答

F03 你最近一次与临时性伴(非商业非固定性伴)发生性关系时使用安全套了吗?
①是 ②否 ③不知道 ④拒答

F04 最近一年,你与临时性伴(非商业非固定性伴)发生性关系时使用安全套的频率如何?
①从未使用 ②有时使用 ③每次都用 ④不知道 ⑤拒答

G01 最近一年,你通过付钱或提供毒品的方式得到过商业性伴为你提供性服务(买淫)吗?
①是 ②否(跳至 H01) ③不知道 ④拒答

G02 最近一年,你通过付钱或提供毒品的方式得到过多少个商业性伴为你提供性服务?
①______人 ②不知道 ③拒答

G03 你最近一次与这种商业性伴发生性关系时使用安全套了吗?
①是 ②否 ③不知道 ④拒答

G04 最近一年,你与这种商业性伴发生性关系时使用安全套的频率如何?
①从未使用 ②有时使用 ③每次都用 ④不知道 ⑤拒答

H01 最近一年,你为了得到钱或毒品,为他人提供过性服务(卖淫)吗?
①是 ②否(跳至 I01) ③不知道 ④拒答

H02 最近一年,你为了得到钱或毒品与多少个客人(商业性伴)发生过性关系?

①__人　②不知道　③拒答

H03　你最近一次与客人(商业性伴)发生性关系时使用安全套了吗?

①是　②否　③不知道　④拒答

H04　最近一年,你与客人(商业性伴)发生性关系时使用安全套的频率如何?

①从未使用　②有时使用　③每次都用　④不知道　⑤拒答

I01　最近一年,你与同性发生过性关系吗?

①是　②否(跳至 J01)　③不知道　④拒答

I02　最近一年,你与多少个同性性伴发生过性关系?　①______人　②不知道　③拒答

(以下 I03 至 I04 两题只询问男性,女性请跳至 J01 题)

I03　你最近一次与同性发生肛交性行为时使用安全套了吗?

①是　②否　③不知道　④拒答

I04　最近一年,你与同性发生肛交性行为时使用安全套的频率如何?

①从未使用　②有时使用　③每次都用　④不知道　⑤拒答

J01　最近一年,你是否出现过下列性病相关症状:排尿痛或烧灼感、尿道/阴道分泌物异常、生殖器上出现皮肤破损或增生物等?

①是　②否(跳至 J03)　③不知道　④拒答

J02　出现上述性病相关症状时,你是如何处理的?

①到性病专科医院就诊　②到综合医院就诊　③到私人诊所就诊　④自己买药治疗

⑤不作处理　⑥其他(请注明________)　⑦不知道　⑧拒答

J03　如果你以后出现上述性病相关症状,你打算首先如何处理?

①到性病专科医院就诊　②到综合医院就诊　③到私人诊所就诊　④自己买药治疗

⑤不作处理　⑥其他(请注明________)　⑦不知道　⑧拒答

最近一年,是否有人专门为你提供过下述服务?(逐一读出)

K01　针具交换　①是　②否　③拒答

K02　清洁针具　①是　②否　③拒答

K03　美沙酮　①是　②否　③拒答

K04　安全套　①是　②否　③拒答

K05　润滑剂　①是　②否　③拒答

K06　性病检查或治疗　①是　②否　③拒答

K07　性病艾滋病咨询　①是　②否　③拒答

K08　提供艾滋病性病宣传材料(小册子、折页)　①是　②否　③拒答

K09　预防性病艾滋病的专门技能培训　①是　②否　③拒答

K10　其他有关预防艾滋病性病的干预服务　①是(请注明________)　②否　③拒答

K11　你获得艾滋病知识信息的主要来源是什么?

①电视　②广播　③报刊　④书籍　⑤朋友　⑥医生　⑦咨询服务　⑧免费宣传材料

⑨街头广告栏　⑩其他(请注明________)

调查员签字__________　　督导员签字__________　　监测点负责人签字________

(资料来源:国家级 HIV 综合监测点监测方案,2006 年 7 月,中国疾病预防控制中心)

第三节　常用量表简介

在社会医学、心理学、行为医学、流行病学等研究领域中，经常需要借助量表来了解对象的某一特性。如常用的症状自评量表属于心理健康量表，用于评定对象精神病症状的表现形式与强度；又如生活事件量表属于心理状态测量量表，用于对个体的精神刺激进行定性和定量分析。

本节就一些医学研究工作中常用的量表作简单介绍。

一、症状自评量表

1. 概述　《症状自评量表》（Symptom Checklist 90，SCL-90）是世界上最著名的心理健康测试量表之一，有时也叫作 Hopkin 症状清单（Hopkin's Symptom Checklist，HSCL）。SCL-90 最原始版本由 Derogaitis LR 在其编制的 Hopkin 症状清单（1973 年）的基础上，于 1975 年编制而成。曾有 58 项题目和 35 项题目的简本，现在普遍得到应用的是由 90 个自我评定项目组成的版本，所以简称为 SCL-90。Grace 在中国普遍应用的版本基础上，分别制定了最新的不同年龄群的常模，并且将最原始版本《症状自评量表：SCL-90》晦涩难懂的解释修改成通俗易懂、适合中国人使用的量表。

本量表共有 90 个自我评定项目，涵盖了较广泛的精神症状学内容，从感觉、情感、思维、意识、行为直至生活习惯、人际关系、饮食睡眠等，均有涉及。

适用范围：SCL-90 对有可能处于心理障碍边缘的人具有良好的区分能力，适用于测查人群中哪些人可能有心理障碍、有何种心理障碍及其严重程度如何。临床上广泛应用于精神科和心理咨询门诊中，以了解求询者的心理卫生问题，可作为诊断参考，也可以用作初级心理筛查工具，但不适合于躁狂症和精神分裂症。

施测时间建议：15~30min。

2. SCL-90 的结构及简要解释　SCL-90 包括如下 10 个因子。

（1）躯体化：该因子主要反映被试者的主观身体不适感，包括心血管、胃肠道、呼吸等系统的不适，及头痛、背痛、肌肉酸痛及焦虑等其他躯体表现。

（2）强迫症状：主要指那种明知没有必要，但又无法摆脱的无意义的思想、冲动、行为等表现，反映临床上的强迫症状群。

（3）人际关系敏感：主要反映人际交往障碍如个人不自在感、自卑感，尤其是在与他人相比较时更突出。

（4）忧郁：主要指忧郁苦闷的感情和心境，反映与临床上抑郁症状群相联系的广泛的概念。

（5）焦虑：主要指游离不定的焦虑及惊恐发作，反映临床上明显与焦虑症状相联系的精神症状及体验。

（6）敌对：主要指恼怒，发脾气和冲动的特征，从思维、情感及行为三个方面来反映患者的敌对表现。

(7)恐怖：与传统的恐怖状态或广场恐怖所反映的内容基本一致，也包括社交恐怖的项目。主要反映对孤独和公共场合的惧怕。

(8)偏执：主要指对他人不满和无中生有的程度，反映猜疑和关系妄想。

(9)精神病性：主要反映神经质的强烈程度，其中有幻听、思维播散、被洞悉感等精神分裂样症状项目。

(10)其他项目：主要反映睡眠及饮食等情况。

3. SCL-90 的评分　每一个项目采取五级评分制，由自评者根据自己的体会评分，五个等级分别是：

(1)没有：自觉无该项症状(问题)。

(2)很轻：自觉有该项症状，但影响轻微。

(3)中度：自觉有该项症状，有一定影响。

(4)偏重：自觉常有该项症状，有相当程度的影响。

(5)严重：自觉该症状的频度和强度都十分严重。

4. SCL-90 的计分

(1)SCL-90 的主要统计指标：统计指标主要为两项，即总分与因子分。总分:90 个项目单项分相加之和，能反映其病情严重程度。因子分：共包括 10 个因子，每一因子反映受检者某一方面的情况。

(2)因子分分值的意义:1~2 提示心理健康;2~3 提示亚健康心理状态;3~4 提示有心理健康问题;4~5 提示有严重心理健康问题。

按全国常模结果，满足以下任一标准，可考虑筛查阳性，需进一步检查：总分超过 160 分；或阳性项目数超过 43 项；或任一因子分超过 2 分。

5. SCL-90 应用注意事项

(1)向受检者交待清楚评定要求，告知其所选结果没有对错之分，让其做出独立的、不受任何人影响的自我评定。

(2)评定的时间范围：评定是“现在”或者是“最近 1 周”的心理状况。

(3)评定结束时，应检查有无遗漏或重复评定。

(4)量表的局限性:SCL-90 是根据精神病学症状编制，因此，在对一般人的心理健康评估上，其适用性受到了一定的质疑。

二、生活事件量表

1. 内容和使用方法　生活事件量表(Life Event Scale，LES)为自评量表，含有 48 种我国较常见的生活事件，包括三个方面的问题：一是家庭生活方面(28 条)，二是工作学习方面(13 条)，三是社交及其他方面(7 条)；另设有 2 条空白项目，供填写当事者自己经历而表中并未列出的某些事件。

填写者须仔细阅读和领会指导语。然后将某一时间范围内(通常为一年内)的事件记录下来。有的事件虽然发生在该时间范围之前，如果影响深远并延续至今，可作为长期性事件记录。对于表上已列出但未经历的事件应一一注明“未经历”，不留空白，以防遗漏。然后，由填写者根据自身的实际感受而不是按常理或伦理道德观念去判断那些经历过的事件对本人来说是好事还是坏事，影响程度如何，以及影响的持续时间有多久。

一次性的事件(如流产、失窃等)要记录发生次数,长期性事件(如住房拥挤、夫妻分居等)不到半年记为1次,超过半年记为2次。影响程度分为5级,从毫无影响到影响极重分别记0、1、2、3、4分;影响持续时间分三个月内、半年内、一年内、一年以上共4个等级,分别记1、2、3、4分。

生活事件刺激量的计算方法:

(1)某事件刺激量=该事件影响程度分×该事件持续时间分×该事件发生次数

(2)正性事件刺激量=全部好事刺激量之和

(3)负性事件刺激量=全部坏事刺激量之和

(4)生活事件总刺激量=正性事件刺激量+负性事件刺激量

另外,还可以根据研究或诊断治疗需要,按家庭问题、工作学习问题和社交等问题进行分类统计。

2. LES结果解释及应用价值　LES总分越高反映个体承受的精神压力越大。95%的正常人一年内的LES总分不超过10分,99%的不超过32分。负性事件的分值越高对身心健康的影响越大,正性事件分值的意义尚待进一步研究。

应用价值:

(1)甄别高危人群,预防精神障碍和心身疾病,对LES分值较高者加强预防工作。

(2)指导正常人了解自己的精神负荷,维护心身健康,提高生活质量。

(3)用于指导心理治疗、危机干预,使心理治疗和医疗干预更具针对性。

(4)用于神经症、心身疾病、各种躯体疾病及重性精神疾病的病因学研究,可确定心理因素在这些疾病发生、发展和转归中的作用分量。

3. 适用范围　LES适用于16岁以上的正常人、神经症、心身疾病、各种躯体疾病患者以及自知力恢复的重度精神病患者。

三、精神状态简易速检表

精神状态简易速检表(MiniMental State Examination,MMSE)是一种适用于老年认知功能障碍的一种筛查工具,可用于社区人群大规模的筛查,可以作为临床医师建立认知功能损害的诊断依据,该量表先后在北京、上海等地大规模痴呆流行病学调查中使用,与国外多次重复研究的结果一样,其效度、适用性、信度均达到满意的程度。

四、抑郁自评量表

抑郁自评量表(Self-Rating Depression Scale,SDS)系William W.K.Zung编制的用于测量抑郁状态轻重程度及其在治疗过程中变化情况的心理评定量表,也称Zung氏抑郁自评量表,经过几十年来的反复使用和验证,该量表已成为心理咨询师、心理医生、精神科大夫最常用的心理测量工具之一,也是心理咨询师职业资格考试必须掌握的心理评定量表,所测量的症状时间跨度为一周,用于评定抑郁患者的主观感受。通常在心理治疗前进行一次评定,然后至少在治疗结束时再评定一次,以便通过SDS总分变化来分析自评者症状的变化情况。

五、世界卫生组织生存质量测定量表

1. 概述　按照世界卫生组织的定义,与健康有关的生存质量是指不同文化和价值体系中的个体对与他们的目标、期望、标准以及所关心的事情有关的生存状况的体验，包含个体的生理健康、心理状态、独立能力、社会关系、个人信仰和与周围环境的关系。因此，生存质量主要指个体的主观评价，这种对自我的评价是根植于所处的文化、社会环境之中的。

根据上述生存质量的概念研制的世界卫生组织生存质量测定量表（WHO Quality of Life Scale，WHOQOL），包括 WHOQOL-100 和 WHOQOL-BREF 两种。WHOQOL-100 含有 100 条问题条目，覆盖了有关生存质量的 6 个领域、24 个方面。WHOQOL-BREF 是在 WHOQOL-100 基础上研制的简化量表，它包含 26 条问题条目。

WHOQOL 可以用于广阔的领域。例如用于临床试验、用于制订地区的生存质量基线得分、用于观察干预手段对生存质量的影响等等。另外当疾病的预后仅仅是部分恢复，治疗只是缓解症状而不是治愈疾病的手段时，用量表来考察生存质量也很有意义。

在流行病学研究中，WHOQOL 量表能够帮助获得特定人群详细的生存质量资料，以便人们理解疾病、完善治疗手段。由于使用了 WHOQOL-100 和 WHOQOL-BREF 之类的量表而使得国际上多中心生存质量研究成为可能，并且不同地区的研究结果能够进行比较。例如，一项在两个或多个国家进行的分析卫生服务与生存质量关系的研究，要求生存质量测定量表能够得到跨文化的、具有可比性的得分；又如，在一些不常见疾病的研究中，常常需要将不同地方生存质量的研究资料进行合并。

在临床实践中，生存质量的测定能够帮助临床医生判断患者受疾病影响最严重的方面，决定治疗方法；在一些发展中国家，卫生资源缺乏，旨在通过缓解症状提高生存质量的治疗方法应该有效但不昂贵；与其他手段相结合，WHOQOL-BREF 还能帮助医学研究者评价治疗过程中生存质量的变化。

此外，WHOQOL-100 和 WHOQOL-BREF 在卫生政策研究领域也被广泛应用，并且在社会服务和卫生服务效果的监测中发挥着重要作用。

2. WHOQOL-100

(1) 量表结构：WHOQOL-100 测定的内容涉及生存质量的 24 个方面（facet），每个方面含有 4 个问题。每个问题的编码格式是“F×.×”，其中“F×”表示问题所属的方面，“.×”表示该方面的问题序号，例如“F7.2”表示第 7 方面的第 2 个问题。另外，再加上 4 个有关总体健康和总体生存质量的问题（其编码分别是 G1、G2、G3、G4），共计 100 个问题。到目前为止，世界上已研制出包括中文在内至少 29 种语言的 WHOQOL-100 版本。

本量表中的问题及格式原则上不能改动。量表中的问题按回答的格式而分组。有关本国特点的内容应该附加在量表末尾，而不能附加在量表中间。

(2) 量表填写：在进行生存质量调查时，假如回答者有足够的能力阅读量表，应由其本人填写或回答。否则，可由调查员帮助阅读或填写。在 WHOQOL-100 量表的封面上印有有关填写本量表的详细说明，当调查员帮助填写的时候，应该把该说明读给被调查者听。

(3) 适用范围和时间框架：WHOQOL 量表用于评价被调查者所生活的文化和价值体系范围内的与他们的目标、期望、标准以及所关心的事情有关的生存状况。

WHOQOL 量表测定的是最近两周的生存质量的情况。但在实际工作中，根据不同工作阶段的特殊性，量表可以考察不同长度时间段的生存质量。例如：评价一些慢性疾病如关节炎、腰背痛患者的生存质量，可调查近四周的情况。在接受化疗的患者的生存质量评价中，主要根据所要达到的疗效或产生的副作用来考虑时间框架。

3. WHOQOL-BREF

(1) 量表编制：虽然 WHOQOL-100 能够详细地评估与生存质量有关的各个方面，但是有时量表显得冗长。例如，在大型流行病学研究中，生存质量是众多感兴趣的变量之一。此时，如果量表比较简短、方便和准确，研究者更愿意把生存质量的测定纳入研究。基于此目的，进一步发展为世界卫生组织生存质量测定量表简表（WHOQOL-BREF）。

(2) 量表结构：本量表中问题的顺序、说明和格式原则上不能改动。本量表中的问题按回答的格式而分组。WHOQOL-BREF 和 WHOQOL-100 中的问题编号相同，便于两种版本中同一项目之间相互比较。

WHOQOL-BREF 在测量与生存质量有关的各个领域的得分水平上能够替代 WHOQOL-100，它提供了一种方便、快捷的测定工具，但不能测定每个领域下各个方面的情况。因此，在选择量表时，综合考虑量表的长短和详细与否最为关键。

（李淑珍）

第四章　常用研究设计的数据统计分析

医学研究包括研究设计、资料收集、资料整理和统计分析四个阶段，各阶段相互联系，密不可分。其中，研究设计是整个研究工作的关键环节，研究者必须合理运用相关专业与统计学理论和技术，保证研究工作的先进性、真实性、可靠性和可行性；统计分析则要求正确选择和运用各种统计分析方法对所收集到的数据进行科学处理，以获得真实、可靠的结论。医学研究通常可分为观察性研究和实验性研究两大类，观察性研究又可分为描述性研究和分析性研究两大类，实验性研究又可分为动物实验、临床试验和现场实验等。本章主要介绍常用研究设计的统计学分析思路、方法和指标。

第一节　描述性研究

描述性研究主要包括现况研究、生态学研究、历史常规资料的分析以及随访监测研究等。其中现况研究又称横断面研究（cross-sectional study），根据研究的人群范围或调查方式不同可分为普查、抽样调查等。本节将重点介绍几种常见类型的现况研究和生态学研究的数据统计分析方法。

一、普查

1. 统计分析思路和方法

（1）统计应调查人数、实际调查人数，描述应答率和漏查率。

（2）描述调查对象的社会人口学特征，如性别、年龄、民族等基本构成。计数资料采用率或构成比（百分比）描述，计量资料采用均数 ± 标准差描述。

（3）统计调查人群的总体指标，根据资料类型，分别描述总体的患病率、感染率等频率指标；或计量资料的集中和离散趋势指标［均数 ± 标准差、$M(P_{25}\sim P_{75})$］。

（4）按社会人口学特征或暴露与否分组，统计、描述疾病和健康状态相关频率指标；或按有无疾病分组，描述暴露的构成比，并进行分层和对比分析。

2. 应用时注意事项

（1）必须明确调查范围，社会人口学特征资料尽可能翔实、准确，使用标准单位或调查到最小单位，以便数据的整理和分析。

（2）应统一普查时点和期限，统一普查项目、指标、诊断标准和检测方法，保证调查资料的时效性和可比性。

（3）尽量减少漏查，提高应答率，一般要求应答率在 95% 以上。若漏查率高达 30% 以上，则该调查不能说明真实情况。

(4) 普查一般只能获得患病率资料，不易得到发病率。

二、抽样调查

1. 统计分析思路和方法

(1) 一般描述：包括抽样方法、设计样本量、调查样本量、应答率和样本人群的社会人口学特征等。

(2) 统计描述

1) 计算有关统计指标，包括患病率、感染率、暴露率等频率指标和均数、标准差等计量指标，及其总体 95% CI（confidence interval，CI）等。

2) 结合频率指标，通过图表或文字，按时间、地区和人群描述疾病或健康状态的分布。可先按某个因素分层描述，再按多个因素综合描述，如按时间 - 地区、地区 - 人群、时间 - 人群等不同分层方法进行描述。例如，描述某地某病的性别、年龄分布，可按表 4-1-1 格式进行。

表 4-1-1 某地某病的性别、年龄分布例表

年龄 / 岁	男性			女性			合计		
	调查人数	患病人数	患病率 /%	调查人数	患病人数	患病率 /%	调查人数	患病人数	患病率 /%
20~<30									
30~<40									
…									
合计									

(3) 关联分析：对暴露和疾病的关系可作初步的关联分析，如计量资料的比较采用 t 检验或方差分析（analysis of variance，ANOVA），计数资料的比较采用 χ^2 检验或 u 检验。也可选择适当的自变量和因变量进行多因素分析，关联的统计推断采用 χ^2 检验或 Logistic 回归分析。

2. 结果解释 一般先说明样本的代表性、应答率等情况，然后分析调查中有无偏倚及其来源、大小、方向和调整方法，最后归纳疾病或健康状态分布规律及可能提供的病因线索。

3. 应用时注意事项

(1) 抽样调查资料分析所获结果的价值，取决于资料质量的优劣和分组、归纳方法是否恰当，尤其是偏倚的影响至关重要，应采取质量控制措施尽可能降低选择偏倚和观察者偏倚。

(2) 在分析某因素与某疾病或健康状态之间的关系时，要注意现况研究通常无法确定暴露和疾病之间的时间先后顺序。许多慢性病都有相对恶化和缓解期，现场调查时易把缓解期的病例错划为无病。此外，需注意经过治疗或正在治疗的病例。

(3) 对不同人群进行疾病频率比较时，必须考虑年龄、性别构成等非研究因素的影响，

需将疾病频率按标准构成进行标准化后才具有可比性。

三、追踪调查

追踪调查(follow-up survey)又称追踪观察,是对一批固定观察对象较长时期(如几年、十几年或几十年)的追踪观察,以获得动态变化资料,并通过分析,找出规律,得出结论。追踪调查包括病因追踪,临床治疗效果随访,各种内外环境因素对人体影响的动态调查等。多用于需长期观察的研究课题,如追踪儿童少年生长发育或某群体健康状况、某种遗传病家系调查、危险因素对人体健康的影响、疾病自然史、疾病预后和远期防治效果等。

1. 统计分析方法　根据资料类型确定统计分析方法。①病例随访资料,可通过比较不同样本生存期或缓解期的长短,以判断治疗方法的优劣、疾病预后的好坏和保健措施的成效。当观察例数较少时,可作生存率曲线分析、时序检验或游程检验;观察例数较多时,可用寿命表法分析。若比较两样本的某时点生存率用 u 检验,比较样本间不同时点的生存率用生存率曲线图,比较样本间生存期的差别用时序检验、Mentel 检验。②调查危险因素时,可进行危险度分析、分层分析、剂量 - 反应关系的分析。③调查儿童少年生长发育时,除应用一般形态指标、功能指标以及评价方法外,还可用曲线拟合的方法,建立回归模型。④同一群体内部可按年龄、性别等分组进行分层分析,但各组要有足够的样本例数。

2. 应用时注意事项　追踪调查由于观察时间较长,观察单位易于失访,所以要有切实可靠的措施减少失访;对每位失访者要填写失访原因情况表,分析失访原因,估计对结果的影响;计算应答率,当应答率小于 95% 时,下结论时应慎重。

四、生态学研究

生态学研究(ecological study)是指以群体为单位收集和分析资料,研究某种暴露因素或特征与疾病之间的关系,通过描述不同人群中某因素的暴露情况与疾病发生的频率,分析该因素与疾病的关系。生态学研究分为生态比较研究(ecological comparison study)和生态趋势研究(ecological trend study)两种。生态学研究的资料收集方法:①收集疾病或健康状况的频数或频率资料,如收集不同群体的年龄、性别等人群特征,某疾病发病、死亡、现患频率等。②收集研究因素暴露的频数或频率的资料,如收集上述相同群体暴露于某种环境因素或某种行为生活方式的频率等。

1. 统计分析方法　通常采用比较、分析等常用的统计学处理技术。在描述研究因素与疾病或健康状况的关系时,通常以图示法直观表述。而对多组比较资料的分析,则包括:

(1)直线回归分析:由于在生态学研究中,一般可获得发病率,故将各群体研究因素的平均暴露水平作为自变量,以疾病发生频率作为应变量,通过计算生态学相关系数和回归系数,进行相关和回归分析。

(2)危险度分析:计算相对危险度、归因危险度和人群归因危险度百分比。

2. 应用时注意事项

(1)生态学研究是一种粗线条的描述性研究,容易出现生态学谬误或偏倚(ecological fallacy 或 bias)。由于生态学研究是以不同个体"集合"而成的群体作为观察、分析单位,以及存在混杂因素等原因,在一般情况下生态学谬误难以避免。因此,生态学研究发现的某因素与某疾病分布的一致性可能与事实不符，故对生态学研究结果下结论时应慎重。

(2) 生态学研究缺乏控制潜在混杂因素的能力。人群中的某些变量，特别是有关社会人口学特征及环境因素等方面的一些变量，易于彼此相关，即存在多重共线性问题，影响对暴露因素与疾病间关系的正确判断。

(3) 应尽可能采用生态学回归分析，分析模型中应尽可能多地纳入一些混杂变量；对研究结果进行推论时，应尽量与其他非生态学研究（如病例 - 对照研究等）结果相比较，并结合相关专业知识进行综合评判。

第二节　分析性研究

一、病例 - 对照研究

1. 统计分析思路和方法　病例 - 对照研究资料的分析，其核心是比较病例与对照中暴露的比例，由此推断暴露与疾病之间是否关联及其关联强度，还可进一步计算暴露与疾病的剂量 - 反应关系，以及各因子间的交互作用等。如果设计时没有采取匹配等方法控制混杂因素，在分析阶段必须采用分层分析或多因素分析的方法。如果分层的因素过多，可能降低研究的功效，可直接采用多因素分析方法。

(1) 描述性分析

1) 一般性描述：首先描述病例和对照的来源、样本例数、匹配比例等，然后描述研究对象的一般特征，如性别、年龄、疾病临床和病理类型等。

2) 均衡性检验：比较病例组与对照组研究因素以外的某些特征构成是否齐同，检验其可比性。计量指标的比较（如两组平均年龄的比较）可采用 t 检验、ANOVA；计数指标的比较（如两组性别构成比较）可采用 χ^2 检验。对差异有统计学意义的因素，在分析时应考虑它们对研究因素与疾病之间关联的影响。病例 - 对照研究均衡性检验结果常用表 4-2-1 形式描述。

表 4-2-1　病例组和对照组均衡性检验结果例表

变量	病例组	对照组	χ^2 值或 t 值	P 值
性别	男 / 女	男 / 女		
年龄	$\bar{x} \pm s$	$\bar{x} \pm s$		
…				

(2) 推断性分析

1) 成组设计病例 - 对照研究资料的分析：比较病例组和对照组之间研究因素暴露比例的差异，推断暴露和疾病之间是否存在统计学关联（χ^2 检验），计算关联强度（OR）及其 95% CI。病例 - 对照研究（成组设计）单因素分析结果常用表 4-2-2 形式描述。

表 4-2-2　某疾病危险因素病例 - 对照研究（成组设计）单因素分析结果例表

暴露因素		病例组		对照组		*P* 值	OR 值（95% CI）
		n	暴露比值	*n*	暴露比值		
因素 1	有						
	无						
因素 2	有						
	无						
…							
因素 n	有						
	无						

2）成组设计分层资料的分析：分层分析是把研究人群（暴露与未暴露人群或者病例与对照）根据某些特征或因素分为不同层（如按性别分为两层），然后分别分析各层中暴露与疾病的关联。如果各层 OR 值接近，异质性检验无统计学意义，则可通过 Mantel-Haenszel 方法计算 χ^2_{MH}，并计算控制混杂因素（分层因素）影响后暴露和疾病之间真实的关联强度 OR_{MH} 及其 95% CI；如果各层 OR 值相差较大，异质性检验有统计学意义，则不宜采用 Mantel-Haenszel 方法合并，可通过计算标准化死亡比（standard mortality ratio，SMR）或标准化率比（standard rate ratio，SRR），评价控制混杂因素影响后暴露和疾病的真实关联强度（具体原理和计算方法参见相关专业书籍）。分层资料可按表 4-2-3 进行整理和分析。

表 4-2-3　病例 - 对照研究分层资料整理表

暴露或特征	第 *i* 层的疾病情况		合计
	病例	对照	
+	a_i	b_i	n_{1i}
−	c_i	d_i	n_{0i}
合计	m_{1i}	m_{0i}	n_i

3）成组设计分级暴露资料的分析：若能获得某暴露因素在不同暴露水平的资料，计算不同暴露等级的 OR 值，并作趋势性 χ^2 检验，分析暴露和疾病之间是否存在剂量 - 反应关系（dose-response relationship），以增加因果关系推断的依据。通常按表 4-2-4 整理分级暴露资料。

表 4-2-4　分级暴露资料整理表（趋势 χ^2 检验资料整理表）

暴露等级	X_0	X_1	…	X_i	合计
病例	$a_0(=c)$	a_1	…	a_i	n_1
对照	$b_0(=d)$	b_1	…	b_i	n_2
合计	m_0	m_1	…	m_i	n

续表

暴露等级	X_0	X_1	…	X_i	合计
OR	1.00	$OR_1=a_1d/b_1c$	…	$OR_i=a_id/b_ic$	
χ^2	0.00	χ_1^2	…	χ_i^2	
P	1.00	…	…	…	
趋势性检验		$\chi^2_{趋势}=\cdots, P=\cdots$			

4）1∶1 配对和 1∶M 配比设计资料的分析：1∶1 配对和 1∶M 配比设计病例 - 对照研究资料的分析方法与成组设计资料的分析方法不同。资料整理通常按表 4-2-5 和表 4-2-6 格式进行。具体计算公式参见相关专业书籍。

表 4-2-5　1∶1 配对病例 - 对照研究资料整理表

对照	病例		对子数
	有暴露史	无暴露史	
有暴露史	a	b	$a+b$
无暴露史	c	d	$c+d$
对子数	$a+c$	$b+d$	n

表 4-2-6　1∶M 配比资料整理表

病例暴露史	对照中有暴露史者数（j）						
	0	1	2	3	4	…	合计
有（nj）	a	b	c	d	e	…	…
无	f	g	h	I	j	…	…

5）多因素分析：在病例 - 对照研究中往往需要同时研究多个因素的作用，如果仅应用一般分层分析方法同时对若干因素加以控制，计算复杂且受样本量的限制。随着多因素分析软件的出现，可比较容易地分析多个因素与疾病的关联、关联强度以及各因素之间的相互关系。目前经常使用的有条件和非条件 Logistic 回归模型。

6）交互作用与效应修饰的分析：交互作用主要表现为暴露与疾病的联系由于受某个因素的作用而改变，这个因素称为效应修饰因素（effect modifier），其所产生的影响为效应修饰（effect modification）。

在病例 - 对照研究中，评价交互作用最常用的方法是按某一因素分层后，再看各层的 OR 是否相同，一般需检验各层 OR 是否同质。通常可以用多因素回归分析的方法来评价交互作用，如果某个代表交互作用的回归系数具有显著性，就认为该系数所代表的几个因素之间存在交互作用。常用的有 Logistic 回归、Cox 模型等。应注意区别交互作用与混杂作用（表 4-2-7）。

表 4-2-7　交互作用与混杂作用的区别

交互作用	混杂作用
定量关系，与真实性无关	定性关系，影响真实性
与研究设计无关	合理研究设计可预防
需要研究者做出报告的方面	需要研究者控制的方面
分层分析可揭示交互作用	分层分析可排除混杂作用
评价交互作用，看各层 OR 是否相等	评价混杂作用，比较调整前后 OR
能用统计学显著性检验评价	不能用显著性检验评价

2. 应用时注意事项

(1) 由于病例组和对照组可来源于医院或社区，一般不是来自同质总体，且该研究容易产生选择偏倚、信息偏倚和混杂偏倚，影响其验证假设的能力，因而下结论时要慎重。

(2) 分层分析对于离散变量，可以完全控制分层因素的混杂作用，对于连续变量，是减弱还是完全控制分层因素混杂作用，决定于分层的程度。如果同时考虑控制许多因素，分层过多，每层中例数减少导致各层比例波动较大，可产生较大的随机变异，致使无法解释分析结果。

(3) 病例 - 对照研究设计的资料通常直接采用 Logistic 回归模型进行分析，以控制和分析混杂作用和交互作用。通常采用条件 Logistic 回归分析 1∶1 或 1∶M 个体匹配(individual matching)资料，非条件 Logistic 回归分析则用于成组设计(也即频数匹配，frequency matching)资料。

(4) 表格数据可用 Epi Info 软件或 EpiCalc 软件分析，可计算 χ^2 值、OR 值、OR 95% CI，也可进行分层分析、分级分析、趋势性 χ^2 检验。

(5) 因无法计算暴露和非暴露的发病率，故不能直接分析相对危险度和确定暴露因素与其疾病的因果关系。

二、队列研究

1. 统计分析思路和方法

(1) 描述性分析

1) 一般性描述：描述研究对象的组成、社会人口学特征、随访经过、随访时间、结局的发生和失访情况等。

2) 均衡性检验：比较各组研究因素以外的某些特征构成是否齐同，检验其可比性；对各组的失访率也要进行比较。计量指标的比较采用 t 检验、ANOVA；计数指标的比较采用 χ^2 检验或 u 检验。对差异有统计学意义的因素，在分析时应考虑它们对暴露和疾病关系的影响。队列研究均衡性检验结果常用表 4-2-8 形式描述。

表 4-2-8　暴露组和对照组均衡性检验结果例表

变量	暴露组	对照组	χ^2 值或 t 值	P 值
性别	男 / 女	男 / 女		
年龄	$\bar{x} \pm s$	$\bar{x} \pm s$		
…				

3）队列发病率或死亡率的计算：根据研究人群的稳定程度，队列通常分为固定队列（fixed cohort）和开放队列（open cohort），两种队列人群发病率或死亡率的计算指标不同。

累积发病率（cumulative incidence，CI）：研究人群为固定队列，也即研究人群的数量比较稳定时，可用固定人口数或以开始观察时的人口数为分母，以整个观察期内累积发病人数为分子，计算累积发病率。公式为：CI= 随访期累积发病人数 / 固定人口数。

发病密度（incidence density，ID）：研究人群为开放队列时，也即研究人群不稳定，观察人数变动较大（失访、迁移、死于其他疾病或中途加入等）时，需计算发病密度。发病密度以人时（person time）为分母进行计算，公式为：ID= 随访期发病人数 / 观察人时数。发病密度既能说明该人群发生的新病例数，又能说明该人群的大小和发生这些例数所经历的时间，带有瞬时频率的性质。

人时是观察人数乘以随访单位时间的积。人时是将随访人数和时间结合起来考虑的一种度量单位，它是观察人群中全部个体暴露于研究因素的时间总和。时间单位可以是年或月，称为人年数（person-years）或人月数（person-months）。在数据库或统计分析软件中，人时数的计算较常规方法要简单得多，每个研究对象的观察人时数 = "随访开始时间" – "随访结束时间"。

（2）推断性分析：比较暴露组和对照组（或多组）之间发病率或死亡率的差异，推断暴露和疾病之间是否存在统计学关联。符合正态分布或近似正态分布，可进行两个率差别的 u 检验；样本较小、发病率较低时，可用直接概率法、二项分布或 Poisson 分布检验；样本稍大和发病率较大时，可用四格表 χ^2 检验。再分组或分层计算关联强度 - 相对危险度（relative risk，RR）和 95% CI，以及危险度指标。危险度指标包括归因危险度（AR）、归因危险度百分比（ARP）、人群归因危险度（PAR）以及人群归因危险度百分比（PARP）。两组之间累积发病率和发病密度的比较可分别采用表 4-2-9 和表 4-2-10 的格式整理。

表 4-2-9　队列研究累积发病率比较资料整理表

组别	发病人数	随访人数	累积发病率	*P* 值	RR 值（95% CI）
暴露组					
非暴露组					
合计					

表 4-2-10　队列研究发病密度比较资料整理表

组别	发病人数	观察人时数	发病密度	*P* 值	RR 值（95% CI）
暴露组					
非暴露组					
合计					

（3）标化比的计算：当研究对象人数较少或死亡（发病）率较低时不宜计算率，此时可以全人口的死亡（发病）率作为标准，计算该观察人群的预期死亡（发病）人数，然后计算实际死亡（发病）数与预期数之比，即为标准化死亡（发病）比（standard mortality ratio，SMR）；

当未能获得人群历年的人口资料，而仅有死亡人数、日期和年龄，则可计算标化比例死亡比（standardized proportional mortality ratio，SPMR），即以全人口中某病因死亡占全死因死亡的比例乘以该人群实际死亡数而获得预期死亡数，然后计算实际死亡（发病）数与预期数之比。SMR、SPMR 和 RR 一样都是用来评价暴露和疾病的关联强度，是否具有统计学意义，需作显著性检验，当预期死亡数不太小（≥ 10）时，采用 u 检验或 χ^2 检验，当预期死亡数小于 10 时，可查 Possion 分布总体可信区间表判定。

（4）剂量 - 反应关系分析：剂量 - 反应关系反映暴露与疾病间的共变关系，即暴露剂量越大，其效应越大，则该暴露作为病因的可能性越大。可采用表 4-2-11 格式整理暴露等级和发病率关系资料，计算各暴露等级的发病率和关联强度指标（RR 和 AR），并作趋势性 χ^2 检验。

表 4-2-11　队列研究暴露等级和发病率关系资料整理表

暴露等级	随访人数（或人时数）	病例数	发病率	RR	AR
第一级（对照）				1.00	0.000 0
第二级					
第三级					
第…级					
合计					
趋势性检验		$\chi^2_{趋势}=\cdots, P=\cdots$			

（5）分层分析与多因素分析：对于队列研究资料也常用分层分析，具体方法同病例 - 对照研究。Logistic 回归和 Cox 回归等分析方法不仅可以探索疾病的危险因素、混杂因素及研究因素之间的交互作用，也可以估计在不同暴露水平下个体发病或死亡的可能性。

2. 应用时注意事项

（1）队列研究设计的科学性要求较高，所需样本较大，研究费时，难度大，且容易出现选择偏倚，尤其是失访偏倚。不适用于发病率较低的疾病和罕见疾病的研究。

（2）在长时期随访过程中，有些观察对象可能失访，有些观察对象依从性差，易产生失访偏倚。同时由于需要较长时间观察才能获得结论，暴露情况可能发生变化，例如原先不饮酒者可能开始饮酒，原先饮酒者可能戒酒等，难以保证两组的混杂因素完全相同，以致影响对结果的分析判断。

（3）每次研究只能列出一个或一组因素，多种病因的疾病往往不适宜本研究方法。

第三节　临 床 试 验

临床试验（clinical trial）是指以患者为研究对象，以临床干预措施为研究内容，对比观察干预措施效应的前瞻性实验研究。主要用于临床干预措施（药物、器械或治疗方法）效果和对预后影响的评价。

一、临床试验结果的判定与评价

应坚持综合判定与评价的原则，既要根据患者临床症状和体征的变化，又要依据客观检测指标的结果。新药临床评价中新药的有效性和安全性是临床评价的核心内容。评价包括对试验前组间非处理因素的均衡性检验，用药后疗效和安全性评价，如果是多中心试验，还需对中心效应的一致性作出评价。数据分析包括阶段性分析和试验终止的数据分析。

1. 组间均衡性评价　评价试验组和对照组非处理因素是否一致，需作均衡性检验，如检验两组受试者的性别、年龄、病种构成、病情程度、病程长短、理化指标的基线等是否一致。计数资料（如比较受试者性别构成）比较通常采用 χ^2 检验；计量资料比较常用 t 检验、ANOVA 或秩和检验，对于等级资料通常用秩和检验。

2. 疗效评价

（1）主要效应指标评定：比较干预效应差异，可以将受试者治疗前后或试验组和对照组的观察结果，视资料类型按计量、计数、等级资料进行比较。如需要统计各组症状、体征的消失例数、消失率及症状体征平均消失天数等，组间率的比较可选用 χ^2 检验或四格表精确概率法，消失天数间的比较可选用 t 检验，必要时可用秩和检验。如果新药的疗效主要用某些理化指标表示，则用药前后比较一般选用配对 t 检验或符号秩和检验，组间比较可以用成组资料 t 检验；如果比较用药前后不同时间点某指标的变化情况，可用方差分析，多中心试验时还要考虑“中心效应”的一致性，这时要用多因素方差分析；当可能存在的混杂因素为数值型变量时，可采用多因素协方差分析等。

（2）综合疗效评定：除了对受试者的症状、体征和理化指标需进行逐个分析外，还需将它们综合起来分析总的疗效，称为综合疗效评定。通常采用四级标准，即痊愈（cure）、显效（excellence）、好转（improvement）和无效（failure）。对综合疗效的分析可从两个方面进行：一个是对单个率如痊愈率、有效率、总有效率、N 年生存率进行比较；另一个是对总的情况进行比较，痊愈与显效合并可计算有效率，将痊愈、显效和好转合并则可计算总有效率。组间或各组试验前后比较一般采用 χ^2 检验，当例数较少时用四格表确切概率法。两组间总的情况的比较用秩和检验。多中心临床试验，常需要分别列出各中心的综合疗效情况。

3. 安全性评价　安全性评价主要包括两个方面。

（1）主要指标异常改变分析：比较试验药和对照药对患者某些理化指标有哪些影响，通常记录用药前后理化指标的“正常”和“异常”例数情况，尤其是用药前“正常”，用药后出现有临床意义的“异常”情形。若用定量指标，组内前后的比较用配对 t 检验，组间前后改变值的比较用成组 t 检验。

（2）不良事件及不良反应分析：该分析主要是对试验组和对照组的不良事件、不良反应及发生率进行描述和比较。应根据患者发生不良事件或不良反应的实际情况，计算总的发生率和各类事件或反应的发生率。不良事件（反应）发生率是出现不良事件（反应）的病例数与暴露病例数之比。对于依从性差、失访等脱落病例，凡有不良事件（反应）发生的病例在计算不良事件（反应）发生率时应包括在内；对于试验时间长、退出治疗或死亡比例较高，要用生存分析计算累计不良事件（反应）率。组间不良事件（反应）率的比较采用χ^2检验或四格表精确概率法。必要时还需对其异常改变的轻重程度、发生时间、持续时间、是否终止治疗、是否给予处理等进行更深入详尽的分析。

4. 等效性检验　等效性检验是指将试验药物和临床已证实有效的药物进行比较，检验两种药物的疗效是否具有等效性。研究者需根据药物性质确定等效界限（equivalence margins），即临床上所能接受的最大差别。如果两种药物的疗效差值已经大于等效界限，则不必作等效性检验，直接可以得出两者不等效的结论，即说明两种药物的疗效不等，此时还需说明试验药物优于对照药物，还是试验药物不如对照药物。如果药物的疗效差别落在等效界限内，即当两组样本统计量的差值小于等效界限时，说明两种药物的疗效是等效的，并需作等效性检验。

等效性检验根据资料类型不同，选择不同的假设检验方法。两个总体均数的等效性检验可采用等效t检验；两个总体率的等效性检验则可采用等效u检验。

二、应用时注意事项

1. 在临床试验的整个过程中，要注意研究对象的依从性（compliance）。研究者必须取得研究对象的配合，不可强制他们完全遵守试验的规定，只能劝说他们不使用可能影响试验的药物或其他措施。在实施过程中，临床试验常常难以保证受试对象自始至终完全遵从试验的要求，试验组中可能有人退出试验或未按规定用药，对照组中也会有人暗中接受治疗措施或用其他药物。

2. 临床上同一疾病的不同患者其疾病类型、病情轻重、对各种治疗措施的反应等可能存在明显的差异。患者的特征、过去治疗的经历、家族史、体内外环境及疾病本身的特点等均可对上述差异产生影响。另外，同一医生对同一患者连续几次的检查结果，或不同医生对同一患者的检查结果不同，称为临床不一致性（clinical disagreement）。因此在判断试验效果时，研究人员应充分考虑上述各项因素对试验效果的影响以及它们之间的交互作用。

3. 由于临床试验是以人作为研究对象，所以必须考虑以下几方面。①应充分考虑受试者的安全及伦理学问题。必须在不损害人体健康的原则下进行研究工作。凡是尚未证实是无害的药物和疗法不可轻易地在人体上作试验。②由于心理的作用，可使结果产生偏倚。如医生对某药的治疗效果有好感，易对试验组格外关心，而改变患者的行为，对试验结果产生影响。③样本含量小，患者之间变异大，而样本的获得往往受多方面的限制，若变异太大就不能轻易作出结论。

4. 注意失访对研究结果的影响。多数临床试验中，有些患者由于失访等原因而未被继续研究。如果试验组和对照组失访人数不等，剔除这种个体将造成偏倚，因为随访中断的原因可能与效应有关。即使两组失访率相同，也不能轻易作出没有偏性的结论，因为每组中失访个体的原因和结果可能完全不同。总之，调查者需要记录每个受试者进入试验时间、事件发生时间、失访时间及研究结束时是否会因未观察到结果事件而继续随访等。

第四节　筛检与诊断试验

筛检(screening)是指应用快速检验、检查或其他方法来鉴别一些无症状的可能患某种疾病的可疑者。筛检试验仅仅是一种初步筛查,不是作出诊断,所以对试验阳性者或可疑阳性者必须作进一步的诊断。诊断试验(diagnostic test)是指评价某种疾病诊断方法的临床试验。按有无标准对照可分为标准对照诊断试验和参照诊断试验(reference test)。筛检和诊断试验的评价方法和指标基本相同。

一、筛检的实施与评价

1. 应对严重危害人群身心健康的疾病进行筛检,如可严重影响劳动力、卫生资源消耗严重、给家庭和社会造成严重负担的疾病。

2. 有准确可行、快速安全、费用低、能被群众接受的筛检方法。

3. 有进一步确诊的方法,因筛检试验阳性者不一定就是早期患者。

4. 经筛检发现并被确诊的患者可进行及时有效的治疗。

5. 对所筛检疾病的自然史,包括从潜伏期到临床症状期的整个过程应清楚。

6. 要考虑筛检、诊断和治疗患者全过程的费用与促进人群的健康、降低疾病的病死率及患病率相比,应该有较高的效益,并能保证筛检计划的顺利完成。

7. 具有重复进行筛检的条件。如对一些慢性病的筛检要经常、反复地进行。

8. 选择灵敏、特异的筛检试验,并进行真实性、可靠性评价。例如:①对病死率高、预后差、严重危害人群健康的疾病应该选择高灵敏度的试验,或降低阳性判定标准来提高灵敏度;②对假阳性会给受试者带来沉重的心理负担的疾病应采用特异度高的筛检方法。

9. 加强筛检试验的质量控制,如人员培训、仪器的校正等。实施过程中应注意查漏和及时补查,要将筛检、诊断、治疗连续进行。

10. 报告筛检的阳性率和早期患者的检出率、受治率,对受治患者随访进行生存率分析。对筛检效果进行成本效益分析。

二、诊断试验的评价

诊断试验可分为单项诊断试验和多项诊断试验,多项诊断试验包括联合诊断试验(combinationtesting)和序贯诊断试验(sequence testing)两种形式。通常用待评价的诊断试验和金标准(gold standard)试验检测相同的受试对象,然后进行对比,临床常用的金标准包括病理学检查、外科手术探查以及长期随访临床观察所获得的结论等。通过金标准的诊断结果将被检验对象分为实际患某病(病例组)与未患某病(无病组)两组,同待评价的诊断试验检验得出的阳性或阴性结果整理成四格表形式(表 4-4-1),然后对诊断试验进行评价。

表 4-4-1　诊断试验评价资料整理表

诊断试验	金标准诊断结果		合计
	D(患者)	$\overline{D}$(非患者)	
T_+(阳性)	a(真阳性)	b(假阳性)	$a+b$
T_-(阴性)	c(假阴性)	d(真阴性)	$c+d$
合计	$a+c$	$b+d$	n

1. 诊断试验的评价指标　诊断试验的评价指标可分为先验概率指标和后验概率指标两类,先验概率指标表示在已知受试者为患者或非患者的条件下,推测诊断结果是阳性或阴性、符合或不符合的概率。后验概率指标则是在已知诊断结果为阳性或阴性的条件下,推测受试者为患者或非患者的概率。属于先验概率指标的主要有灵敏度(sensitivity,Se)、特异度(specificity,Sp)、诊断符合率(efficiency)、约登指数(Youden index,YI)等。属于后验概率指标的主要有阳性预测值、阴性预测值等。

(1)灵敏度:实际患病且被诊断为患者的概率。反映检出患者的能力,该值愈大愈好。

(2)特异度:实际未患病且被诊断为非患者的概率。反映鉴别非患者的能力,该值愈大愈好。

(3)漏诊率:漏诊率(omission diagnostic rate,α)又称假阴性率(false negative rate),是指实际有病的人被诊断试验判为非患者的比例,即患者中被判为阴性的概率,该值愈小愈好。

(4)误诊率:误诊率(mistake diagnostic rate,β)又称假阳性率(false positive rate),是指实际无病的人被诊断试验判为患者的比例,即非患者中被判为阳性的概率,该值愈小愈好。

(5)诊断符合率:真阳性与真阴性之和占总人数的比例。

(6)约登指数:又称正确诊断指数,表示诊断试验判断真正的患者和非患者的总能力。

(7)预测值:指诊断试验结果与实际(金标准)相符合的概率,它较灵敏度和特异度更具有临床应用价值。诊断结果阳性者患病的概率称为阳性预测值(positive predictive value,PV^+);诊断结果阴性者未患病概率称为阴性预测值(negative predictive value,PV^-)。

(8)似然比:似然比(likelihood ratio,LR)是将灵敏度和特异度综合用于评价诊断试验的指标。阳性似然比(positive likelihood ratio,PLR)系真阳性率与假阳性率之比,阴性似然比(negative likelihood ratio,NLR)系假阴性率与真阴性率之比。

两种诊断方法的比较即检验效能的比较,可采用 u 检验。

2. ROC 曲线评价　受试者工作特征曲线(receiver operating characteristic curve),即 ROC 曲线,是表示不同诊断水平的真阳性率对假阳性率的函数关系,以假阳性率($1-Sp$)为横坐标,灵敏度 Se 为纵坐标绘出的曲线。ROC 曲线可以综合灵敏度和特异度两个方面描述诊断试验的准确度,曲线越凸或者说曲线下的面积越接近 1,说明诊断价值越高。

通过对 ROC 曲线下的面积进行比较,可以评价两种诊断试验的效果。采用 SPSS 软件可以绘制 ROC 曲线并能计算出曲线下的面积、标准差及其 95% CI,具体参见第十一章。

当两种诊断试验分别在不同受试者身上进行时，可采用成组 t 检验；当两种诊断试验分别在同一受试者身上进行时，可采用配对 t 检验。

3. 应用时注意事项

（1）筛检应注意领先时间偏倚和患者自我选择偏倚。

（2）诊断试验评价时要求样本含量足够大。病例组和对照组的样本含量最低要求均应不少于 20 例。两种诊断方法比较时，样本含量估计可参照率的样本含量估计。

第五节　常用实验设计及统计分析方法

医学实验设计是关于医学科学研究中如何科学合理安排实验及非实验因素，达到以较经济的人力、物力和时间，获得较为可靠的结果。本节将简要介绍几种常见的医学实验设计及其统计分析方法。

一、完全随机设计

完全随机设计（complete randomized design）又称单因素设计，是将受试对象随机分到各处理组中进行实验，或分别从不同总体中随机抽样进行对比观察，它适用于两个或两个以上样本的比较。各组间样本量可相等，也可不相等。样本相等时统计分析效率较高。该设计优点是简单易行，统计分析简单，缺点是要求实验单位有较好的同质性，且只能分析单因素。

1. 设计方法与步骤

【例 4-5-1】将 12 只动物随机分成三组。先将动物按体重大小依次编为 1、2、…、12 号，然后在随机数字表中读取 12 个两位数的随机数字，依次抄录于动物编号下。将随机数字从小到大顺序排列后得序号 R。规定 R=1~4 者为 A 组，R=5~8 者为 B 组，R=9~12 者为 C 组，分组结果如表 4-5-1。

表 4-5-1　完全随机设计分组数字表

动物编号	1	2	3	4	5	6	7	8	9	10	11	12
随机数字	04	76	96	61	77	34	94	72	33	63	02	67
序号（R）	2	9	12	5	10	4	11	8	3	6	1	7
处理组	A	C	C	B	C	A	C	B	A	B	A	B

随机分组时应注意：一组随机数字如果出现重复数字应舍弃，若设计上需要各组例数不等可通过序号调整各组例数。如在本例中要求 A 组 5 例，B 组 4 例，C 组 3 例，可规定 R=1~5 者为 A 组，R=6~9 者为 B 组，R=10~12 者为 C 组。

2. 统计分析方法

（1）计量资料：常用两样本 t 检验（适用于方差齐、正态分布资料）、t' 检验（方差不齐，但两样本均服从正态分布)、单因素方差分析(One-Way ANOVA,适用于方差齐、正态分布两样本以上资料比较)或 Kruskal-Wallis 秩和检验(H 检验,适用于方差不齐或非正态分布两样本以上资料)。若有协变量,应考虑采用协方差分析方法。

(2)计数资料:组间比较可采用 χ^2 检验或 Fisher 确切概率法;若需调整协变量,可采用非条件 Logistic 回归。

(3)等级资料:两组间比较可采用 Wilcoxon 成组秩和检验,多组间比较可采用 Kruskal-Wallis 检验;可采用累积比数或相邻比数的 Logistic 回归来调整协变量。

二、配对设计

配对设计(paired design)是将受试对象按某些特征或条件配成对子(非随机),然后分别把每对中的两个受试对象随机分配到试验组和对照组,再给予每对中的个体以不同处理,观察两组间的差别。与完全随机设计相比较,可减少受试对象间的差异所引起的偏差,同时还可以减少样本量。在动物实验中,常以种属、品系、性别相同,年龄、体重相近等作为配对条件;在临床试验中,常将病种、病型、民族、性别相同,年龄相差不超过 3 岁,病情、生活习惯、工作环境相近等作为配对条件。

在记录配对设计实验数据时,应保持每对的一一对应关系,计算每对实验数据的差值时,顺序应当一致。

1. 设计方法与步骤

【例 4-5-2】将 20 只小白鼠按配对设计分成两组。先按性别、年龄、体重配成 10 对,并将对子编号,然后再在随机数字表上,任意选定 10 个连续随机数字,并依次抄写在“对子号”下。事先规定,通常遇奇数定为 AB 顺序,遇偶数定为 BA 顺序,最后将其分为 A、B 两组。

2. 统计分析方法

(1)计量资料:常用配对 t 检验(适用于每对数据差值服从正态分布资料)或符号秩和检验(Wilcoxon 法,适用于每对数据差值为非正态分布资料)。

(2)计数资料:可采用 McNemar χ^2 检验或条件 Logistic 回归来分析。

(3)等级资料:常采用配对符号秩和检验来进行比较。

三、随机区组设计

随机区组设计(randomized block design)亦称配伍组设计。首先将条件相近的受试对象配成一个区组,如同种属、同性别、体重相近的动物,然后在各区组内按随机原则分组,每组分别予以不同的处理。该设计优点是能改善组间均衡性,既缩小了误差,又可分析处理组间和配伍组间两因素的影响,实验效率较高。

1. 设计方法与步骤

【例 4-5-3】将 16 只动物随机分为 4 组。首先将 16 只动物称重后,按体重由小到大依次编为 1、2、…、16 号,再把体重相近的 4 只动物作为一个区组,即等分成 4 个区组。然后从随机数字表中任意一行一列作起点顺序取 16 个两位数的随机数字,在每一个区组内将随机数字由小到大顺序排列后得序号(R),再按序号的大小依次排列组别。按同样方法将另三个区组分组。本例各区组分组结果如表 4-5-2。

表 4-5-2　随机区组设计分组数字表

动物编号	1	2	3	4	5	6	7	8	9	10	11	12	13	14	15	16
随机数字	39	74	00	99	24	72	48	03	26	31	59	29	31	16	98	72
序号(R)	2	3	1	4	2	4	3	1	1	3	4	2	2	1	4	3
处理组	B	C	A	D	B	D	C	A	A	C	D	B	B	A	D	C

实验中各组不同处理方法可以继续用随机数字表进行分配。抄录 4 个随机数字，按数字大小排列序号(R)，再按序号将 A、B、C、D 进行分配。

2. 统计分析方法

(1)计量资料：两因素方差分析(Two-Way ANOVA，适用于方差齐、正态分布资料)或 Friedman 秩和检验(*M* 检验，适用于方差不齐或非正态分布资料)。

(2)计数资料：可采用多因素 Logistic 回归模型进行分析。

(3)等级资料：可采用 Friedman *M* 检验进行分析，若需调整协变量，可采用累积比数或相邻比数的 Logistic 回归。

四、交叉设计

交叉设计(cross-over design)是将受试对象随机分为两组，一组先给予 A 处理，后给予 B 处理(即 AB 顺序)；另一组先 B 后 A(即 BA 顺序)。或者一组先 A 后 B 再 A(即 ABA 顺序)，另一组 BAB 顺序。两种处理方式在全部试验过程中交叉进行，前者交叉一次，叫一次交叉设计，又称二阶段交叉设计，后者交叉两次，叫二次交叉设计，又称三阶段交叉设计。为了避免前一阶段的处理效应对后一阶段的影响，在交叉设计的两个阶段之间有一个“洗脱期”；二次交叉设计，在第一、第二和第三阶段之间各有一个“洗脱期”，“洗脱期”的长短需根据试验药物的半衰期、药物效应或血中药物浓度监测来决定。

交叉设计采用了同一受试对象前后自身对照，不但节省样本，而且两组均衡性好。由于 A 和 B 处于前后两个试验阶段的机会相等，因此平衡了试验顺序的影响，而且能分析处理方法之间的差别与时间先后之间的差别。

交叉设计只适用于病情较稳定的慢性迁延性疾病疗效观察，值得指出的是，在试验过程中应注意药效的连锁反应，有的药物虽然在血液中已测不出，或血药浓度已恢复至第一阶段前的水平，但仍可保持疗效，遇此情形应延长洗脱期。洗脱期患者可给予安慰剂。凡有蓄积作用、排泄缓慢、不良反应大的药物进行疗效评价时，不宜选用本设计。为了避免来自患者和研究者的偏倚，交叉试验应当采用双盲法。

1. 设计方法与步骤

(1)一次交叉设计的分组方法：受试对象按条件相近依次编号，然后再用随机分配的方法决定(如偶数为 AB 顺序)，条件相近的两个受试对象或两组中若前一个为 AB 顺序，则后一个即为 BA 顺序，反之亦然。结果有一半受试对象接受 AB 顺序，另一半受试对象接受 BA 处理，其分组的方法见表 4-5-3。

(2)二次交叉设计的分组方法：在一次交叉设计的基础上，再增加一个第三阶段，受试者在第一、第二、第三阶段随机安排 ABA 或 BAB 处理顺序，方法同上。

表 4-5-3　一次交叉设计分组数字表

受试者号	1	2	3	4	5	6	7	8	9	10	11	12	13	14	15	16
随机数字	6		9		2		7		3		0		1		5	
用药顺序	AB			AB	AB			AB		AB	AB			AB		AB
		BA	BA			BA	BA		BA			BA	BA		BA	

2. 统计分析方法　对于交叉设计资料，分析时常需排除用药顺序、用药阶段、受试者间变异造成的影响，故对于计量资料，常用方差分析并在方差分析模型中纳入相应的变量。而计数资料的处理可考虑使用广义估计方程（generalized estimation equation，GEE）。

五、拉丁方设计

拉丁方设计（Latin square design）是用 r 个拉丁字母排成 r 行 r 列的方阵，使每行每列中每个字母都只出现一次，这样的方阵叫 r 阶拉丁方或 $r \times r$ 拉丁方。用拉丁字母安排处理因素，行和列安排控制因素，这样的试验称为拉丁方试验。拉丁方设计是从行和列两个方面来控制非处理因素对试验结果的影响。因此，拉丁方设计是配伍组设计思想的进一步扩展。

拉丁方设计要求：①必须是三因素同水平的试验，设计时根据拉丁字母安排处理因素，行和列安排控制因素，并使行数、列数与处理数都相等；②任两因素间均无交互作用；③各行、列、处理的方差齐。

1. 设计方法与步骤

（1）根据处理因素的水平数选择一个基本型的拉丁方：一般情况下，处理水平数以 5~8 个为宜。

（2）对基本型拉丁方的随机化：随机化时必须整行（或列）进行交换，不能将行或列拆散。

【例 4-5-4】 5 × 5 拉丁方的随机化。从随机数字表中随机指定两行，按数字大小确定 5 个随机数，如为 1，3，5，4，2（按此顺序作行随机化），取另一行按同样方法确定 5 个随机数，如为 2，4，3，1，5（按此顺序作列随机化）。

基本型拉丁方				
ABCDE		ABCDE		BDCAE
BCDEA		CDEAB		DAECB
CDEAB	行随机化 →	EABCD	列随机化 →	ACBED
DEABC		DEABC		EBADC
EABCD		BCDEA		CEDBA

（3）随机决定各字母所代表的处理：读取一组随机数字按大小排序号，如第 1 个随机数字是 2，先在 A、B、C、D、E 5 个字母的顺序中，选第 2 个字母 B 代表处理，再根据随机数字 4，从剩下的 A、C、D、E 顺序中选 E 代表处理 2，余类推，结果如表 4-5-4。

表 4-5-4　“5 × 5 拉丁方”拉丁方设计随机化数字表

处理	1	2	3	4	5
随机数字	2	4	3	1	5
字母的选择	B	E	D	A	C

(4)按以上设计安排试验并进行观察。

2. 统计分析方法　根据拉丁方设计要求，在进行方差分析前需进行多个方差的齐性检验。因处理数 = 行数 = 列数，故采用各样本含量相等的 Bartlett 检验公式计算 χ^2 值。说明各行、列、处理的方差齐性。然后按方差分析计算离均差平方和 SS、自由度 v、均方 MS 与 F 值，并进行行间、列间和处理因素间效应的比较。

如果测定的某些指标的本身有较大程度的变异，还可考虑每种条件组合下重复多个试验对象，作多次重复测定，即拉丁方的重复处理。拉丁方试验中如果发生意外情况（如死亡）有一两个数据缺失时，为了不影响资料分析可用统计学方法进行缺项估计。如缺失数据较多又无法补救时，可根据情况作不完全拉丁方资料处理。

六、析因设计

析因设计（factorial design）是一种多因素的交叉分组设计，它不仅可以作每个因素各水平间的比较，而且还可以进行各因素间交互作用的分析，此外，析因设计还可以节约样本含量。缺点是统计分析计算较复杂，临床科研中不易获得适于分析交互作用的资料，因素及水平数均不宜过多，否则实验量太大，对比分析过于烦琐。

1. 设计方法与步骤　2×2 析因设计表示有两个因素，每个因素各有两个水平，共有四个组合。如以 A_1 表示 A 因素 1 水平，A_2 表示 A 因素 2 水平，B_1 表示 B 因素 1 水平，B_2 表示 B 因素 2 水平，各因素之间相互交叉，组成 2×2 交互作用的实验设计。其设计表如表 4-5-5。

表 4-5-5　2×2 设计表

B	A	
	A_1	A_2
B_1	A_1B_1	A_2B_1
B_2	A_1B_2	A_2B_2

2. 统计分析方法

(1)2×2 析因分析时，应先对 4 个组合的试验结果作方差齐性检验，若满足齐性要求，可用方差分析推断各组的差别及交互作用。

(2)多因素不同水平析因设计，首先对不同因素、不同水平间的全部组合方差作齐性检验，未满足方差齐性的要求，需要进行数据变换，再用变换后的数据进行析因方差分析，包括各研究因素间的交互作用，其设计和分析较 2×2 设计复杂，但能显示较高的检验效率。

七、正交设计

正交设计（orthogonal design）是使用一套规格化的正交表，研究多因素、多水平的试验设计方法，由于正交表将各试验因素、各水平间的组合均匀搭配，合理安排，减少了试验次数，得出的数据经过处理，能够提供较多的信息。因此，它是一种多因素、多水平、高效、经济的试验设计方法。

正交表是合理安排试验的主要工具，其形式为 $L_4(2^3)$、$L_8(2^7)$、$L_9(3^4)$ 等。L 表示正交表，L 的下标表示要求试验的次数，或正交表中的行数，括弧中的底数表示因子的水平数，底数右上角的指数表示该种水平数的因子数，或者说是该种水平数的正交表列数。例如，$L_4(2^3)$ 表示可安排三个两水平因子做四次试验的正交表，$L_9(3^4)$ 表示可安排四个三水平因子做九次试验的正交表。常用的正交设计可用于分析 2~8 个水平、3~63 个因素、共进行 4~81 次的试验。

1. 设计方法与步骤　正确选用正交表，合理安排试验方案。选用正交表的方法是：①根据研究目的，确定作为试验因素的几种主要因素。②确定每个因素的水平，各因素的水平可以相等，也可不等，主要因素的水平可以多一些，次要的可以少一些。③根据研究条件决定试验次数。一般认为，试验次数越多样本代表性越强，并且更容易找到最优配方，例如 7 因素两水平的试验，可选择 $L_8(2^7)$、$L_{12}(2^{11})$、$L_{16}(2^{15})$、$L_{20}(2^{19})$ 等。④将正交表的每个试验号重复几次，例如 $L_8(2^7)$ 正交表重复两次，就是在同样条件下做两个 $L_8(2^7)$ 试验，共 16 次试验。重复可以减少试验误差，提高精密度。一般在药物初筛试验时，只要求各项因素控制严格，不需要重复。

【例 4-5-5】某项试验中要研究 A、B、C 三个因子的主效应，三个因子都是两水平的，同时要研究交互作用 A×B 和 A×C，此时至少要求正交表有 5 列，所以要选用正交表 $L_8(2^7)$。表头设计为：

列号	1	2	3	4	5	6	7
因子	A	B	A×B	C	A×C		

剩下的第 6、第 7 列是空列，可以作为误差估计用。

2. 统计分析方法　正交设计的分析有直观分析法、极差法和方差分析法三种。

由于方差分析法比前两种方法精确，是目前较通用的分析方法，可分析各因素的主效应及因素间交互作用。它可根据各因素的显著性水平，排除那些无显著性的因素，也可提供有显著性因素的主次顺序，对多水平因素可进行多重比较，并可分析交互作用及重复试验误差。

八、均匀设计

均匀设计（even design）是一种高效、快速的多因素设计方法，通过利用均匀设计表，使各实验因素及水平在实验范围内能被合理安排，达到用较少的实验，获得更多信息的目的。均匀设计的试验次数与水平数相等，因此适合于多因素多水平的试验研究。

均匀设计表的符号为 $U_n(q^s)$，其中 U 表示均匀设计，“n”表示要做 n 次试验，q 表示每个因素有 q 个水平，s 表示该表有 s 列。例如 $U_7(7^4)$ 表示要做 7 次实验，每个因素有 7 个水平，该表有 4 列。

1. 设计方法与步骤　每一种均匀设计表（表 4-5-6）都附有一张使用表，说明如何在均匀设计表中选用适当的列，以及由这些列所组成的试验方案的均匀度，表 4-5-7 是 $U_7(7^4)$ 的使用表，它说明若有两个因素应选用 1，3 两列来安排试验；若有三个因素，应选用 1，2，3 三列来安排试验。最后一列 D 表示均匀度的偏差，偏差值越小，表示均匀度越好。

表 4-5-6　$U_7(7^4)$设计表

	1	2	3	4
1	1	2	3	6
2	2	4	6	5
3	3	6	2	4
4	4	1	5	3
5	5	3	1	2
6	6	5	4	1
7	7	7	7	7

表 4-5-7　$U_7(7^4)$使用表

S	列号				D
2	1	3			0.239 8
3	1	2	3		0.372 1
4	1	2	3	4	0.476 0

在均匀设计中，有两点值得注意：

(1) 两种均匀设计表的选择：有两种均匀设计表 U 与 U^*(表 4-5-6 和表 4-5-8)，通常有“*”的均匀设计表有更好的均匀性，应优先选用，但试验数 n 确定后，通常 U_n 表比 U_n^* 表能安排更多的因素，故当因素数 s 较大且超过 U_n^* 的使用范围时，可使用 U_n 表。例如由表 4-5-6 和表 4-5-8 两个均匀设计表 $U_7(7^4)$ 和 $U_7^*(7^4)$ 及它们的使用表(表 4-5-7 和表 4-5-9)来安排试验，今有两个因素，若选用 $U_7(7^4)$ 的 1，3 列，其偏差 D=0.239 8，选用 $U_7^*(7^4)$ 的 1，3 列，相应的偏差 D=0.158 2，后者较小，应优先选用。

表 4-5-8　$U_7^*(7^4)$设计表

	1	2	3	4
1	1	3	5	7
2	2	6	2	6
3	3	1	7	5
4	4	4	4	4
5	5	7	1	3
6	6	2	6	2
7	7	5	3	1

表 4-5-9　$U_7^*(7^4)$使用表

S	列号			D
2	1	3		0.158 2
3	2	3	4	0.213 2

(2)混合水平的均匀设计：若各分析因素的水平数不一致，则可用混合水平的均匀设计。如在一试验中，有两个因素各有三个水平，计为 A_1、A_2、A_3 和 B_1、B_2、B_3，有一个因素 C 为两水平 C_1、C_2，这个试验的各个因素可以用正交表 $L_{18}(2 \times 3^7)$ 来安排，也可用拟水平技术，选用均匀设计表 $U_6^*(6^6)$ 来安排 3 个因素。按照使用表的推荐，用 1,2,3 前 3 列，若将 A 和 B 放在前两列，C 放在第 3 列，并将前两列的水平合并：{1,2}→1，{3,4}→2，{5,6}→3，同时将第 3 列水平合并为两水平：{1,2,3}→1，{4,5,6}→2，于是可得下列设计表，这是一个混合水平的设计表[$U_6(3^2 \times 2^1)$]，具有良好的均匀性（表 4-5-10）。

表 4-5-10　拟水平设计[$U_6(3^2 \times 2^1)$]表

	A	B	C
1	(1)1	(2)1	(3)1
2	(2)1	(4)2	(6)2
3	(3)2	(6)3	(2)1
4	(4)2	(1)1	(5)2
5	(5)3	(3)2	(1)1
6	(6)3	(5)3	(4)2

注：括号内的设计为 $U_6^*(6^3)$。

2. 统计分析方法　均匀设计是通过建立回归方程估计因素的主效应及其交互作用，且便于各因素的定量分析。均匀设计的数据必须应用多元回归的方法来处理，经逐步回归计算，得到线性方程后，再进行方程检验和各因素回归贡献大小估计。

九、序贯试验设计

序贯试验设计(sequential trial design)是指对受试对象进行逐一试验、逐一分析，将每例(或每对)试验结果绘在序贯图上，这条累积曲线一旦触及“有效”或“无效”界限，就可得到试验结论。序贯设计预先不需要确定试验例数，一般可节省样本含量 30%~50%。本法常用于临床试验、药物筛选评价及药理试验。序贯试验按观察指标的性质可分为质反应与量反应两类；按样本数预先决定与否可分为开放型和闭锁型两类，开放型试验样本数不预先确定，视逐一试验结果而定，闭锁型试验最多样本数可预先确定。

1. 设计方法与步骤

(1)序贯试验设计的条件是：①根据逐一试验的结果，能较快获得结果的试验；②仅以单一指标效应作结论依据的试验，而综合指标需转化为数量级别才能使用；③不适用于大规模试验或远期随访研究；④当试验者无法提供同期严格配对的治疗对象以及有效率和无效率水平时，无法采用序贯试验；⑤不适合进行多变量分析和混杂因素分析。

(2)序贯试验实施时要求严格遵循随机原则纳入受试对象及纳入顺序。事先规定试验标准，包括：①试验的灵敏度；②有效及无效水平；③第一类错误(α)、第二类错误(β)的概率。

(3)利用公式或工具表绘出序贯试验图,逐一将试验结果在序贯图上绘试验线,根据试验线触及不同界限作出相应结论。

2. 统计分析方法　质反应试验适用于评价指标为计数指标,疗效按属性分为“有效”与“无效”的资料;而量反应试验适用于评价指标为计量指标,按累积量作图的资料。

开放型的上线(U)与下线(L)之间不封口,适用于受试人数无限制的资料;闭锁型的上线(U)与下线(L)之间有连线封口,适用于有限受试人数的资料。单向的上线(U)与下线(L)平行向上,试验者仅要求回答:①新药优于旧药,②新药不优于旧药,而双向的上线向上,下线向下,两线不平行,试验者除要求回答①、②,还要求回答③旧药优于新药。

配对比较可采用自身配对或异体配对法,以对子为统计单位,凡是疗效相同的对子不作统计,只将疗效不同的对子作图,根据触线情况判断疗效。组间比较是在序贯图上分别绘出试验组与对照组的试验线,两条试验线均触及上线或下线,结论为试验无效,如果试验组的试验线触上线,对照组的试验线触下线,结论为试验有效。

开放型质反应和量反应序贯设计的分析方法不同,具体参见相关专业书籍。

十、重复测量设计

重复测量设计(repeated measures design)是指在不同的时间点上对同一个受试对象的某项指标进行重复测量。此种设计的特点是:①不同时间点重复测量值之间存在自相关性;②测定时间有时是等距的、有时是不等距的;③有时部分受试对象在最后的若干个时间点上出现缺失数据;④观测指标有时是定量的、有时是定性的。现只介绍等间距、定量资料、无缺失数据重复测量设计资料的分析方法。

1. 设计方法与步骤　常见的重复测量设计包含一个处理因素A,水平数$m \geq 2$,在给予处理之前,全部受试对象被测量r次($r \geq 1$),然后,将全部受试对象完全随机地分入A_1、A_2、…、A_m共m个组中去,每组有n个受试对象,再进行重复测量。

2. 统计分析方法　统计分析常用重复测量设计资料方差分析。其前提条件是:要求资料满足正态性和方差齐性。鉴于变量存在自相关性,为了降低数据间自相关性的影响,可用多元方差分析来检验不同处理、时间及其交互作用的效应大小;若只用一元方差分析,则可采取G-G法或H-F法对算出的概率进行校正,更为严谨的分析方法可用混合模型来实现。

十一、裂区试验设计

裂区试验设计(split plot experiment design)又称分割试验设计。它是一种把多个配伍组(即随机区组)试验或拉丁方试验组合起来的试验方法,形成多个裂区。例如,比较几种抗生素的抑菌作用,为了扩大试验范围,提高试验效率,需要将每种抗生素再分成几个不同剂量进行研究。

1. 设计方法与步骤　不同裂区代表一级因素处理的不同水平,在每一裂区内又有二级因素的不同水平观察,其次则为配伍组的效应观察。试验设计时应将欲观察的主要处理因素安排为二级因素。将受试对象作为一级单位,再分为二级单位,分别施以不同的处理。步骤为:

(1)先选定受试对象作为一级单位,分成几组,分别用一级因素的不同水平(一级处理)

作完全随机配伍组或拉丁方设计。

⑵每个一级单位再分成几个二级单位，分别接受二级因素的不同水平（二级处理）。

由于一级处理与一级单位混杂，而二级处理则与一级单位不混杂。设计时要用主要因素差异较小或要求精确度较高的因素作为二级因素。如果甲因素需要试验材料较多，而乙因素需要试验材料较少，则将甲因素列为一级因素，乙因素列为二级因素。

2. 统计分析方法　统计分析常用方差分析：

⑴将各组试验数据合并按不同处理与时间列表。

⑵明确一级单位与二级单位的内容，然后分析一级单位：包括配伍组、一级处理（如药物）以及二者交互作用；二级单位：包括二级处理（如时间）、一级处理与二级处理的交互作用、配伍组与一级处理及二级处理的交互作用。

（邱洪斌）

第五章　数据库和数据库管理软件简介

伴随数据管理和应用而发展起来的新技术、新方法推动了现代信息学飞速发展。新的数据识别、管理方法和数据分析软件，具有高效率管理更大样本、分析多变量复杂数据的特点，广泛应用于解决医学乃至生命科学中不断涌现的各种问题，尤其是解决复杂疾病的多因素分析和更深层次的数据挖掘。尽管数据库管理和统计分析软件的功能越来越强大，但操作也更为复杂。然而，对于一般的医学研究而言，通过计算机软件建立数据库和处理数据并不十分复杂。

本章主要介绍 Microsoft Access、Microsoft Excel 和 Visual FoxPro 等几种常用数据库管理软件以及数据库转换软件 Stat/Transfer 的基本特点、应用以及数据库之间的连接。EpiData 等其他常用数据库录入与管理软件将在本书相关章节专门介绍。

第一节　数据库概述

一、数据及其表达形式

信息（information）是客观事物特定时刻的表现形式，即其存在方式和运动状态的反映，如地区、时间、年龄、性别、疾病状态、症状与体征等。了解事物的内在规律则需要对其外在表现进行科学客观的观察并收集、记录有关信息。而数据（data）是客观事物存在方式和运动状态反映（即信息）的记录，是信息的载体，数据符号则是信息的具体表现形式，如年龄（岁）“36”、居住地“北京”等。

对于数字符号、文字符号、图形及影像等不同形式的信息内容，数据形式也是多样的，通常有以下几种类型：

1. 数值型数据（numeric data） 定量记录的信息符号，如年龄、体重、血压等。

2. 字符型数据（string data） 通过语言描述事物的性质或特征，如姓名、居住地址、临床诊断、症状或体征的描述等。

3. 逻辑型数据（logic data） 对事物属性归属的描述，其简单的类型如布尔型（boolean），显示的是“true”或“false”，或者用“是”<Y>与“否”<N>来表达。

4. 日期型数据（date data） 中文习惯用“年 / 月 / 日”的方式表述具体日期，如以“yyyy-mm-dd”的形式进行数据输入。而国外的数据管理与分析软件中提供多种类型，如美国日期格式“mm-dd-yyyy”，欧洲日期格式“dd-mm-yyyy”；另外，也有简短的类型，如“mm-yyyy”或“yyyy-mm”等。

5. 特殊型数据　对事物具体特征或过程的记录，如视频、图像、声音等，也可以是这些记录的超级链接或查阅向导。

二、数据库的组成

1. 数据库与数据库系统　以一定的存取规则存放到载体上的数字化信息的集合，称为数据库(database)。字段(field)是记录与存储信息的最小单位，数据库的常见字段类型有数值型、字符型、日期型及逻辑型等。

数据库广泛应用于对各种记录信息进行计算机数据处理。数据处理是指根据需要对记录数据进行采集、整理、加工、存储、传播和利用等一系列活动的总和。计算机数据处理过程大致可分为手工处理、形成文件系统和数据库管理系统(database management system, DBMS)三个阶段。数据库系统是以一定的组织方式将具有特定内在联系的数据集中存放。根据不同的数据模型分为层次型、网络型和关系型三种。数据库系统具有最大共享和最小冗余的特点，对数据统一管理和控制，使得数据具有独立性、安全性和保密性等特点。

将记录的信息通过计算机建立数据库，可以实现数据管理和应用相对分离。数据库管理系统主要实现数据结构的逻辑组织、物理实现并对库中数据进行管理，以及提供数据操作的手段。

2. 数据结构与数据的数学模型　由于观察对象的各种特征信息彼此之间常常存在某种内在的联系，即数据之间可以按照一定的组织关系联系起来，就形成了一定数据结构，通过不同的数学模型可以对数据结构进行必要的描述。

数学模型是数据库系统的核心，其结构的合理性直接影响着数据库的使用性能。目前，常用的数据库数学模型主要有层次模型(hierarchical model)、网状模型(network model)、关系模型(relational model)和面向对象模型(object-oriented model)。层次模型和网状模型是早期数据库使用的数学模型，目前应用较少。关系模型具有简单灵活的特点，是目前大多数数据库管理系统采用的模型。而随着声音、图像、视频采集和存储技术的发展，面向对象模型程序与方法的开发和应用正备受关注。

不同观察对象及其特征属性即可构成一张简单的“二维表格”，其所表现的就是一种关系模型。如表5-1-1所示，某厂安排职工在不同时间参加体检，其每一个对象的信息记录安排为表格中的一行，称为一个记录(record)。表中的每一列称为一个字段，一般在表中第一行即每一列最上面标示字段名称，有些数据库软件(如Microsoft Access和SPSS软件)还提供了字段属性的设置和编辑功能。在同一个数据库中不允许有重复字段名出现。通常还确定某个唯一识别字段(unique field)作为关键字段，如专属的数字编号或者身份证号，即通过该字段的赋值可以唯一标识某个对象的记录；除关键字段赋值不同外，记录的其他信息可以相同。

3. 关系数据库　在现代医学研究及其他专业机构的信息采集和管理中，如电子病案、社区健康档案、图像信息、大规模人群研究等资料的计算机处理，所应用的数据库设计、管理和操作多不相同。但从内在的数据关系来看，主要应用的是关系型数据库(relational database)，其结构直观且能清楚地表示数据项之间的复杂关系。

表 5-1-1　某厂体检职工登记表

职工编号	姓名	性别	年龄	工种
100010	甲	男	42	人事管理
100011	乙	男	44	销售
100012	丙	女	37	后勤
100013	丁	男	49	运输
100014	戊	女	36	生产管理

关系数据库是在可关联的表文件中的数据集合。一个关系数据库由若干个表(table)构成,每个表通过形成关系的关键(公共)字段与另外至少一个表相联系。表是由数据及表结构组成。以前也曾把表称为数据库,但现在为了更清楚表明数据库的结构层次关系而加以区别。因此,如果记录的信息只是作为单一的表格录入与分析处理的话,只能称为"表格"而不是数据表。

如果表 5-1-1 的对象 2017 年体检已经完成,则其体检结果血压、血糖等构成一个新的表(表 5-1-2)。

表 5-1-2　2017 年某厂职工体检结果

职工编号	性别	年龄	体检日期	收缩压/mmHg	舒张压/mmHg	血糖/(mmol/L)
100010	男	42	12-Oct-2017	150	100	3.9
100011	男	44	21-Dec-2017	122	99	4.18
100012	女	37	13-Jul-2017	120	90	5.33
100013	男	49	25-Dec-2017	116	94	4.86
100014	女	36	26-Jul-2017	128	92	5.04

表 5-1-1 和表 5-1-2 可以根据职工编号而创建两表之间的关联关系,使具有独立性的各表之间有着相互联系,从而构成一个数据集合。而以后每一年该厂职工的体检信息也都可以继续关联,这样相关联的表集合(关系数据库)可以反映一段时间(若干年)复杂的更为全面的健康信息。

目前,多种关系数据库可以提供网络访问及编辑、修改等操作,使其具有高度的共享性,并允许多个用户访问。同时提供全面、完善的控制操作以保证数据存储和使用的安全性、完整性,并可进行并发性控制以防止多用户并发访问数据时由于相互干扰而产生的数据不一致。

三、数据库的设计

1. 数据库设计的原则　数据库的设计应该服从于应用目的。不同研究目的和方法决定了原始信息获取的方式、数据结构的合理性以及数据记录、存储和利用功能的有效性、准确性和灵活性。除了应用之外,设计一个组织合理的数据库,可以保证数据库的数据规范化(data normalization)。

数据的规范化是设计关系数据库应遵循的重要规则。数据规范化的基本思想是逐步消除数据依赖关系中不合适的部分，并使依赖于同一个关系模型的数据达到有效的分离。根据不同的数据库软件的预设要求和关系数据管理与利用的要求，数据的规范化一般包括以下等级的内容：

(1)第一范式：消除重复字段，保证字段中的值是信息的最小单位，指定关键字段。对于原始记录表中的不同类别的类似字段，如疾病史中高血压的诊断时间，糖尿病的诊断时间或其他疾病的诊断时间，在确定字段名时即采取不同的名称以避免重复。如果原始问题是多选择项，在建立数据时，需要将每个选择项作为一个具体问题予以独立的字段，以保证字段值是信息的最小单位。同时需要指定关键字。关键字一般可以是一个关键字段，也可以是几个字段的组合。

(2)第二范式：保证表中的字段依赖的是整个关键字。

(3)第三范式：保证所有的非主关键字段都依赖于并只依赖于主关键字。

(4)第四范式：规定表中只有一个字段能与另外的表中的多行建立关系。

(5)第五范式：表中数据在表分解后能够重新构造。

完成数据规范化后，数据库具有占用空间更小，各个表之间的关系确定、组织结构清晰，数据易于访问，并能避免插入和删除错误等优点。但是数据库完全规范化可能会花费一定的时间，操作也比较烦琐，一般只要达到第三范式即可满足医学研究的基本需要。

2. 数据库设计的步骤　在明确数据库设计的目的之后，需要确定将拟收集的有关信息按不同主题分类，并规划为不同的表。这样设计的优点是能够满足不同时间采集可能重复对象的随时间变化的数据，还能够便捷地浏览不同主题的信息并进行统计分析。

数据库设计有一个反馈和循环的过程，需要根据设计目的和数据分析的需求不断修改完善。一旦录入数据或对表单和报表连编工作完成后，再对数据库结构修改就较为困难了。因此，数据库的设计应该按照特定的程序并确保考虑全面。

数据库的设计一般遵循以下步骤。

(1)分析需求：根据实际研究问题的需要，确定数据库的对象、结构、内容及使用方法，并考虑到可能的远期应用。分析需求是数据库设计的第一步，也是最重要的步骤。对实际需求进行全面、详细分析是建立高质量数据库并高效率运行的必要保证。例如，临床患者管理系统，应该包括患者的基本特征如姓名、性别、年龄、职业等；同时在就诊时建立相关档案信息，如主诉、症状、体征、体格检查等；患者进行各种检查如生物化学、血液学、功能和影像学检查等；另外，还需要建立有关医疗费用的使用情况，药物的种类、剂量，治疗开始时间及疗程等重要信息；也要考虑到再次就诊或住院信息的重复性以及有关信息的可利用性等。

(2)建立数据库中的表：根据获得的原始数据来源而确定需要建立的表是建立数据库的关键。如果信息量较大的话，则必须依据数据管理和利用的实际需求来合理地进行表的设计。如上述对临床患者管理系统数据库的设计，就需要考虑根据不同的特征主题设置不同的表。

表的设计一般遵循以下原则：①每个表最好只包含一个主题信息。②表中不要包含重复信息。③依次确定表中字段数及其数据类型。④字段要具有唯一性和基础性，不应含有推导数据或计算数据。⑤表主题的所有信息在全部字段中完整表述。⑥字段不可再分，具有最小冗余性。

(3)确定表的主关键字段：表的关键字段用于确定唯一的记录。通常用特定的编号作为关键字段，如职工号、身份证号、学号等，有时候可以是姓名 + 性别 + 年龄这三个关键字段组成关键字用以识别特定的个体。临床患者一般有门诊号或住院号，一般不重复，因此可以作为关键字段。

(4)确定表间的关联关系：在多个主题的表之间建立关联关系，能够通过关键字的连接而使数据库中的数据得到充分利用。同时，也可将复杂的问题分解，然后通过关联的方式加以解决。表与表之间常有三种关系：一对一关系、一对多关系和多对多关系。

(5)创建其他数据库对象：在医学研究和临床实践工作中，常常需要存储图像、视频、声音等资料，这些资料的存储必须与原始对象相链接，而且应该符合数据库管理和利用的要求。这就要求对这些资料按类别、特征整理并在数据库中提供特定的链接，以便使用。

第二节 常用数据库管理软件简介

目前，常用数据库管理软件主要有 Microsoft Access、Microsoft Excel、WPS Office 等办公软件和 Epi Info、EpiData、Visual FoxPro、SQL、Oracle 等数据录入管理软件以及 SPSS、SAS 等有强大统计分析功能的数据库管理软件等。这些软件对数据库系统的管理功能基本能够满足医学研究和临床实践的需要。但有些公司编制的专门用于临床诊疗数据收集的数据库管理软件仅有简单的数据汇总和分类功能，不能获得有关对象的统计分析结果，如构成比、频数分布及均数等信息；因此，需要将数据库中的数据导出并应用专业的统计分析软件进行处理。此外，还存在一个更为普遍的问题，即用一般数据库录入的原始数据，常常不能够被专业统计分析软件读取。因此，在应用软件管理数据库时，不仅要考虑到数据库设计的基本要求，同时还要考虑到数据转出及分析的便捷性和可行性。本节简要介绍 Microsoft Access、Microsoft Excel、Visual FoxPro 等几种常用数据库软件的数据建立、结构特点以及数据的读入 / 导入与转换 / 导出等。

一、Access 软件

作为 Microsoft Office 软件的重要组成部分，Access 软件具有强大的数据录入和管理功能，并可以方便地利用各种数据源，生成窗体（表单）、查询和报表等，并包含应用程序模块。Epi Info 2000 及以上版本数据录入模块的建立也采用了 Access 数据库（.mdb）核心。Access 软件系统有相应的提示和帮助功能，使用户能够很容易根据帮助功能实现相关操作。

Access 建立一种关系型数据库，由一系列表组成，表又由一系列行和列组成，每一行是一个记录，每一列是一个字段，每个字段有一个字段名，字段名在一个表中不能重复。Access 具有强大的数据管理功能，其数据库由表、查询、数据库图表、窗体、报表、页、宏和模块等 8 种对象组成。此外，Access 和常用数据库软件如 Excel、Visual FoxPro 6.0 等都可以利用编程语言 VBA，进行高级操作控制和复杂的数据操作。

下面简介 Access 2016 版本的初步应用。

1. **Access 数据库建立**

(1)建立数据库结构：采用 Access 2016 软件建立数据库的方式可以通过所打开页面中间的空白数据库来实现，开始→程序→ Microsoft Office → Microsoft Office Access 2016(图 5-2-1)，新建的数据库文件名默认为 Database1.mdb。

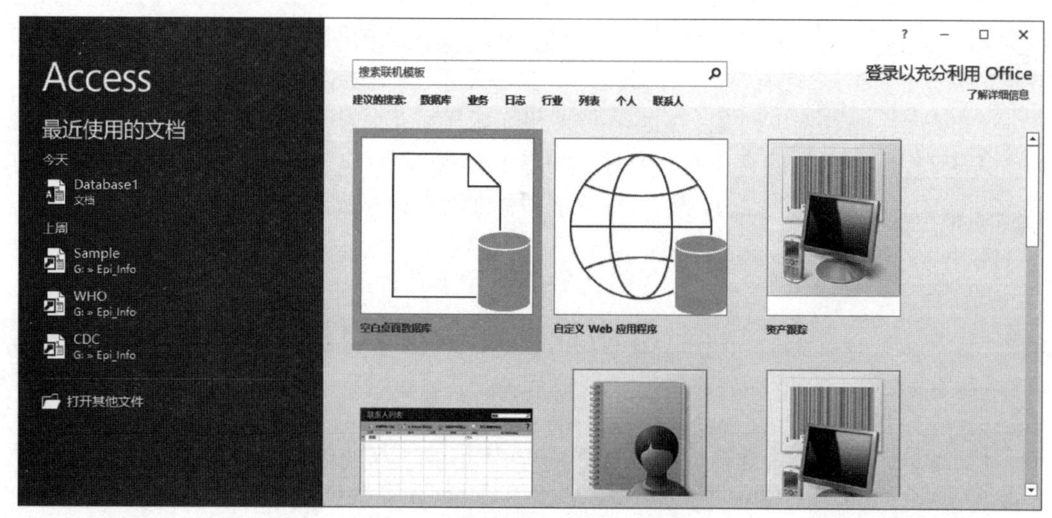

图 5-2-1　Access 2016 软件窗口

Access 还可以建立工作组数据库文件(.mdw)或建立有加载宏的数据库文件(.mda)。建立的数据库对象有表、查询等多个对象，完成准备工作后，就可以开始正式在开发平台后台数据库文件中建立数据表，如图 5-2-2 所示。

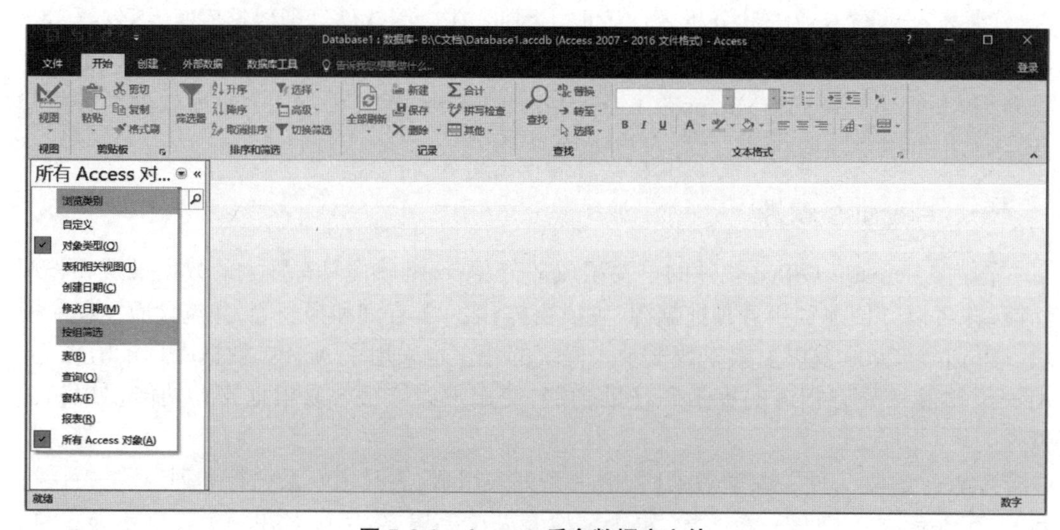

图 5-2-2　Access 后台数据库文件

(2)新建表

1)表的构成：单击“使用设计器创建表”，弹出表建立窗口(图 5-2-3)。第一栏为变量名，第二栏为数据类型。数据类型有文本、备注、数字、日期 / 时间、货币、自动编号、是 / 否、OLE 对象、超链接和查询向导等 10 种（表 5-2-1）。OLE 是 Object Linking and Embedding 的缩写，直译为对象连接与嵌入，OLE 技术在办公中的应用就是满足用户在一个文档中加入不同格式数据的需要（如文本、图像、声音等），即解决建立复合文档问题。

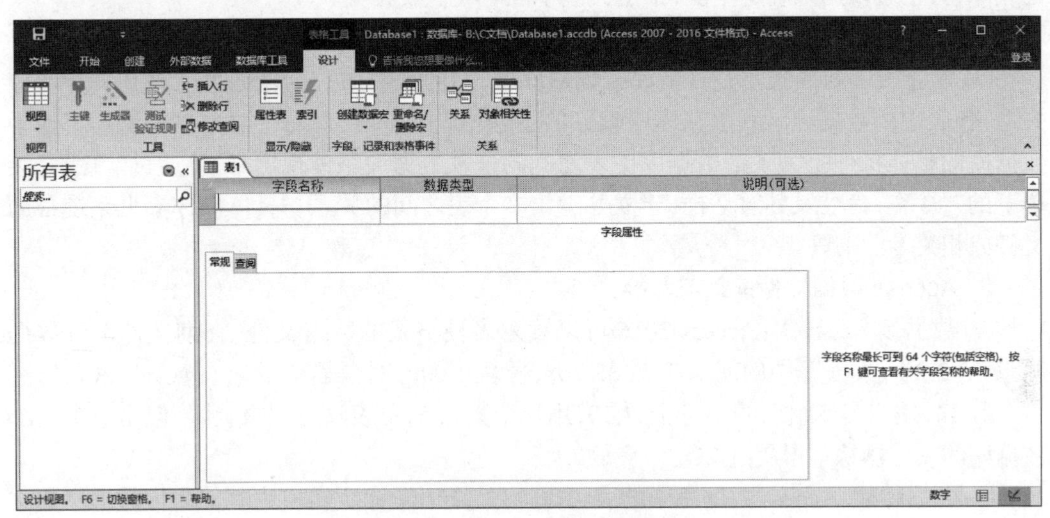

图 5-2-3　Access 数据库表的建立

表 5-2-1　Access 数据类型、字段范围及长度

字段类型	字段范围（定义）	长度
文本	（默认值）文本或文本和数字的组合，以及不需要计算的数字，例如电话号码	最多为 255 个字符，Access 不为字段中未使用部分保留空间
备注	长文本或文本和数字的组合	最多为 65 535 个字符
数字	用于数学计算的数值数据。不同数值类型不同，详见字段大小属性主题	0~225 位整数，Replication ID 为 16 个字节
日期 / 时间	从 100 到 9999 年的日期与时间值	8 个字节
货币	数学计算的对象是带有 1 到 4 位小数的数据。精确到小数点左边 15 位和小数点右边 4 位	8 个字节
自动编号	每当向表中添加一条新记录时，由 Access 指定唯一顺序号（每次递增 1）或随机数。自动编号字段不能更新	4 个字节（如字段大小设为重复 ID 则为 16 个字节）
是 / 否	“是”和“否”值，以及只包含两者之一的字段（Yes/No、True/False 或 On/Off）	1 位
OLE 对象	Access 表中链接或嵌入的对象（例如 Excel 电子表格、Word 文档、图形、声音或其他二进制数据）	最多为 1G 字节（受可用磁盘空间限制）
超链接	文本或文本和文本形式的数字组合用三种超链接地址	每种超链接仅包含 2 048 个字符
查阅向导	创建字段，可用列表框或组合框选择另一个表或列表值组成“查阅”字段。Access 用该值来设置数据类型	与用于执行查阅的主键字段大小相同，通常为 4 个字节

2）字段类型：在对每一个变量命名后，表的下方即会显示数据的常规设置，包括字段大小、有效性规则、是否必须输入及智能标记等多项设置。使用智能标记执行操作可节省时间。

当光标停留在字段名栏时，通过单击鼠标右键弹出编辑菜单，可以用来选择插入行还是删除行，也可以用以确定主键，指定关键字段与其他表相关联。

3）字段生成器：Access 提供了字段生成器，可以帮助用户快速设计字段名及其特征。

（3）建立表之间的关系：在 Access 数据库中，不同表中的数据之间可能存在一种对应关系，各表中的数据记录和数据库中唯一的主题相联系，使得对每一个数据的操作都成为数据库的整体操作。为了把数据库中表之间的这种数据关系体现出来，可通过“工具”菜单下的“关系”命令及其对话框，建立并编辑多个表之间的关系。具体操作参见系统帮助文件或相关专业书籍。

2. Access 数据文件读入与转换

（1）数据读入 / 导入：Access 2016 可以读入多种格式的数据文件、查询文件以及数据源（表 5-2-2）。数据库中的对象个数 32 768，模块 1 000，对象名称的字符数 64，密码的字符个数 14，用户名或组名的字符个数 20，用户个数 255，单表没有记录上限，但是单个 mdb 数据库的文件体积不得超过 2G。

（2）数据转换：Access 数据库中的表可以通过“导出”命令转换为其他多种数据格式文件（表 5-2-2），也可以“另存为”窗体、报表和访问页。

表 5-2-2　Access 2016 读入和转换的数据类型

读入 / 导入	导出
Access 文件（.mdb，.adp，.mda，.mdw，.mde，.ade 等）	Access 文件（.mdb，.adp，.mda，.mdw，.mde，.ade 等）
Excel 文件（.xl*）	Excel 文件（.xl*）
SQLServer（s）	SQLServer（s）
文本文件（.txt，.csv，.tab，.asc）	文本文件（.txt，.csv，.tab，.asc）
Paradox 3.5 和 4.0（.db）	Paradox 3.5 和 4.0（.db）
Azure 数据库（A）	Azure 数据库（A）
Outlook 文件夹（O）	Outlook 文件夹（O）
SharePoint 列表（S）	SharePoint 列表（S）
HTML 文档（H）	HTML 文档（H）
XML 文件（M）	XML 文件（M）
ODBC 文件（.odc，.udl，.dsn 等）	RTF 文件（.rtf）
	ODBC 文件（.odc，.udl，.dsn 等）

二、Excel 软件

Excel 是 Microsoft Office 软件中的一个使用方便的表格式数据综合管理与分析软件，用来制作电子表格、进行数据运算，并具有简单的统计分析功能和较强的图表制作功能。

利用 Excel 的表格处理功能,用户可以非常简便地对各种表格数据进行创建、编辑、访问、检索等。Excel 中内置了大量的函数,利用这些函数可进行一些复杂的数学运算、统计分析等,而且利用表格中公式和函数可以确定一组单元格之间的逻辑关系,可以根据数据之间的逻辑关系来进行数据跟踪。利用 Excel 可以实现表、图、文三者的完美结合,系统提供了多种类型的图表,作图过程比较简单。

下面简介 Excel 2016 的初步应用。

1. Excel 软件窗口和数据录入管理

(1) 主窗口:启动 Excel 2016 后,系统会自动打开一个临时标题为“工作簿 1”的空白工作簿,屏幕上显示出以工作簿为核心的主窗口(图 5-2-4),主要包括标题栏、菜单栏、工具栏、任务窗格、编辑栏、滚动条、工作表标签、状态栏和分割框等。

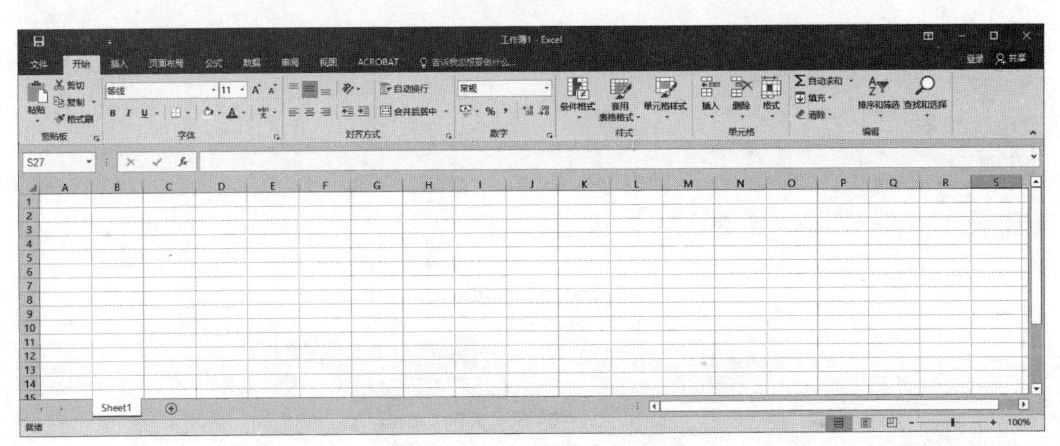

图 5-2-4 Excel 2016 主窗口

工作簿(workbook)是包含一个或多个工作表的文件(后缀名为 .xls,也称 xls 文件),一个工作簿可以存储各种类型的工作表和图表等,可以看成是一个活页夹,用户可以利用其中的工作表来组织各种相关信息。工作表(sheet)则是 Excel 软件用于存储和处理数据的主要文档,也称为电子表格。工作表由排列成行或列的单元格组成。工作表总是存储在工作簿中,每个工作簿可包含多个工作表。

工作表的标签在窗口左下角显示,可以直接单击标签实现不同工作表之间的切换,双击标签则可以编辑工作表名称。系统默认每个新建的工作簿包含 3 个空白的工作表(Sheet 1~3);将光标定位在工作表标签上,单击右键可“插入”新的工作表。

(2) 单元格:单元格是 Excel 的最小操作单位,可以存放文字、数字和公式等。光标停留时,单元格被激活,电子表格左上会显示相应的具体位置,以行标和列标形式标记,如 B8,表示该单元格位于 B(2) 列第 8 行;连续的单元格区域用 R(行) × C(列) 表示,如 3R × 2C 表示连续的单元格共有 3 行 2 列,操作时光标仍显示选中区域的第 1 行第 1 列。另外,结合“Ctrl”键可以同时选择多个不同位置的单元格。

(3) 数据录入:鼠标单击要录入数据的单元格可以直接输入数据。一般第一行录入变量名,第一列录入不同的分类。“Ctrl”+“;”和“Ctrl”+“Shift”+“;”可以分别录入当前日期和时间。

(4) 录入数据的有效性验证设置：通过有效性验证设置可以限定输入数据的有效范围，如指定为特定数据类型、取值范围、限定输入的字符数(图 5-2-5)。设定方法：选定单元格或单元格区域，用“数据”菜单中的“数据验证”命令，并选中“设置”选项卡，在“允许”下拉列表中进行选择。在选定整数时，“允许”下方的“数据”下拉菜单显示逻辑符号，“最大值”和“最小值”进行数值范围设置。此外，“输入信息”和“出错警告”可以为数据录入提供帮助信息，“输入法模式”可以在数据录入时自动切换输入法。

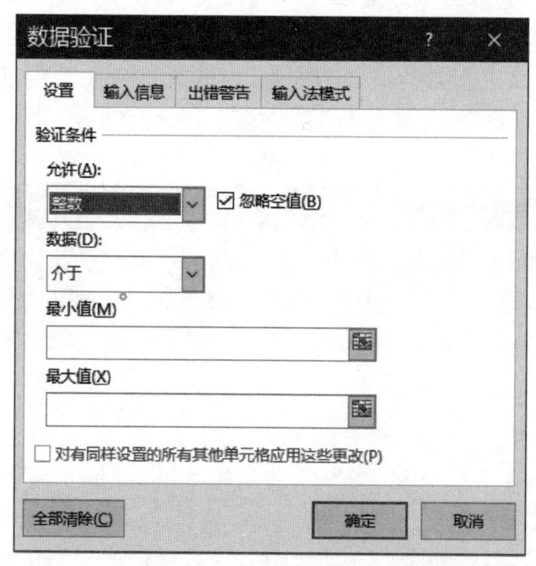

图 5-2-5　Excel 2016 数据录入的有效性验证设置

(5) 数据管理：Excel 的数据管理可以通过“数据”菜单中“排序”“筛检”等功能实现，通过“导入外部数据”可以读取其他数据文件。另外，也可通过窗口工具栏的快捷方式来实现数据管理的部分功能。

2. 数据读入与转换

(1) 数据读入：Excel 2016 可以读入多种格式的数据文件、查询文件以及数据源(表 5-2-3)。Excel 电子表格的一个工作表最多有 65 536 行 ×256 列，需要注意的是读入的数值型字段长度超过 15 位数字时不能正常显示，如身份证号等，此时可以将字段修改为文本类型读入。

表 5-2-3　Excel 2016 读入和转换的数据类型

读入	转换(保存)
Excel 文件(.xl*)	Excel 文件(.xl*)
XML 文件(.xml)	XML 文件(.xml)
所有网页文件(.htm,.html,.mht 等)	所有网页文件(.htm,.html,.mht 等)
文本文件(.txt,.csv)	文本文件(Unicode)(.txt,.csv,.prn)
Access 文件(.mdb,.mde)	Lotus 1-2-3 文件(.wk)

续表

读入	转换(保存)
Lotus 1-2-3 文件(.wk?)	DBF(Ⅱ-Ⅳ)文件(.dbf)
DBF 文件(.dbf)	DIF 数据交换文件(.dif)
所有数据源(.odc,.udl,.dsn,.mdb 等)	查询文件(.wql,.iqy,.dqy,.oqy)
查询文件(.wql,.iqy,.dqy,.oqy)	SLYK(符号链接)
DIF 数据交换文件(.dif)	

(2)数据转换:通过 Excel 2016 建立的工作表可以通过“另存为”转换成其他多种格式的数据文件。但是,如果所建立的工作簿包含多个工作表,则需要将每个工作表分别转换为单个其他类型的数据文件。此外,在数据转换的过程中,需要注意转出数据文件的版本格式。

三、Visual FoxPro 软件

1989 年,Fox 公司正式推出 FoxPro 1.0,它首次引入了基于 DOS 环境的窗口技术,支持鼠标,操作方便,是一个与 dBase、FoxBase 完全兼容的编译型集成环境式的数据库系统。1998 年 Microsoft 公司发布了可视化编程语言集成包 Visual Studio 6.0。与其他数据库管理系统相比,Visual FoxPro 具有良好的集成环境、先进的面向对象模型、严谨的数据库结构以及友好的用户界面,并提供了一个功能强大的集成化开发环境,采用可视化和面向对象的程序设计方法,使数据管理和应用程序的开发更加简便。利用 Visual FoxPro 既可以开发单机环境的数据库应用系统,又可以开发网络环境的数据库应用系统。目前 Visual FoxPro 最新版本为 Visual FoxPro V9.0 SP2。

下面简介 Visual FoxPro 9.0 的应用。

1. 窗口与数据录入管理

(1) Visual FoxPro 9.0 窗口:Visual FoxPro 提供了一种图形用户界面(图 5-2-6),用户可通过选择菜单项中的某个命令,借助对话框,通过与系统的对话来完成相应的数据库操作。

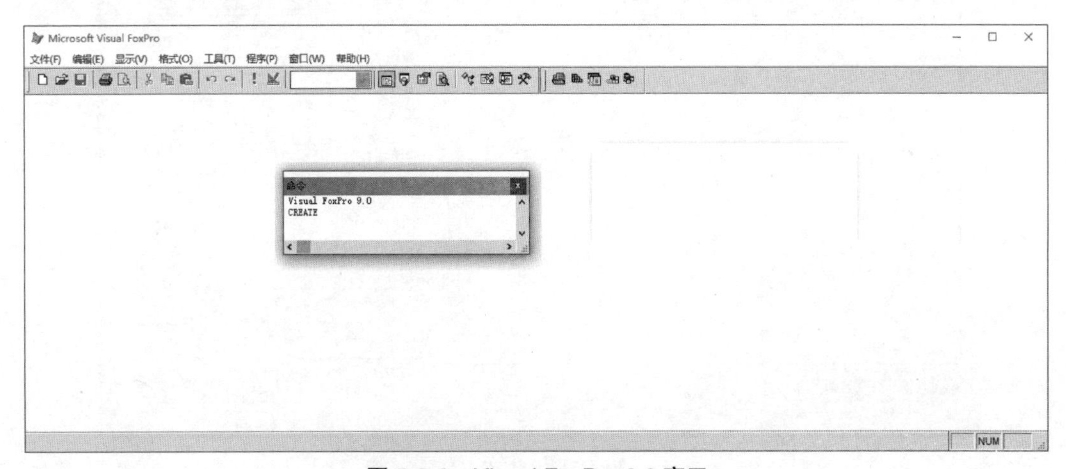

图 5-2-6　Visual FoxPro 9.0 窗口

利用 Visual FoxPro 9.0 提供的命令和菜单等，用户可以方便地操纵数据表中的数据，如添加、删除、修改、查询和统计等。

除了窗口菜单式操作方式，Visual FoxPro 还有命令与程序两种工作方式。命令方式是用户利用命令编辑器，根据系统的语法规则编辑命令并执行。程序方式是把多条命令以命令序列的形式集中起来，构成程序文件。在程序中的一行通常叫作一条语句。如完成某项任务需要执行若干条命令，程序方式更为方便。

(2)建立表和数据库

1)建立表和数据库结构：运行 Visual FoxPro 9.0 后，通过向导建立数据库，可以选择单一表和一对多表；通过表单控件和属性设置控制器也可以进一步选择不同样表来确定或修改数据表结构，并可在数据库中添加、移去、修改数据表，建立数据表之间的联系等。数据库中包含了关于表、索引、关系、触发器等相关信息。

另外，通过项目管理器也可以建立数据库，并可以根据专业需要，建立查询、链接等其他应用程序文件，以提高数据录入与管理效率。

2)建立表并编辑字段：使用 Visual FoxPro 9.0 的表设计器设置字段及其属性(图 5-2-7)。字段类型有数值型(N)、浮点型(F)、字符型(C)、逻辑型(L)、日期型(D)、备注型(M)、通用型(G)等。宽度为 1~20；小数位数为 0~11 位，可以按升序或者降序排列。

字段变量一旦定义后，它的类型和宽度就不能随意改变，除非对表结构重新修改定义。

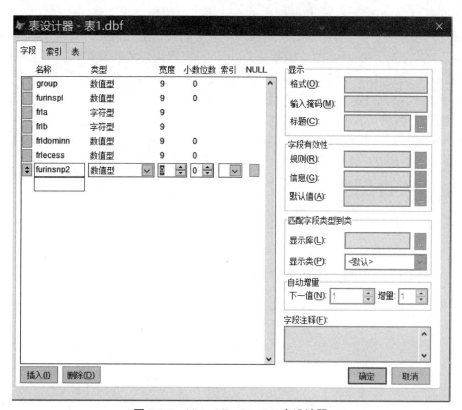

图 5-2-7　Visual FoxPro 9.0 表设计器

3）内存变量：内存变量是独立于表文件的变量，有字符型、数值型、货币型、日期型、日期时间型和逻辑型等六种，内存变量无备注型、通用型、浮点型。内存变量通过表达式进行定义，其类型取决于接受的数据类型。

（3）数据录入：Visual FoxPro 9.0 可以通过可视化的表单录入数据，使得录入数据的效率大大提高。在录入数据过程中，可以通过已经建立的连接实现不同表之间的动态数据录入。此外，也可以直接在表中录入数据，比较直观，但不足之处在于录入效率较低，且不便于录入核查。

（4）录入数据的有效性设置：在 Visual FoxPro 9.0 建立表的过程中，可以在表设计器中直接设置字段的有效性（图 5-2-7）。系统提供了向导和设计器等可视化辅助工具，有效性设置直观、方便。录入数据时，系统自动检查数据表的完整性，以保证录入数据的正确性、有效性和相容性，同时还能控制多用户的并发操作。通过 Visual FoxPro 9.0 提供的命令，用户可以方便地建立和运行自己的程序，如果有效性设置中出现错误，系统还提供了调试功能，帮助用户排除程序中的错误。

另外，利用 Visual FoxPro 9.0 的表单设计器，用户可以方便快捷地建立美观、实用的用户界面，提高使用效率。

（5）数据管理：Visual FoxPro 9.0 的数据管理可以通过运行窗口“表”菜单中的命令来实现，也可以通过命令或运行编写好的程序来完成。

2. 数据读入与转换　在 Visual FoxPro 9.0 窗口“文件”菜单中，分别可以通过“导入”与“导出”命令来实现数据的读入与转换。Visual FoxPro 9.0 读入与转换的数据类型见表 5-2-4。

表 5-2-4　Visual FoxPro 9.0 读入和转换的数据类型

读入	转出（保存）
Microsoft Excel 5.0 和 97（.xls）	Visual FoxPro 3.0（.dbf）
Microsoft Excel 2.0，3.0，和 4.0（.xls）	FoxPro 2.x（.dbf）
Lotus 1-2-3 3.x（.wk3）	FoxBase+（.dbf）
Lotus 1-2-3 2.x（.wk1）	dBase Ⅳ（.dbf）
Lotus 1-2-3 1-A（.wks）	Delimited Text
Paradox 3.5 和 4.0（.db）	Microsoft Excel 5.0（.xls）
Symphony 1.10（.wr1）	Microsoft Excel 2.0，3.0，和 4.0（.xls）
Symphony 1.01（.wrk）	Lotus 1-2-3 2.x（.wk1）
FrameWork Ⅱ（.fw2）	Lotus 1-2-3 1-A（.wks）
Multiplan 4.01（.mod）	Symphony 1.10（.wr1）
RapidFile（.rpd）	Symphony 1.01（.wrk）
	Multiplan 4.01（.mod）
	Data Interchange Format（.dif）
	System Data Format（.sdf）
	Symbolic Link Format（.sylk）

Visual FoxPro 9.0 能够支持的每个数据库的最大记录数为 10 亿，每条记录的最大字节数为 65 500，每条记录的最多字段数为 255，字符型字段最多字符数是 254，数值型字段为 20，数值计算精度为 16 位。

四、SAS 软件与 SPSS 软件

SAS 和 SPSS 均为目前世界上著名的大型集成应用统计分析软件系统，具有完备的数据读取、数据管理、统计分析和数据呈现功能。目前 SAS 和 SPSS 均提供了 Windows 版本和 Unix/Linux 版本，其中 Windows 版本中，也都分别提供了窗口 / 交互式操作方式和编程操作方式。

尽管 SAS 和 SPSS 软件均提供了窗口 / 交互式操作，具有强大的数据管理能力，但两者录入数据的效率并不高。SPSS 公司开发了 Entry 软件专门用于数据录入与管理。而需要录入大量数据时，一般考虑使用 EpiData、Epi Info 和 Visual FoxPro 等软件以提高录入效率和准确性，然后应用 SAS 或 SPSS 软件读入数据并进行统计分析。

SPSS 软件与 SAS 软件的具体应用参见本书第八章和第十七章。

第三节 数据的转换

在医学研究过程中，原始数据的录入往往不是在专门的统计分析软件中完成，而常用数据录入软件（如 EpiData、FoxPro、Microsoft Excel、WPS Office 等）往往不具有完备的统计分析功能，或者用户更愿意使用专业统计分析软件（如 SPSS、SAS、Stata、PASS 和 R 软件等）进行数据统计分析。因此，在实际工作中就需要将数据录入软件建立的数据文件转换为专业统计分析软件能够识别的数据格式。

SPSS、SAS、Stata、PASS 和 R 软件等软件能够读取常用格式的数据文件，如 .dbf、.txt、.xls 等数据文件。对于其他格式外部数据文件的读取，SPSS 公司推出了专门用于数据源管理的开放式数据库互连（ODBC）管理器，ODBC 管理器默认的用户数据源为 dBase 文件（.dbf）、Excel 文件（.xls）、Access 文件（.mdb）和 Visual FoxPro 数据库及表格文件。在访问 ODBC 数据源时需要 ODBC 驱动程序的支持，在安装 ODBC 管理器程序的过程中，系统默认安装 SQL Server、Access、Paradox、dBase、FoxPro、Excel、Oracle 和 Microsoft Text 等多种驱动程序，也可以选择增加其他某种特定的驱动程序。SPSS 软件通过 ODBC 管理器根据数据源提供的数据库位置、数据库类型及 ODBC 驱动程序等信息，与具体的数据库建立联系。

专业数据源管理软件能够读取复杂数据甚至是结构数据或网页数据，但具体操作较为复杂。如 SPSS 公司推出的 Clementine 模块，可以访问结构化数据、非结构化数据、网页数据及调查数据，并具有强大的统计分析和数据、图形输出功能。也有 DBConvert for MSSQL、ManageDB（PTSJ）等多种软件用于较为复杂、交互式数据库（如 SQL、Oracle、Access 等）数据之间的转换。特别是 ManageDB（PTSJ 通用数据库管理系统）软件，除具有几种常用数据格式转换的功能外，还具有数据管理、计算、编辑、合并和按字段比对等功能。

本节重点介绍一款能够转换多种类型数据且易于操作的软件——Stat/Transfer（Version 12）。

一、StatTransfer 软件简介

StatTransfer 是一款操作简易的数据转换软件。该软件能够直接相互转换多种常用格式的数据文件，可以满足一般医学研究的需要。使用该软件直接读取数据库文件，转换的数据库文件系统默认存储在相同路径下。StatTransfer 支持转换的数据格式见表 5-3-1。

表 5-3-1　StatTransfer 软件支持转换的数据类型

文件类型	扩展名	文件类型	扩展名
Epi Info	.rec	FoxPro	.dbf
SPSS	.sav,.sps,	SAS	.sd2
文本文件	.txt	Excel	.xls
Access	.mdb	ODBC 数据源	自定义
ASC Ⅱ	.txt 或 .csv	Matlab	.mat
SYSTAT	.sys	Stata	.sta
R	.rdata,R workplace	S-plus	

用户可以从其官方网站上下载该软件的体验（Demo）版本。该软件支持 Windows、Mac、Unix 操作系统。Stat/Transfer（Version 9）以上版本能够支持目前广泛应用的 R 软件数据（R workplace），并扩展了对 SAS、Excel、S-Plus 和 Stata 10 数据的支持。

二、Stat/Transfer 软件安装

运行 stdemo.exe 进入安装界面，按照系统提示执行操作即可。安装过程中，Base Stat/Transfer System 为系统默认安装的基本模块，另外，还有可选择的四种模块，分别为 Excel Support、ODBC and Access Support、Sample Data Files 和 Stata Support。安装完成后，系统自动在桌面产生快捷方式。

三、Stat/Transfer 软件运行

运行 Stat/Transfer 软件，打开 Stat/Transfer 对话框，点击 Transfer 标签进入数据转换对话框界面。首先在 Input File Type（输入文件类型）栏下拉菜单中选择需要转换的源数据库类型，在 File Specification 栏通过 Browse 按钮选择源文件的路径并确认源文件（图 5-3-1）。中间的状态栏则会显示所选择文件的记录数（默认全部变量）。然后，在 Output File Type（输出文件类型）栏选择转出数据库类型，并在相应的 File Specification 栏通过 Browse 按钮设置转换出数据库文件的存放路径及文件名。另外，点击输入及输出文件栏右侧的“?”按钮，可以获得有关不同数据库类型的帮助信息，包括数据格式读写方式、是否支持缺失值处理，文件的标准格式（扩展名）和输出字段（变量）的类型等。

点击 File Specification 栏下的 View 按钮，可浏览源数据库文件（图 5-3-2）。

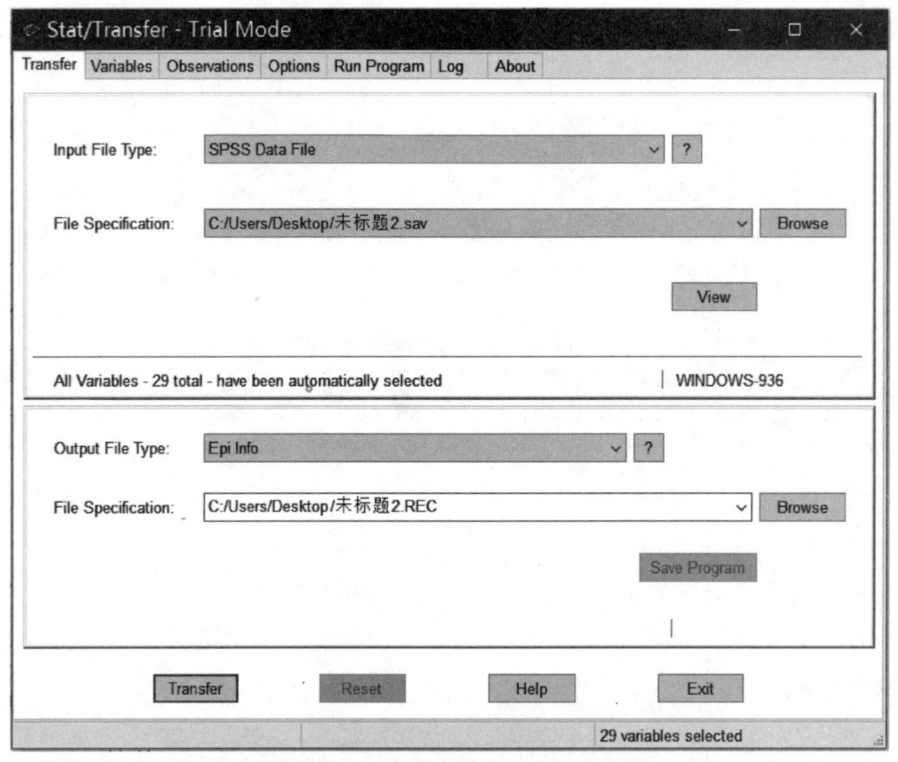

图 5-3-1　Stat/Transfer 软件运行界面

Stat/Transfer Data Viewer

	population	sex	age	age_1	alt	ast	ast_1	PLT	
1	3	1	64	64	3	32	32	335	0
2	3	1	70	70	9	43	43	80	0
3	3	2	60	60	3	19	19	69	0
4	3	2	51	51	16	29	29	215	0
5	3	2	42	42	18	71	71	63	0
6	3	1	71	71	11	43	43	109	0
7	3	2	56	56	5	28	28	177	0
8	3	2	49	49	24	82	82	155.4	0
9	3	2	34	34	6	34	34	106	1
10	3	2	55	55	5	20	20	79	0
11	3	2	57	57	2	.	35.1255083	179	0
12	3	2	48	48	8	35	35	65.4	1
13	3	2	38	38	5	57	57	205	0
14	3	2	61	61	2	.	34.9762913	159	0
15	3	1	68	68	4	.	34.9265523	144	0
16	3	1	62	62	7	.	34.8270743	153	0
17	3	1	64	64	14	.	34.7773353	131	0

Navigate To: 234　Go　Close Viewer　Stop

Records: 234　Variables: 29　Data have been read successfully

图 5-3-2　Stat/Transfer 软件数据预览

设置好输出路径和数据库文件名后,单击 Transfer 按钮执行数据转换。数据转换完成后,左下角的状态栏会显示完成了多少条记录转换。此时,Reset 按钮激活,单击 Reset 按钮清空输入和输出栏设置,即可进行下一个数据库文件的转换。

四、Stat/Transfer 软件的选择项设置

1. 字段(变量)筛选——Variables 通过单击 Variables 标签进入字段筛选对话框界面,可以实现转出字段的筛选。对话框左侧列出了源数据库所有字段,可以通过单击鼠标左键勾选字段。中间显示选定字段的名称及类型。右侧提供了字段快速选择和目标字段数据优化(压缩)功能(图 5-3-3),可以使用"Keep"或"Drop"对某个变量名进行筛选。系统默认为 Select All(选择所有变量),也可以 UnSelect All(全部不选)。点击 Optimize 按钮可以对转换的数据进行压缩优化,但有可能会改变数据的字段长度,一般不推荐使用。

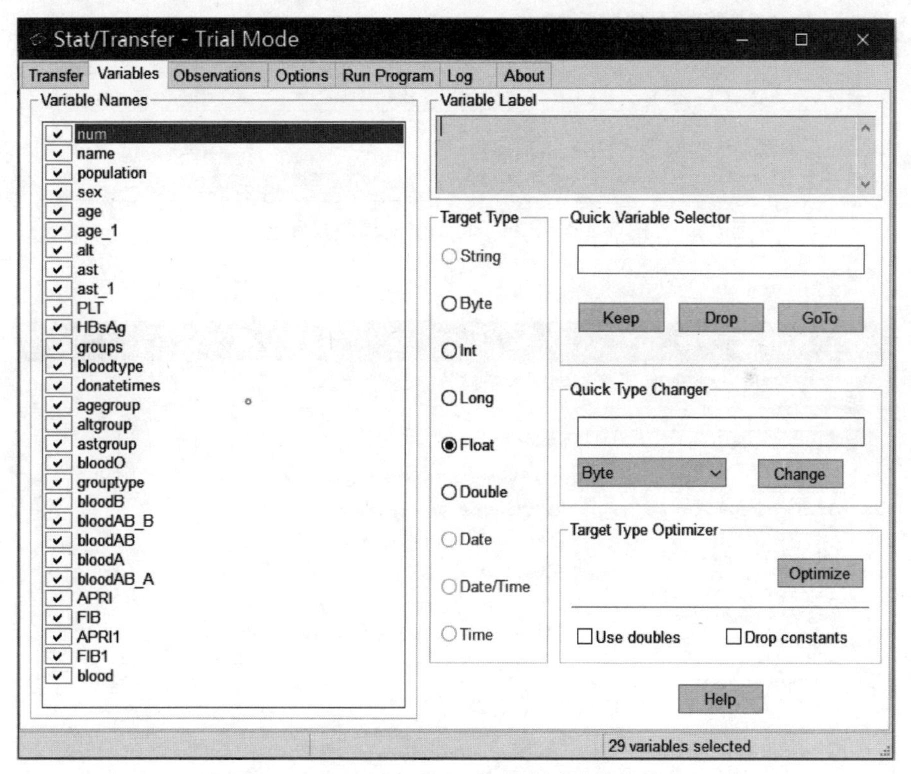

图 5-3-3 Stat/Transfer 字段(变量)转换筛选

2. 记录筛选——Observations 点击 Observations 标签,在记录筛选对话框下方的表达式栏中,可以通过条件表达式筛选需要转换的记录(图 5-3-4)。具体用法参见对话框中 Case Selection 文字说明或帮助文件。

3. 选择项——Options 在 Options 对话框中可以对转换数据的变量特征、缺失值和时间等进行设置(图 5-3-5)。

(1)一般选项——General Options

1)Ask permissions before overwriting files:询问是否允许覆盖原文件。

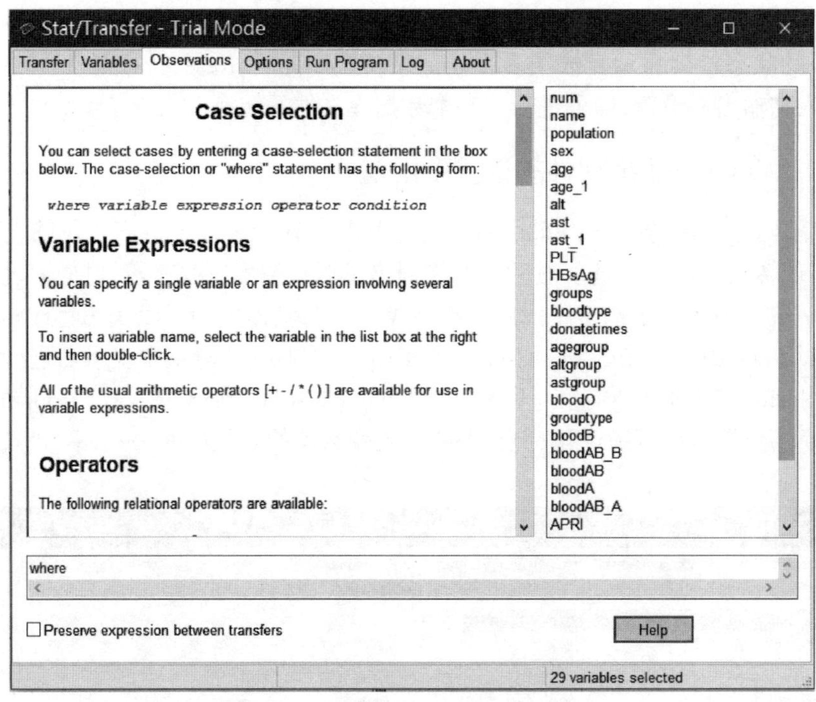

图 5-3-4　Stat/Transfer 记录转换筛选

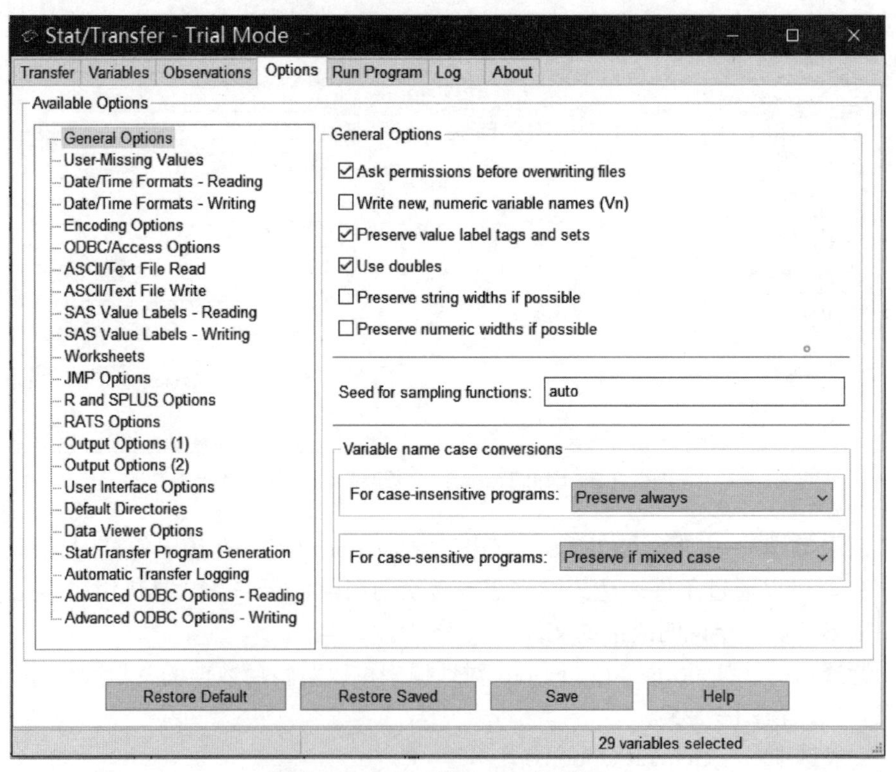

图 5-3-5　Stat/Transfer 选择项

2) Write new, numeric variable names (Vn)：写入新的数值型变量名。在不同数据转换过程中，由于接受软件识别的变量名长度有所限制(通常 8 个字节)，在数据转换过程中将产生新的变量名，而原变量名将作为标签的形式存储。

3) Preserve value label tags and sets：保留源数据的赋值标签和设置。

4) Use doubles：在选择 Use doubles 时会对数据的精度产生影响。

5) Preserve string widths if possible：尽可能保留字符型数据的宽度。

6) Preserve numeric widths if possible：尽可能保留数值型数据的宽度。

(2) 缺失值——User-Missing Values

1) Use All：允许所有缺失值。

2) Use First：转换为"使用缺失值"，将来不纳入统计分析。

3) Use None：所有的用户缺失值保留为源格式。

(3) 日期 / 时间格式——Date/Time Formats (-Reading/Writing)：设置读 / 写时的日期和时间格式。具体用法参见帮助文件。

(4) 其他：通过图 5-3-5 相应对话框可分别对读取与转化 ASC Ⅱ数据的类型与缺失值、SAS 数据框架和标签以及 R 与 S-Plus 等数据进行设置。

4. 程序运行——Run Program

(1) Content of the Command File：编写程序命令窗口。具体用法参见帮助文件。

(2) Output Window：结果显示窗口。具体用法参见帮助文件。

5. 说明文件——Log　数据转换过程中产生的系统说明文件，描述源数据库、转换后数据以及转化设置等内容。

6. 关于软件更新和授权——About　显示软件更新时间并注明授权状态，还提供了网址链接。

五、Stat/Transfer 软件的局限性

尽管 Stat/Transfer (Version 12) 能够识别目前大多数数据格式并能对数据转换进行合理设置，但在转换 SAS 数据时仍受限制，即只能读取 SAS PC/DOS 6.04 和 SAS CPORT 数据集。同时，早期版本在较大样本的数据转换过程中有可能出现错误，因此在数据转换完成后需要进行核查，确定是否有误。

第四节　数据转换注意事项

在数据转换之前及转换过程中，应该注意数据的可读性、兼容性及软件版本对数据特征的要求，并随时对转换的数据和源数据进行比较。

本节简要阐述数据转换过程中需要注意的一些常见问题及其解决办法。

一、可读性

原则上，部分软件可以识别字符型的数据而作为分类变量处理，但涉及复杂运算时需

要进行定量处理，对于此类数据，最好在转换之前重新赋值，以避免读入过程中出现错误。另外，数据的排列格式亦应该符合读入或转换软件的要求，以确保数据的可读性。

二、软件设置的限制

不同软件对数据的宽度与存储可压缩性的要求和功能不尽相同，如 Access 软件的字段名可以设为 64 位，数值字段长度可以是 0~225 位整数，能够满足身份证号、科学计数等较长数据的读写。但 Excel 软件只能读写 15 位数值，较长的数据在 15 位之后均用“0”来代替。SPSS 软件 13.0 之前的版本也受到字段名长度和字段宽度的限制，目前新的版本已有所扩展，并且新的功能模块 Clementine 具有更为强大的数据读取功能，甚至能够读取非结构化数据。

除了字段及其类型的长度会在不同软件转换读取时受到限制，字段（变量）的个数也会受到限制。例如，.dbf Ⅲ数据库能够接受的变量数为 128 个，而 .dbf Ⅳ数据文件则能接受的变量数为 255 个。因此，在数据转化的过程中，如果遇到此类问题，应尽可能将数据转换为高版本（如 .dbf Ⅳ）数据文件。

三、软件版本的兼容性

一般来说，高版本的数据库软件能够读取低版本的数据，即具有向下兼容性。而低版本的软件则不一定能够读取高版本软件建立的数据文件。此时，可以通过转换去掉高版本数据库软件产生的冗余信息，如通过“文件”菜单“另存为”低版本数据，也可以通过专门的数据转换软件来实现。

四、数据转换后的核查

在数据的处理过程中，除了对原始数据进行核查、校对外，在数据的转换过程中，应该及时对产生的新数据和源数据进行比较，注意数据的完整性与可读性。如果转换后数据与原数据的属性与可读性不符并且影响到统计分析时，应该及时改变策略重新转换，直至新数据与源数据相一致。

（沈　冲）

第六章 数据处理及其质量控制

数据质量是对研究设计、实施和资料整理三个阶段工作优劣程度的全面评价。如何科学合理地评价数据质量，不同的专业领域、不同的国家对此有着不尽相同的评价标准。加拿大统计局确定了衡量数据质量的六个标准，即适用性、准确性、及时性、可获取性、衔接性和可解释性；欧洲统计局的质量标准是适用性、准确性、及时性、可获取性、衔接性、可比性、方法专业性或完整性；国际货币基金组织（IMF）统计局的质量标准是准确性、适应性、可获取性、方法专业性或完整性。综合各国标准，学者们一致认为保证数据的准确性是决定数据质量高低的最重要因素。

数据的准确性是指调查所得到的数据与客观现象数量表现之间的吻合程度。“准确”意味着对客观实际的真实反映，既不夸大也不缩小。本章将围绕准确性这一主题，重点从数据检查和核对、数据编码和赋值以及缺失值处理三个方面阐述数据处理及其质量控制。

第一节 数据的逻辑检查和核对

一般来说，通过现场调查所收集的原始数据，往往存在着许多不足，甚至错误。如果不进行有效的逻辑检查和核对，将很难保证数据的真实性、完整性和准确性，就不能真实地反映客观情况。

一、数据逻辑检查和核对的内容

数据的检查和核对是数据处理的第一步，是指研究者对采用调查表或调查问卷所收集的原始资料进行初步审阅，校正错填、误填的答案，剔除乱填、空白和严重缺项的问卷。其目的是使原始资料具有较好的准确性、完整性和真实性，从而为后续的数据录入、整理与统计分析等工作奠定坚实基础。数据的检查和核对包含两个方面的内容：一是检查调查问卷资料中存在的问题；二是重新向被调查者核实。具体而言，数据的检查和核对主要针对下列几个问题。

1. 数据不符合纳入标准 研究人员在进行调查或实验之前都会很明确的对样本设定严格的纳入标准，只有符合纳入标准的个体才可以被作为研究对象。如果大量选入不符合纳入标准的个体，将会导致严重的选择偏倚。例如，在肝癌的病例 - 对照研究中，病例的纳入标准为有明确病理诊断的肝癌患者并排除其他肝炎或肝脏疾病，如果其他肝脏疾病患者混入病例组，将会增大或减少暴露与疾病的关联强度，导致研究结果失真（表 6-1-1）。

表 6-1-1　错误纳入研究对象造成选择偏倚示例

研究真实数据			错误分类数据		
组别	吃腌制品	不吃	组别	吃腌制品	不吃
肝癌	90	60	肝癌	80	70
对照	30	120	对照	30	120
OR=(90×120)/(60×30)=6.0			OR=(80×120)/(70×30)=4.6		

2. 数据缺失　数据缺失(data missing)是数据收集和整理中的一种普遍现象。一般来说,数据缺失不能超过10%,超过30%则被应视为无效数据,采用任何缺失值处理方法都将无济于事。因此,应该在调查开始之前,做好调查员培训工作,切实做好调查表的现场核对检查,以便及时补充修改,具体处理方法要根据数据缺失的具体情况而定。数据缺失一般表现为两种情况,一种是若干研究对象全部资料的缺失,另一种是单个研究对象部分资料的缺失。对于缺失应先查明其产生的原因,然后再做出适当处理。数据缺失的原因主要来自两个方面,一方面是因被调查者脱离观察或失访(因故不在、遗忘或拒绝回答)造成,这种缺失无法填补;另一方面是由于调查员疏忽、忘记填写或记录所造成,这种缺失如果及时发现,尚可通过回忆或重新调查来补救。

对脱离观察或失访所造成的数据缺失,虽然无法填补,但也不能简单地从数据资料中删除或作为无效数据处理,应根据具体情况作如下不同处理。①因病情恶化脱离观察时,应按疗法无效归入非治愈组。如因病情好转而脱离观察,按有效的程度归入治愈组。②移居时,应对移居者进行追踪。判定疗法是否有效,或是否出现了某种效应,不能判定的病例应从数据资料中删除。③失访原因不明或拒绝回答时,应从数据资料中删除。可见,病情判定的时期决定着处理方法。另外,统计将全部脱离观察者假定为有效(上限)或者全部假定为无效时的治愈率(下限)是否有差异,若上限与下限的治愈率差异有统计学意义,则应积极寻找脱离观察的原因,再作适当处理;若差异无统计学意义,并且当样本量足够大时,一般可将脱离观察者从资料中删除或作无效处理。

3. 数据错误　数据错误表现为多个方面。从产生的原因上来说,可分为偶然性错误和一贯性错误。偶然性错误具有不可预见性,常由于被访者、调查者、资料整理者疏忽所造成,这种错误对结论的影响较小,一般容易发现;一贯性错误是由于被调查者误答或实验者对记录要求理解错误而造成,对结果影响较大且不易被发现。从研究的不同阶段看,数据错误可分为数据采集阶段错误、录入阶段错误。数据采集阶段错误应该在数据收集的现场进行严格的质量控制,确保数据完整无误时才可收回调查表。但是,在大规模流行病学调查时,由于样本量较大而很难做到这一点。在数据录入阶段,即使数据录入者工作态度认真、业务素质高,还是难以完全避免录入错误,从而造成信息偏倚。EpiData 和 Epi Info 等数据录入软件能提供功能强大的数据核对和检错功能(如双轨录入检查、逻辑一致性检查、建立 Check 核对命令等),既可减少录入错误,又能节省录入时间。

EpiData 软件的 Check 命令模块可以在数据录入之前设置相应的限制条件,包括自动跳转、数值容许范围、重复或者必须录入等。例如,假设对字段婚姻状况取值范围设置为

1~4，当录入人员不小心键入 5，系统将弹出有效录入范围为 1~4 的文本提示框（图 6-1-1）。

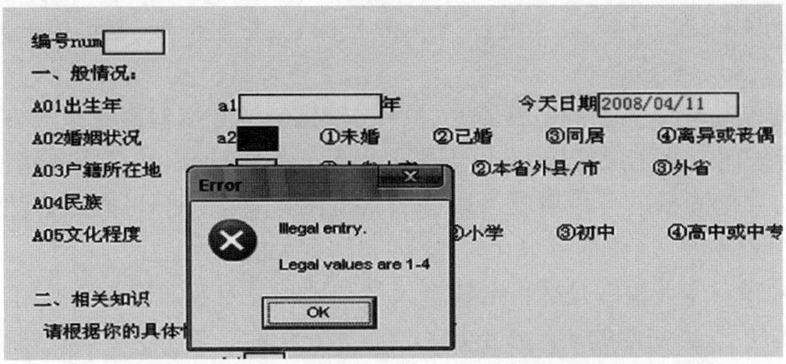

图 6-1-1　EpiData 软件 Check 命令模块设置数据容许范围

4. 数据离群值或异常值　通常调查或测量所得到的原始数据，会出现一个或数个过大 / 过小的情况，这些明显远离测定值的群体，称为“异常值”、“离群值”（outlier）或“可疑数值”。离群值可能是测定结果随机波动的极值，也可能是与群体测定值不属于同质总体的异常值。但是无论何种原因，离群值均系远离总体均值的极值，由于它的夸大作用，常常会歪曲统计结果，增加出现Ⅰ类和Ⅱ类错误的概率。归纳起来，出现离群值的原因主要有：数据录入时出错；在不同格式数据之间转换时，误把缺失值的代码当成了实际观测值；出现离群值的样本不属于所要考察的总体；考察的样本相对于正态分布有较多的极值；实验技术失误或仪器状态失常等。

对离群值的识别与处理，应视具体情况而定。首先应认真检查专业数据，看能否从专业上加以合理的解释，如数据存在逻辑错误时，应该及时查找原始表格进行核对，如原始记录确实如此，可以重新调查核实。当离群值比较少，比如只有一两个时，可以将其删除，不纳入统计分析，以确保结果的可靠性。当离群值较多时，一般选择变量变换，如对数变换、取二次方、取三次方、取平方根、取正弦值等。另外，选用适于处理离群值的统计方法，如非参数检验、最小一乘法、加权最小二乘法等。

二、数据逻辑检查和核对的方法

在实际工作中，数据检查和核对有两种做法，一种是与资料收集过程同步进行，一旦发现填答错误、漏填、误填，或其他一些有疑问的情况，及时进行询问、核实并即时予以修改、补充，这种资料检查方式称为实地检查或收集检查。实地检查的优点是审核及时，效果较好，可有效减少信息偏倚的产生；缺点是会加大现场工作量。实地检查具体方法比较单一，只能通过人工检查来完成，即核查人员对已经采集到的数据进行逐项核对，要求核查人员对需要采集的数据有一定的了解，否则很难发现异常。例如，开展农村妇女孕期保健服务调查时，有一项是询问“恶露”持续时间，如果核查人员自己并不了解“恶露”的含义，核查工作质量则难以保证。

另一种做法是在数据采集完成以后，在数据编辑和整理阶段对数据进行集中检查，称为系统检查。系统检查的优点在于资料收集工作便于统一组织安排和管理，检查工作也可以统一在研究者的指导下进行，检查的标准比较一致，检查的质量也相对较好。但整个研究周期则会相应延长，少数调查对象的重复询问和核实工作常因调查间隔时间较长或距离现场太远而无法落实。

系统检查的方法比较多，主要包括人工静态检查、专业检查、逻辑检查、计算检查、复录比较检查以及图示法检查等。

1. 人工静态检查　人工静态检查是一种比较机械的数据检查和核对方法，不需要对核对人员进行任何专业知识的培训，也不需要借助任何统计软件，只需要将原始数据与计算机所呈现的数据清单进行核对就可以完成数据的检查工作。虽然该方法比较机械，但核对效果却比较理想。当数据量很大时，这种方法则无能为力。

2. 专业检查　专业检查是指数据核查人员利用相关专业知识纠正数据错误的一种方法。例如，中学生月经初潮的实足年龄填写为 5 岁；育龄妇女怀孕早期发热时的体温填为 68℃；某一小学生身高为 142cm，体重为 45kg，肺活量却写成 35 000ml；某一问卷性别栏内填写“男”，而在死亡原因栏内填写“卵巢癌”。如果核查人员具备相关的专业知识，这类错误容易被发现。

3. 逻辑检查　逻辑检查是指把调查数据与人们普遍接受的对现实某些特征或关系的看法进行比较，以判断有无数据质量问题的一种常用数据检查方法，也即利用数据之间的相互关系是否合乎逻辑来辨别数据的真伪。例如，女性月经初潮年龄应小于调查时年龄；宫颈癌不能有男性患者；没有听说过艾滋病的调查对象不应填写艾滋病相关知识的问题；年龄为 15 周岁的少年，不应填写婚姻状况等等。对数据库文件，利用变量间逻辑关系，可以编制、运行各种计算机程序找出不符合逻辑的观察单位，进而找出错误并予以纠正。如挑选出体重大于 100kg 的中小学生，然后进行复核。

4. 计算检查　计算检查是逻辑检查和数据汇总分析时一个重要的数据预处理过程，它通过计算和平衡关系来检查数据质量。例如，在人口统计调查中，期末人口数 = 期初人数 + 本期出生人数 + 本期迁入人数 − 本期死亡人数 − 本期迁出人数。如果有出生死亡、迁入迁出资料，则可以推算出期末人口数，把它与实际调查的数据作比对，就可以间接反映本次调查质量。又如，若录入样本例数少于调查样本数，说明存在“漏输”现象；反之，录入样本数过多，则提示存在重复录入。此外，尚可通过比较数据表“纵列合计 + 横行合计之和”是否等于总计来核查数据。

5. 复录比较检查　为了保证数据质量，可选择不同的数据录入员对同一套数据进行双轨录入，产生两个不同的数据库。然后对两个数据库进行双轨录入检查。这种针对数据录入过程的检查方法叫作复录比较检查，也称双轨录入检查和一致性检查。复录比较检查包括即时复录比较和成批复录比较两种。EpiData 和 Epi Info 软件均具有复录比较检查程序模块。

双轨录入检查以后，结果会输出两个数据库的具体内容，并把两个数据库输入不一致的变量名和内容以列表的形式显示出来（如图 6-1-2）。

6. 图示法检查　保证数据准确的最好方法是将原始数据与计算机所呈现的数据清单进行核对。但是，当数据库非常庞大的时候，这种方法很难实现。这时就需要应用描述性统计量和统计图来进行数据的筛选和检查。常用来检查离群值的统计图包括直方图、箱式图、茎叶图、正态性检验 Q-Q 图、散点图、标准化残差图等。现举例对几种统计图进行说明，数据见表 6-1-2。

```
------------------------------------------------------------------------------
DATA FILE 1                                | DATA FILE 2
------------------------------------------------------------------------------
Record key field(s): (Rec. # 3)            | Record # 3
NUM        = 2                             |
                                           |
   B1 = 1                                  |   B1 = 4
   B3 = 1                                  |   B3 = 2
   B4 = 3                                  |   B4 = 5
------------------------------------------------------------------------------
Record key field(s): (Rec. # 4)            | Record # 4
NUM        = 3                             |
                                           |
   A8 = 3                                  |   A8 = 5
   B3 = 1                                  |   B3 = 2
------------------------------------------------------------------------------
Record key field(s): (Rec. # 5)            | Record # 5
NUM        = 4                             |
                                           |
   A9 = 1                                  |   A9 = 3
   B4 = 1                                  |   B4 = 4
------------------------------------------------------------------------------
Record key field(s): (Rec. # 7)            | Record # 7
NUM        = 6                             |
                                           |
   A5 = 3                                  |   A5 = 2
   A10 = 1                                 |   A10 = 4
------------------------------------------------------------------------------
```

图 6-1-2　EpiData 软件双轨录入检查结果

表 6-1-2　20 名健康成人凝血酶浓度与凝血时间测量值记录

标本号	性别	凝血酶浓度/(U/ml)	凝血时间/min	标本号	性别	凝血酶浓度/(U/ml)	凝血时间/min
1	男	0.9	15	11	女	0.9	16
2	男	1.2	13	12	女	1.1	16
3	男	0.6	17	13	女	1.0	15
4	男	1.0	14	14	女	0.7	18
5	男	1.1	15	15	女	0.7	21
6	男	0.9	16	16	女	0.8	18
7	男	1.1	14	17	女	0.9	16
8	男	1.0	15	18	女	1.1	14
9	男	0.7	17	19	女	1.0	15
10	男	0.6	9	20	女	0.8	17

(1)直方图：直方图是一种常用的考查变量频数分布的方法，能清楚地显示各分类观察值出现频率的大小，因此可以用来检查数据中是否存在远离群体的离群值。如图 6-1-3 所示，凝血时间存在一个可疑值“9”。

(2)箱式图：通过箱式图可以了解数据大致的分布、位置和宽度。箱式图分为简单和复式箱式图。一般选择 5 个描述统计量(最小值、P_{25}、中位数、P_{75}、最大值)来绘制。图 6-1-4 所示，箱形中间的黑粗线为中位数，方框的上下边线分别为 P_{25} 和 P_{75}，两者之间的距离称为四分位间距。方框外的上、下两个细线分别为 1.5 倍的四分位间距之外的数据称为离群值或极值，其中位于 1.5 倍四分位数间距和 3 倍四分位间距之间者为离群值，用“o”

表示；超过 3 倍四分位数间距者为极值，用“*”表示。

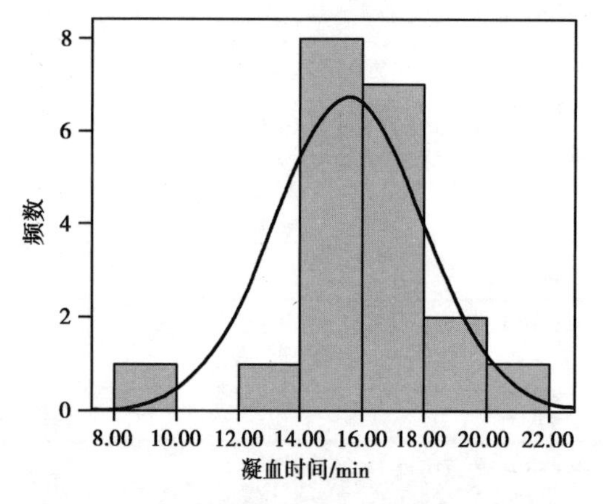

图 6-1-3　20 名健康成人凝血时间分布直方图

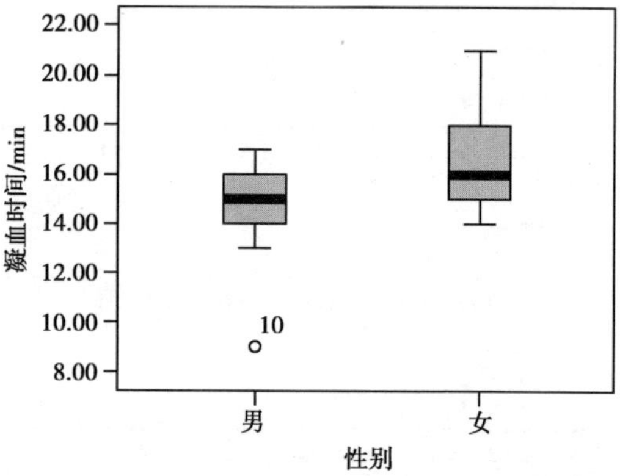

图 6-1-4　20 名健康成人凝血时间分布箱式图

(3) 散点图法：散点图常用来描述两个变量或多个变量之间有无相关关系，它以散点的密集程度和趋势表示两个变量之间的相关关系与变化趋势。判断数据是否是离群值，可在直角坐标系中以一个指标作横轴变量 X，另一个指标作纵轴变量 Y，据此绘制出散点图。通过散点图可直观地看出两变量之间是否具有相关关系，如在散点图中出现一个观察点(▲)远离众散点，变量间相关关系受此点影响很大，则该点即为离群值(图 6-1-5)。

(4) 正态性检验 Q-Q 图法：Q-Q 图可用于直观表示数据是否符合正态分布。它是以样本的分位数(Px)作为横坐标，以按照正态分布计算的相应分位数作为纵坐标，样本值表现为围绕直角坐标系中第一象限的对角线散布的散点。如果出现偏离对角线较远的点，可认为是离群点，如图 6-1-6 中“▲”标示值“9”。

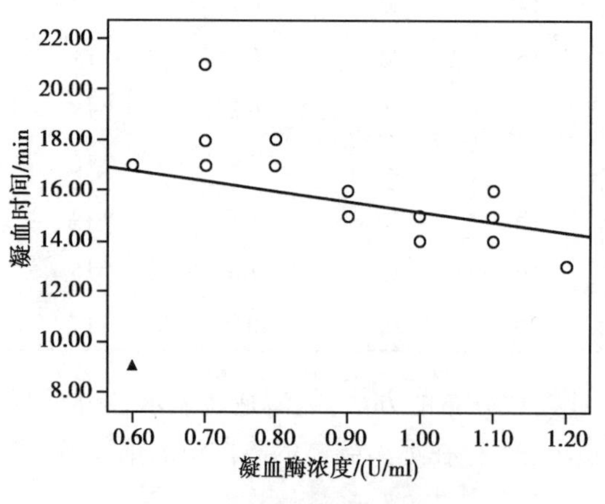

图 6-1-5　20 名健康成人凝血酶浓度与凝血时间的散点图

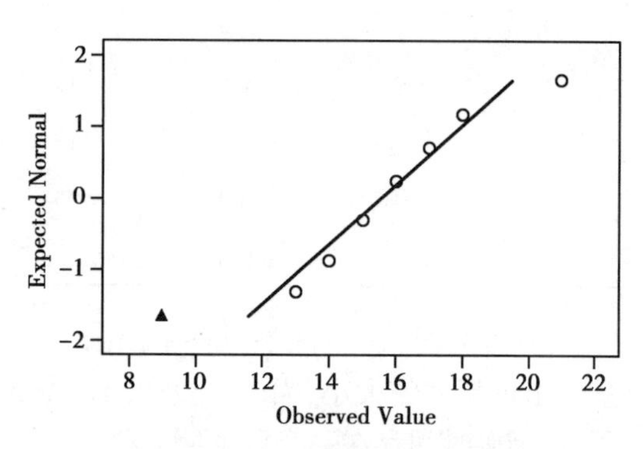

图 6-1-6　20 名健康成人凝血时间正态检验 Q-Q 图

(5) 标准化残差图法：线性回归模型的应变量由两部分组成，其中一部分由自变量解释，称为预测值或估计值，另一部分不能由现有的自变量决定，称为残差。将残差减去其均数，除以其标准差，便得到标准化残差。如将应变量或自变量作为横坐标，以标准化残差为纵坐标绘制出散点图，称为标准化残差图。在标准化残差图中观察数据点位于 ±2 倍标准差以外，即为离群值，如图 6-1-7 中“▲”标示值。

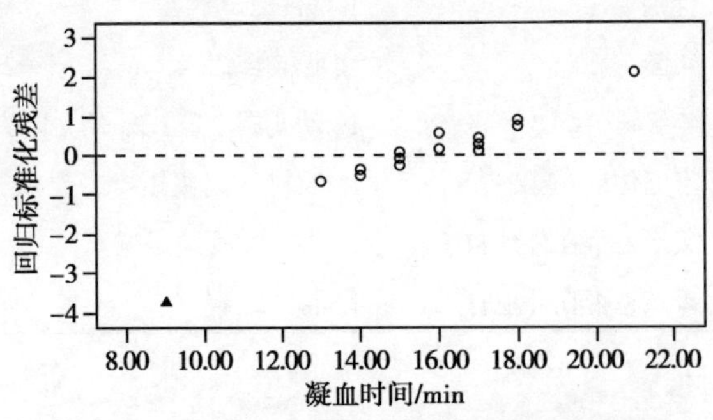

图 6-1-7　20 名健康成人凝血时间标准化残差图

第二节　数据的编码和赋值

一、数据编码的概念

调查得到的原始数据一般比较粗糙，要想从错综复杂的原始数据中挖掘出有价值的信息，就必须对数据进行整理和统计分析。数据编码是数据处理的关键环节之一。数据编码是指把资料信息转换成计算机软件能识别的某些特定的符号或数码的过程，它直接关系到数据处理和统计分析的繁复程度和真实性。

数据编码的基本原则包括唯一性、简单性和概括性。唯一性原则是指每一编码与所代表的信息呈一一对应关系；简单性原则是指编码的位数要尽可能少，编码的符号要尽可能简单，一般编码都使用阿拉伯数字；概括性原则是指对信息进行分门别类，然后用少数几个符号来代表不同的类别。

大规模流行病学调查问卷通常有几千乃至数万份，而一张调查问卷所包含的项目又可多达数百项。要想在不失编码质量的同时完成如此巨大的编码工作，研究者需要编制一份编码手册（也称编码簿）发给编码员，每个编码员则按编码手册的要求，统一进行编码。编码手册类似于电报密码手册，编码员要根据它将调查数据转换成代码数据，代码数据应尽可能保留原始调查数据的形态及包含的信息。把代码数据输入计算机后，统计分析结果能变换成符合常规写法的数字或文字内容。如表 6-2-1。

二、数据的编码

1. 定量变量的编码　定量变量的编码最为简单，一般只需把变量数值直接写成代码数据，而不需要任何转换。有时为了降低录入难度，避免录入错误，人们常把定量资料人为地编码为等级变量，如先对年龄进行分组，即 1~19 岁 =1，20~39 岁 =2，…，≥ 80 岁 =5，然后再将分组年龄代码 1、2、3、4、5 录入计算机。

表 6-2-1　某市儿童伤害监测表的编码手册(部分内容)

列号	变量代码	变量名称	变量值及其代码
1	A_1	性别	1. 男　2. 女
2	A_2	年龄	实足年龄(岁)
3	A_3	年级	1. 幼儿园小班　2. 幼儿园大班
4	A_4	家庭住址	1. 农村　2. 集镇　3. 县城　4. 市区　5. 市郊
5	A_5	父亲是否在外地打工	1. 否　2. 是
6	A_6	母亲是否在外地打工	1. 否　2. 是

2. 定性变量的编码

(1) 二分类变量的编码：二分类变量常用 0 和 1 来编码，因此也可以称为 0-1 变量。由于对阳性事件设立高次代码有助于调查者在分析时获得正向的参数估计值，所以一般情况下常用“1”代表“有、正或阳性”；用“0”代表“无、负或阴性”。

(2) 多分类变量的编码：季节是一个多分类变量，一般分为春、夏、秋、冬。由于该变量分类比较少，所以可以直接以字符的形式把选项录入计算机，但是这样做往往会加大录入难度。通常的做法是用英文字母(如 A、B、C、D)或阿拉伯数字(1、2、3、4)依次对其进行编码。值得注意的是，这里季节只是个名义变量，其取值 1、2、3、4 只是为了数据记录的方便而设定的代码，不能由其平均数作为该分类变量的平均水平进行描述，也不能直接用于进行回归分析。因为“1”不能理解为“较低水平”，“4”也不能理解为“较高水平”，它们之间不存在自然的等级关系；如果直接用于回归分析，会造成结果无法解释。若要将名义变量引入进行回归分析，则必须对它们进行一次分析前的预处理，即设置哑变量(dummy variable)。

哑变量经常取值 0、1、-1，但这些取值并不代表数量的大小，仅仅表示不同的类别。季节有 4 个分类，却不能派生出 4 个哑变量，否则会导致变量间的不独立，即恒有 $x_1+x_2+x_3+x_4=1$，不能满足回归分析对自变量间的独立性要求。但是，如果回归模型不包括截距，则可以用 4 个哑变量来表示季节分类。实践中，通常用 $n-1$ 个哑变量对 n 个变量进行赋值(表 6-2-2)。

表 6-2-2　季节的几种常见编码方法

方法	编码
哑变量赋值 1	$Z_1=1, Z_2=0, Z_3=0$　代表“春”
	$Z_1=0, Z_2=1, Z_3=0$　代表“夏”
	$Z_1=0, Z_2=0, Z_3=1$　代表“秋”
	$Z_1=0, Z_2=0, Z_3=0$　代表“冬”
哑变量赋值 2	$Z_1=1, Z_2=0, Z_3=0$　代表“春”
	$Z_1=0, Z_2=1, Z_3=0$　代表“夏”
	$Z_1=0, Z_2=0, Z_3=1$　代表“秋”
	$Z_1=-1, Z_2=-1, Z_3=-1$ 代表“冬”

但是,在实际工作中,变量的分类可能更为复杂,试图用简单的几个类别来概括客观事物间千差万别的不同特性显然不现实,也欠科学。因此,为了获得更多的信息,避免信息丢失,调查设计者往往都会在问卷中设定一些开放性的问题。例如,"您本次怀孕前一年内的职业是什么?__________"。这类问题没有提供固定的候选答案,需要调查对象根据自身情况如实填写。显然开放式问题的答案比较分散,编码比较困难。对于这类问题,可首先开展预调查,收集一定数量的样本,然后对已有数据进行简单处理,最后选择出现频率比较高的几个候选答案依次编码,放弃出现频率较低的答案。一般认为,出现频率较高的几个候选答案的累计频率达到85%,便可以很好地代表总体。半开放性问题也是获得大量信息的主要手段之一,如"您爱人在您本次怀孕前一年内的工作环境中是否接触到以下物质?",答案分别为有毒化学品、重金属、粉尘、噪声、振动、放射线、高温、高湿、其他。

(3)有序变量的编码:临床体检或实验室检验常用"–、±、+、++"等来表示测量结果,属于有序分类变量。有序分类变量的取值称为水平,如果有理由认为各水平之间是等距离或近似等距离,则可把各水平取值依次记作1、2、3、4。例如,患者术后出血量分为"少量、一般、偏多、过多",分别按这个顺序编码为1、2、3、4。如果把"1"理解为"较低水平",代表较少出血量,把"4"理解为"较高水平",代表较多出血量。

3. 问卷中多复选题的编码 所谓复选题(multiple response),也称多项选择题(multiple choice),即题目的答案不止一个,调查对象可以根据自身实际情况进行多重选择。复选题主要包括两种情况:一种是被调查者从选项集中任意选择符合自身情况的选项,没有其他附加要求;另一种是被调查者从选项集中选择最重要的几项,并按重要程度的大小排序。例如:

例1:您对待艾滋病患者或艾滋病病毒携带者的态度是什么?(可多选)

①恐惧 ②担心艾滋病传染给自己 ③反感 ④无所谓/不害怕 ⑤同情、平和对待

例2:目前您的家庭成员有(可多选,请选择最主要的三项,并按主次排序)。

①养父 ②继父 ③生父 ④养母 ⑤继母 ⑥生母 ⑦爷爷/奶奶 ⑧外公/外婆 ⑨兄弟姐妹

例3:您故意伤害自己的主要目的是(请选择最主要的三项)。

①转移自己的注意力 ②引起他人关注 ③缓解内心的苦恼 ④减轻内心的内疚感 ⑤自我惩罚 ⑥警示自己将来不要出现这种行为

很显然,前面所述的变量编码方法不再适用于以上三个例子,需要有专门的编码方法。针对复选题的编码方法有很多,如多重二分法、多重分类法、随机编码法、组合编码法等。下面介绍这几种方法的具体应用。

(1)多重二分法:将复选题的多个选项分别当作独立的变量来看待,根据选项的个数分别定义为若干个子变量。对于每一选项的赋值,选择时定义为"1",不选时为"0"。如例1按照多重二分法进行编码时,就会产生5个新的且相互独立的变量,分别用A_1、A_2、A_3、A_4、A_5表示,假设某位调查对象选择了"1、2、5",编码的结果便为A_1=1、A_2=1、A_3=0、A_4=0、A_5=1。

(2)随机编码法:当变量选项比较多,而题目只要求从多个选项中选择最重要的几项时,仍然使用上述多重二分法录入有失方便。为了减少录入"0"的次数,常选用随机编码

法来解决。如例 2，这时候只要定义 3 个子变量即可（如 B_1，B_2，B_3），每个子变量的备选项可以分别定义为“1~10”，也可以理解为每个子变量为被访者的一次选择。假设某位调查对象选择了“1、2、5”，编码的结果便为 B_1=1、B_2=2、B_3=5。如果把选项的最后一项设计为“其他”，这就要求被调查者根据自身情况填写选项以外的内容。这时定义的变量数目应该为选择项目加 2，如上述变量的数目为 3（B_1、B_2、B_3），加上 2 即等于 5。后加上的两个变量名分别用新加变量 1 和新加变量 2 表示，分别用于排序与否的甄别和填写“其他”选项对应的文字。假设被调查者填写了“1、2、5”，并在“其他”后面填写了“控制不住”，则编码的结果为 B_1=1、B_2=2、B_3=5、新加变量 1=1、新加变量 2= “控制不住”，新加变量 1= “1”代表被调查者正确完成此排序题。如果被调查者没有正确完成此排序题，则新加变量 1 填写“0”。

（3）组合编码法：组合编码法运用了排列组合的方法，把所有符合例 3 条件的组合定义为一种类型，并分别用阿拉伯数据对其进行编码。然后在数据录入时，只需要把某一类型的代码录入一个变量（C）即可（图 6-2-1）。由于该方法只需定义一个变量，因此可以有效减少数据容量，提高录入速度，便于数据检查。而且以单选题的编码方式用于复选题的数据编码，增加了可选择的统计分析方法。但也存在着因备选项增加而造成的组合类型多样化、类型识别困难等不足。

$$C=1\begin{cases}1\\2\\3\end{cases}\quad C=2\begin{cases}1\\2\\4\end{cases}\quad\cdots\cdots\quad C=20\begin{cases}4\\5\\6\end{cases}$$

图 6-2-1　6 项选 3 时的所有组合示例图

4. 缺失数据的编码　缺失数据包括失访数据（又称漏失数据）和空白数据两类。失访数据是指应该调查而未被调查到的数据。例如，调查对象回答不准确、调查员记录不清、项目遗漏或随访过程中调查对象失访等原因，都会产生失访数据。空白数据是指调查对象不具备某个调查项目特征，属于不必调查的数据。例如，男性中学生月经初潮项目一定呈空白状态。虽然这两种类型的缺失数据在客观上都造成了调查表某些项目的空白，但它们的性质及其处理方法不同。常有调查者对失访数据和空白数据采取相同编码，例如，均按“9”或“0”编码处理，这种编码将对后续统计分析，尤其多元分析产生不利影响。通常可采用适当位数的“9”或“X”编码来表示失访数据；用“0”或“—”代码表示空白数据。调查者事先也可在编码方案中对因资料不全或未开展的项目，赋予一个统计软件能处理的缺失值，并且该缺失值为该变量甚至所有变量都不可能出现的值，最常用“–1”和“0”。

三、变量的重新编码和赋值

根据研究目的不同，研究者经常要对原始数据进行必要的数据转换。例如，调查心理应激因素与儿童自伤相互关系时，在得到的原始数据中，心理健康评分属于定量资料。可以把心理健康评分分成高分组和低分组，即二分类变量，然后评价不同分组之间自伤发生率有无差异；还可以把心理健康评分平均分成五等份，把它转化成等级变量等。这些变量相互转化的过程其实就是变量的重新编码和赋值过程。目前，多数统计软件都具有变量重新赋值的功能模块，如 SPSS 软件的 Recode 和 Automatic Recode 模块，具体用法参见第八章。

四、变量降维后的重新编码和赋值

降维是指把研究对象的多个相关变量(指标)综合为少数几个不相关的变量,反映原变量提供的主要信息。例如,主成分分析和因子分析都能很好地解决多元连续性变量的降维问题。但是,在一份调查问卷中,常常包括几十个问题,而且大量的问题都是选择题,即大量的信息都是定性数据;此时,主成分分析和因子分析可能不太适用,可尝试采用聚类分析进行降维。具体用法参见第十二章。

第三节 缺失值的处理

一、概述

缺失值(missing value)在各类调查研究中都无法完全避免,尤其在大样本长期随访研究中,即便采取了严格的质量控制措施,缺失值也很容易达到10%。造成数据缺失的原因很多,如调查问卷涉及敏感性问题(经济收入、婚外性伴侣、吸毒等)、搜集数据的方法有缺陷、调查员态度欠认真、某些个体对个别问题无法回答、有些项目被遗漏等,从多个数据文件源中合并数据时也容易出现缺失值。此外,在数据处理阶段,研究人员将不符合逻辑的数据剔除也会造成数据缺失。缺失数据会带来很多问题,因为绝大部分统计模型都不能对含有缺失值的数据进行直接分析。例如,如果进行时间序列分析,存在缺失值会导致统计分析无法进行。对缺失数据的处理,很多人都选择直接删除法。当缺失值在数据库中所占比例较低时,直接删除可能不会带来太大的问题;但当缺失值所占比例较高时,直接删除会损失大量信息,严重影响分析结果的准确性。此外,直接删除缺失值客观上忽略了完全观测和不完全观测记录之间可能存在的系统差异,只使用完全观测数据进行分析的结果就不能代表总体,甚至得出错误的结论。

二、缺失数据的种类

1. 按是否可知或未知划分 根据缺失数据是否可知或未知分为非隐含和隐含两种。第一种是缺失数据限定在有限数量的可能结果之中,是可以观测到的;第二种是具有隐藏属性特征值,特点是状态数未知,状态值无法完全被观测到。

2. 按无应答项目的范围划分 在调查中,缺失数据又被称为无应答(non-response),无应答主要包括单位无应答(unit non-response)和项目无应答(item non-response)两种形式。“单位无应答”又称全部调查项目无应答,是指被调查者不愿意或者不能够回答一份完整的问卷;“项目无应答”又称部分调查项目无应答,指被调查者虽然接受了调查,但只回答了一张完整问卷中的部分而非全部项目,或者对某些项目的回答属无用数据(如答非所问、胡乱填写等)。对于“项目无应答”,如果全部通过重新调查来获得准确数据,将会浪费大量的时间、人力和物力。因此,对“项目无应答”的弥补处理多采用插补法。

3. 按缺失机制不同分类 Little 和 Rubin(1987)根据缺失数据的出现与目标变量是

否有关将缺失数据分为三种类型：完全随机缺失（missing completely at random，MCAR）、随机缺失（missing at random，MAR）和非随机缺失（missing at non-random，MANR），MANR又称为不可忽略的缺失（non-ignorable missing，NIM）。

(1) 完全随机缺失：完全随机缺失是指缺失数据为完整数据集的一个简单随机样本，缺失性并不决定于数据集中的任何一个变量，即缺失现象完全是随机发生，和自身或其他变量的取值无关。例如，研究吸烟和肺癌的关系，如果缺失的变量是文化程度，它与吸烟和肺癌的取值均无关系，这种缺失值的机制为MCAR。完全随机缺失数据是缺失值问题中处理起来最简单的一种，处理之前通常应用单变量 t 检验、Little MCAR检验等方法评价MCAR假设是否成立。若MCAR假设为真，则可以直接将缺失值删除，无须担心估计偏差，唯一缺点是会丧失一些信息。若要充分利用样本信息，也可采用均值插补等方法对缺失值进行填补。

(2) 随机缺失：随机缺失是指有缺失值的变量其缺失情况的发生与数据集中其他无缺失变量的取值有关，而与含缺失值的变量自身取值无关。例如，分析一个含 X_1、X_2、X_3 三个变量的数据集，X_1 存在缺失值，但 X_2、X_3 无缺失值。X_1 缺失值的概率也许跟变量 X_2 和 X_3 取值有关，但是跟 X_1 自身的取值无关。这种缺失的机制为MAR。MAR为最常见的一种缺失机制，对结果的影响较MCAR严重一些，可以利用各种方法对缺失值进行估计，并且效果也较理想。

(3) 非随机缺失：指数据的缺失不仅与其他变量的取值有关，而且还与缺失变量自身取值有关。这是最严重的一种情形，缺失值分析模型基本上无能为力，只能做些粗略的估计。例如，调查中学生吸烟时，经常吸烟的同学因害怕家长和老师批评而不愿意提供每周吸烟频率，这种数据的缺失机制就是不可忽略的缺失。正确识别缺失数据的产生机制至关重要，关乎缺失值处理方法的选择。首先，缺失值涉及样本代表性问题。从统计上说，非随机缺失不是总体的一个有效代表，会导致数据估计产生很大偏差，即使利用最先进的统计分析软件也不能解决此类问题，只能作粗略的估计。其次，缺失值机制的不同还决定数据插补方法的选择。随机缺失数据处理相对比较简单，但非随机缺失数据处理比较困难，原因在于偏倚的程度难以把握。SPSS软件提供了MCAR和MAR缺失值的分析模块。

三、缺失值的处理

1. 事前预防措施　考虑到数据缺失的复杂性和后果的严重性，在数据收集之前采取必要的预防措施极为重要。具体来说，就是要设法提高调查对象的应答率。例如，提高调查表的设计质量，降低问题的敏感性；强化调查和数据录入人员的责任心，加强业务能力培训；加强宣传和激励，给予调查对象一定的物质奖励等。一般认为，如果调查样本量因无应答而不能满足设计要求时，增大样本量可以解决此类问题。但是事实并非如此，当存在无应答偏倚时，增大样本量的效果并不理想，而提高应答率比增大样本量更重要，也更有意义。

2. 在抽样基础上的估计　有时，即使采取严格的质量控制措施，仍会存在严重的数据缺失。对此，许多学者建议从抽样的角度采取一些补救措施，以解决数据缺失和样本量不足问题，主要包括：

(1) 对无应答者进行子抽样，把子样本的数据，作为整个无回答层的代表值。然后把第一次调查中应答层数据和第二次调查中无应答层数据结合起来，对总体的有关参数进行估计。

(2) 多次反复调查，对无应答者进行多次的补充调查，以尽可能多地获得调查数据。一般认为这种重复调查的尝试可进行三次，然后利用调查所获的数据对估计量进行调整，以减小可能产生的估计偏差。

(3) 替换被调查者，用总体中最初未被选入样本的其他个体去替代那些经过努力后仍未应答的个体，使用替换法应尽可能保证替代者和被替代者的同质性。

3. 数据收集后的加权调整　加权调整法是根据调查中应答者的回答概率，经过一系列计算最终给调查中的应答数据赋予调整的权数，即将调查设计中赋予缺失数据的权数分摊到已获得的数据上，然后再进行数据处理，以此减小无应答偏倚。常见的加权调整法包括：波利茨 - 西蒙斯调整、加权组调整及事后分层调整，具体参见相关专业书籍。

4. 删除含缺失值的记录　缺失值删除分为列表删除（listwise deletion）和配对删除（pairwise deletion）。多种统计分析软件（如 SPSS 和 SAS）提供的默认缺失值处理方法都为配对删除。配对删除就是将要分析的变量两两配对，如果在任意一对中有变量缺失，就将此对删除；列表删除针对整条记录，如果在此记录中有任意一个变量有缺失值，就要将此条记录删除。当缺失数据所占的比例较小时，可以直接删除缺失数据。但是科学合理地界定"小"却很困难。有学者认为数据缺失在 5% 以下并且完全观测的样本比例不低于 70% 或者完全观测的样本是研究总体的一个随机样本时才可以考虑使用此方法。也有学者认为，只要数据缺失不超过 20% 时都可以考虑。2001 年，荷兰统计与运筹协会下属的统计软件分会组织了一次缺失数据研讨会，与会者一致认为，即使缺失数据只占 4%~5% 的比例，也不要简单地将其删除。因为删除缺失值是以减少原始数据来换取数据集信息的完整，会造成数据信息的大量浪费，丢弃大量隐藏在被删除数据中的信息。

一般来说，如果 MCAR 假设为真，列表删除不失为一个好的方法，无须担心偏倚，尽管可能会丧失一些有效性。但是，如果 MCAR 不成立，列表删除、均值插补等方法就可能不是好的选择。

5. 缺失值的简单插补　当缺失值所占比例较大时，忽视或者排除缺失数据，都会丢弃大量信息，导致数据发生偏离，甚至得出错误结论。大多数时间序列模型都要求数据序列完整无缺，当序列存在缺失值时，显然不能采用删除的方法，因为这样会使得缺失值之后数据的周期发生错位，使运算难以进行。这种情况下，常采用插补的方法来解决问题。插补法包括简单插补和多重插补。简单插补是指给每一个缺失值构造一个替代值，常用的简单插补方法如下：

(1) 均值插补：用全局变量或项目属性的平均值来代替所有缺失数据，把全局变量或平均值看作属性的一个新值，这种方法只能是缺失值满足 MCAR 假设条件时才能对总体提供一个无偏估计，并且它严重扭曲了数据分布，所有的插补值都集中在均值点上，在分布上形成尖峰，导致方差的低估。根据一定的分层变量，将样本分成多个部分，然后在每一层别上分别使用均值插补，称为局部均值插补（cell mean imputation）。

在进行均值插补时，可以将变量按数值型和非数值型分类分别进行处理。如果缺失值为数值型，可以用中位数填补分布为偏态的变量、均数填补分布为正态或近似正态的变量；如果缺失值是分类、等级和二分类变量时，可以根据统计学中的众数原理，用样本中出现频数最高的数值来填补缺失值。但是，这种方法会产生有偏估计，因此不被推荐。

(2)热平台插补法：热平台插补(hot deck)的基本原理是选择与缺失记录“相似”的完整记录中的相应变量值填补缺失值。该法历史较悠久，美国普查局多年来均用之，效果优于列表删除、配对删除和均值插补法，主要分为随机热平台插补和序贯热平台插补两类。例如，对饮酒情况(饮酒、不饮酒、以前饮酒现已戒酒)进行插补，可以基于年龄组和性别产生插补类(研究提示饮酒与个体年龄和性别有关)，现假定要插补的记录为男性、在16~25岁年龄组，这时所有回答了各自饮酒情况的男性、16~25岁年龄组的记录就构成了供者集合。此时可以采用随机(随机热平台插补法)或者按照某一顺序(序贯热平台插补)方式从供者集中选择一个供者。

热平台插补法优点是简单直观，不需要采用任何明确的统计模型。主要缺点是不能覆盖调查中回答数据没有反映的信息；对大型数据集处理时较烦琐；记录间的“相似”很难界定。目前国内学者常用相关系数矩阵确定某个完整变量(变量Y)与含缺失值的变量(变量X)的相关大小，然后对变量Y排序，变量X的缺失值就可用排在缺失值前的那个记录的相应数据填补。

此外，还可用其他资料数值代替缺失值，如使用先前同样调查或普查中的历史数据，此即冷平台插补法。显然，这样得到的“完整样本”也有缺陷。

(3)随机插补法：指先选定被用作替代的数据集，当出现缺失值时，就从替代的数据集中随机抽取单位进行插补的方法。与均值插补类似，随机插补也可以先把总体按与主要研究变量有关的标志分成若干层别，替代单位从无应答单位所在层中抽选，此为分层随机插补。替代单位也可以是按事先规定的标准确定，例如在一项群众体育活动状况调查中，替代者可以选取无回答者相邻右边的住户，此种方法为非随机替代法。

(4)回归插补法：这是一种条件性的均值插补法，较一般的均值插补法为优。它基于完整的数据集，建立回归方程(模型)，对于包含缺失值的记录，将已知变量值代入方程来估计缺失的变量值，并以此估计值填补缺失记录。当变量间不呈线性相关或预测变量间高度相关时，会导致有偏估计。回归插补法首先需要选择若干个预测缺失值的自变量，然后建立回归方程估计缺失值，即用缺失数据的条件期望值对缺失值进行替换。该方法利用了数据库中尽量多的信息，一些统计软件(如SPSS和STAT)已经包含该功能模块。但此方法也有诸多弊端：第一，虽然是一个无偏估计，但是却容易忽视随机误差，低估标准差和其他未知性质的测量值，而且这一问题会随着缺失信息的增多而变得更加严重；第二，必须假定缺失变量与其他变量间存在线性关系，但实际上多数时候这种关系并不存在。

(5)期望-最大似然估计法：期望-最大似然估计法(expectation-maximization，EM)是利用已有数据作为训练样本来建立预测模型，预测并估计缺失数据，进而填补缺失值。该方法采用了迭代法建模，首先假设缺失值服从某一理论分布(如正态分布、混合正态、t分布等)，在此分布前提下利用未缺失数据建模估计各缺失值的期望值，然后利用预测得到的期望值计算参数最大似然估计的校正值，重复以上两步，直到前后两次计算结果达到规定的收敛标准。在SPSS软件中，EM法可输出完全随机缺失的Little χ^2检验的结果。这种方法应用的条件是数据为多元正态分布和数据缺失机制为MAR。EM法的主要优点是根据观测数据的分布对缺失值进行填充，其结果的估计比较精确、有效。

与直接删除缺失数据相比，简单插补相对较好，但容易降低标准误、减小 P 值，增大 I 类错误概率，容易引起偏倚，扭曲样本分布（如均值插补会降低变量之间的相关关系，回归插补则会人为加大变量之间的相关关系），而且该方法忽略了缺失数据预测的不确定性。SPSS 软件主菜单 Data 中的 Replace Missing Values 命令提供了多种缺失值替代方法，包括全体序列的均值替代、相邻若干点的均数替代、相邻若干点的中位数替代、线性内插（即缺失值相邻两点的均数）等。另外，SPSS 软件中的 Missing Value Analysis 模块也提供了功能强大的 EM 和回归算法。

6. 缺失值的多重插补　虽然简单插补可以用来处理很多数据缺失的问题，但是忽略了缺失数据预测的不确定性，容易扭曲变量关系。美国哈佛大学统计学系的 Donald B.Rubin 教授在 1978 年首先提出多重插补（multiple imputation，MI）思想。它是一种以模拟为基础的方法，对每个缺失值都构造 m 个合理的插补值（m>1，一般 m 在 5~10 之间），这样就产生出 m 组完全数据集，再使用标准的完全数据方法分析每组数据，得到 m 个处理结果，再综合 m 个处理结果，最终得到对目标变量的估计（图 6-3-1）。多重插补的方法是目前处理缺失值最有前途的方法，已应用于对无应答偏倚进行评估、校正。

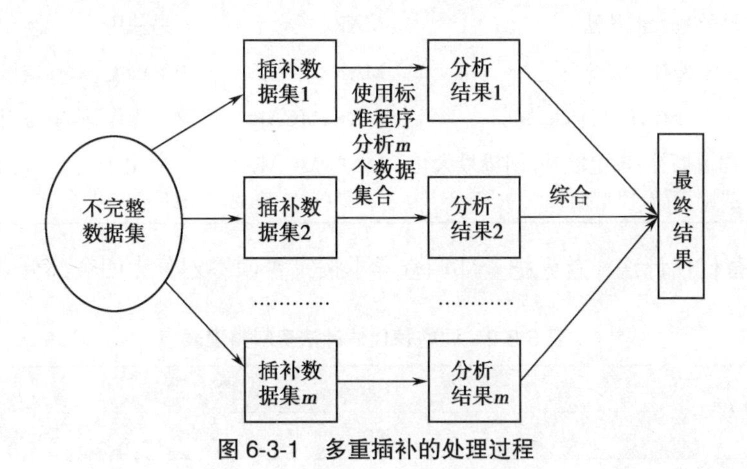

图 6-3-1　多重插补的处理过程

多重插补建立在贝叶斯理论基础之上，即某一变量的后验分布可由该变量的先验分布与变量间的联合分布推导得出。由于多重插补技术并不是用单一的值来替换缺失值，而是试图产生缺失值的一个随机样本，这种方法反映出了由于数据缺失而导致的不确定性，能够产生更加有效的统计推断。结合这种方法，研究者可以比较容易地在不舍弃任何数据的情况下对缺失数据的未知性质进行推断。通过运行 NORM 统计软件，可以较为简便地运用该方法。

目前，比较常见的多重插补法主要有以下几种：①随机回归插补法（predictive mean matching，PMM）：在回归插补值的基础上加上残差项（残差项的分布可以包括正态分布，也可以是其他的非正态分布）对缺失值进行估计，用残差项来反映预测值的不确定性，这种方法可以保证在正态性假设不成立的情况下，填补适当的值。②倾向得分法（propensity score，PS）：倾向得分法是在给定的观测协变量中，指定一个特殊处理的条件概率。对每个缺失变量都赋予一个倾向得分，以代表观测值缺失的概率，并根据倾向得分对观测值进行分组，然后应用近似贝叶斯 Bootstrap 法插补。③马尔科夫链 - 蒙特卡罗法（Markov Chain

Monte Carlo，MCMC)：MCMC 是贝叶斯推断中的一种探索后验分布的方法。该方法通过插补及后验两步的循环进行，为数据集中的缺失值抽取插补值。

在 SAS 或 Stata 软件中，MI 过程中提供了 3 种方法对缺失值进行插补。对于单调缺失(monotone missing)模式，可使用基于多元正态性假设的参数回归方法或采用倾向得分的非参数方法；对于任意缺失(arbitrary missing)模式，可使用基于多元正态性假设的 MCMC 方法。

多种统计分析软件具有数据缺失插补功能模块(表 6-3-1)。

表 6-3-1　常见数据缺失插补软件列表

软件名称	插补方法	数据缺失机制	评价
Amelia	多重插补	MAR	适用于中等专业人员
SPSS	均值插补，期望最大化法则	MAR，MCAR	简单易用
AMOS	原始最大似然法	MAR	简单易用，参数估计，标准误和全局性检验结果可靠
MX	原始最大似然法	MAR	不易使用
NORM	多重插补	MAR	中等难度，附有详尽帮助说明
SOLAS	多重插补，Hot Deck，回归	MAR，MCAR	菜单操作，简单易用
SAS	均值插补，多重插补，期望最大化法则，混合模型插补	MAR，MCAR	不适用于新手，完全掌握使用很困难

7. 调整替代估计法　首先把全部调查样本按是否回答划分为四个部分，如表 6-3-2。

表 6-3-2　调整替代估计法资料整理表

调查样本	调查项目	
	无缺失值	有缺失值
无缺失值	完整数据(A)	完整数据(B)
有缺失值	完整数据(C)	缺失数据(D)

在已全部回答的调查项目上，首先计算在同一调查项目上无缺失值的调查样本和有缺失值的调查样本之间的接近系数，综合各个项目的接近系数得到反映有缺失值的各调查样本和无缺失值的各调查样本的接近程度的总指标，以最接近的无缺失值调查单位的数据替代有缺失值调查单位相应的缺失值，作为初始值。然后找出与有缺失值的调查项目相关程度最高的无缺失值的调查项目。再根据在该项目上，作为初始值的调查样本与待估调查样本之间的“单接近系数”构建一个调整值。对初始估计值进行调整，则可得到调整估计值。调整替代估计法的估计效率显著高于用初始值直接替代。

(姚应水)

第七章 EpiData 软件应用

录入调查表数据，建立数据库，是数据管理和分析的主要内容之一。EpiData 软件是一个关于数据录入和管理的程序，目的是使普通用户能将一张调查表"计算机化"，使得数据录入和管理工作变得简单易行。EpiData 软件的基本设计思想是帮助用户根据调查表信息建立数据库以供统计分析，其主要功能包括调查表文件建立、数据录入、录入核对和数据导入、导出等。

第一节 EpiData 软件概述

一、EpiData 软件设计

EpiData 软件是由丹麦的 Jens M、Michael B 和英国的 Mark M 设计，编程者为丹麦的 Michael B。其开发思路和原理基于 Dean AG、Dean JA、Coulombier D 等编写的 Epi Info 6.0（CDC，Atlanta，Georgia，U.S.A.，1995）软件。

二、软件下载和登记注册

EpiData 软件可以从互联网上免费下载。用户可使用 EpiData 软件的帮助菜单 / 在线登记，登录其官方网站后填写登记表进行注册。注册用户将收到反馈信息，包括版本更新、软件错误纠正情况等。

三、版本信息与兼容性

EpiData 1.5 发布于 2001 年 2 月，目前最新版本为 EpiData 3.1（2008 年 1 月更新），该版本与 Epi Info 软件兼容。本章主要介绍 EpiData 3.1 的应用。

四、安装与系统要求

EpiData 软件为基于 Microsoft Windows 环境下的 32 位软件，可在 Microsoft Windows 95/98/NT/2000/XP/7/8 版本操作系统下运行。EpiData 的安装、运行不会依赖系统文件夹中的任何文件，也不会在系统文件夹中安装或替代任何 .DLL 文件。程序设置等参数被保存在 EpiData.ini 文件中。可以通过 Setup.exe 安装程序，也可以复制 EpiData.exe 文件到计算机中，直接运行。该软件目前有多种语言版本，包括中文、英文、法文等。

五、EpiData 软件的文件组成

用 EpiData 软件进行数据录入和管理，将产生三种类型文件。每种类型文件具有固定的后缀，在数据录入和管理中发挥不同的作用。

1. 调查表文件 后缀为 .QES。通过建立调查表文件，系统将会根据特定规则自动定义数据文件的结构，包括变量名、变量类型和长度等，用于数据录入。EpiData 软件有两种变量名定义规则，一般需要在建立调查表文件之前进行设置，具体设置方法详见本章第四节。

2. 数据文件 后缀为 .REC。数据文件包含录入的数据信息以及已经定义好的编码，可转出为其他类型数据文件（如 .dbf、.xls 和 SAS、SPSS 数据文件），用于数据的统计分析。

3. 核对文件 后缀为 .CHK。通过建立核对文件，系统将定义数据录入的有效性规则，包括逻辑合法值的设定、是否必须输入、字段间跳转及其条件、自动赋值、变量赋值标签等。

六、EpiData 软件的窗口介绍

运行 EpiData 3.1 后，界面包括菜单项、工具栏和显示窗口（图 7-1-1）。

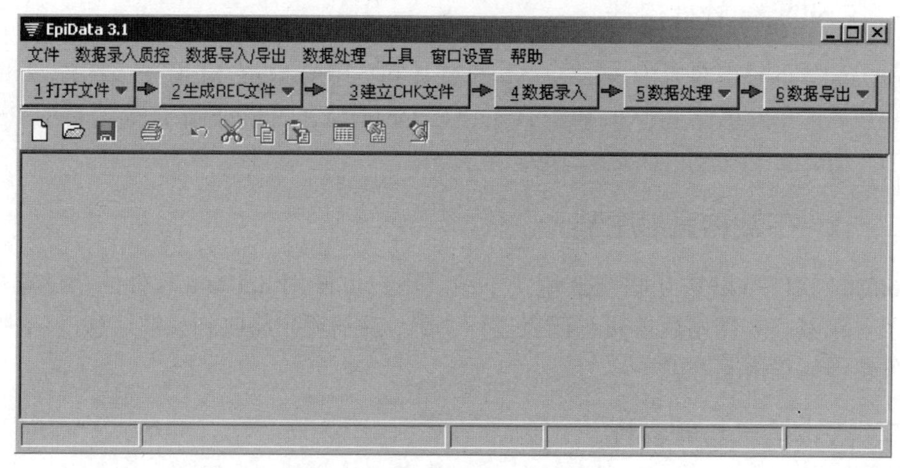

图 7-1-1 EpiData 3.1 的主窗口

1. 菜单项 菜单项包括文件、数据录入质控、数据导入 / 导出、数据处理、工具、窗口设置和帮助等菜单。每个菜单在下拉菜单中包括若干个子菜单。

2. 工具栏 工具栏包括工作过程工具条和编辑工具栏。该工具栏显示 EpiData 软件的工作流程，非常直观，使操作更加简便。而编辑工具栏和其他软件的编辑工具栏类似。

3. 显示窗口 运行软件后，显示窗口呈灰色，处于未激活状态。当新建立或打开调查表文件后，窗口激活，成为 EpiData 编辑器，可在光标处输入字符或显示程序运行结果。

第二节　数据录入及其核对

一、调查表文件的建立

医学研究常常通过调查表或登记表来收集数据，其后将调查表数据录入计算机，建立数据库，以供统计分析。如何更好地将调查表数据快捷、方便、准确地录入计算机并进行必要的整理，对完成下一步的数据统计分析工作至关重要。

EpiData软件可根据调查表的格式建立调查表文件，并根据调查表文件格式生成数据文件结构，从调查表文字中产生变量名，并按调查表中插入的空格或特殊符号自动定义变量类型及长度，用于数据的录入和核对。

图7-2-1显示的为一模拟的"糖尿病流行病学调查例表"，如何将采用该调查表收集的信息录入计算机，建立数据文件呢？

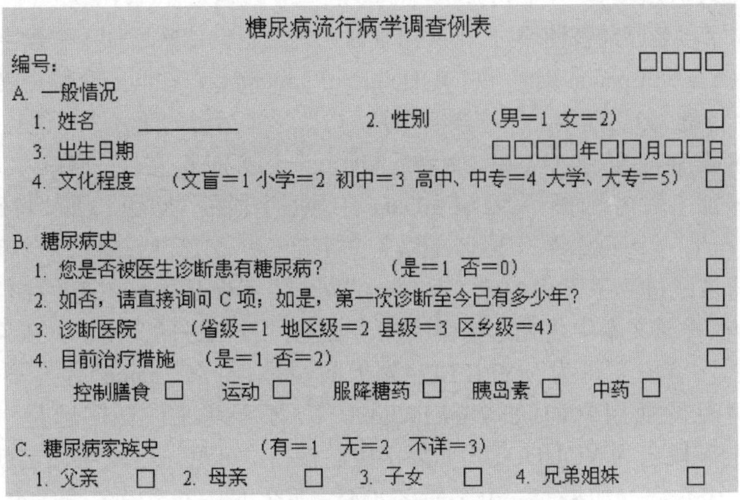

糖尿病流行病学调查例表

编号：　□□□□

A. 一般情况

1. 姓名 ________　　2. 性别　（男=1 女=2）　□

3. 出生日期　□□□□年□□月□□日

4. 文化程度　（文盲=1 小学=2 初中=3 高中、中专=4 大学、大专=5）　□

B. 糖尿病史

1. 您是否被医生诊断患有糖尿病？　（是=1 否=0）　□

2. 如否，请直接询问C项；如是，第一次诊断至今已有多少年？　□

3. 诊断医院　（省级=1 地区级=2 县级=3 区乡级=4）　□

4. 目前治疗措施　（是=1 否=2）　□

控制膳食 □　运动 □　服降糖药 □　胰岛素 □　中药 □

C. 糖尿病家族史　（有=1 无=2 不详=3）

1. 父亲 □　2. 母亲 □　3. 子女 □　4. 兄弟姐妹 □

图7-2-1　糖尿病流行病学调查例表截图

一个标准的数据文件由文件结构和原始数据两部分组成，文件结构由字段（或变量）名、字段类型、字段长度组成。由于数据结构文件由调查表文件内容决定，所以在编写调查表文件时，主要考虑如何对字段名、字段类型、字段长度进行设置。

1. 字段名及其类型和长度

(1) 字段名：与普通数据结构不同，EpiData软件能自动地根据调查表建立字段名，当遇到"________"或其他特殊字符时（如"##.##""<Y>"等），就在本行查找前面的"问题"文字，这些文字即为字段名的基础，这些"特殊符号"则定义了输入字段的类型。在EpiData中有两种字段命名方法：一种用"问题"（即特殊符号左面的文本）中的第一个单词作为字段名；另一种是按照Epi Info软件所使用的规则给字段自动命名。值得注意的是，EpiData设定字段名的最大长度为8个字符。

1)以调查表的第一个词作为字段名:如果在“文件”菜单“选项”,“生成 REC 文件”窗口中选择“以调查表的第一个词命名”(图 7-2-2),那么系统就把“特殊符号”左面文本的第一个单词作为输入字段名。如果这个单词超过 8 个字符就使用前 8 个字符作为字段名。

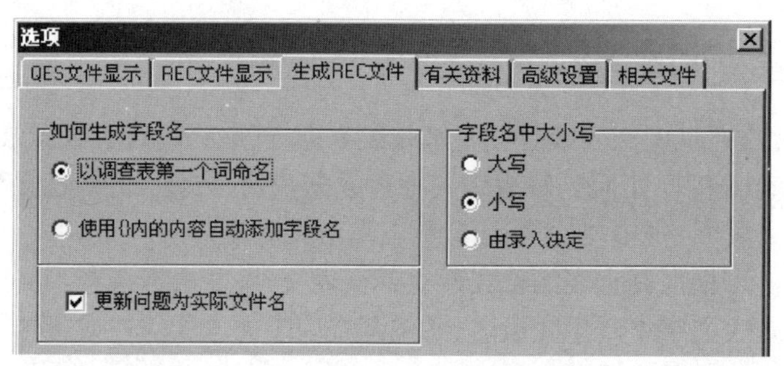

图 7-2-2　EpiData 选项中生成 REC 文件的字段设置窗口

例如:v1 Enter age of patient###。特殊字符“###”定义了一个 3 位整数的输入字段,如果选择了“以调查表的第一个词命名”选择项,则字段名就是“v1”。

如果一个字段名已经被使用过,再次出现时系统会自动依次增加一个数字作为字段名。例如,“v1 Enter age of patient###”和“v1 Height of patient###”在同一个调查表中出现时,则第一个字段名将是“v1”,而第二个字段名则是“v2”,尽管后者的第一个单词是“v1”。

2)自动字段命名:如在“文件”菜单“选项”,“生成 REC 文件”窗口中选择“使用{}的内容自动添加字段名”(图 7-2-2),EpiData 将根据字段的“问题”(即“特殊符号”左面的文本)自动产生一个字段名,字段名是以英文字母(A—Z)开始,最长 8 个英文字符。其他国际字符将被跳过。字段名的产生从字段“问题”字母开始。在产生字段名时还遵循下列规则:①在普通文本中优先选择用大括号(定界符)括进的文本。如果问题是“{ my } first { field } ? ”,字段名将为 MYFIELD;如果问题是“姓名{ name } ? ”,产生的字段名为 name;②常见的通用单词(如 What、Who、If 等)不予考虑。如问题是“What did you do ? ”,产生的字段名为 YOUDO;③如果字段前没有“问题”文本,字段名就取前一个字段名再加上一个数字。如果前一个字段名 dMY,那么下一个字段名就是 dMY1 ;如果前一个字段名是 dV31,则下一个字段名就是 dV32 ;如果不存在前一个字段名,则使用隐含字段名 FIELD1 ;④如果第一个字符是数字则在数字前自动插入一个字母 N。例如“3 little mice ? ”,产生的字段名为 N3LITTLE;⑤字段名的大小写取决于文件菜单选择项的设置。

(2)字段类型和长度:EpiData 的字段类型和 Epi Info 软件类似,共有 6 种。字段类型和长度的选择,可以通过运行“快速字段类型清单”进行。

1)快速字段类型清单:快速字段类型清单显示了 EpiData 中所有可以使用的字段类型,当快速字段类型清单打开时,可以选择一个字段类型插入当前窗口编辑器光标所在位置。字段类型的选择首先选取类型页,再设置该字段的属性,最后按插入键或回车键。打开快速字段类型选取清单有三种方法:直接按 Ctrl+Q 键;在编辑器工具条上选择字段编辑器按钮(图 7-2-3);在编辑菜单中选择字段编辑器。

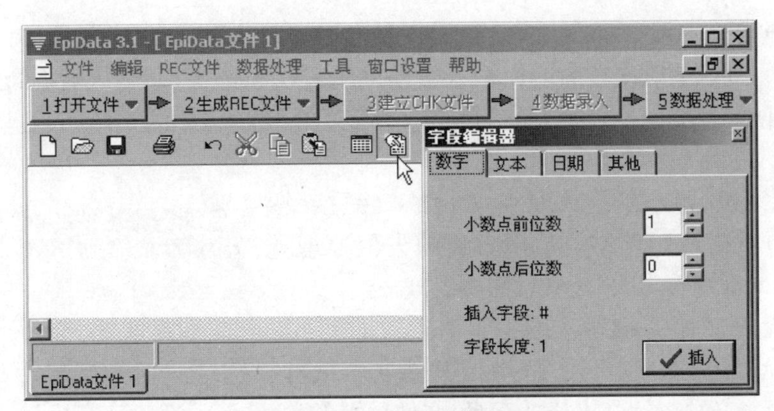

图 7-2-3　字段编辑器窗口

2) 字段类型介绍

数值型字段:##,###.##…,仅接受数字和空格,不输按空格处理,分析时作缺失值处理,以“.”显示。数字位数由“#”个数决定,小数位数由小数点右边的“#”个数确定。最长可达 14 位,小数点按 1 个字符计算(图 7-2-4)。

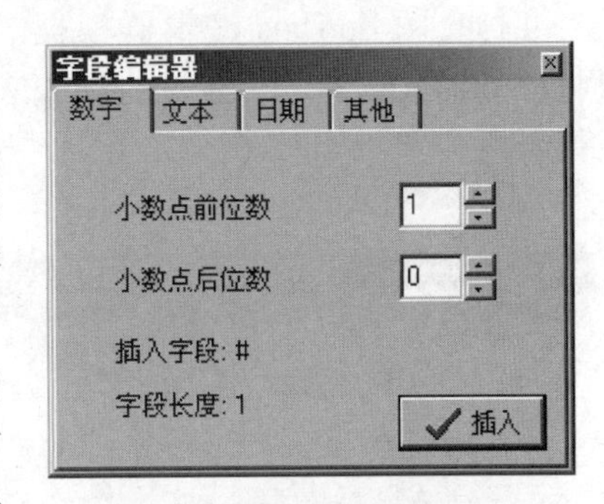

图 7-2-4　字段编辑器数值型字段选项窗口

文本型字段:包括三种(图 7-2-5),一种是常用的文本(下划线或底线)型字段:________;由连续下划线来定义,长度由下划线字符个数决定,最大值为 80,字段内容空缺时,按缺失值处理。另一种为大写文本型字段:<A>。第三种为加密字段:<E>,设置有加密字段的调查表,在生成 REC 文件,建立 CHK 文件及数据输入等操作时,需要输入密码,才能进行操作。

日期型字段:包括两种(图 7-2-6)。一种为常用日期字段:<MM/DD/YYYY><DD/MM/YYYY> 及 <YYYY/MM/DD> 等三种,输入时即进行合法性检验;只需输入日期,系统自动插入斜杠。另一种为自动插入日期型字段:<Today-DMY><Today-MDY> 及 <Today-YMD>,储存或修改数据时该字段自动输入系统日期,如系统日期正确,也即当天日期。

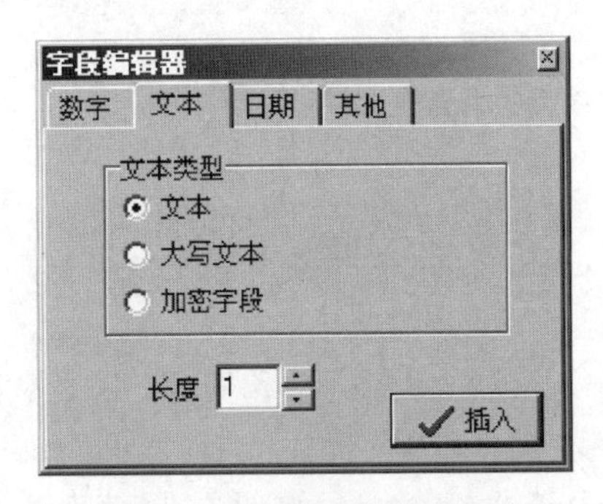

图 7-2-5　字段编辑器文本型字段选项窗口

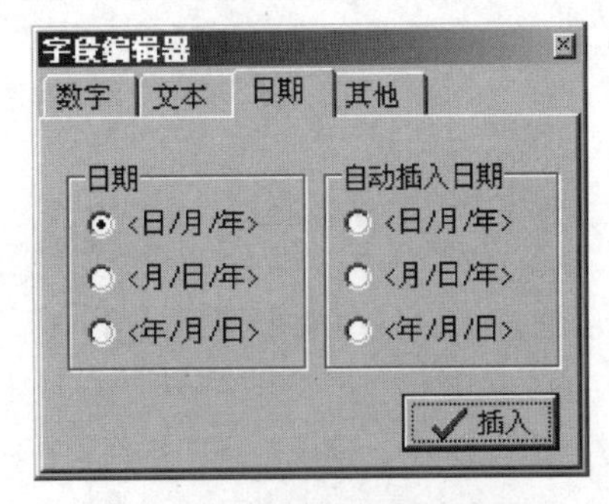

图 7-2-6　字段编辑器日期型字段选项窗口

自动 ID 号型字段:<IDNUM>。这是一种专用字段,用作记录识别号,第一个记录为1,以后记录自动赋值顺次较前增加 1,并自动保证编号的唯一性。输入数据时光标跳过此字段。如需使第一个记录号大于 1,可在“文件”菜单“选项”中的“高级设置”中设置。

声音提示型字段:<S>。

逻辑型字段(即布尔函数型字段):<Y>。只接受Y、N、0 和 1、空格或回车键。后两者作缺失值处理。Y、N 字符输入后即转为大写字母(图 7-2-7)。

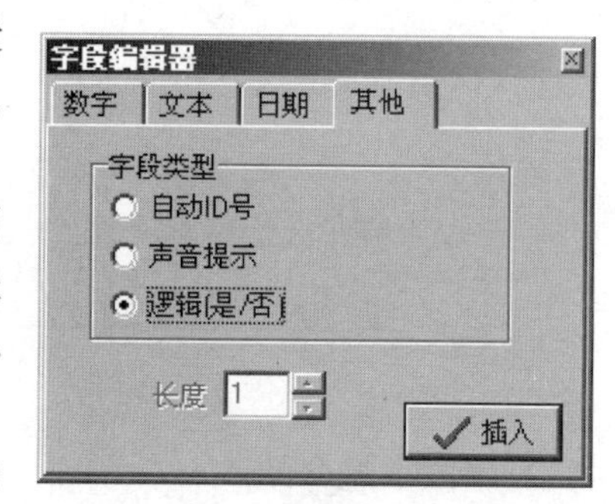

图 7-2-7　字段编辑器其他型字段选项窗口

2. 调查表文件的编写　编写调查表文件可用 EpiData 编辑器进行。也可用 Word 或其他文本编辑器编写。注意,必须以纯文本格式存盘,文件后缀名必须是“.qes”。

例如,用 EpiData 编辑器根据“糖尿病流行病学调查例表”(图 7-2-1)编写的调查表文件,如图 7-2-8 所示。

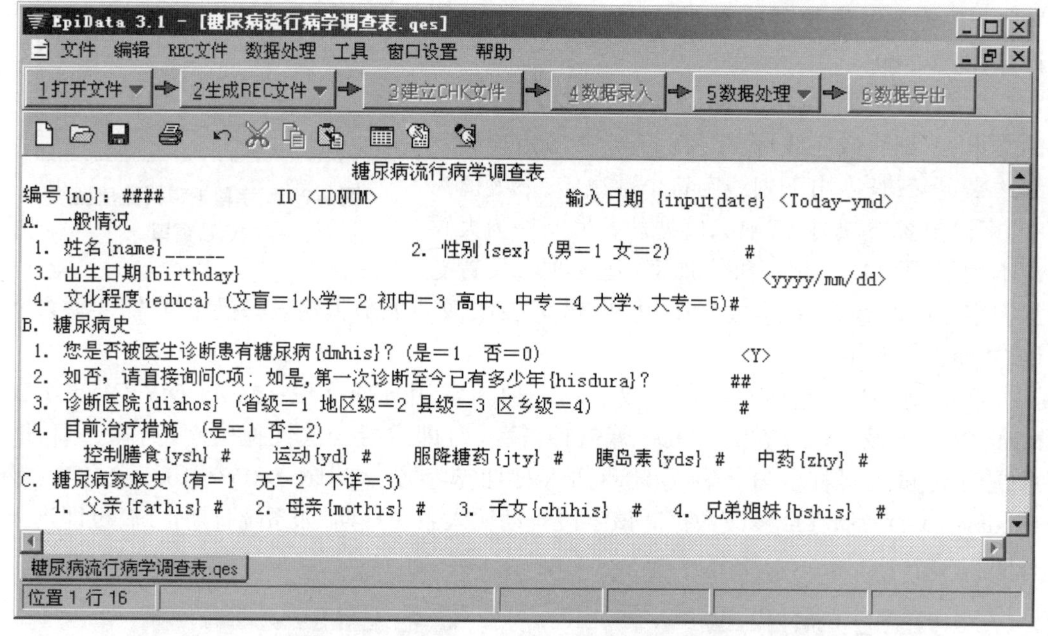

图 7-2-8　EpiData 编辑器编辑的调查表文件

编写时注意事项:

(1) 编写过程中及时保存文件,文件类型为 .QES 文件,本例调查表文件名为“糖尿病流行病学调查 .qes”,在编辑器的左下方显示。

(2) 系统只会根据“特殊符号”来定义一个输入字段(包括类型和长度),并根据符号前的字符给字段命名。建议在编写过程中利用“字段快速清单”插入“特殊符号”,即选择字段类型,定义好长度后,按“插入”图标,可避免由于“特殊符号”输入错误而不能产生有效的输入字段。

(3) 调查表用中文编写时，可用定界符（“{}”）将字段名定义为英文字符（英文字母或英文字母 + 阿拉伯数字），有利于数据库的管理和其他软件的统计分析。注意：“{}”必须为半角型，而不能是全角型（“｛｝”）。

(4) 尽可能把字段（变量）定义数值型，有利于统计分析。如糖尿病史“dmhis”可定义为数值型字段，“1”表示“有”，“0”表示“无”。

(5) 调查表文件的格式（即录入界面）尽可能和原调查表一致，有利于直观地录入数据。

(6) 如果用其他文本编辑器编写 QES 文件，在运行 EpiData 后，打开该 QES 文件即可编辑。特别应该注意的是：在使用 EpiData 编辑器或其他文本编辑器编辑 QES 文件时，文本中的字符都应该是半角型字符，而不能是全角型字符。

(7) 调查表文件的编写是否符合要求，可通过“数据表预览”来查看（图 7-2-9）。

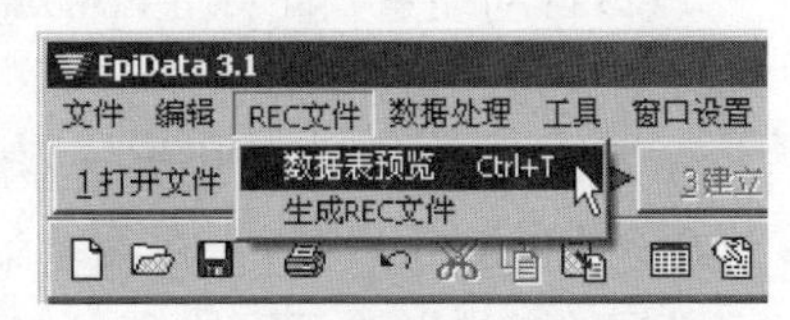

图 7-2-9 REC 文件数据表预览选项菜单

“糖尿病流行病学调查 .qes”文件数据录入时的界面预览如图 7-2-10。

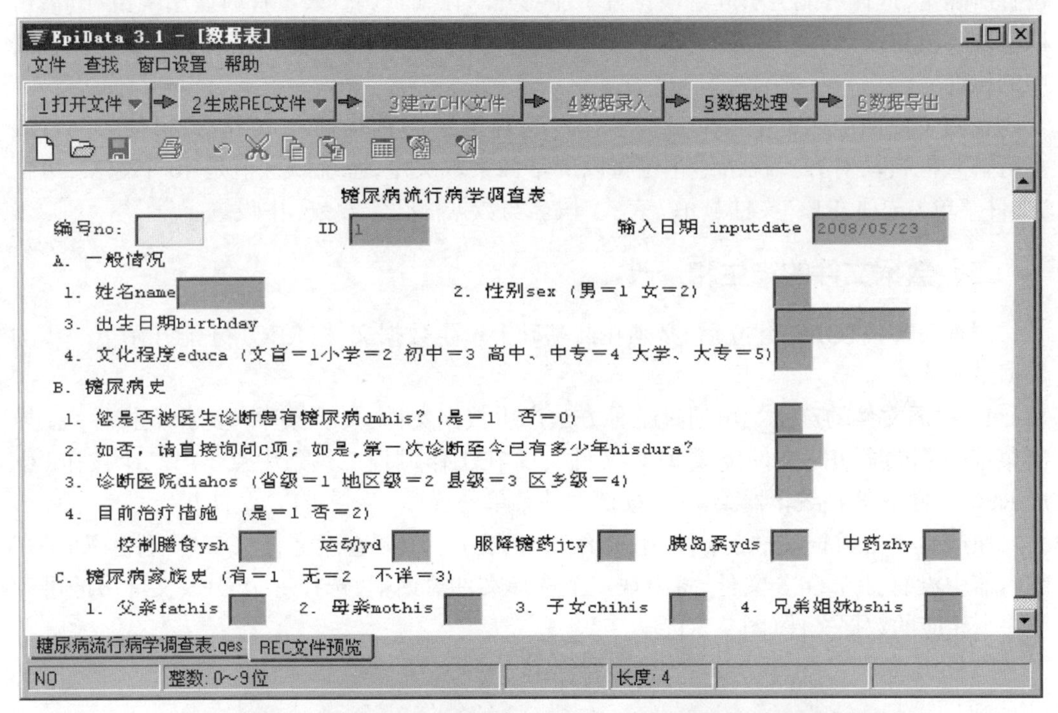

图 7-2-10 “糖尿病流行病学调查 .qes”文件数据录入时的预览界面

3. 数据表格式预览 数据表格式预览功能显示当数据输入时调查表的格式，但不产生数据文件（REC 文件）。在数据表格式预览时所显示的字段与实际数据输入时相同。但核查功能不起作用，因为数据文件尚未产生。在打开一个新的数据表预览时，可不必关闭当前的数据表预览窗口。

在编辑调查表文件时，可通过以下五种方法预览数据表：按 Ctrl+T；在编辑工具条中按预览数据表按钮；在数据表菜单选择预览数据表；在弹出菜单编辑器中选择预览数据表；在工作过程按钮，产生数据文件中选择预览数据表。

4. 变量标签　变量标记是对数据字段内容的一种描述。在 EpiData 中变量标记会自动产生，它取决于 QES 文件中输入字段左面的文本内容。

如果设置了“以调查表的第一个词命名”，那么变量标记将是字段左面文本内容而不包括第一个单词，因为它已用作字段名。例如 v1 Age of patient###，“v1”将作为字段名，而“Age of patient”将作为变量标记。

5. EpiData 编辑器的其他功能

(1) 自动缩进：如果在 EpiData 使用编辑器时选择了“自动缩进”选择项，下一行将自动按前一行缩进。

(2) 字段对齐：在使用编辑器编写 QES 文件时，可能要使用“字段对齐”功能。将光标放在含有输入字段的行，在编辑菜单选择“字段对齐”，即可使字段输入框对齐。对齐输入字段框的结果取决于字段命名选项的设置（“生成 REC 文件”选项）。使用了这个功能，数据输入表将变得更加清晰可读。

(3) 跳格符 @：当 QES 文件产生一个调查表的字段后，它的位置就由该字段前的文本位置所确定，这样可能会引起字段位置不能对齐。在编辑调查表文件时使用跳格符 @，可以实现字段自动对齐。跳格符 @ 对于数据文件的字段没有影响，只是改变字段在调查表中的位置。

在两个或两个以上字段变量符号（即“特殊符号”）前均插入 @ 符号，可使得两行或多行输入框自动对齐。跳格停止位将以屏幕像素数决定，系统默认值是 40 个像素，可在“文件菜单 / 选项 /REC 文件显示 / 表：字段名与数据框间像素数”中设置。

二、数据文件的产生和修改

调查表文件（QES）建立后，必须在此基础上产生数据文件（REC），才能开始下一步的数据录入。

1. 数据文件的产生　可通过三种方法产生数据文件：①主菜单→选择数据导入 / 导出菜单→“根据 QES 文件生成 REC 文件”；②在工作过程工具条中点击第二个按钮“生成 REC 文件”；③在编辑器菜单→ REC 文件菜单→选择“生成 REC 文件”。

在产生一个数据文件前，不必使用编辑器打开一个调查表文件（QES 文件）。如果在编辑器中没有打开 QES 文件，将出现一个选择文件对话框，选择一个 QES 文件后即可产生一个相应的数据文件（图 7-2-11）。

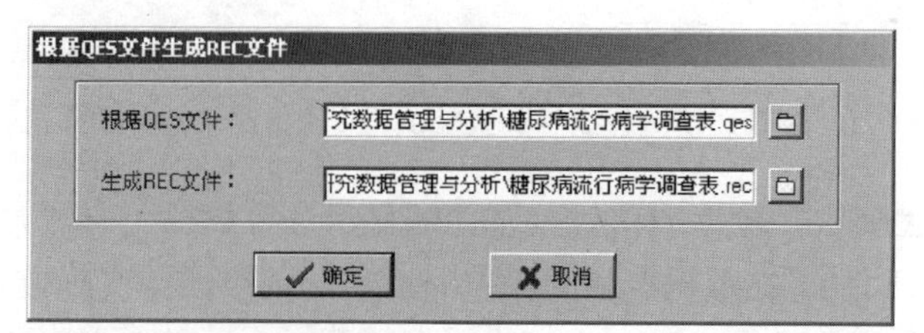

图 7-2-11　根据调查表文件生成数据文件时的文件选择对话框

注意：在“生成 REC 文件”中的选项设置决定了生成 REC 文件中的字段名。数据文件将把 QES 文件名作为隐含文件名，只是后缀是 .rec 而不是 .qes。但这不是必须的，只是推荐这样命名数据文件。

在图 7-2-11 对话框点击“确定”后，随即出现一个“REC 文件标记”对话框（图 7-2-12），提示输入一个 50 个字符以内的关于数据文件的简单描述，即“文件标记（可省略）”，可以省略不填。

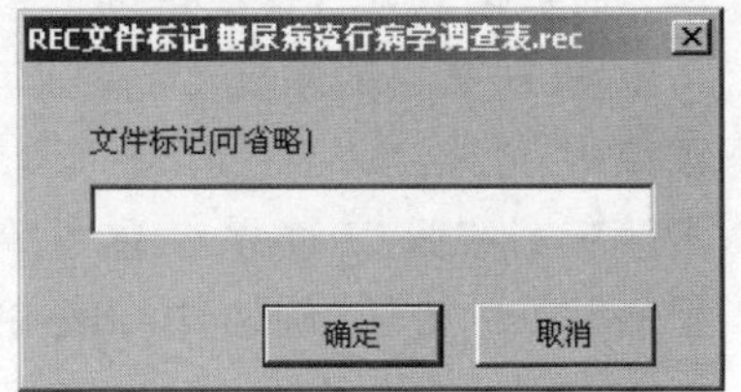

图 7-2-12 数据文件标记对话框

注意：在 REC 文件生成前可以进行预览；如果在产生一个新的 REC 文件时使用了一个与原来数据文件相同的名字，原来的数据文件将被覆盖，数据也将丢失。

2. 数据文件结构的修改 对一个已经包含数据的 REC 文件可以修改其结构（如增减字段、修改字段名或字段类型或长度）而不丢失数据。可按如下步骤进行：①打开数据文件对应的 QES 文件，然后修改它。如果 QES 文件不存在，在“工具”菜单中选择“根据 REC 文件生成 QES 文件”。②编辑 QES 文件，即增加新字段、去除字段或改变字段类型等。③存储 QES 文件并关闭编辑器窗口。④在工具菜单中选择“根据修改的 QES 文件更新 REC 文件”。⑤选择修改了的 QES 文件和要修改的 REC 文件（图 7-2-13），点击“确定”。

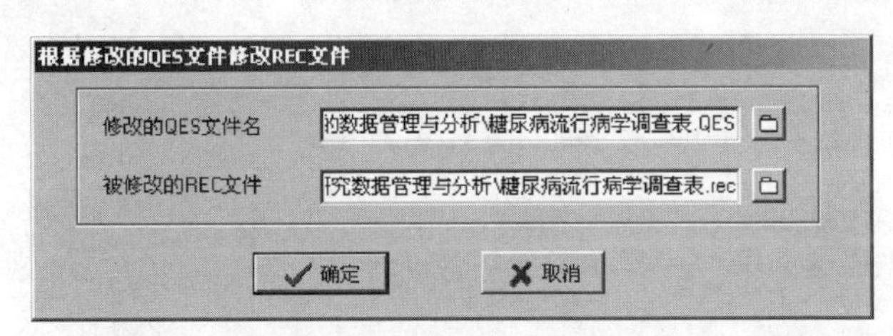

图 7-2-13 根据修改的调查表文件修改数据文件时的文件选择对话框

注意：如果删除了某个字段或改变了字段名（改变输入字段框左面的文本），该字段已有的数据将会丢失！请仔细检查修改的数据文件，如果发生错误，原始数据文件可以恢复。原始文件被保存为原文件名 .old.rec，并存放在与新文件同一目录中。另外，EpiData 支持两种字段命名方法，如果改变了系统字段命名设置就意味着改变了字段名，也可能引起数据丢失。

三、核对文件的建立

1. 核对文件介绍 核对文件，又称检查文件、CHECK 文件或 CHK 文件。建立了核对文件后，可在数据录入过程中检查数据的有效性。如输入“性别（男 =1，女 =2）”，则可设定该字段只能输入“1”或“2”或不输入，但不能输入其他任何数字。

核对文件中包括对一个或多个录入字段进行有效性描述。核对文件还可包含一些命令，可以控制录入的流向，例如从一个字段向另一个字段自动跳转。

当运行“数据录入”时，如果 CHK 文件存在，CHK 文件中的命令则自动装入内存发挥作用。注意：核对文件由系统自动命名，与数据文件名相同，只是后缀不同。

2. 核对文件的作用 核对文件的作用包括：限制录入数值型或日期型字段的数值或范围；设置字段必须输入；复制前一个记录的数据至新记录；根据一个字段的数据实现条

件跳转功能；根据其他字段的数值计算当前字段的数值；复杂计算和条件操作（IF-THEN 操作）；对数据录入者提供帮助信息。

3. 核对文件的建立　当数据文件产生后，可通过两种方法产生 CHK 文件：一种是用主菜单中“数据录入质控”中“添加 / 修改录入质控程序”，另一种是在工作过程工具条中点击第三个按钮“3 建立 CHK 文件”。两种方法均只能对字段的核对内容进行编辑，但对于字段以外的模块（例如：Before file、label block 等）则必须使用编辑器编写命令程序。

（1）建立 CHK 文件：运行主菜单中“数据录入质控”中“添加 / 修改录入质控程序”或点击过程工具条“3 建立 CHK 文件”，弹出“请选择 REC 文件”对话框，提示选择需要建立 CHK 文件的数据文件（REC 文件）。点击“打开”后，弹出“添加 / 修改录入质控程序”窗口，主窗口为数据录入预览界面，同时界面上出现一个浮动的核对功能对话框（图 7-2-14），使用鼠标点击，可在数据录入预览界面和核对功能对话框间切换。

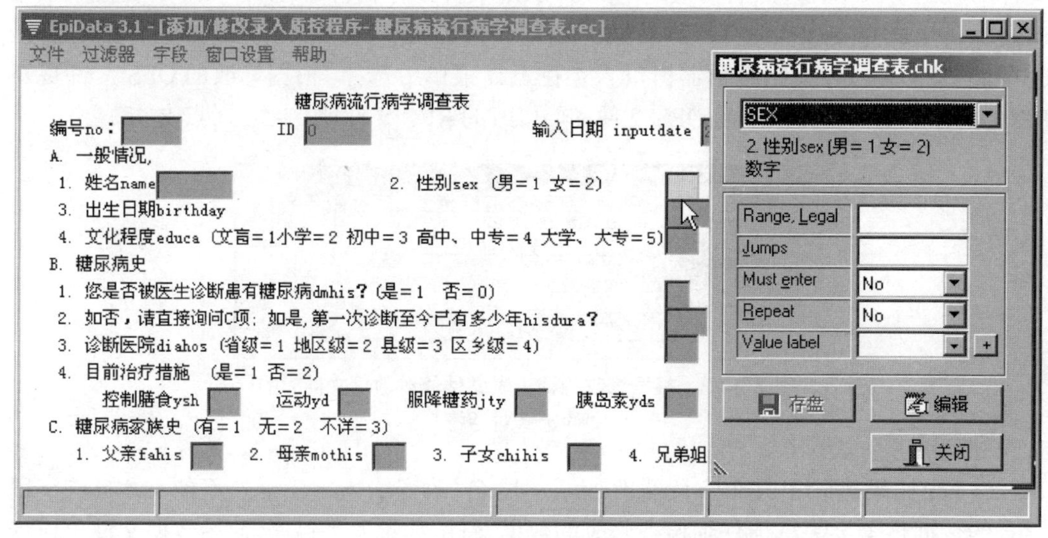

图 7-2-14　REC 文件添加 / 修改录入质控程序窗口

1）选择录入字段并为它添加有效性规则的方法：①在数据录入预览界面中选择字段，可使用鼠标点击或 Tab 键或用回车键移动至某个字段；②在核对功能对话框上部使用下拉字段列表进行选择；③当光标处于核对功能对话框的状态时，按 Ctrl+ 上箭头或下箭头。

2）如果光标位于数据录入预览界面中，使用复合键可以直接跳转至下述有效规则选择状态：①按 Ctrl+L 改变当前字段的范围或合理值；②按 Ctrl+J 改变跳转目的字段；③按 Ctrl+E 设当前字段为必须输入字段（或解除该功能）；④按 Ctrl+R 设当前字段为重复字段（或解除该功能）；⑤按 Ctrl+A 为当前字段的标记（或解除该功能）。

（2）有效性规则的建立和修改

1）范围 / 合法值（Range/Legal）：选择某个字段后，在核对功能对话框中“Range, Legal”栏内进行设定。光标在栏内时，系统会显示一个备注页，提示设定方法。定义一个字段的范围，可用 n1-n2 设定，如 1-3 表示该字段只可输入 1、2 和 3。如果只需对最大值进行限制，使用 -INF（负无限）为最小值；如果只需对最小值进行限制，使用 INF 为最大值。如输入 -INF-5 定义所有小于或等于 5 为合法值，输入 0-INF 定义所有正数为合法值。

使用逗号或空格可以定义单个合法值,如1,2,3,99限定当前字段中只可录入1、2、3或99。如果既要定义范围又要定义单个合法值,则必须先设定范围,再给出合法值,如1-3,99则将把1、2、3和99视为合法值;如定义成99,1-3,系统将提示错误。

2)跳转(Jumps)和跳转符号">":如果对当前字段设置跳转功能,在数据录入后跳转到哪个字段取决于当前字段录入的数据值。例如,如果当前字段为"性别(sex)(1=male,2=female)",则可定义:如果sex字段输入"1"时,光标跳转至字段V23,而当sex字段输入"2"时,光标跳转至V40。

选定字段,在Jumps栏内使用数值或字符+跳转符号">"进行设置。如"糖尿病史(dmhis)":N>fathis。如果有糖尿病史,则继续下一个问题,否则,跳转至"糖尿病家族史"项(图7-2-15)。如果设置两个以上的跳转,中间以","号分开。如sex:1>V23,2>V40。

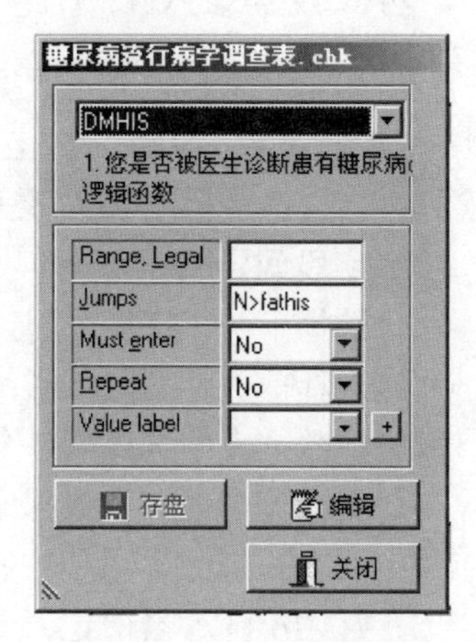

图7-2-15 跳转设置窗口

除了指定字段名外,跳转目的还可为:END和WRITE。END表示跳转至数据表的最后一个字段;WRITE意味着在输入当前字段数值后将当前记录存盘。

例如:1>V30,2>END,3>WRITE。程序将给出以下规则:如果输入"1"光标跳至字段V30,如果输入"2"光标跳转至数据表的最后一个字段,而输入"3"后,系统提示将当前数据存盘,并进入下一个记录。

此外,还可以通过AUTOJUMP命令设定自动跳转,即当前字段输入任何数据后光标都会跳至目标字段。

3)必须输入(Must enter):选择字段后,在Must enter栏选择项中选择"Yes"。如果当前字段必须输入数据,则需要使用这个规则。

4)重复输入(Repeat):如果在Repeat栏选择项中选择"Yes",则前一个记录中的设定字段输入值将自动出现在下一个记录的同一字段中。重复输入数据的值在数据录入过程中可随时改变,使用这个功能可减少数据录入工作量。

(3)编辑核对文件注意事项

1)编辑所有核对项:点击核对功能对话框中的"编辑"按钮,将打开一个编辑窗口,出现一个当前字段的字段块,可以直接对核对命令语句进行编辑。如果当前字段没有附加核对命令,编辑窗口中只出现字段名和END。编辑结束后,可以"接受并关闭"保存编辑内容,或按ESC取消保存。

注意:使用核对功能对话框中的"编辑"功能只能对单个字段块进行编辑。可以使用EpiData编辑器,对整个CHK文件的核对命令进行编辑。

2)核对命令运行检查:当"接受并关闭"核对文件编辑时,系统对核对命令自动进行检查。如果没有发现错误,编辑窗口关闭;如果发现错误,编辑窗口分成两部分,上半部显示核对命令,下半部分显示错误和产生错误行号。双击显示错误的行时,光标跳至相应的核对命令处,再次选择"接受并关闭",错误将被更正。

3)清除所有核对项:使用该功能将与数据文件相关联的所有核对项被清除,且原核对内容不可恢复。

4）使用编辑器产生核对文件：在核对文件中所有的命令都是块命令的一部分。EpiData 支持两个基本的块，即标记块和字段块。所有与指定字段有关的命令必须放在一个字段块中。一个字段块由字段名开始，由 END 结束（与命令的大小写无关）。某些命令是“自身块”（如 LEGAL..END，JUMPS..END），而其他命令只有一行（如 RANGE，GOTO）。所有块都用 END 结束。利用编辑器可以实现包括字段块在内的所有块的内容核对。具体用法参见 EpiData 软件的帮助文件。

四、数据录入

可通过两种方法进入数据录入界面开始数据录入：主菜单→选择数据导入 / 导出菜单→“数据录入 / 编辑”；在工作过程工具条中点击第四个按钮“数据录入”。当出现“打开”窗口后，选择相应 REC 文件进行数据录入。

1. 字段间导航

（1）选择下一个字段可用：按 Enter、按 Tab、按下箭头键或鼠标选择字段。

（2）选择前一个字段可用：按 Shift+Tab、按上箭头键或鼠标选择字段。

（3）在数据表中选择第一个字段按 Ctrl+Home 键；选择最后一个字段按 Ctrl+End。

2. 记录间导航　在数据表窗口的下面显示一个记录导航按钮（图 7-2-16）。这些按钮的功能可以在“查找”菜单中找到。

图 7-2-16 显示当前记录是第一条记录，总共有 2 条记录。DEL 表示当前记录已做删除标记。

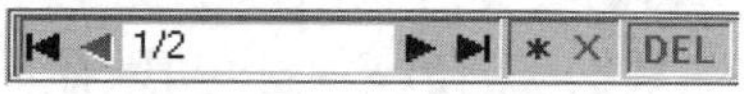

1/2　DEL

图 7-2-16　记录导航按钮

转至第一个记录；转至最后一个记录

转至前一个记录；转至下一个记录

输入新记录；删除一个记录标记或解除临时删除标记

3. 查找记录　如果已知记录号，可使用“查找”菜单或按 Ctrl+G 定位至目标记录。如果不知道记录号，可使用查找记录功能或按 Ctrl+F 键，打开查找选择窗口，此时查找停留在当前字段上，可通过下拉菜单对字段进行选择，包括 IDNUM 字段。

4. 两次录入的一致性检验　为了提到高数据录入质量，除通过建立核对文件设定录入有效性规则外，另一个质量控制措施是采用双轨录入（duplicate enter），即将同一批调查表信息录入两次，通过比较两次录入间的差异，控制和评价录入质量、修改录入错误。EpiData 软件可对双轨录入数据进行一致性检验，通过运行主菜单→数据处理→“一致性检验（对调查表双录入后的差异比对）”来实现（图 7-2-17）。

（1）确定关键字段：为了比较两个数据文件，通常要确定一个以上的关键（key）字段。关键字段，也称识别字段（ID 字段），用于匹配数据文件 1 和数据文件 2。关键字段必须是两次录入数据文件的公共字段且每个记录值是唯一的（unique）。

如果没有确定关键字段，两个数据文件就根据记录 - 记录进行匹配，也即数据文件 1 中的记录 1 与数据文件 2 中的记录 1

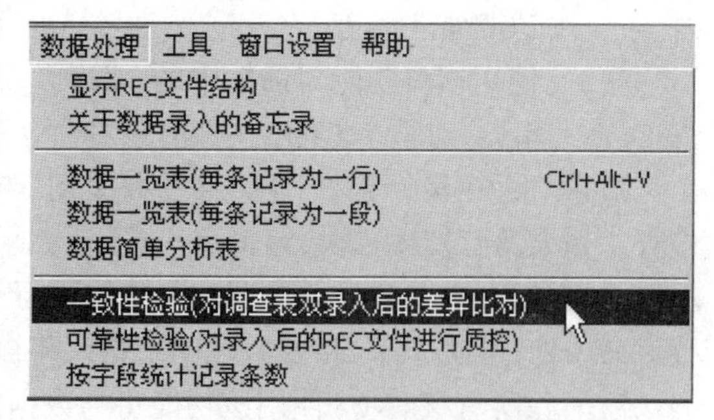

图 7-2-17　两次录入的一致性检验菜单

进行比较，因此两个数据文件录入顺序必须相同才可比较。

(2)选择项：在进行一致性检验过程中设定不考虑已作了删除的记录。也可以设定不考虑文本字段的大小写，“Smith”与“sMiTh”一样。

一致性检验完成后，系统会输出一份比较两个数据文件的详细报告。

第三节　数据文件的管理

一、数据文件信息

在“数据处理”菜单中选择“显示 REC 文件结构”功能，将提供所选择的数据文件和输入字段的信息，可在编辑器窗口中显示或打印。

数据文件信息包括数据文件名、文件大小、最后一次更新的日期、字段数、记录数、是否使用核对功能。数据文件中的每个字段的信息则包括输入字段名、字段变量标记、字段类型、字段宽度和核对项清单等。

二、数据输入提示

在使用 EpiData 进行数据录入时，常使用一些提示性注释（Notes），这些注释很难写进调查表中，可通过定义 Notes 函数来实现。Notes 函数可在数据录入过程中使用，也可在数据文件尚未打开时使用。在数据录入过程中按 F5 键可调用 Notes 函数。

三、数据文件标记

当建立一个数据文件时，系统会自动提示用户建立一个数据文件标记。数据文件标记为一个小于 50 个字符的文本，可作为数据文件（REC 文件）的一部分而被存入。数据文件标记可使用“工具菜单 / 编辑 REC 文件标记”进行编辑。

四、显示数据

在“数据处理”菜单中选择“数据一览表”来显示数据，分为“每条记录为一行”和“每条记录为一段”两种模式（图 7-3-1）。“每条记录为一行”显示的是一个行 × 列二维数据表格，和 Excel 软件的数据表类似，每行表示一个记录，每列表示一个字段。在“显示”对话框，可以通过选择项设定显示内容。

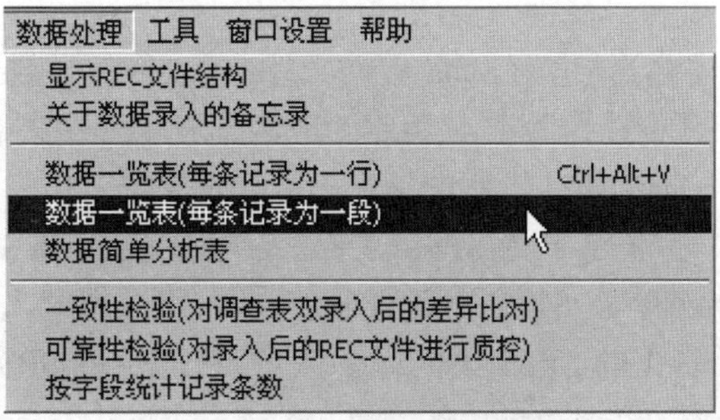

图 7-3-1　数据处理菜单

五、数据简单分析表

数据简单分析表位于“数据处理”菜单中（见图 7-3-1）。先选择要制作简单分析表的数据文件，弹出“数据简单分析表”选项对话框，对分析内容进行设定。

数据简单分析表显示数据文件的关键字段及数据的基本描述，包括记录数、删除记录的记录数；对数据文件的每一个变量显示变量标记、字段类型、选择核对命令及具有缺失数值的记录数（=blank 字段）；对于数值型字段显示数值范围（不拒绝在核对文件中指定的范围）、均数和标准差或频数表。

六、数据文件的导出和导入

1. 数据导出　EpiData 3.1 软件只能输出数据简单分析表，不具有其他统计分析功能，建立好的数据文件可转成其他类型数据文件，以供其他统计分析软件对数据的读取。

点击工作过程工具条中的“数据导出”图标可实现数据文件的导出（图 7-3-2）。

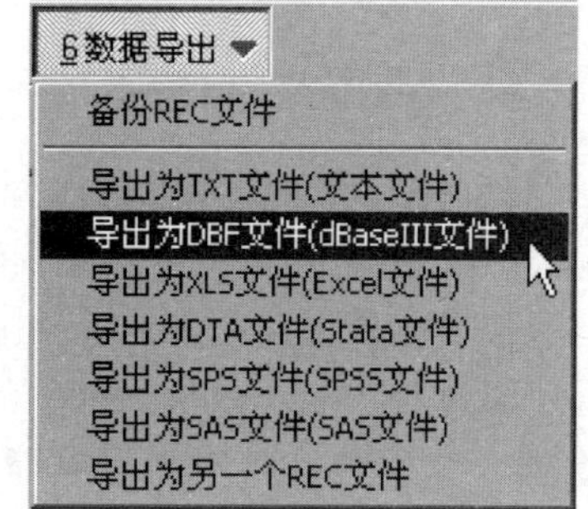

图 7-3-2　工具栏数据导出菜单

（1）备份 REC 文件：用以备份、保存 EpiData 软件录入的数据文件，即 REC 文件。

（2）导出为文本文件：EpiData 可以将数据文件导出为标准的文本文件（TXT 文件），每行一条记录，可以通过选择分割符号将字段分割开。选择转出的文件后缀必须是 .txt。选择项包括：选择字段分割符、选择文本“标记”（如果选择此项，所有非数字字段将被双引号标记）和不转换已被删除的记录（如果选择该项，只有未被删除的记录被转换）。

（3）导出为 dBase Ⅲ文件：EpiData 可以将数据文件导出为 dBase Ⅲ文件（DBF 文件）。DBF 数据文件是目前最常用的一种数据文件类型，可被 SAS、SPSS、Stata、Excel 等多种数据管理和分析软件直接读取，兼容性最好。建议一般用户选择将 REC 文件导出为 DBF 文件，以方便其他统计分析软件读取。值得注意的是：导出为 dBase Ⅲ文件时，限制字段数为 128 个，同时不导出已被删除的记录。

（4）导出为 Excel 文件：可以将一个数据文件导出成 Excel 2.1 版本，因为它相对简单，2.1 版本的 Excel 文件（.xls）可以被其他版本的 Excel 软件读取。注意：Excel 软件对电子表格的行、列数有一定的限制。限制程度则随 Excel 的版本而不同，应注意仔细检查转出的文件，确认所有数据正确转出。

（5）导出为 Stata 数据文件：可以将一个数据文件转换成一个 Stata 文件（.dta）；可在选择项中选择版本 4、版本 5 或版本 6，且一并导出数据文件标记、变量标记和数值标记。注意：Stata 第 4~5 版的标记不能超过 8 个字符。

（6）导出为 SPSS 文件：导出数据库到 SPSS 命令文件（*.sps）和原始的数据文件（*.txt）。在 SPSS 中运行命令文件，将数据载入 SPSS 程序，然后将打开的数据库另存为一个真正的 SPSS 数据库。注意，在产生的 SPSS*.sps 文件中，“RECORDS=”的含义不同于其在 EpiData 中的意义。在 EpiData 中，records（记录）表示的是记录数；而在 SPSS 中，records 表示写下所有记录所需的行数。选择项设置类似于“输出到文本文件”中的设置。

（7）导出为 SAS 文件：导出数据库到 SAS 命令文件（*.sas）和原始的数据文件（*.txt）。在 SAS 程序中提交命令文件，装载数据库。选择项设置类似于“输出到文本文件”中的设置。

在数据导出的过程中要注意所导出数据库类型最大支持的字段数、打开导出数据的软件所支持的语言、导出的记录数与字段数等问题，以保证导出的数据准确无误。

2. **数据导入**　EpiData 软件可以将三种格式的数据文件导入为 REC 文件：从文本文件导入、从 DBF 文件导入和从 SAS 文件导入（图 7-3-3）。具体用法可自行体会。

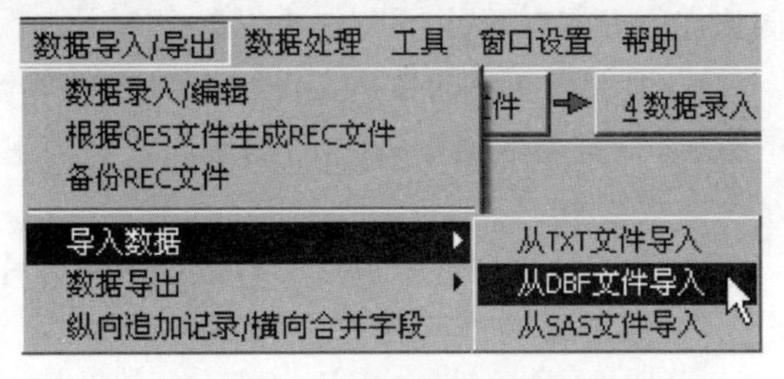

图 7-3-3　数据文件导入菜单

七、数据库的纵向追加与横向合并

EpiData 软件可以对两个数据文件进行合并，形成一个新的数据文件。纵向追加（append）是将两个数据结构完全一样或基本上一样的数据文件合并起来，两个数据库是"头对尾"（from top to bottom）连接，又称串联。横向合并（merge）是将两个结构不同、但至少有 1 个共同的标识字段（ID 字段或关键字段）的数据库合并。例如，一个数据库中录入的是问卷调查结果，而另一个数据库中录入的是同一批调查对象的实验室检查结果。两个数据库都含有一个可以确定调查对象的 ID 号。这样的两个数据库的合并是"肩并肩"或"边对边"（from side to side）连接，又称并联。

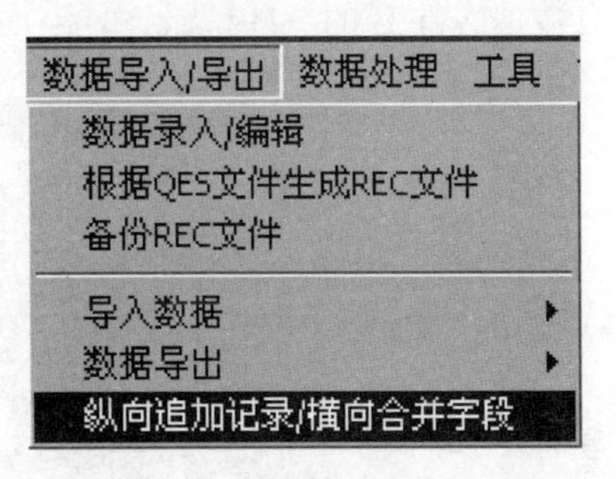

图 7-3-4　纵向追加记录 / 横向合并字段对话框

在"数据导入 / 导出"菜单中点击"纵向追加记录 / 横向合并字段"（图 7-3-4），弹出文件选择对话框，选择确定所要追加或合并的 REC 文件后，弹出"纵向追加记录 / 横向合并字段"对话框（图 7-3-5）。

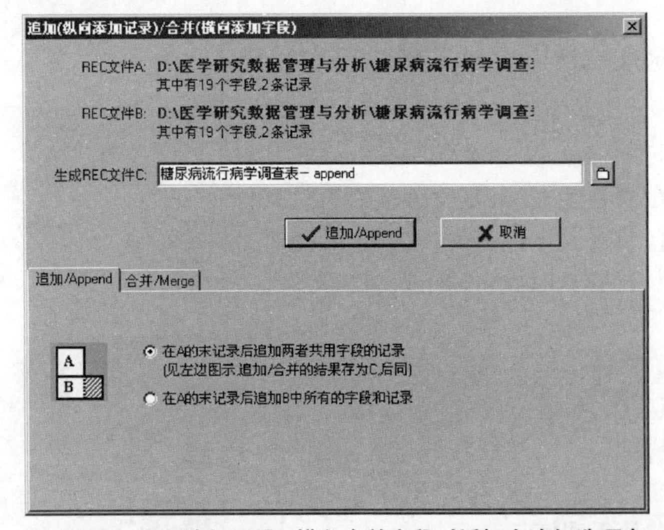

图 7-3-5　纵向追加记录 / 横向合并字段对话框中追加选项卡

1. 数据库的纵向追加　在“纵向追加记录/横向合并字段”对话框中显示两个数据库的情况。点击“追加/Append”切换卡进行纵向追加，键入合并后的新数据文件名。纵向追加的方式有两种（图7-3-5）：

（1）追加后新建的数据文件结构与数据库A相同，即有相同的字段。至于数据库B中的数据，只有与数据库A相同的字段才会被追加到新的数据文件中，数据库A中没有的字段会被忽略。

（2）新的数据文件中包括所有数据文件A中的字段和数据文件B中的字段。

2. 数据库的横向合并　在“纵向追加记录/横向合并字段”对话框中点击“合并/Merge”切换卡进行横向合并。键入合并后的新数据文件名。合并功能要求两个数据文件都必须有一个或多个标识字段，以便匹配数据文件A和数据文件B中对应的记录。最多可以选择3个标识字段。标识字段不一定要设置为KEY或KEY UNIQUE，但必须在两个数据文件中都存在。横向合并的方式有两种（图7-3-6）：

（1）只合并那些标识字段在数据文件A和数据文件B完全匹配的记录。

（2）合并两个数据文件中的所有记录。此操作可能会使很多字段出现缺失值，因为来自数据文件B的一些记录，可能在数据文件A中没有可匹配的记录。

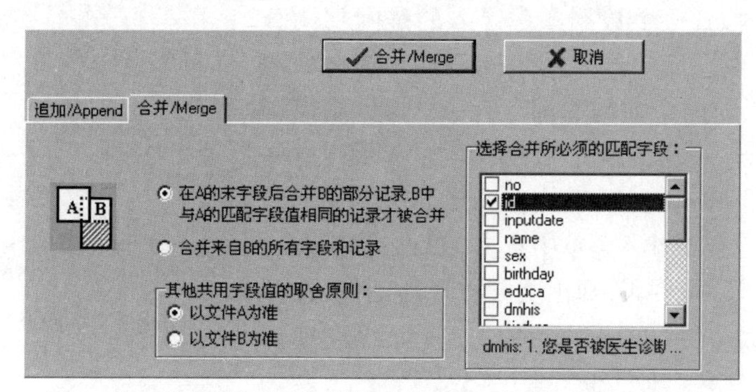

图7-3-6　纵向追加记录/横向合并字段对话框中合并选项卡

八、EpiData软件的工具菜单

EpiData软件的工具菜单为数据文件的管理提供了多种功能，见图7-3-7。

1. 根据REC文件生成QES文件　如果只有数据文件，而没有调查表文件（QES文件），可以通过工具菜单中的“根据REC文件生成QES文件”来建立。

2. 清理REC文件　运行清理REC文件菜单，可以物理删除具有删除标记（逻辑删除）的记录。先选中要打开的数据文件，然后在警告提示里，选“OK”或“Cancel”。注意：一旦确认，有删除标记的记录将被物理删除而无法恢复。

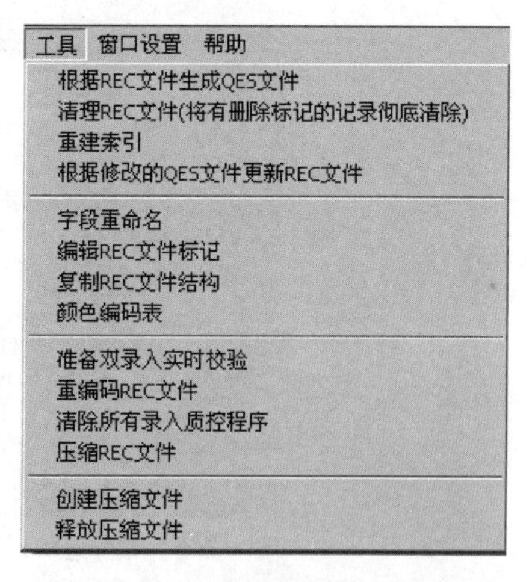

图7-3-7　EpiData软件的工具菜单

3. 重建索引　必须指定一个关键字段。

4. 根据修改的 QES 文件更新 REC 文件　详见第二节。

5. 字段重命名　选择打开一个 REC 文件，可在“重命名”对话框里修改字段名。

6. 编辑 REC 文件标记　REC 文件标记也可使用工具菜单，编辑 REC 文件标记功能进行编辑。

7. 复制 REC 文件结构　通过此菜单可以复制 REC 文件结构，即建立一个 QES 文件，也可选择同时复制 CHK 文件。一般在双轨录入数据或补充录入数据但又没有 QES 文件时常用。

8. 其他　除上述功能外还有颜色编码表、准备双录入实时校验、重编码 REC 文件及压缩 REC 文件等多项功能。

第四节　EpiData 软件的选项

EpiData 程序选择项可通过选择“文件 / 选项”进行设定。点击“选项”，弹出选项对话框(图 7-4-1)，包括“QES 文件显示”“REC 文件显示”“生成 REC 文件”“有关资料”“高级设置”和“相关文件”六个选项卡，鼠标点击选中后设定。

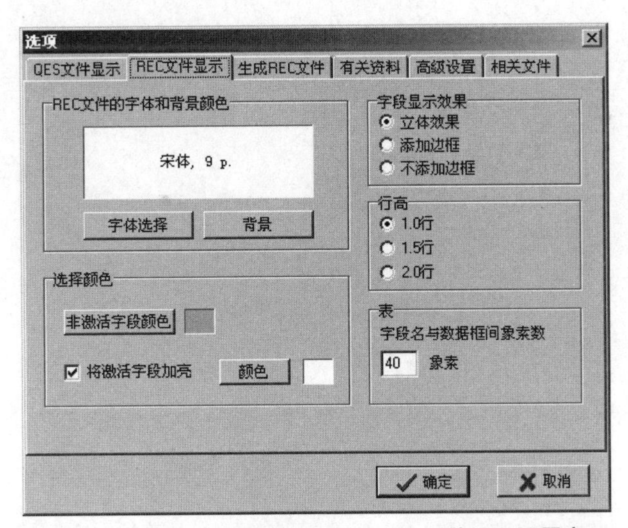

图 7-4-1　EpiData 软件的选项中 REC 文件显示设置窗口

1. QES 文件显示选项　设定 QES 文件编辑窗口的背景和字体。

2. REC 文件显示选项　定义如何在数据表中显示一个 REC 文件。可以改变数据表的字体和背景颜色，还可以对于输入字段指定不同的背景颜色，而当输入字段激活时选择另一个颜色。其他选项包括输入字段的外形(立体效果、添加边框或不添加边框)，数据表的行高和在数据文件中使用的 @ 空格键的像素数等(见图 7-4-1)。

3. 生成 REC 文件选项　主要设定根据 QES 产生 REC 文件时如何生成字段名(图 7-4-2)。需要强调的是：对中文用户来说，调查表用中文编写，录入界面通常也和调查表一样是中文格式，但建议用英文字母定义字段名（变量名），有利于数据导出后进行管理和统计分析。所以，在“如何生成字段名”选项里，常设定“使用{}内的内容自动添加字段名”。

4. 有关资料选项　设置文件中的字体和背景。

5. 相关文件选项　设置EpiData可选择文件类型。

6. 高级设置选项　包括ID号字段、错误信息、语言选择、声音提示四个内容。

如何生成字段名
以调查表第一个词命名
使用{}内的内容自动添加字段名

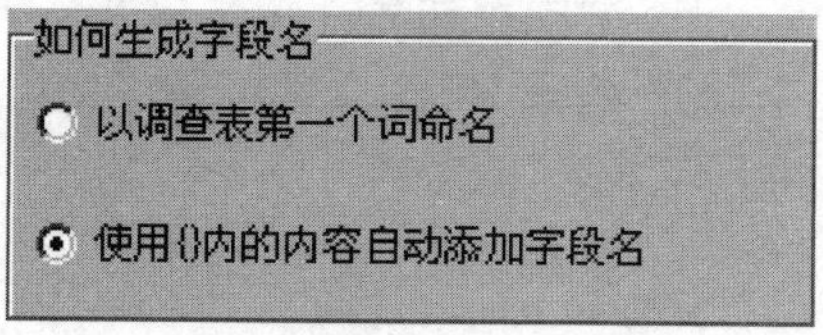

图7-4-2　生成REC文件选项——如何生成字段名对话框

“ID号字段”可设置IDNUM字段的起始ID号，系统默认为1；“错误信息”选项可设置系统出错时是否显示出错信息；“语言选择”设定菜单、按钮、错误信息等显示的语言；“声音提示”设置在数据录入中是否有声音提示。

（寇长贵）

第八章　SPSS 软件应用(一)

1968 年,美国斯坦福大学 Norman H.Nie、C.Hadlai(Tex)Hull 和 Dale H.Bent 三位研究生开发出最早的社会科学统计软件包(Statistical Package for the Social Sciences,SPSS),并成立了 SPSS 公司。SPSS 软件最初为大型计算机版本(SPSSx),80 年代初推出了微型计算机 DOS 版本(SPSS/PC+2.0~4.0),80 年代末迅速向 Windows 版本过渡。1993 年至今,陆续推出了 SPSS for Windows 的系列版本。随着 SPSS 产品服务领域的扩大和服务层次的加深,SPSS 公司于 2000 年将软件名称更改为统计产品与服务解决方案(Statistical Product and Service Solutions,SPSS)。2009 年 7 月 28 日,IBM 公司宣布用 12 亿美元现金收购统计分析软件提供商 SPSS 公司。如今 SPSS 已出至版本 22.0,而且更名为 IBM SPSS。迄今,SPSS 公司已有 40 余年的成长历史。

SPSS for Windows 是一个集数据处理、统计分析等功能于一身的组合式软件包,是目前公认最优秀的统计分析软件包之一。SPSS 的基本功能包括数据管理、统计分析、图表分析、输出管理等等。SPSS 统计分析过程包括描述性统计、均值比较、一般线性模型、相关分析、回归分析、对数线性模型、聚类分析、数据简化、生存分析、时间序列分析、多重响应等几大类,每类中又分多个统计过程,每个过程中又允许用户选择不同的方法及参数。SPSS 也有专门的绘图系统,可以根据数据绘制各种图形。

SPSS for Windows 22.0 的分析结果清晰、直观、易学易用,而且可以直接读取 Excel 及 DBF 数据文件,现已推广到多种操作系统的计算机上,它和 SAS、BMDP 并称为国际上最有影响力的三大统计软件。本书第八章至第十二章将介绍 SPSS for Windows 22.0 在医学数据管理和统计分析中的具体应用。

第一节　SPSS 软件概述

一、SPSS 软件安装

1. 启动计算机,将程序光盘放入光驱内或者在硬盘上启动安装程序,在启动界面上点击“Install SPSS”即运行安装程序。

2. SPSS 22.0 分为 32 位版本和 64 位版本,建议选择 32 位版本。在中文版 Windows 中安装时默认支持中文安装界面,出现选择对话框,由用户选择是“个人用户许可证(Single-user License)”“站点许可证(Site License)”还是“网络许可证(Network License)”。个人用户选择“个人用户许可证(Single-user License)”。

3. 点击“下一步”,同意其协议条款,再点击“下一步”后,在对话框中输入用户姓名、单位名称。点击“下一步”后可选择一种或多种帮助语言。默认英语为必须安装语言,可以根据实际情况选择是否安装中文帮助语言。再点击“下一步”后指定安装文件的路径,32位与64位版本默认的安装路径不同,可以点击“更改”按钮修改安装路径。

4. 点击两次“下一步”后程序开始自动安装,安装结束后需要输入授权代码,即可完成SPSS安装过程。

二、SPSS软件界面

1. SPSS软件的启动　SPSS软件启动后进入主窗口界面(图8-1-1)。

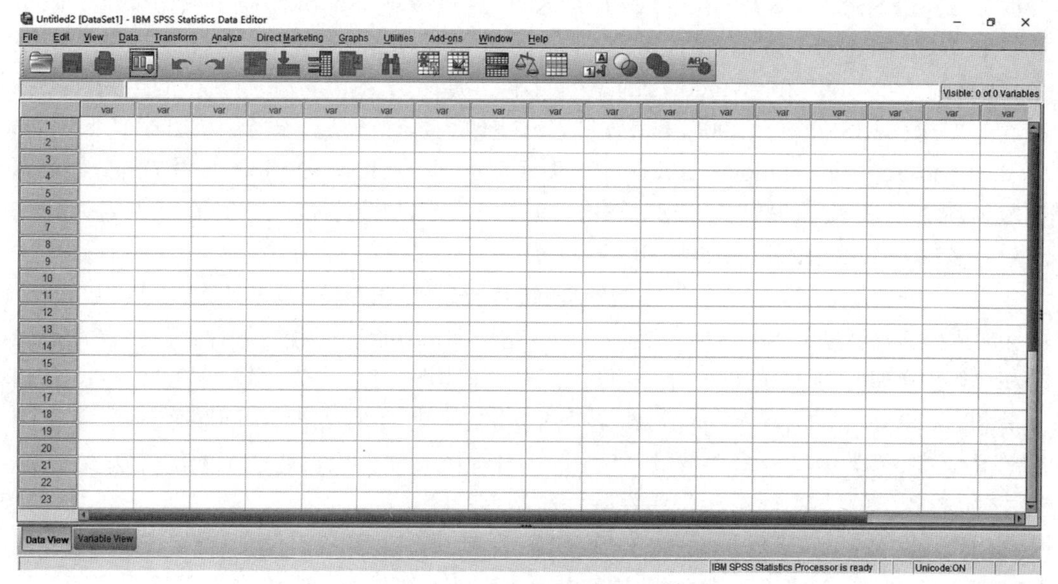

图8-1-1　SPSS 22.0的主窗口界面

2. SPSS软件的主窗口　SPSS软件的主窗口名为IBM SPSS Statistics Data Editor,表明为数据管理窗口,在此窗口用户可进行数据管理和统计分析。主窗口主要包括菜单栏、工具栏、数据栏和状态栏等。

3. SPSS软件的菜单　菜单栏共有12个选项,包括SPSS软件的所有功能。

(1)File——文件管理菜单:有关文件的新建、打开、保存、显示和打印等。

(2)Edit——编辑菜单:有关文本内容的选择、拷贝、剪贴、查找和替换等。

(3)View——视图菜单:有关工具栏、状态栏、字体选择、网格等的显示。

(4)Data——数据管理菜单:有关数据变量和记录的增减、定义、数据格式选定、选择、排序、加权、数据文件的转换、连接、汇总等。

(5)Transform——数据转换处理菜单:有关变量的赋值、重新编码、缺失值替代等。

(6)Analyze——统计菜单:包括一系列统计分析功能。

(7)Direct Marketing——市场分析与决策:可对客户或联系人轻松进行复杂的分析,可以选择最近活跃度、频率以及货币价值(recency,frequency and monetary value,RFM)的分析、聚类分析、潜在客户剖析(prospect profiling)、邮政编码分析、倾向评分和营销活动效益比较

（control package testing）。可帮助了解客户，改善营销活动，使营销预算和投资回报率最大化。

（8）Graphs——作图菜单：包括一系列统计作图的功能。

（9）Utilities——用户选项菜单：有关命令解释、文件信息、定义标题、窗口设定等。

（10）Add-ons——用于管理附加程序。

（11）Window——窗口管理菜单：有关窗口的排列、选择、显示等。

（12）Help——求助菜单：有关帮助文件的调用、查询、显示等。

点击菜单选项即可激活菜单，弹出下拉式子菜单，用户可根据自己的需求再点击子菜单的选项，完成特定的功能。

4. SPSS 软件的其他窗口　SPSS 软件的主窗口是数据管理窗口，默认为激活状态。另一个是结果输出窗口，默认标题名称是“Output1”，启动时为非活动窗口，只有当完成一项处理后，才在该窗口显示处理过程提示和计算结果（图 8-1-2）。

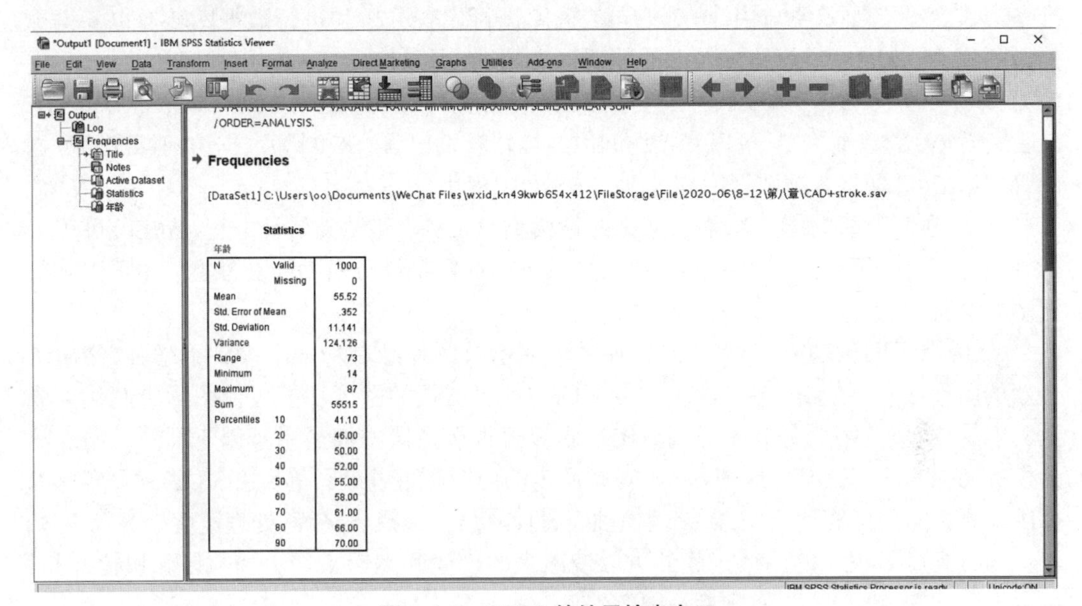

图 8-1-2　SPSS 的结果输出窗口

此外，还有命令编辑窗口，标题名称是“Syntax”，用于 SPSS 程序命令的输入、编辑和运行。

三、SPSS 软件帮助系统

SPSS 软件提供了丰富且详尽的在线帮助。主要有下列几种方式：

1. 主窗口 Help 菜单　在软件运行的任何时候，点击 Help 菜单中相关的子菜单，可得到所需的各种帮助。

2. 各种对话框中 Help 按钮　在具体操作过程中，当弹出某一对话框时，一般总有 Help 按钮，点击该按钮，用户可得到这一对话框选项内容的详细帮助。

3. SPSS 对话框中的 Paste 按钮　SPSS 对话框中几乎都存在一个 Paste 按钮，它是用来查看或编辑程序使用。当用户选择完成一个命令后，点击 Paste 可以激活编程窗口，可以看到与用户正在编辑的命令相关的程序语言，用户可以修改或执行该命令。

四、SPSS 22.0 软件功能特点

SPSS 软件在开发上把界面的易用性放在首位。从 12.0 版开始全部采用 JAVA 语言开发，经过不断改进，整个代码体系已成熟。SPSS 22.0 新版本保留了 SPSS Statistics 软件一贯的界面风格，并在原先的 19.0 版本基础之上进一步完善分析功能、提高分析性能和交互能力，主要在以下几个方面得到进一步丰富与加强。

1. 具备多国语言界面　可使用中文语言。SPSS 22.0 使用了多国语言界面，使用者可以根据自己的情况，设置成英文或简体中文操作界面。可以帮助使用英文菜单有一定困难，或者对统计专业名词不熟悉的使用者。对于习惯使用旧版本的使用者，仍然推荐使用英文菜单，原因是一些内部菜单的中文翻译可能有些令人费解。

2. 数据准备工作变得更简单快捷　SPSS 22.0 可以同时打开多个数据集，使数据的准备工作变得更加方便与快捷，对不同数据库进行比较分析和进行数据库转换也变得更加方便易用。SPSS 22.0 具备强大的数据管理功能，可以使用其他应用程序和数据库，支持 Excel、文本、dBase、Access、SAS 等格式的数据文件，通过使用 ODBC（Open Database Connectivity）的数据接口，可以直接访问以结构化查询语言（SQL）为数据访问标准的数据库管理系统，方便将其他数据库导入到 SPSS 数据库中。

3. 增强了分析功能　新增的广义线性模型（GLMs）和广义估计方程（GEEs）可用于处理类型广泛的统计模型问题，使用多项 Logistic 回归统计分析功能在分类表中可以获得更多的诊断功能。

4. 增强了图表功能　SPSS 22.0 在图形演示及图片绘制功能上得到了增强，使用了全新的图形演示系统，能够产生更加专业的图片。增强的图形功能可使图形定制化生成更为容易，产生的图表分辨率更高。图形画板模板选择器增加了用于创建不同类型地图的模板，例如分区图（着色地图）、带有微型图表的地图和重叠地图等。SPSS 22.0 具有比以往版本更快的表格处理速度，如处理枢轴表、打印报告、选择表格等，处理速度提高了 3~30 倍。同时高度可视化的图形构建器可以使图表的创建和编辑工作更加容易和快捷，同时可以支持 PDF 格式输出，实现用户间的信息交换与共享。

5. 增强了服务器的性能　SPSS 22.0 提供了更强的服务器功能，可以在远程服务器上的独立后台会话中运行，可以从本地计算机向服务器提交作业后断开与远程服务器的连接，稍后再重新连接检索结果。在服务器上运行时，无须保持 SPSS 程序在本地计算机上运行，可以从“生产设施”对话框的新“后台工作状态”选项卡上监控远程作业的进度并检索结果。

作为统计分析工具，SPSS 22.0 理论严谨、内容丰富。具备数据管理、统计分析、趋势研究、制表绘图、文字处理等功能，几乎无所不包。

第二节　SPSS 软件的数据管理

统计分析离不开数据，数据管理是统计分析前必不可少的步骤，SPSS 软件具有强大

的数据管理功能。数据管理包括数据文件的建立、存取、核对和数据处理。首先通过直接读取或录入数据,建立数据文件;其次,根据研究设计和统计分析需要,对数据进行整理,包括逻辑校对、修改、建立新变量、变量编码和数据转换等。SPSS 软件的数据管理主要借助于主窗口的 File、Data、Transform 等菜单完成。

可以通过两种方式建立数据文件:一是通过数据编辑器录入数据,新建数据文件;二是打开已经存在的数据文件。

一、新建数据文件

运行 SPSS 程序进入主窗口或打开 File 菜单,选中 New 项中的 Data,即可通过数据编辑器建立一个新的数据文件。建立新的数据文件包括:定义数据库结构(变量名、变量类型和长度)并录入数据。

1. 数据编辑器的组成　SPSS 软件启动后,首先进入 SPSS 数据编辑器(IBM SPSS Statistics Data Editor),也称数据管理窗口(图 8-2-1)。用户可在该窗口完成数据文件的建立和管理。

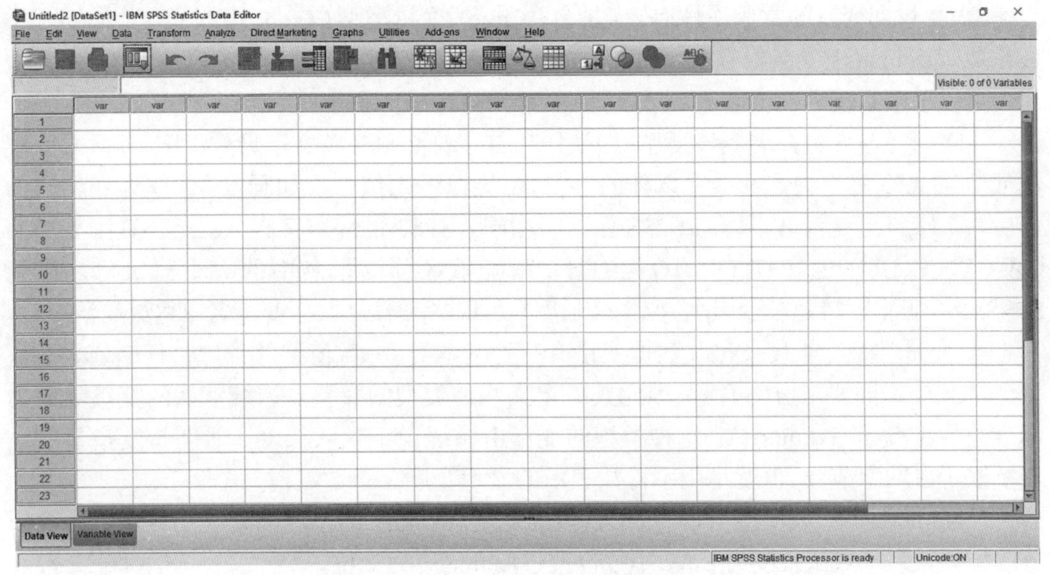

图 8-2-1　SPSS 的数据编辑器

数据编辑器的核心是数据管理窗口,其界面和 Excel 软件数据工作表相似,由若干行和列组成,每行对应了一条记录(record 或 case),每列则对应了一个变量(variable)。没有录入或读入数据时,行、列的标号呈灰色,表示未激活。注意:此时第一行第一列的单元格边框为深色,表明该单元格为当前单元格。

2. 变量的定义　运行 SPSS 后,数据编辑窗口的左下角可见两个标签或称切换卡,可以通过鼠标点击切换,一个是 Data View(数据视窗),用来浏览和编辑数据,另一个是 Variable View(变量视窗),用来浏览和定义变量名、变量类型和长度等。用鼠标点击 Variable View 标签,切换到变量定义窗口(图 8-2-2)。

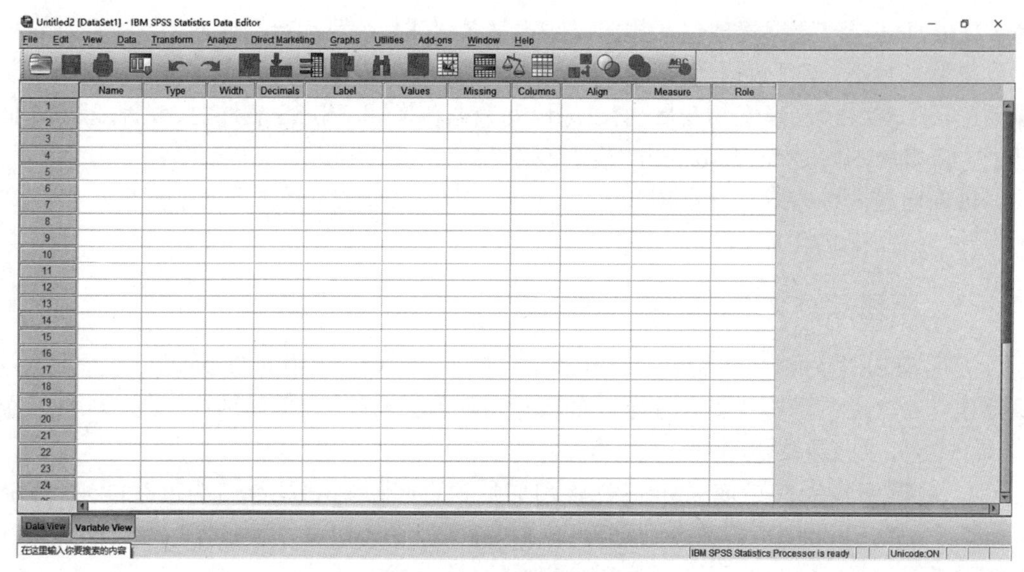

图 8-2-2 变量定义界面

SPSS 数据变量的常用属性有：变量名（Name）、变量类型（Type）、变量长度（Width）、小数位数（Decimals）、变量标签（Label）等。定义变量至少需要定义变量名和变量类型，其他属性可以采用系统默认值。

（1）变量名：变量命名应该遵循以下原则：首字符必须是英文字母或汉字，其后可为字母或数字或除“?”“!”和“*”以外的字符，不能以下划线“_”和圆点“.”作为变量名的最后一个字符。变量名不能与 SPSS 保留字相同。SPSS 的保留字有 ALL、AND、BY、EQ、GE、GT、LE、LT、NE、NOT、OR、TO、WITH。系统不区分变量名中的大小写字母。尽管 SPSS 22.0 版本支持超长变量名，变量名长度在 64 个字符以内，但变量名应尽量简洁。

（2）变量类型与长度：SPSS 数据变量有三种基本类型：数值型、字符型、日期型。数值型变量又按不同要求分为六种，因此共可定义八种类型的变量。系统默认的变量类型为标准数值型变量（Numeric）。每种类型的变量由系统设定默认长度。所谓长度指显示该变量值所占的字节数，也就是用字符数表示的显示宽度。小数点占一个字节。

1）Numeric——数值型：同时定义数值的宽度（Width），即整数部分 + 小数点 + 小数部分的位数。系统默认长度为 8 位，小数位数（Decimals）为 2 位。

2）Comma——逗号分隔数值型：即整数部分每 3 位数加一逗号，其余定义方式同数值型。

3）Dot——加点分隔数值型：无论数值大小，均以整数形式显示，每 3 位加一小点（但不是小数点），可定义小数位置，但都显示 0，且小数点用逗号表示。如 1.234 5 显示为 12.345,00（实际是 12 345E-4）。

4）Scientific notation——科学计数型：同时定义数值宽度和小数位数，以指数形式显示。如定义数值宽度为 9，小数位数为 2，则 345.678 显示为 3.46E+02。

5）Date——日期型：可从系统提供的日期格式中选择。如选择 mm/dd/yy 格式，则 2008 年 5 月 8 日显示为 05/08/2008。

6）Dollar——货币型：可从系统提供的货币格式中选择，定义数值宽度和小数位数。

显示时，数值前有 $。

7）Custom currency——常用型：显示为整数部分每 3 位加一逗号，用户可定义数值宽度和小数位数。如 12 345.678 显示为 12,345.678。

8）String——字符型：用户可定义字符长度（Characters）以便输入文本、数字或符号等任意字符。

（3）变量格式的定义：鼠标点击所选变量类型（Type）单元格时，会出现一个按钮，点击按钮会弹出变量类型（Variable Type）对话框，可用于定义或更改变量格式，包括变量类型、宽度和小数位数的设定（图 8-2-3）。

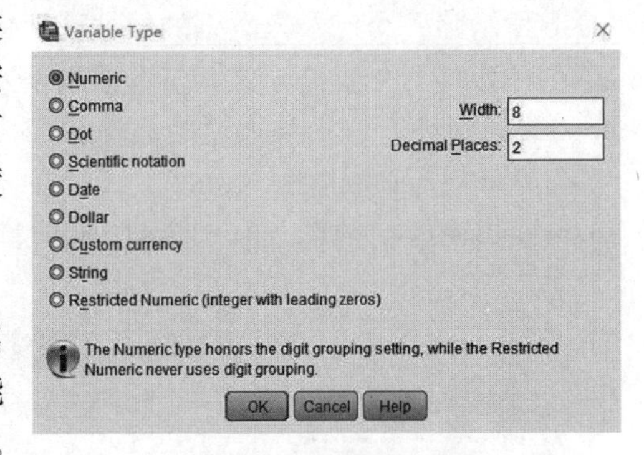

图 8-2-3　变量类型对话框

（4）变量标签与变量值标签

1）变量标签（Label）：变量标签是对变量名的附加注释。当变量比较多、变量名较短不能表示变量的含义时，需要对变量名加以注释。在变量定义窗口内选择 Label 列内一个单元格，在其中可直接输入标签文字，定义变量标签。在统计分析过程的输出中会在与变量名相对应的位置显示该变量的标签，有助于分析输出结果。如变量名是英文时，变量标签可使用中文，增加输出结果的可读性。

2）变量值标签（Values）：变量值标签是对变量的取值作进一步说明。对分类变量往往要定义其取值的标签。定义某变量值标签时，点击 Values 列单元格内时，会出现一个按钮，弹出变量值标签（Value Labels）对话框，在对话框内输入标签文字。如定义变量 sex 的标签为“性别”，变量值标签“0”定义为“女”，“1”定义为“男”。在弹出 Value Labels 对话框内的 Value 和 Label 框内分别输入“0”和“女”，点击 Add 加入这个标签；同理，可定义“1”的标签为“男”，完成后，点击 OK 结束操作（图 8-2-4）。点击 Change 可更改标签，点击 Remove 可删除选中标签。

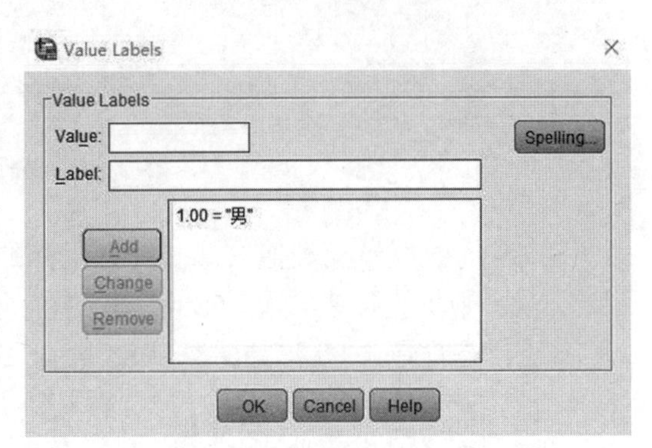

图 8-2-4　变量值标签对话框

（5）缺失值的定义：在实际工作中，因各种原因会出现数值缺失现象。在变量定义窗口内点击 Missing 单元格时会出现一个按钮，点击按钮会弹出缺失值（Missing Values）对话框（图 8-2-5），用于定义缺失值。对话框提供 3 个可选项：

1）No missing values 选项：没有定义缺失值。

2）Discrete missing values 选项：可定义 1~3 个。如测量身高（cm）的资料，可定义 999 为缺失值；性别的资料（女为 0、男为 1），可定义 9 为缺失值。

3）Range plus one optional discrete missing value 选项：可定义缺失值范围，同时定义另外一个不是这一范围的缺失值。如定义 0~4 为血压的缺失值，同时定义 9 也为血压的缺失值。

3. 数据录入　定义好数据文件结构（变量名、类型和长度等）后，点击 Data View 标签，可进入数据管理窗口录入原始数据（图 8-2-6）。数据管理窗口为电子表格形式，按鼠标左键可激活单元格，被激活的单元格以加粗的边框显示；用户也可以按方向键上下左右移动来激活单元格。单元格被激活后，用户即可向其中输入新数据或修改已有的数据。图 8-2-6 所示为一个已录入数据的数据管理窗口。为方便起见，用户亦可先省略定义变量和数据格式，启动 SPSS 即向数据管理窗口中录入原始数据，这时，变量名默认为 var00001、var00002、var00003、…，在通过 Variable View 窗口修改变量名，定义变量类型和长度等。

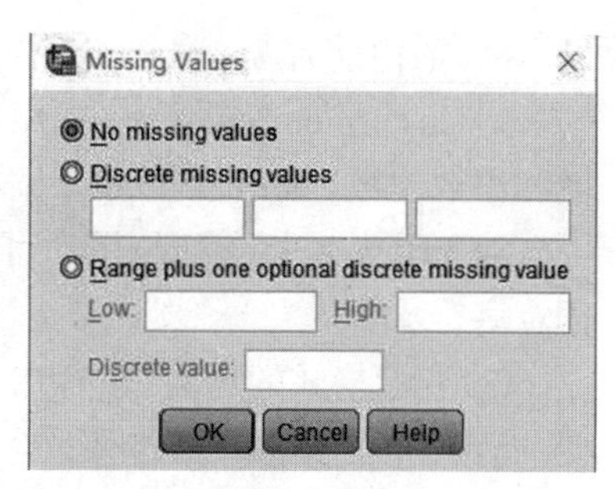

图 8-2-5　缺失值定义对话框

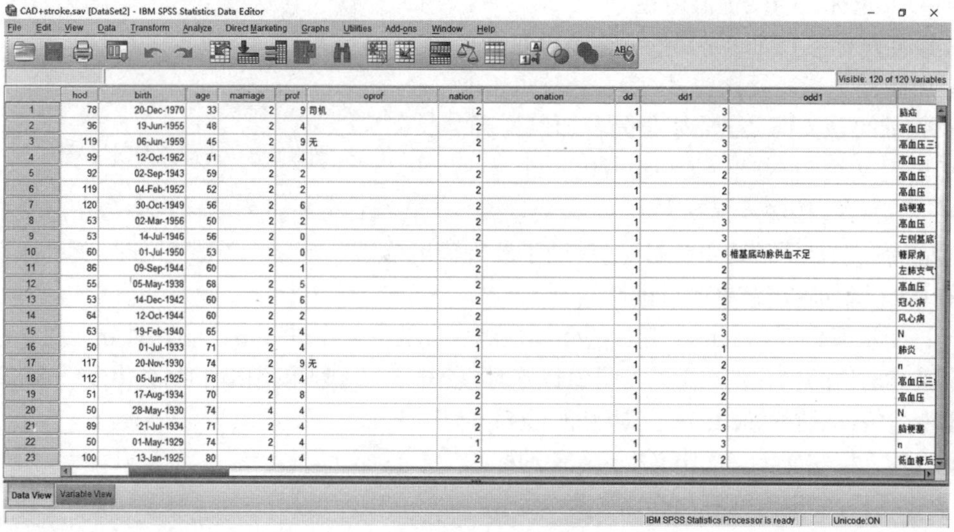

图 8-2-6　数据录入窗口

SPSS 的数据界面类似 Excel，支持鼠标的拖放操作，以及拷贝、粘贴等命令。用户可以将 Excel 数据直接拷贝入 SPSS 数据表中，再定义相应变量。

录入、修改好数据后，保存为 SPSS 数据文件（*.sav），供进一步使用。

二、打开与保存数据文件

1. 打开数据文件　如果已存在 SPSS 数据文件或其他类型的数据文件，可以通过下述几种方式打开：

（1）通过 SPSS 软件运行开始时的对话框直接打开数据文件：该对话框不但可以用于建立新数据文件，打开最近用过的数据文件或其他任何类型的数据文件，同时也可以使用向导建立和运行数据库查询。

（2）通过运行 File 菜单下的 Open 命令或工具栏的图标打开数据文件：点击 File 菜单中 Open 项下的 Data 或直接点击工具栏上的按钮，弹出 Open Data 对话框，单击“文件类型”列表框，即能浏览直接打开的数据文件类型（图 8-2-7）。选择所需的文件类型，选中需要打开的文件，点击 Open 即可打开。如果打开的是 .sav 文件，数据编辑窗口顶行显示的是数据文件名。如果打开的是其他类型数据文件(例如 .xls 或 .dbf 数据文件),系统能自动将其转换成 SPSS 格式,但窗口顶行文件名处仍显示 “Untitled(未命名)”,表明 SPSS 格式数据文件只保存在缓存中;此时,通过保存(Save)或另存为(Save As)可将其他类型数据文件转化为 SPSS 格式数据文件(.sav 文件)。

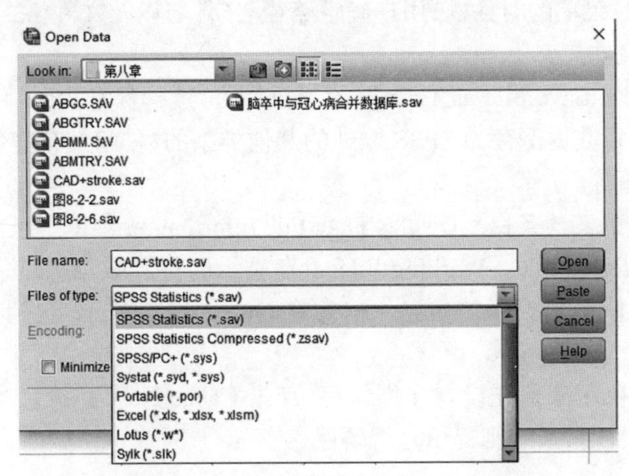

图 8-2-7　打开数据文件类型下拉选项

SPSS 22.0 软件能直接调用的数据文件类型有 10 余种,常用的有:

SPSS(*.sav):SPSS 数据文件(6.0~22.0 版);

Excel(*.xls):Excel 工作表数据文件(从 4.0 版 ~2007 版);

dBase(*.dbf):dBase 系列数据文件(从 dBase Ⅱ~Ⅳ);

SAS(*.sd2,*.sas7bdat,):SAS for Windows 数据文件;

Stata(*.dta):Stata 系列数据文件;

Text(*.txt):纯文本格式的数据文件;

Data(*.dat):纯文本格式的数据文件。

(3)使用数据库查询打开数据文件:选择菜单 File 中的 Open Database 项下的 New Query,弹出数据库向导的第一个窗口—— “Welcome to the Database Wizard!”,其中会列出 SPSS 软件所能识别的、已安装的所有驱动程序支持的数据类型。

例如,要打开一个 Excel 数据文件,则选中所需的数据源,然后单击 Next,选择要打开的 Excel 文件所在的路径,选中数据文件,点击 OK,进入 Select Data 对话框,可对变量输出进行限制。拖动一个数据页面到右侧的对话框中,点击 Next,弹出限制输出记录对话框——Limit Retrieved Cases,在此可以对记录输出进行限制(通常情况下无须限制),或者可以直接点 “Finish” 输出数据到 SPSS。同理可以用类似的方法打开或读入 dBase、Access 或其他类型的数据文件。

SPSS 使用一种 ODBC(Open Database Connectivity)的数据接口,该接口被大多数数据库软件和办公软件支持。通过 ODBC 接口,应用程序可以直接访问以结构化查询语言(SQL)作为数据库访问标准的数据库管理系统。

(4)使用文本导入向导读入文本类型的数据:选择菜单中 File 项下的 Read Text Data,弹出 Open File 对话框,打开文件类型自动跳到了 Text(*.txt)。在 Open File 对话框中选择相应的文件名后打开，系统即启动导入向导对话框——Text Import Wizard。该向导共分6步，按照系统提示和原数据格式与特征进行选择，依次操作即可。

2. 数据文件的保存　对数据进行录入或修改后，应及时保存数据文件。选择菜单File项下的Save，如果数据文件存储过，则系统会自动按原文件名保存数据；否则，弹出类似Save As（另存为）菜单的对话框，用户确定路径、文件名以及文件格式后点击“保存”按钮，即可保存数据文件。

用户可通过点击Save File as Type框的下拉箭头，选择保存为13种类型中任意一种数据文件。但如果将数据保存为SPSS以外的其他类型的数据时，有些数据信息可能会丢失，如标签和缺失值等。

3. File菜单中的其他条目　Display Data File Information菜单中包括两个子菜单——Working File和External File。Working File用来显示已打开数据库的基本信息，External File则用来显示未使用数据库的信息。信息在Output窗口显示，包括文件类型、建立日期、变量与排序等。

Cache Data命令用来预先设置文件保存，点击Cache Now完成。当要打开其他文件而同时关闭当前文件时，系统则提示是否要保存。

三、数据的编辑

在统计分析前或在统计分析过程中，通常需要对数据进行编辑、修改等处理。系统提供了如下主要方法。

1. 数据的增删

（1）插入一个新的变量列：要在一个变量列前插入一个新的变量列，使原来的变量列右移，则可先激活该列的任一单元格，然后点击Edit菜单中的Insert Variable命令，系统自动在该列前插入一列，原变量列自动向右移一列。也可以点击列头激活整个变量列，单击鼠标右键，在快捷方式下选择Insert Variable命令进行操作。

（2）插入一条记录：先激活该行的任一单元格，点击Edit菜单中的Insert Cases命令，系统自动为用户在该行前插入一行，原行数据自动下移一行。也可以点击行头激活整行，单击鼠标右键选择Insert Cases增加一条记录。

（3）删除记录：通过鼠标选中所要删除的记录行（一行或连续多行），按Delete键删除，也可选择Edit菜单或鼠标右键菜单中的Cut或Clear命令删除。

（4）删除变量：通过鼠标选中所要删除的变量列（一列或连续多列），按Delete键删除，也可选择Edit菜单或右键菜单中的Cut或Clear命令删除。

（5）剪切、拷贝与粘贴命令：SPSS有类似Excel等软件的常用编辑命令及其快捷工具图标，如剪切（Cut）、拷贝（Copy）和粘贴（Paste）等。具体用法及技巧可在实践中体会。

2. 数据的整理

（1）数据的排序：用户可对所要分析的变量进行排序，查看有无极端值或缺失值，以便检查、核对并修改。点击Data菜单的Sort Cases命令，弹出Sort Cases对话框（图8-2-8），在变量名列表中选择1个排序变量（也可选多个变量，系统将按变量选择的先后逐级排序），点击按钮使之进入Sort by框，然后在Sort Order选项中点选升序（Ascending，从小到大）或降序（Descending，从大到小），点击 OK 即可。

(2)数据的行列转置：有时，用户需要将原先按行（列）方向排列的数据转换成按列（行）方向排列的数据，即数据的行列转置。点击 Data 菜单的 Transpose 命令，弹出 Transpose 对话框（图 8-2-9），在变量名列框中选 1 个或多个需要转置的变量，点击钮使之进入 Variable（s）框，点击 OK 即可。产生的新数据会在第 1 列出现一个 case_lbl 新变量，用于放置原来数值的变量名。若要将数据再转换回原来的排列方式，方法同前。但没有被选中的变量信息将在转置后丢失。

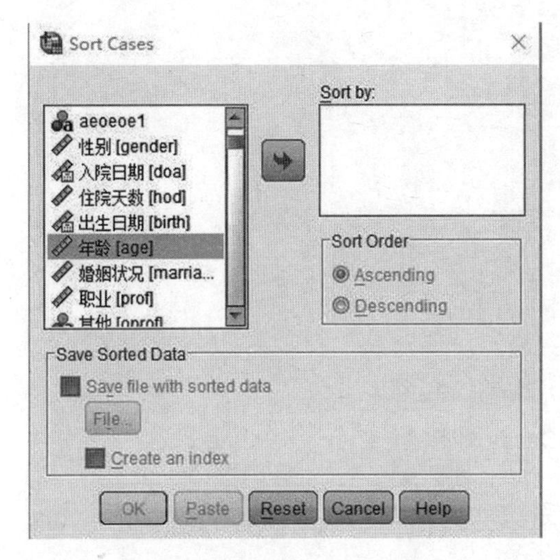

图 8-2-8　Sort Cases 对话框

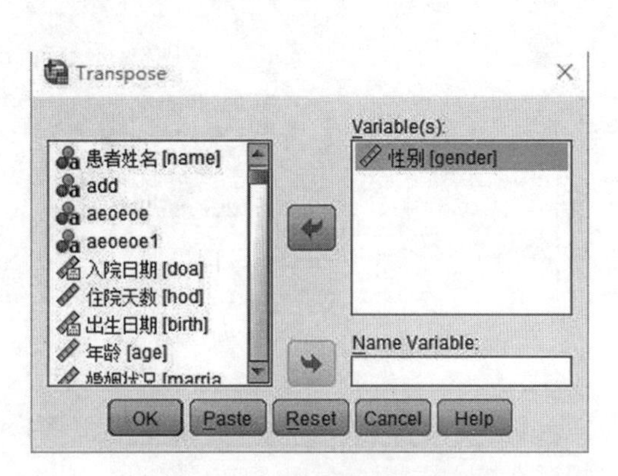

图 8-2-9　Transpose 对话框

(3)数据的分割：有时，用户需要对数据进行分组，便于分组分析。这种分组只在系统内定义，在数据管理窗口中并不体现，故亦称为数据分割（data split），此后的所有分析都将按这种分组进行，除非取消数据分割。点击 Data 菜单的 Split File 命令，弹出 Split File 对话框（图 8-2-10），选 Compare groups 或者 Organize output by groups 表示此后都按指定的分组方式进行分析，用户可从变量名列框中选 1 个或多个变量进入 Groups Based on 框，作为分组依据。若要取消数据分割，可选 Analyze all cases，do not create groups 项。

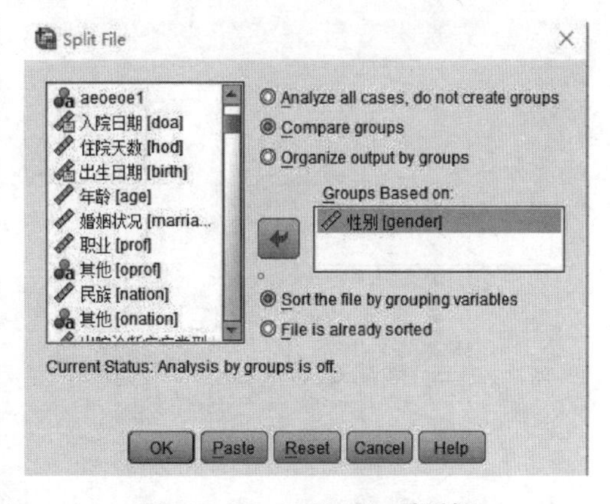

图 8-2-10　Split File 对话框

调用 Split File 命令完成数据分割后，SPSS 将在主窗口下状态行的右下角显示 Split File On；若调用该命令后的数据库被用户存盘，则当这个数据文件再次打开使用时，仍会显示 Split File On，表明数据分割命令依然有效。

(4)数据的选择：除按要求对分割的数据进行分组分析外，还可从全部记录中选择特定部分进行统计分析，例如选择“gender（性别）=1（男）”的记录进行统计分析。点击 Data 菜单的 Select Cases 命令，弹出 Select Cases 对话框（图 8-2-11），系统提供如下几种选择方法：

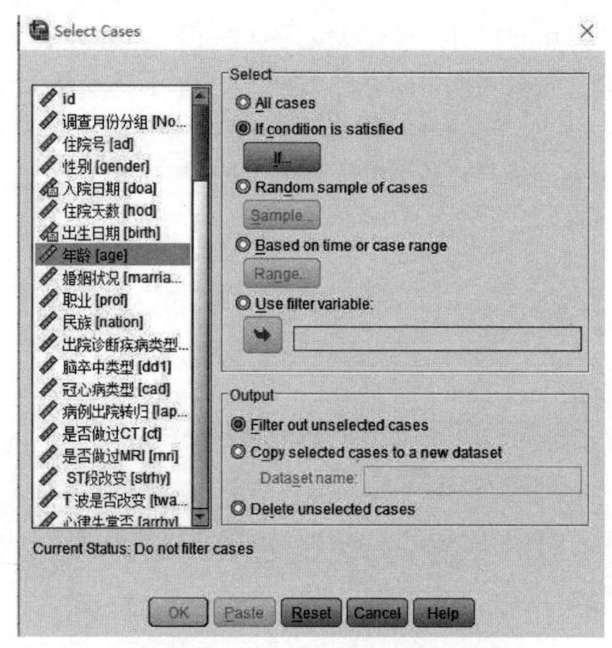

图 8-2-11　Select Cases 对话框

1）All cases：表示所有的记录都被选择，为系统默认状态。该选项也可用于解除先前的选择。

2）If condition is satisfied：按指定条件选择，点击 If 钮，弹出 Select Cases：If 对话框（图 8-2-12），先选择变量，然后定义条件。

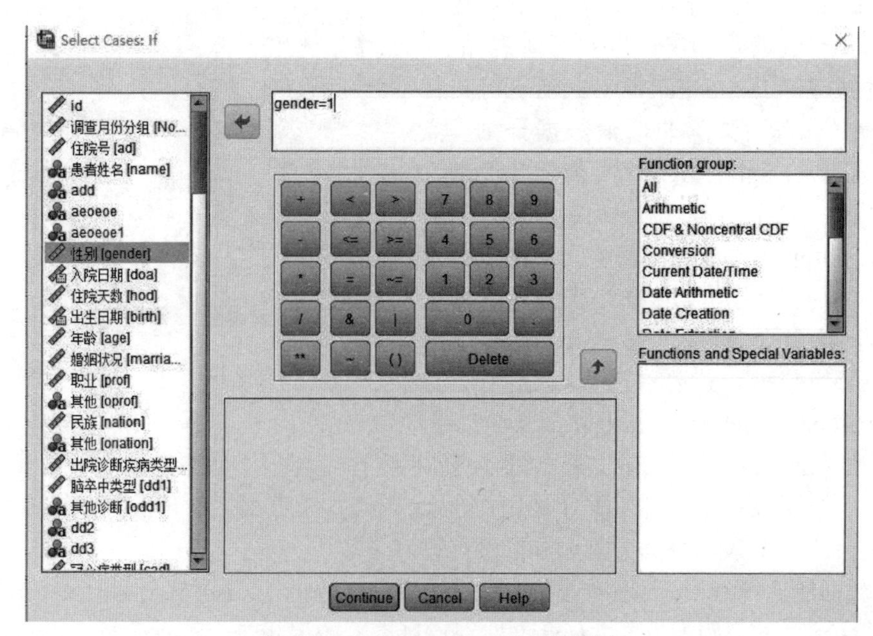

图 8-2-12　Select Cases：If 对话框

3) Random sample of cases：对观察单位进行随机抽样，点击 Sample 按钮，弹出 Select Cases：Random Sample 对话框，有两种选择方式：一种是大概抽样（Approximately），即键入抽样比例后由系统随机抽取；另一种是精确抽样（Exactly），可以设置从第几个观察值开始抽样，抽取多少个。

4) Based on time or case range：顺序抽样，点击 Range 钮，弹出 Select Cases：Range 对话框，用户定义从第几个观察值抽到第几个观察值。

5) Use filter variable：用指定的变量进行过滤，用户先选择 1 个变量，系统自动在数据编辑器中将该变量值为 0 的观察单位标上删除标记，系统对有删除标记的观察单位不作分析。若用户在 Select Cases 对话框的 Output 栏中选 Delete unselected cases 项，则系统将删除所有被标上删除标记的观察单位。

3. 数据的算术处理

(1) 变量的加权：点击 Data 菜单的 Weight Cases 命令，可对指定的数值变量进行加权。在弹出的 Weight Cases 对话框中（图 8-2-13），Do not weight cases 表示不做加权，可用于对做过加权的变量取消加权；Weight cases by 表示选择 1 个变量做加权。在加权操作中，系统只对数值变量进行有效加权，即大于 0 的数值按变量的实际值加权，0、负数和缺失值加权为 0。

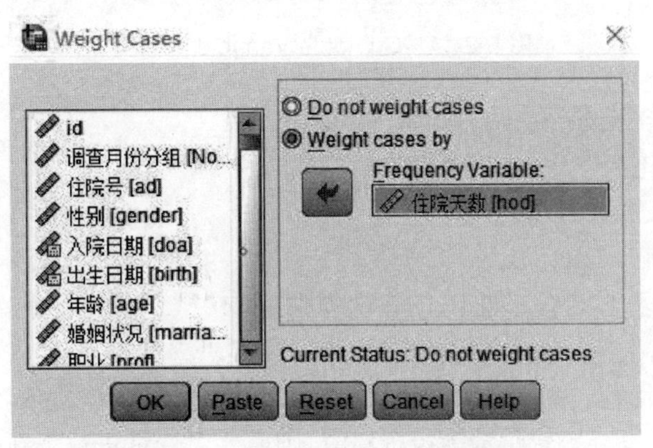

图 8-2-13　Weight Cases 对话框

对频数表资料进行 χ^2 检验时需要对变量进行加权（weight），一旦某变量做过加权操作，系统自动根据用户对已加权变量值的修改作加权变换。除非取消加权，否则即使改变变量名，系统依然对该变量进行加权操作。

(2) 数据的运算与新变量的生成：运行 Transform 菜单中 Compute 命令，通过运算操作让系统生成新的变量。在弹出的 Compute Variable 对话框中（图 8-2-14），用户首先在 Target Variable 指定一个变量（可以是数据编辑器中已有的变量，也可是用户欲生成的新变量），然后点击 Type & Label 按钮确定是数值型变量，还是字符型变量，或加上变量标签。在 Numeric Expression 框中键入运算公式，系统提供计算器和 82 种函数（在 Function group 框内）供用户选择。若点击 If. 按钮，则弹出 Compute Variable：If Cases 对话框，用户可指定符合条件的变量参与运算。利用 If 对话框，用户可方便地实现对变量进行编码和赋值。

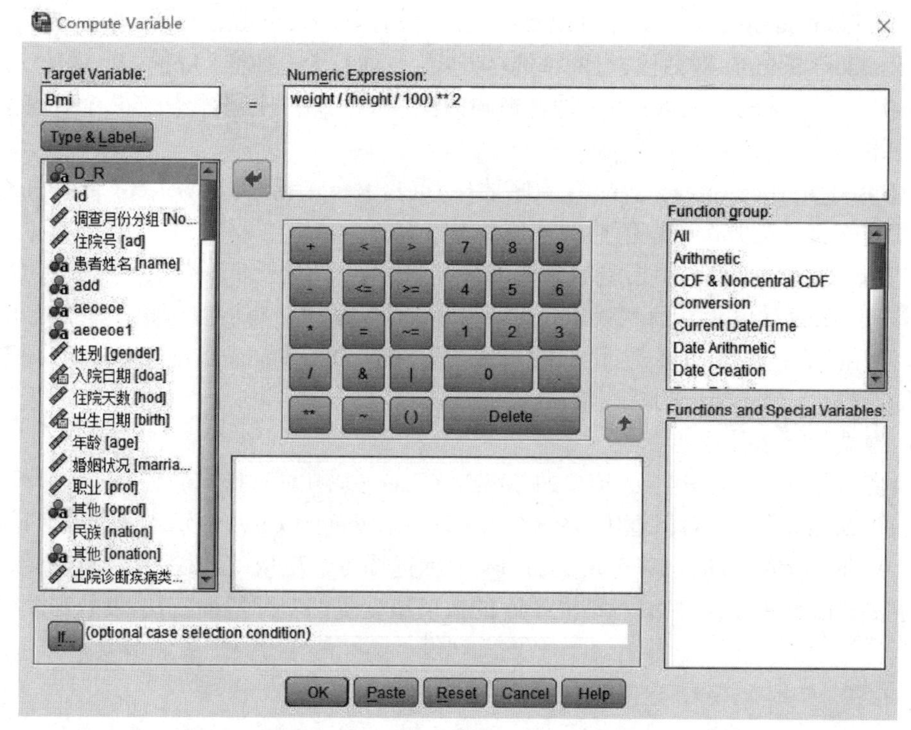

图 8-2-14　Compute Variable 对话框

几个运算符的含义如下：

~=：不等于，等价于 <>；

&：逻辑运算符号 AND；

|：逻辑运算符号 OR；

：指数，相当于 EXP( )，如 10 的 3 次方则是“103”；

~：逻辑运算符号 NOT。

(3)变量的重新赋值：如果数据文件中某变量的编码不符合常规或者不符合统计分析要求时，或者需要将计量资料转化为等级资料时，则需要对变量进行重新赋值或编码。例如，根据“体质指数(BMI)”的大小，建立新变量“肥胖(obesity)”，将 obesity 变量赋值为 1、2、3 和 4，分别代表 BMI “<18kg/m^2(低体重)”“18~<25kg/m^2(正常体重)”“25~<27kg/m^2(超重)”和“≥ 27kg/m^2(肥胖)”。

调用 Transform 菜单的自身变量重新赋值(Recode into Same Variables)，或对非自身变量(由该变量产生一个新变量)进行赋值(Recode into Different Variables)(图 8-2-15)。

1)对变量自身重新赋值：如果调查表设计的病例出院转归的编码是“死亡 =1，存活 = 2”，如要改为“存活 =0，死亡 = 1”，则可选择第一种赋值方法。依次点击 Transform、Recode into Same Variables，弹出 Recode into Same Variables 对话框(图 8-2-16)。在变量名列表中选择“lapse(病例出院转归)”进入 Numeric Variables 框，点击 Old and New Values 按钮，弹出 Recode into Same Variables：Old and New Values 对话框(图 8-2-17)，在 Old Value 和 New Value 栏的 Value 框中分别输入 2 和 0，点击 Add 按钮，在“Old → New”对话框中出现“2 → 0”，点击 Continue 返回，再点击 OK，完成重新赋值。

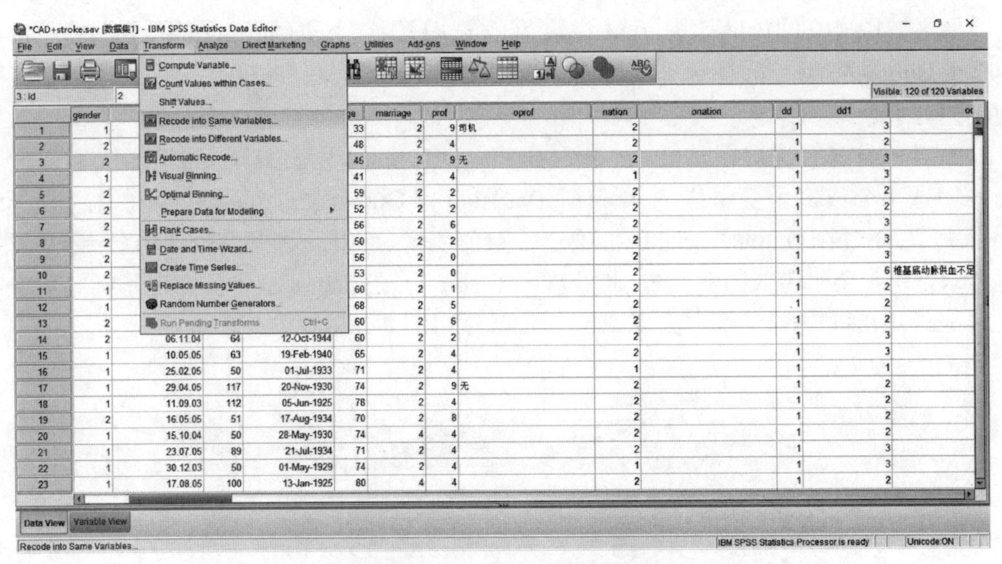

图 8-2-15　Recode 命令项

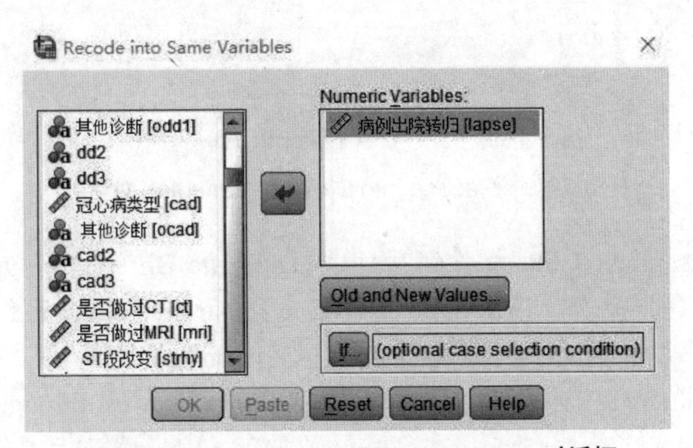

图 8-2-16　Recode into Same Variables 对话框

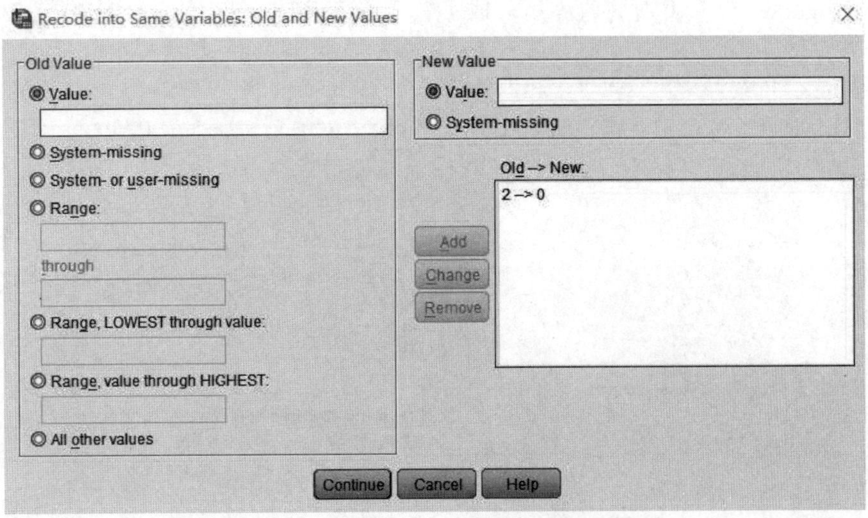

Recode into Same Variables: Old and New Values

Old Value

Value:

System-missing

System- or user-missing

Range:

through

Range, LOWEST through value:

Range, value through HIGHEST:

All other values

New Value

Value:

System-missing

Old --> New:

2 --> 0

Add

Change

Remove

Continue　Cancel　Help

图 8-2-17　Old and New Values 转换对话框

图 8-2-17 中的“Value”表示单一数值的新旧转换；“System-missing”或“System-or user-missing”表示系统或用户指定的缺失值为作为转换对象；“Range”表示指定数值范围为转换对象。

2）对非自身变量进行赋值：在 Recode into Different Variables 对话框中，先在变量名列表中选 1 个或多个变量进入 Numeric Variable → Output Variable 框，此例中选择“sbp（收缩压）”，同时在 Output Variable 框确定一赋值变量（可以是数据编辑器中已有的变量，也可以是用户要求生成的新变量，此处输入了 sbp_1），在 Labe l 框中添加变量标签。点击“Change”，则中间的对话框中出现“sbp → sbp_1”（图 8-2-18）。

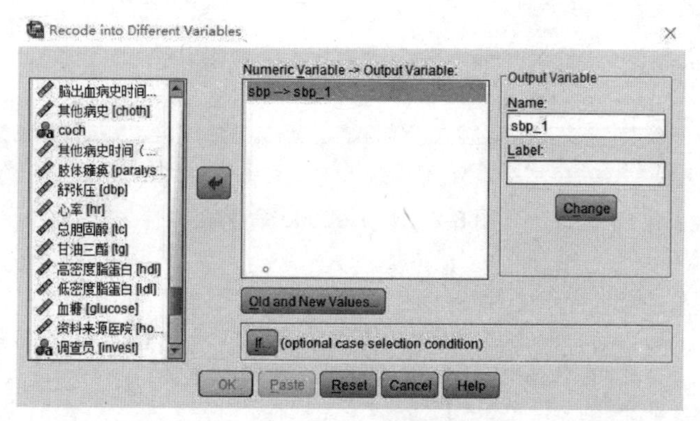

图 8-2-18　Recode into Different Variables 对话框

然后点击 Old and New Values 按钮，弹出 Recode into Different Variables：Old and New Values 对话框，用户根据实际情况确定 Old Value 和 New Value（图 8-2-19）。对话框中的三个 Range 选项非常有用，本例中设定收缩压“<120mmHg”赋值为 1，“120~<140mmHg”赋值为 2，“≥ 140mmHg”赋值为 3。在左侧的 Range（Lowest through）中输入 119.99，右侧的 Value 中输入 1，点击 Add 添加，可见到“Old → New”对话中出现“Lowest thru 119.99 → 1”，将收缩压小于 120 时赋值为 1。用同样的方法添加“120 thru 139.99 → 2”及“140 thru highest → 3”，此时将收缩压分成了三个等级，相应的赋值是 1、2 和 3。

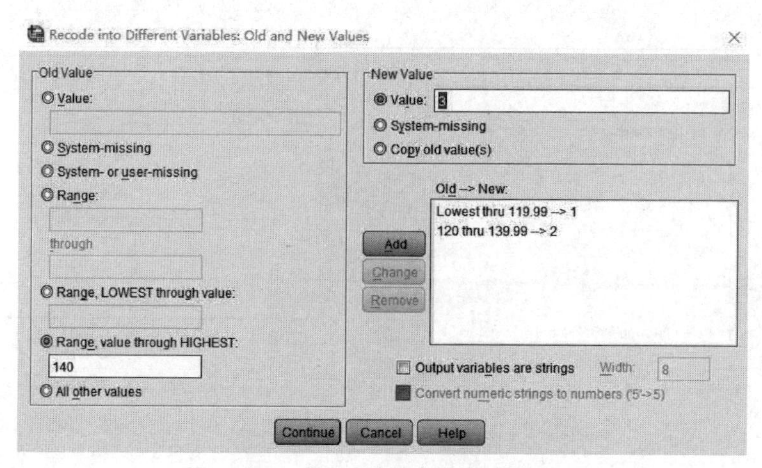

图 8-2-19　非自身变量新旧赋值的转换

在两种赋值情况下，用户均可点击If按钮来指定条件，用来确定特定条件下的变量参与重新赋值。用法与Compute中的If对话框类似。

(4)缺失值的替代：对于缺失值，可采取多种方法进行替代。选Transform菜单的Replace Missing Values命令项，在弹出的Replace Missing Values对话框中(图8-2-20)，先在变量名列表中选1个或多个存在缺失值的变量进入New Variable(s)框，系统自动产生用于替代缺失值的新变量，用户也可在Name框处定义替代缺失值的新变量名。然后点击Method选择缺失值的替代方式：

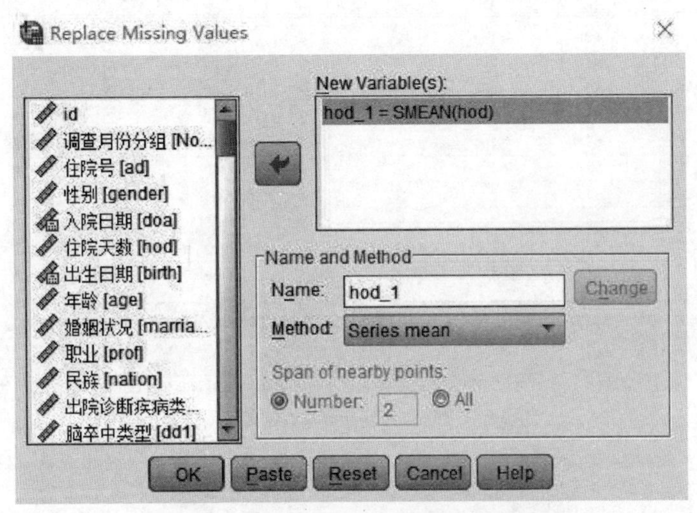

图 8-2-20　Replace Missing Values 对话框

1) Series mean：用该变量的所有非缺失值的均数做替代。

2) Mean of nearby points：用缺失值相邻点的非缺失值的均数做替代，取多少个相邻点可任意定义。

3) Median of nearby points：用缺失值相邻点的非缺失值的中位数做替代，取多少个相邻点可任意定义。

4) Linear interpolation：用缺失值相邻两个非缺失值的中点值做替代。

5) Linear trend at point：用线性拟合方式确定替代值。

四、数据文件的连接

数据文件的连接是指将两个或两个以上的数据文件合并成一个数据文件，以供分析。

1. 纵向连接——记录的追加　利用数据连接功能可以将两个或两个以上的具有相同变量格式的数据文件连接在一起。点击Data菜单的Merge Files命令，选Add Cases项，弹出Add Cases:Read File对话框，用户确定路径、文件名后点击打开，系统提示是否加入一个分组变量，点击OK即完成连接。例如，有两个数据文件abgg.sav和abmm.sav(图8-2-21、图8-2-22)，具有共同的变量$x1$、$x2$、$x3$、…，连接后数据文件abgg.sav如图8-2-23所示。

ABGG.SAV [DataSet3] - IBM SPSS Statistics Data Editor

File　Edit　View　Data　Transform　Analyze　Direct Marketing　Graphs　Utilities　Add-ons　Window　Help

Visible: 108 of 108 Variables

	x1	x2	x3	x4	x5	x6	x7	x8	x9	x10
1	1	40	1	2	4	3300	2	2	2	
2	1	42	2	2	2	1200	2	2	1	
3	1	40	1	2	4	2400	2	2	2	
4	1	40	2	2	3	1500	1	2	2	
5	1	40	2	2	2	1200	2	2	2	
6	1	43	1	2	3	2400	2	2	2	
7	1	63	1	2	2	3000	2	2	2	
8	1	62	2	2	2	4800	2	2	2	
9	1	61	2	2	2	2800	2	2	2	
10	1	36	1	2	2	1600	2	2	2	
11	1	37	2	2	3	2000	2	2	2	
12	1	37	1	2	3	2800	2	2	2	
13	1	34	2	2	6	2250	2	2	2	

Data View　Variable View

IBM SPSS Statistics Processor is ready　Unicode:ON

图 8-2-21　待连接的数据文件(一)

ABMM.SAV [DataSet1] - IBM SPSS Statistics Data Editor

File　Edit　View　Data　Transform　Analyze　Direct Marketing　Graphs　Utilities　Add-ons　Window　Help

Visible: 109 of 109 Variables

	x1	x2	x3	x4	x5	x6	x7	x8	x9	x10	x11	x12	x13	x14	x15
55	2	50	1	2	2	3600	2	2	2	1	35	15	2700	15	2
56	2	53	1	2	2	3200	2	2	2	2	0	0	0	13	0
57	2	52	2	2	2	1680	2	2	2	2	0	0	0	15	0
58	2	56	2	2	2	1200	2	2	2	2	0	0	0	15	0
59	2	59	1	2	3	5400	2	2	2	2	0	0	0	15	0
60	2	58	2	2	3	3200	2	2	2	2	0	0	0	15	0
61	2	31	2	2	3	1600	0	0	0	2	0	0	0	13	0
62	2	32	1	2	4	3200	2	2	2	2	0	0	0	15	0
63	2	29	2	2	3	1600	2	2	2	2	0	0	0	15	0
64	2	62	1	5	2	3500	2	1	1	2	0	0	0	15	0
65	2	65	1	2	3	3600	2	2	2	2	0	0	0	20	0
66	2	60	2	2	3	3600	2	2	2	1	35	20	2700	15	2
67	2	39	1	2	4	3200	2	2	2	2	0	0	0	15	0
68	2	42	1	2	2	2400	2	2	2	1	13	1	900	15	2
69	2	42	1	2	4	2700	2	2	2	2	0	0	0	15	0
70	2	57	1	2	3	3000	2	2	2	1	25	30	7000	25	2
71	2	56	1	2	6	4000	1	1	2	2	0	0	0	25	0
72	2	55	2	2	3	2500	2	2	2	2	0	0	0	15	0
73	2	56	1	2	6	3000	1	1	2	1	35	20	1800	25	2
74	2	57	1	2	3	2500	2	2	2	2	0	0	0	15	0
75	2	56	1	2	2	2000	2	2	2	2	0	0	0	25	0
76	2	54	1	2	4	2000	2	2	2	1	20	30	5400	16	2
77	2	50	2	2	4	2000	2	2	2	2	0	0	0	20	0

Data View　Variable View

IBM SPSS Statistics Processor is ready　Unicode:ON

图 8-2-22　待连接的数据文件(二)

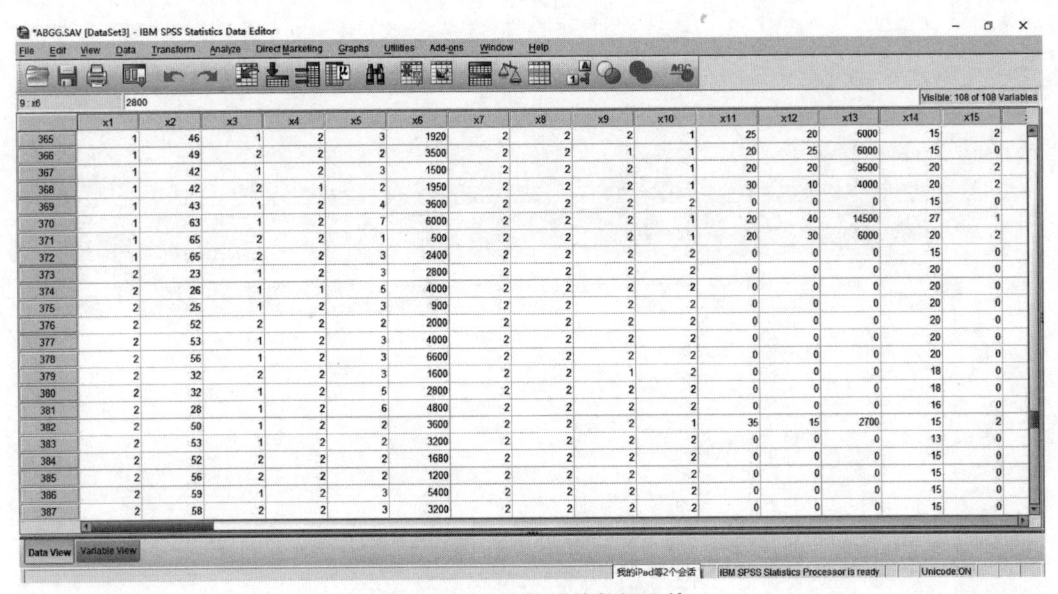

	x1	x2	x3	x4	x5	x6	x7	x8	x9	x10	x11	x12	x13	x14	x15
365	1	46	1	2	3	1920	2	2	2	1	25	20	6000	15	2
366	1	49	2	2	2	3500	2	2	1	1	20	25	6000	15	0
367	1	42	1	2	3	1500	2	2	2	1	20	20	9500	20	2
368	1	42	2	1	2	1950	2	2	2	1	30	10	4000	20	2
369	1	43	1	2	4	3600	2	2	2	2	0	0	0	15	0
370	1	63	1	2	7	6000	2	2	2	1	20	40	14500	27	1
371	1	65	2	2	1	500	2	2	2	1	20	30	6000	20	2
372	1	65	2	2	3	2400	2	2	2	2	0	0	0	15	0
373	2	23	1	2	3	2800	2	2	2	2	0	0	0	20	0
374	2	26	1	1	5	4000	2	2	2	2	0	0	0	20	0
375	2	25	1	2	3	900	2	2	2	2	0	0	0	20	0
376	2	52	2	2	2	2000	2	2	2	2	0	0	0	20	0
377	2	53	1	2	3	4000	2	2	2	2	0	0	0	20	0
378	2	56	1	2	3	6600	2	2	2	2	0	0	0	20	0
379	2	32	2	2	3	1600	2	2	1	2	0	0	0	18	0
380	2	32	1	2	5	2800	2	2	2	2	0	0	0	18	0
381	2	28	1	2	6	4800	2	2	2	2	0	0	0	16	0
382	2	50	1	2	2	3600	2	2	2	1	35	15	2700	15	2
383	2	53	1	2	2	3200	2	2	2	2	0	0	0	13	0
384	2	52	2	2	2	1680	2	2	2	2	0	0	0	15	0
385	2	56	2	2	2	1200	2	2	2	2	0	0	0	15	0
386	2	59	1	2	3	5400	2	2	2	2	0	0	0	15	0
387	2	58	2	2	3	3200	2	2	2	2	0	0	0	15	0

图 8-2-23　连接后的数据文件

2. **横向合并——变量的增加**　利用数据连接功能还可以将两个或两个以上的具有相同记录数的数据文件横向合并在一起。点击 Data 菜单的 Merge Files 命令，选 Add Variables 项，弹出 Add Variables：Read File 对话框，用户确定路径、文件名后，点击 OK 即完成连接。例如，有两个数据文件 abgtry.sav 和 abmtry.sav（图 8-2-24、图 8-2-25），具有相同的记录数，将之连接后如图 8-2-26 所示。值得注意的是，横向连接要求被连接的两个数据文件之间至少有一个共同的变量可以作为识别变量。

ABGTRY.SAV [DataSet5] - IBM SPSS Statistics Data Editor

File　Edit　View　Data　Transform　Analyze　Direct Marketing　Graphs　Utilities　Add-ons　Window　Help

Visible: 3 of 3 Variables

	x1	x2	x3	变量	变量	变量	变量	变量	变量	变量
1	1	40	1							
2	1	42	2							
3	1	40	1							
4	1	40	2							
5	1	40	2							
6	1	43	1							
7	1	63	1							
8	1	62	2							
9	1	61	2							
10	1	36	1							
11	1	37	2							
12	1	37	1							
13	1	34	2							

Data View　Variable View

IBM SPSS Statistics Processor is ready　Unicode:ON

图 8-2-24　待连接的数据文件（A）

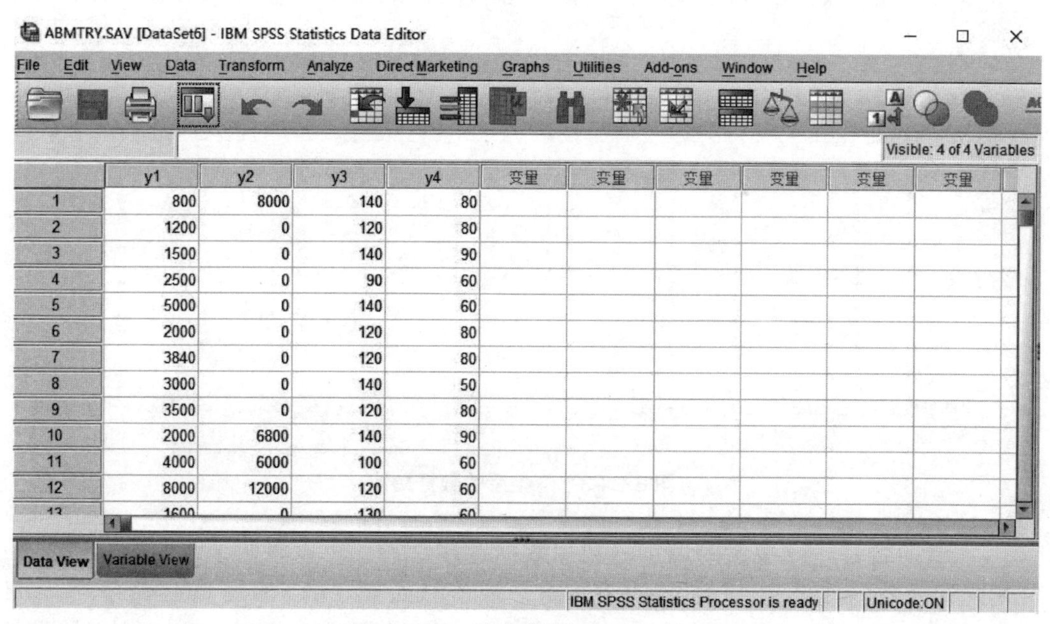

ABMTRY.SAV [DataSet6] - IBM SPSS Statistics Data Editor

	y1	y2	y3	y4
1	800	8000	140	80
2	1200	0	120	80
3	1500	0	140	90
4	2500	0	90	60
5	5000	0	140	60
6	2000	0	120	80
7	3840	0	120	80
8	3000	0	140	50
9	3500	0	120	80
10	2000	6800	140	90
11	4000	6000	100	60
12	8000	12000	120	60

图 8-2-25　待连接的数据文件（B）

*ABGTRY.SAV [DataSet5] - IBM SPSS Statistics Data Editor

	x1	x2	x3	y1	y2	y3	y4
1	1	40	1	800	8000	140	80
2	1	42	2	1200	0	120	80
3	1	40	1	1500	0	140	90
4	1	40	2	2500	0	90	60
5	1	40	2	5000	0	140	60
6	1	43	1	2000	0	120	80
7	1	63	1	3840	0	120	80
8	1	62	2	3000	0	140	50
9	1	61	2	3500	0	120	80
10	1	36	1	2000	6800	140	90
11	1	37	2	4000	6000	100	60
12	1	37	1	8000	12000	120	60

图 8-2-26　合并后的数据文件

第三节　SPSS 软件的结果输出与管理

本章第二节介绍了 SPSS 软件数据管理窗口的使用方法。SPSS 软件还有两个重要的窗口，即命令编辑窗口和结果输出窗口，用于接收命令和输出结果。非专业统计人员较少使用命令编辑窗口。

一、结果输出窗口介绍

1. 结果输出窗口　SPSS 所输出的结果美观漂亮，结果输出窗口中输出的表格或图形能满足统计学的要求，并且可以对表格或图形进行编辑，添加特别的标记，以满足更高级别的要求。输出窗口名为“IBM SPSS Statistics Viewer”，它是显示和管理 SPSS 统计分析结果、报表和图形的窗口。如图 8-3-1 所示为 SPSS 22.0 的结果输出窗口。

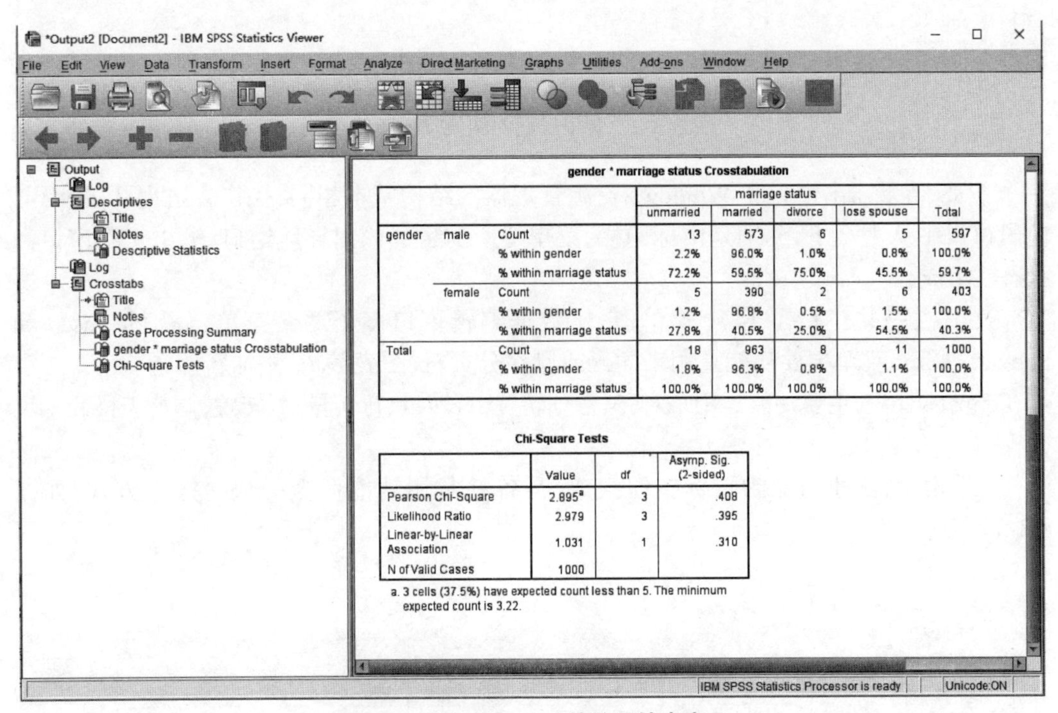

gender * marriage status Crosstabulation

			marriage status				Total
			unmarried	married	divorce	lose spouse	
gender	male	Count	13	573	6	5	597
		% within gender	2.2%	96.0%	1.0%	0.8%	100.0%
		% within marriage status	72.2%	59.5%	75.0%	45.5%	59.7%
	female	Count	5	390	2	6	403
		% within gender	1.2%	96.8%	0.5%	1.5%	100.0%
		% within marriage status	27.8%	40.5%	25.0%	54.5%	40.3%
Total		Count	18	963	8	11	1000
		% within gender	1.8%	96.3%	0.8%	1.1%	100.0%
		% within marriage status	100.0%	100.0%	100.0%	100.0%	100.0%

Chi-Square Tests

	Value	df	Asymp. Sig. (2-sided)
Pearson Chi-Square	2.895[a]	3	.408
Likelihood Ratio	2.979	3	.395
Linear-by-Linear Association	1.031	1	.310
N of Valid Cases	1000		

a. 3 cells (37.5%) have expected count less than 5. The minimum expected count is 3.22.

图 8-3-1　SPSS 22.0 的结果输出窗口

当运行完成一段指令后，结果输出窗口随即打开并显示执行命令后的结果。也可以执行 File/New/Output 命令，来打开输出窗口。在 SPSS 22.0 中可以同时打开多个输出窗口，多次执行 File/New/Output 命令即可弹出多个输出窗口，其名称分别位于标题栏上(其默认名称分别是：Output1、Output2、Output3、…)，如图 8-3-2 所示。

如果当前打开了多个输出窗口，用户可以直接单击某个窗口的标题栏来激活它，被激活的窗口将置于最前面。当用户保存了某个输出窗口中的内容后，标题栏上将出现用户保存时输入的文件名称，而不是默认的 Output1、Output2 或 Output3。

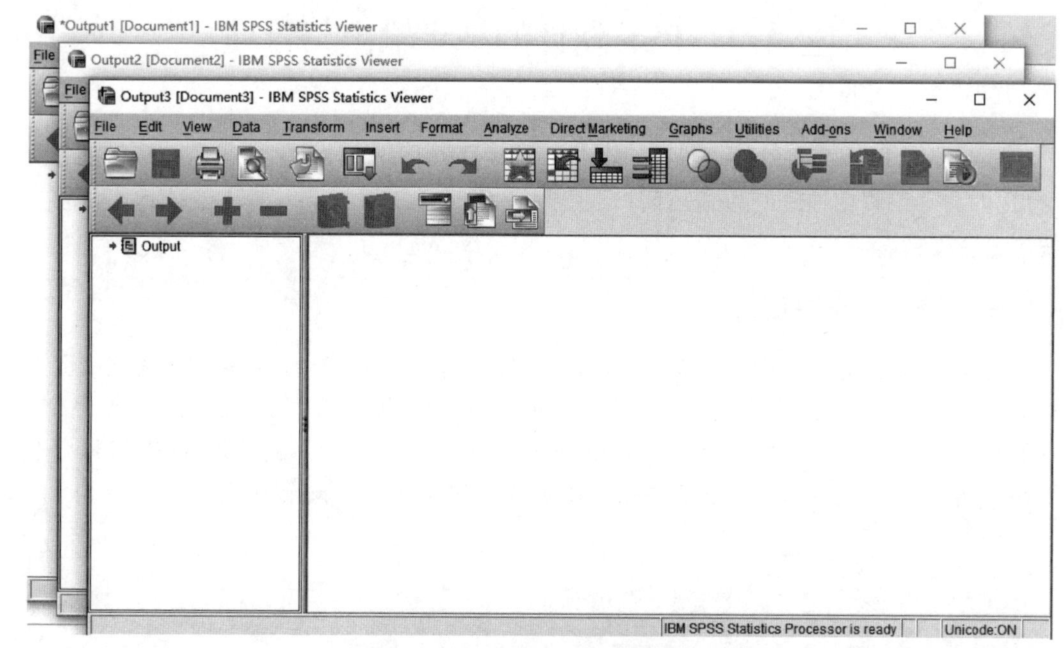

图 8-3-2　多个层叠的结果输出窗口

SPSS 结果输出窗口和 Windows 资源管理器的结构基本相同，操作方法也几乎相同。输出窗口中从上至下，分别是由标题栏、菜单栏、工具栏、输出导航窗口、输出文本窗口和状态栏组成。

菜单栏一共包括了 14 个菜单，它比数据编辑窗口多了两个菜单，分别是 Insert 和 Format。Insert 菜单主要功能是用来插入或删除分页符、图表编辑、添加新标题、表头、文字等；Format 菜单的主要功能是用来对齐、行列转置，页转量、行转量、列转置，调整表格元素尺寸等。

工具栏由各种功能的图标按钮组成，是各种常用功能命令的快捷操作方式，如图 8-3-3 所示。

图 8-3-3　结果输出窗口中的工具栏

对于工具栏的工具按钮的位置，用户可以根据自己的习惯进行放置。其方法是，将鼠标放在工具栏的任一个按钮上，按住鼠标右键，在弹出的菜单中选择 Customize...，在弹出的对话框中点出 Edit，弹出如图的对话框，用户可以移动按钮位置顺序，或者添加其他的工具按钮（图 8-3-4）。

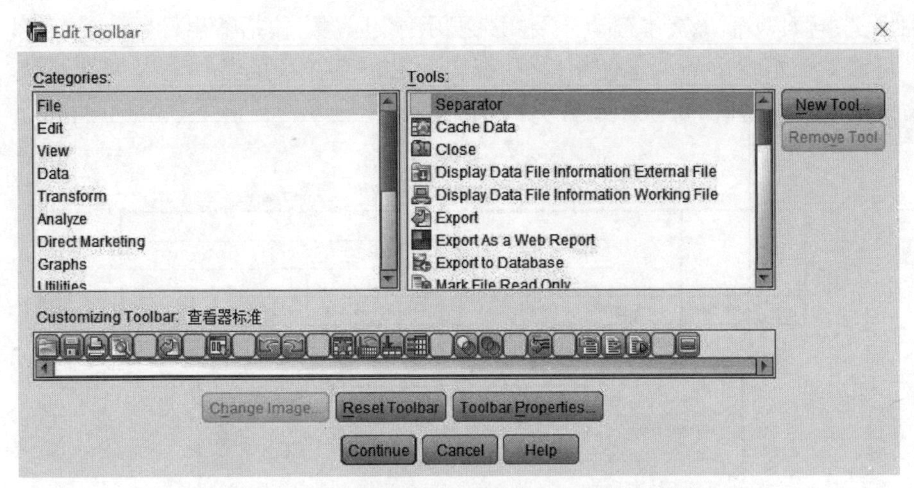

图 8-3-4　结果输出窗口中的工具栏编辑对话框

输出导航窗口：输出导航窗口是浏览输出信息的导航器，位于输出窗口的左侧，它以树形结构给出输出信息的提纲，其右侧是输出文本窗口，如图 8-3-5 所示。输出导航窗口用于概略显示结果的结构，便于提纲（标题）对结果进行管理，如移动、删除等。采取和 Windows 资源管理器类似的层次方式排列元素。输出导航窗口与输出文本窗口的元素完全一一对应，即选中输出导航窗口中的某元素，输出文本窗口中的该元素同时被选中。输出文本窗口则显示详细的统计结果（统计表、统计图和文本结果）。在输出导航窗口中，每个元素用一个小图标来表示。单击图标会选中所代表的一块或一段输出结果，双击图标可以让对应输出结果在显示与隐藏之间切换，选中后单击图标的名称则可以对图标改名。

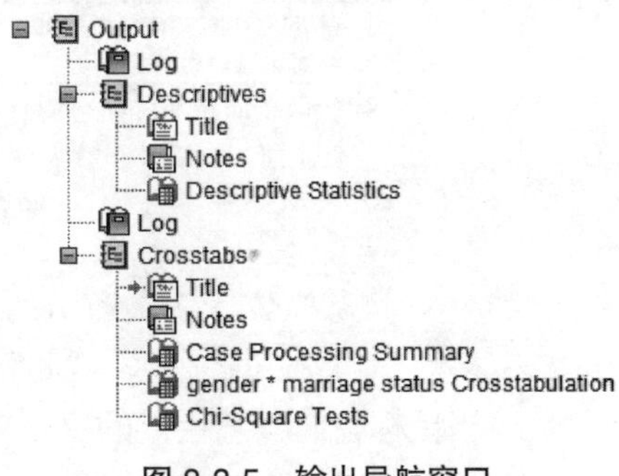

图 8-3-5　输出导航窗口

表示大纲图标，代表了一项完整的运算结果。结果含多级元素，可以折叠。折叠方式以“+”或“–”表示。单击“–”可以将下级元素折叠，单击“+”可以将下级元素展开。折叠后图标显示成 。

运行记录图标，程序在将运行的过程记录下来。

警告图标，代表输出结果中的系统警告。

标题图标，表示结果输出的标题。

注解图标，表示程序运行后自动产生的注解。

文本图标，在结果输出中常用来表示目前结果来源的数据集。

表格图标，表示输出结果中的统计表。

统计表图标，表示输出结果中的统计图。

输出文本窗口：输出文本窗口主要用来显示输出信息，包括输出标题、文本、表格和统计图。可以对该窗口中的内容使用鼠标、键盘和Edit菜单项的各种命令进行编辑。输出文本窗口位于输出窗口的右侧，如图8-3-6所示。

Case Processing Summary

	Cases					
	Valid		Missing		Total	
	N	Percent	N	Percent	N	Percent
MRI * gender	6393	94.6%	366	5.4%	6759	100.0%

Chi-Square Tests

	Value	df	Asymp. Sig. (2-sided)
Pearson Chi-Square	.805[a]	2	.669
Likelihood Ratio	.815	2	.665
Linear-by-Linear Association	.621	1	.431
N of Valid Cases	6393		

a. 2 cells (33.3%) have expected count less than 5. The minimum expected count is 2.63.

Symmetric Measures

		Value	Asymp. Std. Error[a]	Approx. T[b]	Approx. Sig.
Measure of Agreement	Kappa	.001	.001	.732	.464
N of Valid Cases		6393			

a. Not assuming the null hypothesis.

b. Using the asymptotic standard error assuming the null hypothesis.

图8-3-6 输出文本窗口

状态栏：状态栏位于输出窗口的最下面一行，它共分为5个区，分别是“信息区”“指定状态显示区”“处理状态区”“测量计数显示区”和“输出窗口中被选中对象的大小显示区”。当鼠标指向状态栏上的每个分区，会在鼠标旁弹出该区的功能解释。

在输出窗口中只能打开Viewer document（*.spv）输出文件、SYNTAX（*.sps）SPSS语句文件、Draft Viewer document（*.rft）简化的输出文件，SPSS Script（*.sbs）脚本文件，还有无格式的文本文件（*.txt）。

2. SPSS选项设置 通过对Edit菜单内Options项的设定，可以选择所期望的结果输出方式，使之符合统计学图表绘制的原则，也更利于直接将图表应用到Word文档中。

二、结果输出窗口的编辑

1. 结果窗口的一般操作

（1）打开与保存：File菜单里Open命令可用于打开一个文件，选择其中的Output可打开已保存的输出结果。如果结果窗口是当前窗口，则可以用File菜单下的Save或Save as命令保存输出结果，或直接用快捷工具栏进行操作。

（2）移动、删除：SPSS结果输出窗口与Windows资源管理器有相似之处，移动、删除目录和文件，使用左、右键均可操作，但左、右键功能不同，左键默认移动，右键和资源管理器类似，也会弹出确认菜单。选中左侧大纲中的目录或右侧结果图表可进行移动、复制、删除、修改等操作。SPSS 结果输出表格或图形可以用 Copy 命令直接复制、粘贴到 Word 文档中。

(3) 文本编辑：可以对结果输出窗口中的文本进行编辑。根据设置的不同，编辑时有可能打开一个新窗口，该窗口和 Windows 自带的写字板类似，用法也一样；也可能只是在原窗口内进行修改。注意：当文本过长时窗口会出现滚动条，操作时要小心使用两个方向的共四个滚动条，如果鼠标点错了位置，立刻就会退出编辑。

(4) SPSS 22.0 优化设置：尽管 SPSS 22.0 对中文的支持已十分完善，可以识别数据库中的中文并能在结果中完美输出中文。但仍存在设置不当时造成中文识别出现乱码。正确设置不仅能避免上述问题，还可以使输出结果更为美观，使实用性得到增强。

选择 Edit 菜单中的 Options，可以改变 SPSS 22.0 的默认设置，以符合使用者的要求。以下只对几个重要设置作简要叙述，并给出建议的设置。

1) General：用于设置一些常规性选项，比如 SPSS 外观（Look and feel）的设定，变量列表（Variable lists）显示方式、使用的语言、数据语句使用的编码、结果窗口类型设置（Output）等。适合修改的建议如下。

Variable lists：选中 Alphabetical，即在对话框中变量按字母顺序排列。

Character Encoding for Data and Syntax：在没有打开数据库时，选择 Unicode（universal character set）。当打开一个数据库时，此选择变灰色不可选。此选项可以使数据库中的中文文字得以正确的显示。尤其是在 Windows XP 操作系统上，不选择此项时，数据库中的中文文字可能会出现乱码。

2) Viewer：用于设置结果浏览窗口的外观，这是对结果美观最重要的设置，左侧用于设置各种结果元素是否显示及对齐方式，右侧设置标题、正文的文字格式，建议做如下的修改。

Text Output Font：宋体（Simsun）或仿宋体（Fangsong_GB2312）。原始默认的字体可能会使结果输出窗口显示的中文路径出现乱码。

其他选择项只影响显示效果，使用者可根据自己的喜好修改。

3) Charts：设置统计图的常规选项，请将 Frame：inner 复选框去掉。

4) Pivot Tables：设置统计表的格式，建议在 Tablelook 选择项中选择 Academic 格式，它最符合统计学对表格的要求。

2. 结果的导出与保存 SPSS 具有结果导出功能，通过 File 菜单下的 Export 命令实现。

(1) Objects to Export：有三个选项，以确定需要输出的内容，有 All、All Visible 和 Selected 三种选择（图 8-3-7）。SPSS 在结果输出中提供了丰富的信息，大多时候一些诸如运行记录之类的信息是不需要输出的，这时可以将这些隐藏，输出时选择 All Visible 时，则这些隐藏的信息将不会输出。也可以只输出运行结果中的某一部分，这时可以在输出文本窗口或导航输出窗口中选择某一部分结果，在输出时选择 Selected，这时只输出已选择的内容。

(2) Type：确定导出文件的格式，包括 HTML、文本、PDF、Excel、Word 和 PowerPoint 文件格式。SPSS 22.0 在输出格式上已全面兼容 Microsoft Office，对中文的支持已十分的完善，可以以近于完美的形式输出到 Word 文档，便于直接使用，或稍加修改后使用。当然，也可以输出为其他常用的文件格式。

(3) File Name：确定保存的路径目标文件名。

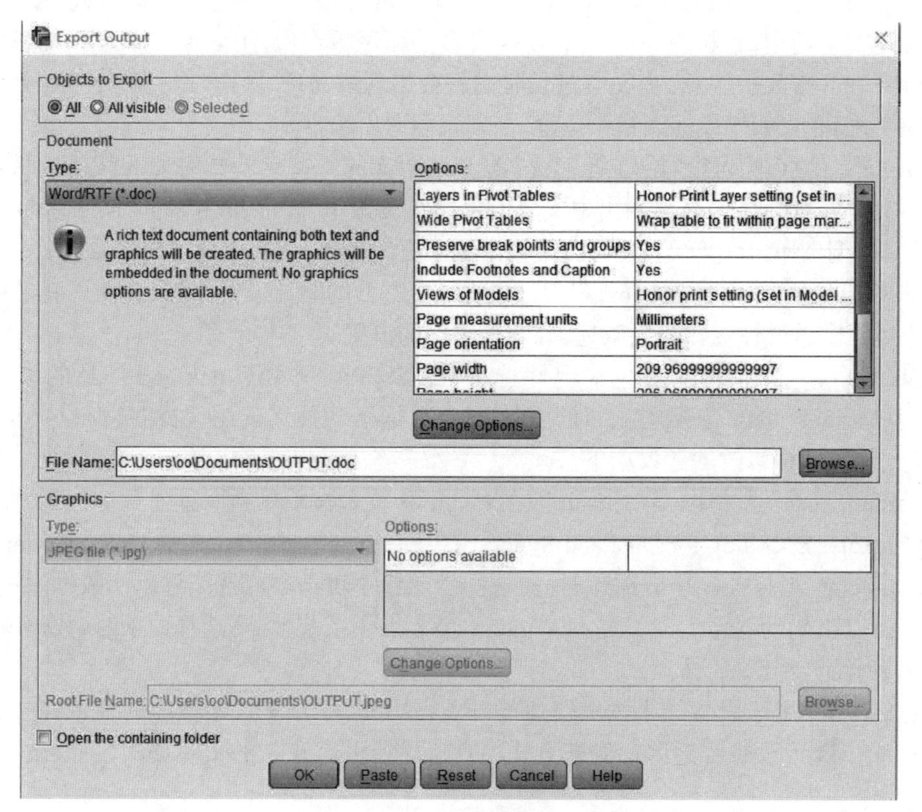

图 8-3-7　结果文件输出对话框

(4) Options：设定导出细节选项，设定诸如图表宽度、页面大小、页边距等。如果对默认的选择不满意，可以用 Change Options 按钮进行修改。

统计分析结果往往通过 Word 软件编辑以形成文字报告，Word 软件无法直接打开 SPSS 的结果文件。使用 Export 命令导出后的 Word 格式表格或图形，可以在 Word 软件中进行编辑。SPSS 22.0 对中文的支持已十分完善，输出到 Word 后的文档排版非常美观，可以直接使用或者稍加编辑后使用。如果你只是想使用结果输出中的一个表格或一个图形，不需要将结果全部输出到 Word 保存，可以在 SPSS 结果输出窗口中选中需要的统计表或统计图，使用 Copy 或 Copy Special 命令，将统计表或图形粘贴到 Word 文档中，还可以对其进行编辑。如果对 SPSS 直接输出的表格或图形不满意，可以直接在 SPSS 的结果输出窗口中进行编辑，然后再复制、粘贴到 Word 文档中。

若存在中文不能识别的问题，常常是由于设置不当引起的，更改相应的设置可以解决中文识别问题，也使结果输出更加美观。

3. 表格编辑方法　尽管 SPSS 22.0 输入的表格已相当完美，已能满足使用者对统计表格输出的要求，并且可以在设置里更改以满足不同的使用习惯。但有时使用者仍需要对表格进行修改。SPSS 已提供了完善的表格修改方式，可以在结果输出窗口中直接修改,修改后的表格可以输出为需要保存的格式,也可以复制到 Word 中使用。

(1)表格修改的基本操作:在表格编辑模式中的基本单位为单元格,包括表格标题和脚注均被看成特殊的单元格来处理。在结果输出窗口中,选择一个表格,右键单击表格,会弹出右键菜单,在 Edit content 中,选择 In Viewer 或者 In Separate Window。In Viewer 是在结果输出窗口内激活表格编辑功能;In Separate Window 则是新建一个窗口用来编辑表格,如图 8-3-8 所示。也可以双击表格直接激活编辑模式,由 SPSS 根据表格内容直接使用 In Viewer 模式或者 In Separate Window 模式。

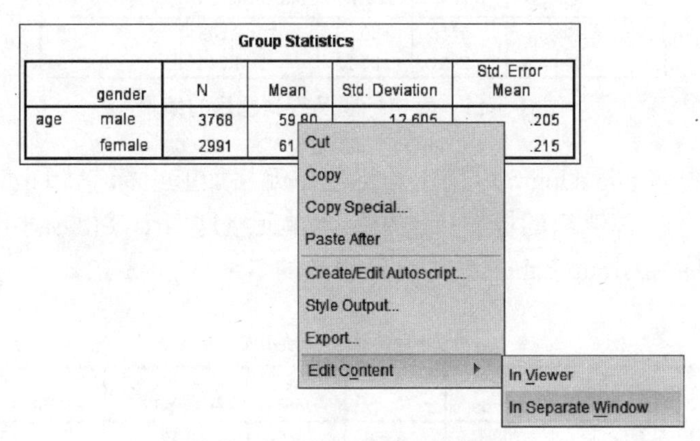

图 8-3-8　表格编辑的右键菜单

表格的编辑模式激活后,表格的标题以黑色背景显示。在编辑模式下,单击可以选中单元格,双击则显示单元格的数据,并且可以对数据进行修改。如图 8-3-9 所示。

Group Statistics

	gender	N	Mean	Std. Deviation	Std. Error Mean
age	male	3768	59.80	12.605076	.205
	female	2991	61.22	11.746	.215

图 8-3-9　表格激活模式下的单元格编辑

不仅可以选中某个单元格,还可以选中其中的一行或一列,但这要先选中最上侧或左侧的标题格,然后选择菜单 Edit 中的 Select,有五个选项:Table、Table Body、Select First Data Cells、Data Cells 和 Data Cells and Label,分别会选中表格、表格主体(不含标题和脚注)、第一行与第一列的数据、所在行、列的数据区和所在行列(包括左侧标题格)。在 Edit 菜单中,还有像 Windows 一样的剪切、复制、删除等菜单,像在 Windows 中的操作一样,对选择的对象进行删除、复制或更改等操作。如图 8-3-10 所示,此处选择了第一行的 Data Cells and Label。

Group Statistics

	gender	N	Mean	Std. Deviation	Std. Error Mean
age	male	3768	59.80	12.605	.205
	female	2991	61.22	11.746	.215

图 8-3-10　表格的行列编辑

（2）表格标题及行列标目的编辑：很多情况下使用者会更愿意对表格的标题或分组标签进行编辑。以使表格可以直接应用到 Word 文档中。在表格编辑模式激活的情况下，Edit 菜单中有两个命令，可以用来修改表格的标题和分组标签，一个是 Edit Text，另一个是 Group 或 Ungroup。在表格编辑模式下，双击表格的标题，选择 Edit 菜单下的 Edit Text，可以更改表格的标题。同样的，也可以对行列标目及分组标签进行编辑。如图 8-3-11 所示。

男女不同性别间年龄的比较

	gender	N	Mean	Std. Deviation	Std. Error Mean
年龄	male	3768	59.80	12.605	.205
	female	2991	61.22	11.746	.215

图 8-3-11　表格标题及行列题目的编辑

Edit 中的菜单 Group、Ungroup 用于给标题单元格加亚组标签。Group 用于加上亚组标签，Ungroup 用于去掉亚组的标签。选中标题单元格这两个菜单项才可能变黑，程序自动产生的标签名称为 Group Label，改为自己想要的名字（图 8-3-12）。

男女不同性别间年龄的比较

		gender	N	Mean	Std. Deviation	Std. Error Mean
Group Label	年龄	male	3768	59.80	12.605	.205
		female	2991	61.22	11.746	.215

图 8-3-12　表格亚组标签的添加

（3）将表格的内容输出为图形：SPSS 提供了将表格的内容直接输出为图形的功能。在表格修改模式下，在 Edit 菜单中先选择 Data Cells 或者 Data and Label Cells，然后选择 Create Graph。此菜单提供了 5 种图形可供选择。在上面叙述的图形中，选择 Bar 图形后 SPSS 根据表格内容作出图形，如图 8-3-13 所示。

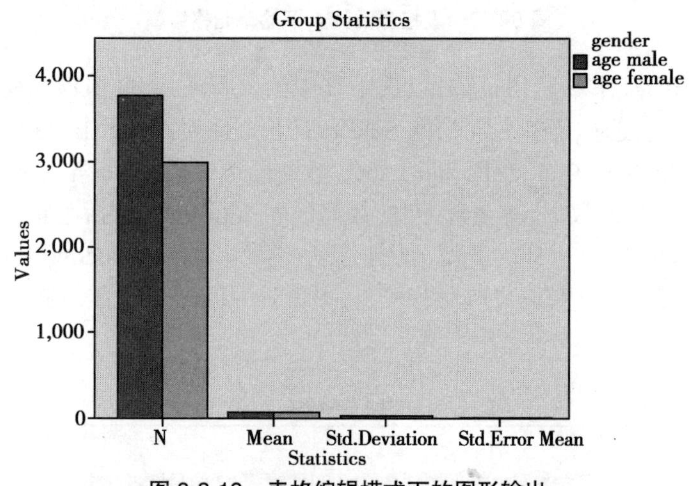

图 8-3-13　表格编辑模式下的图形输出

（4）Pivot 菜单：表格编辑模式下的 Pivot 菜单，主要功能项有两个，一个是 Transpose

Rows and Columns，另一个是 Pivoting Trays。Transpose Rows and Columns 可以对表格中的行列进行转换操作。如图 8-3-14 是转换前的表格样式，图 8-3-15 是转换后的表格样式。

types of coronary disease * age group Crosstabulation

Count

		age group						Total
		<40	40~	50~	60~	70~	>=80	
types of coronary disease	heartstroke	20	94	163	171	109	25	582
	myocardial infarction	12	72	124	149	136	32	525
	cardiac failure	2	18	57	85	116	25	303
	cardiac arrhythmias	2	27	68	128	115	33	373
	other	10	45	102	103	106	45	411
Total		46	256	514	636	582	160	2194

图 8-3-14　转换前的表格样式

types of coronary disease * age group Crosstabulation

Count

		types of coronary disease					Total
		heartstroke	myocardial infarction	cardiac failure	cardiac arrhythmias	other	
age group	<40	20	12	2	2	10	46
	40~	94	72	18	27	45	256
	50~	163	124	57	68	102	514
	60~	171	149	85	128	103	636
	70~	109	136	116	115	106	582
	>=80	25	32	25	33	45	160
Total		582	525	303	373	411	2194

图 8-3-15　转换后的表格样式

Pivoting Trays 是数据透视表托盘，在表格编辑模式下，执行 Pivot 菜单中的 Pivoting Trays 命令，弹出 Pivoting Trays 数据表托盘。左侧代表表格的层，托盘的右、下方分别代表了表格的列、行。图标 则用来进行拖放操作。将它在三处随意拖放，就可以将表格中的数据变换成多层表或进行行列转置等操作。如图 8-3-16 是一个在编辑中的表格，图 8-3-17 是这个表格所对应的数据托盘。如果将数据托盘行中的 gender 托入列的上层，将 type of cases 托入下层，则表格被转换成如图 8-3-18 所示的样式。

4. 输出窗口中的图形编辑方法　SPSS 22.0 可以输出高分辨率、色彩丰富的饼图、条形图、直方图、散点图、三维图形等，提供了一个全新的演示图形系统，能够产生更加专业的图片。这个版本除了包括以前版本软件中提供的所有图形功能，还提供了新功能，使图形定制化生成更为容易，产生的图形更加美观。

SPSS 软件所作的统计图是可以继续编辑的增强图片格式，双击统计图就可以打开图片编辑窗口，或者在图片上单击右键，选择 Edit Content 下级命令 In Separate Window。程序即会在一个单独窗口中打开图形编辑窗口。图形编辑窗口名称是 Chart Editor。该窗口中共有 5 个菜单，分别是 File、Edit、View、Options、Elements 和 Help。在 View 菜单下有 5 个命令。如果在命令前面出现“√”符号，表示该功能选项被激活；如果取消该“√”符号，则相应的功能选项被关闭。Status Bar 选项控制状态栏：Edit Toolbar、Options Toolbar、Element Toolbar 和 Format Toolbar 4 个选项分别控制相应的工具栏。

age group * types of cases * gender Crosstabulation

Statistics Count

gender			types of cases		Total
			stroke	coronary disease	
male	age group	<40	148	34	182
		40~	505	143	648
		50~	780	245	1025
		60~	692	249	941
		70~	523	253	776
		>=80	110	86	196
	Total		2758	1010	3768
female	age group	<40	78	12	90
		40~	301	113	414
		50~	549	269	818
		60~	476	387	863
		70~	332	329	661
		>=80	71	74	145
	Total		1807	1184	2991
Total	age group	<40	226	46	272
		40~	806	256	1062
		50~	1329	514	1843
		60~	1168	636	1804
		70~	855	582	1437
		>=80	181	160	341
	Total		4565	2194	6759

图 8-3-16　一个多层编辑中的表格

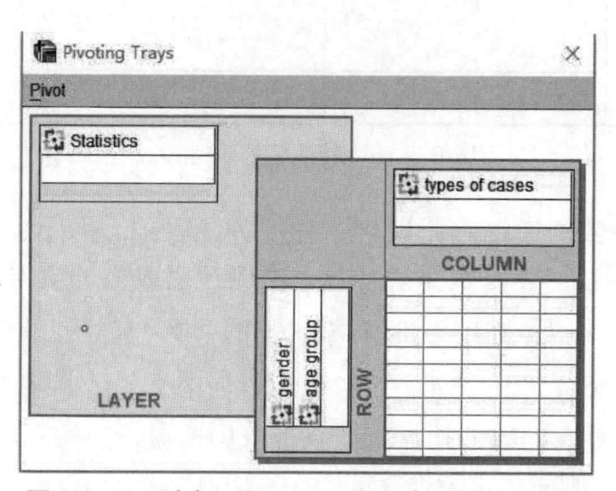

图 8-3-17　对应于图 8-3-16 所示表格的数据托盘

age group * types of cases * gender Crosstabulation

Statistics Count

		gender								
		male			female			Total		
		types of cases		Total	types of cases		Total	types of cases		Total
		stroke	coronary disease		stroke	coronary disease		stroke	coronary disease	
age group	<40	148	34	182	78	12	90	226	46	272
	40~	505	143	648	301	113	414	806	256	1062
	50~	780	245	1025	549	269	818	1329	514	1843
	60~	692	249	941	476	387	863	1168	636	1804
	70~	523	253	776	332	329	661	855	582	1437
	>=80	110	86	196	71	74	145	181	160	341
Total		2758	1010	3768	1807	1184	2991	4565	2194	6759

图 8-3-18　用数据托盘转换后的表格样式

图片编辑窗口的命令主要集中在Edit、Options与Elements三个菜单上，对于不同类型的统计图，菜单的内容会略有区别。进入了图片编辑窗口后，统计图就被有机地分成了若干个基本单位，如标题、图例、纵坐标、坐标刻度值等，单击可以选中这些基本单位，双击则弹出相应的设置窗口，用户可以根据自己的需要进行编辑。

SPSS软件统计作图功能的详细介绍，参见本书第十三章。

（许 锬）

第九章 SPSS 软件应用(二)

在 SPSS 软件中，统计分析可通过两种方法实现，菜单式操作和宏程序操作。前者是后者的交互式实现，且操作更为方便，本书第九章至第十二章仅介绍菜单式操作。

SPSS 软件的统计分析模块主要集中在 Analyze 菜单上(图 9-0-1)，包括 Reports(报告)、Descriptive Statistics(描述性统计)、Tables(列表)、Compare Means(均数比较)、General Linear Model(一般线性模型)、Generalized Linear Models(广义线性模型)、Mixed Models(混合效应模型)、Correlate(相关)、Regression(回归)、Loglinear(对数线性模型)、Classify(分类)、Dimension Reduction(降维)、Scale(量表分析)、Nonparametric Tests(非参数检验)、Forecasting(预测)、Survival(生存分析)、Multiple Response(多重响应)、Missing Value Analysis(缺失值分析)、Multiple Imputation(多重插补)、Complex Samples(复杂抽样)、ROC Curve(ROC 曲线)等模块。

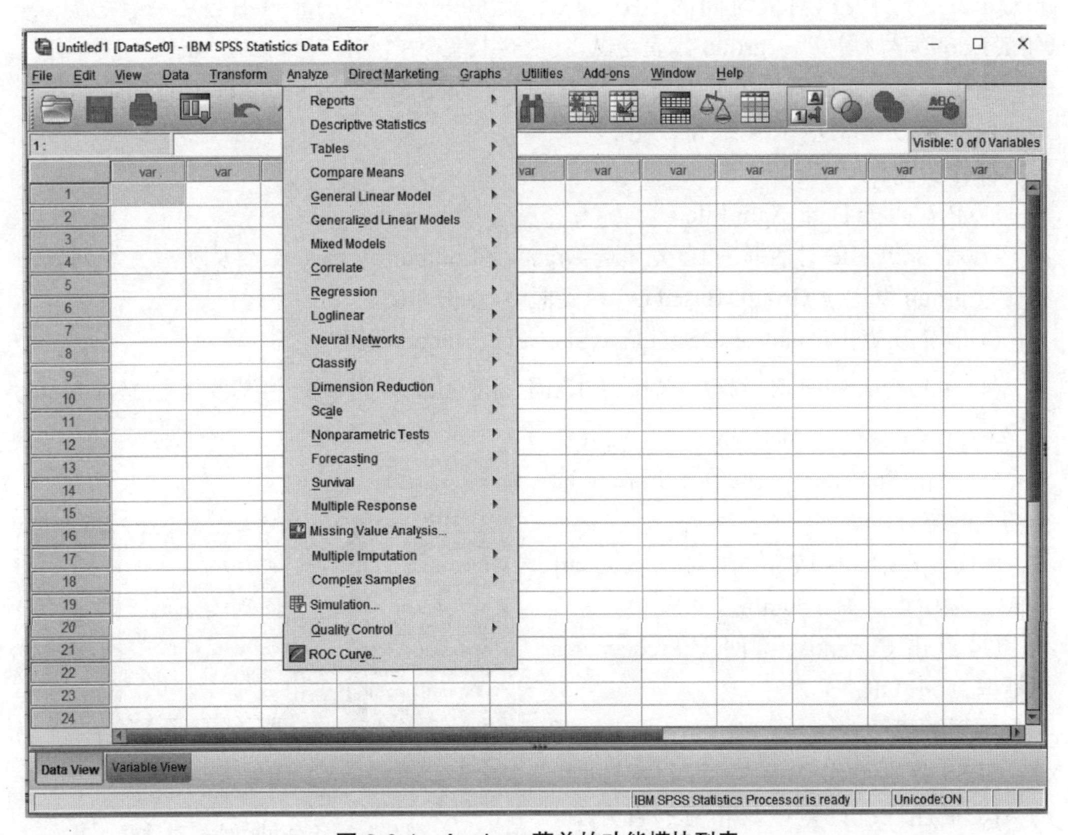

图 9-0-1 Analyze 菜单的功能模块列表

第一节　描述性统计分析

对资料进行初步的描述性分析，获取资料的基本特征，可以为进一步合理地选择统计推断方法提供依据。SPSS 软件的描述性统计模块位于 Analyze 下的 Descriptive Statistics 子菜单中。包括 Frequencies、Descriptives、Explore、Crosstabs、Ratio 等几个过程。

一、Frequencies 过程

Frequencies 过程用于产生数据的频数表，输出描述集中位置、离散趋势及分布形状等的指标，并能给出百分位数、绘制频数图等。

【例 9-1-1】在一项以安慰剂为对照，研究某药物治疗慢性乙型肝炎的临床试验中，来自 6 个中心的受试者按照 2∶1 的概率被随机分为试验组（A 组）和对照组（B 组）。受试者进入研究后，进行 12 周的用药，并于用药前和用药后 4 周、8 周、12 周分别记录谷丙转氨酶（ALT）、谷草转氨酶（AST）和 HBV-DNA 含量。资料中用 alt0、alt1、alt2、alt3 分别表示第 0、4、8、12 周受试者的 ALT，ast0、ast1、ast2、ast3 分别表示相应时间的 AST，dna0、dna1、dna2、dna3 分别表示对应时间的 HBV-DNA，资料中还包括 center（中心）、sex（性别）、age（年龄）、no（编号）等变量，group 代表受试者的分组，见数据文件“例 9-1-1.sav”。

由于需要对受试者进行分组描述，故首先需要使用 SPSS 的 Split File 功能将数据集分割成两部分，分别对应于 A 组和 B 组。

操作步骤：

（1）依次点击 Data、Split File。

（2）在 Split File 对话框中，首先单选 Organized output by groups，再从所有变量列表中将变量 group 发送至 Groups Based On 列表框中，点击 OK。

（3）再依次点击 Analyze、Descriptive Statistics、Frequencies。

（4）在 Frequencies 对话框中选择 alt0、alt1、alt2、alt3，点击 ，将其发送至 Variable(s) 框，勾选 Display frequency tables（图 9-1-1）。

（5）点击 Statistics 按钮，在对话框中选择需要的统计量。

（6）点击 Charts 按钮，在对话框 Chart Type 选项中点选 Histogram。

（7）点击 Continue，返回至 Frequencies 对话框，点击 OK。

结果解释：

SPSS 分别输出 A、B 组各四个时间点的 ALT 描述性统计量以及相应的直方图。由于指标简单，易于理解，不再赘述。

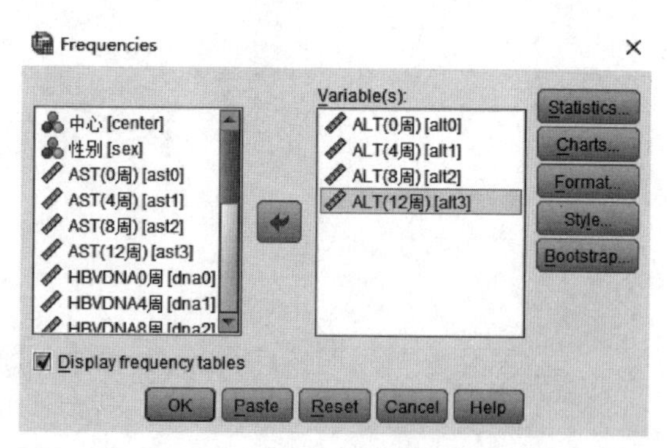

图 9-1-1　Frequencies 对话框

对话框详解：

Frequencies 对话框的内容见图 9-1-1，主要包括：

(1)所有变量列表：位于对话框左侧，列出了分析数据文件的所有变量。

(2)Variable(s)框：分析变量列表，在所有变量列表中单击所要分析的变量，点击两个列表间的箭头，可以将需要分析的变量发送至分析变量列表。

(3)Display frequency tables 选项：勾选后将输出分析变量的频数表。

(4)Statistics 按钮：点击后弹出 Frequencies:Statistics 对话框(图 9-1-2)，定义需要得到的有关统计量，包括：

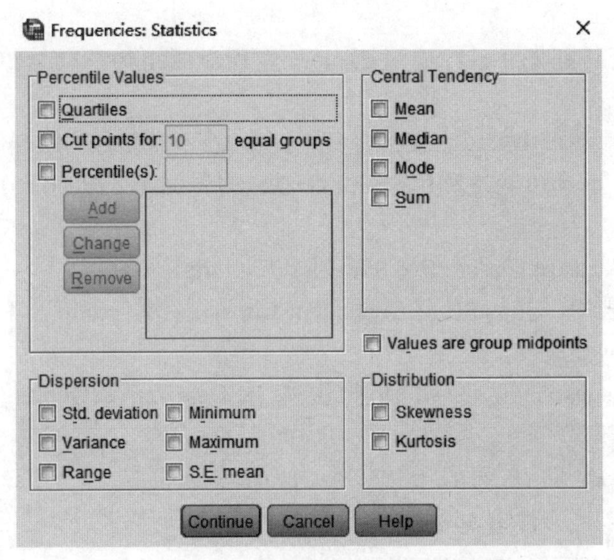

图 9-1-2　Frequencies:Statistics 对话框

1)Percentile Values(百分位值)：包括 Quartiles(四分位数)、Cut Points for # equal groups(分成指定个等样本含量之分组的界值)、Percentile(s)(指定百分位数)。

2)Central Tendency(集中趋势)：包括 Mean(算术均数)、Median(中位数)、Mode(众数)、Sum(和)。

3)Dispersion(离散程度)：包括 Std.deviation(标准差)、Variance(方差)、Range(全距)、Minimum(最小值)、Maximum(最大值)、S.E.mean(均数的标准误)。

4)Distribution(分布特征)：包括 Skewness(偏度系数)、Kurtosis(峰度系数)。

其中，若资料为分组的频数资料，且观察值为分组的中点时，需要勾选“Values are group midpoints”选项。

(5)Charts 按钮：点击后弹出 Charts 对话框，定义输出图形，包括：

1)Charts Type 单选框：包括 Bar Charts(条图)、Pie Charts(饼图)和 Histogram(直方图)。当选择直方图时，勾选“With normal curve”选项将在图形上叠加一条正态曲线。

2)Charts Values 单选框：指定图中的标注是用 Frequencies(频数)还是 Percentages(百分比)。

(6)Format 按钮：点击后弹出的对话框可以设置输出的格式。

二、Descriptives 过程

该过程对数值变量进行一般性的描述。其对话框与 Frequencies 对话框类似，但 Options 对话框中所含统计量的类别少于 Frequencies 过程。由于其操作与 Frequencies 过程非常类似，这里不再赘述。

三、Explore 过程

该过程使用描述性统计量和图形对变量进行探索性分析，还可以便捷地按照某个变量分组后描述其他变量的属性，故可以快速获取资料的基本信息，为下一步选择统计分析方法提供依据。

【例 9-1-2】资料同例 9-1-1，试用 Explore 过程对两组治疗前 ALT 情况进行探索性分析。

由于 Explore 对话框中可以直接指定分组变量，故不需要再利用 Split File 功能拆分数据集。如果已经拆分，则要再次利用 Split File 功能将数据集恢复到拆分前的状态。

操作步骤：

(1) 依次点击 Analyze、Descriptive Statistics、Explorer。

(2) 在变量列表中，选择 alt0 至 Dependent List 框；选择 group 至 Factor List 框；选择 no 至 Label Cases by 框。

(3) 点击 Statistics 按钮，在对话框中勾选 Descriptive、Outliers、Percentiles，点击 Continue，返回。

(4) 点击 Plots 按钮，在对话框中，Box-plots 单选框中选择 Factors level together，Descriptive 复选框中选择 Histogram，若要检验资料是否服从正态分布，则需选择 Normality plots with tests，点击 Continue。

(5) 返回至 Explore 对话框，点击 OK（图 9-1-3）。

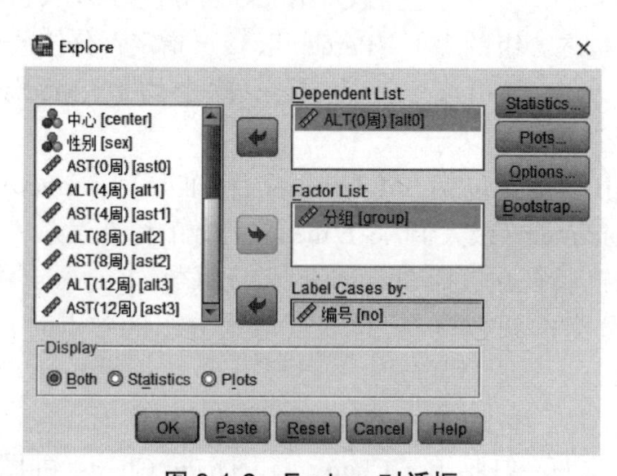

图 9-1-3　Explore 对话框

结果解释：

SPSS 首先分 A、B 两组分别给出 alt0 的样本含量、描述性统计量、百分位数以及 5 个最大和最小值；还显示出正态性检验的结果，见图 9-1-4，可见不管是用 Kolmogorov-

Smirnov 检验还是 Shapiro-Wilk 检验，A、B 两组治疗前的 ALT 均不服从于正态分布（P<0.001）；直方图、正态 Q-Q 图（normal Q-Q plot）均显示 A 组受试者治疗前 ALT 不服从正态分布（图 9-1-5、图 9-1-6）。

Tests of Normality

	分组	Kolmogorov-Smirnov[a]			Shapiro-Wilk		
		Statistic	df	Sig.	Statistic	df	Sig.
ALT(0周)	A	.171	105	.000	.872	105	.000
	B	.173	55	.000	.738	55	.000

a. Lilliefors Significance Correction

图 9-1-4　正态性检验结果

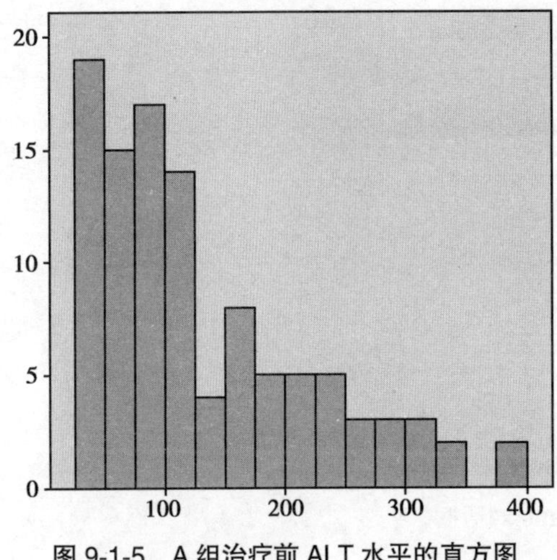

图 9-1-5　A 组治疗前 ALT 水平的直方图

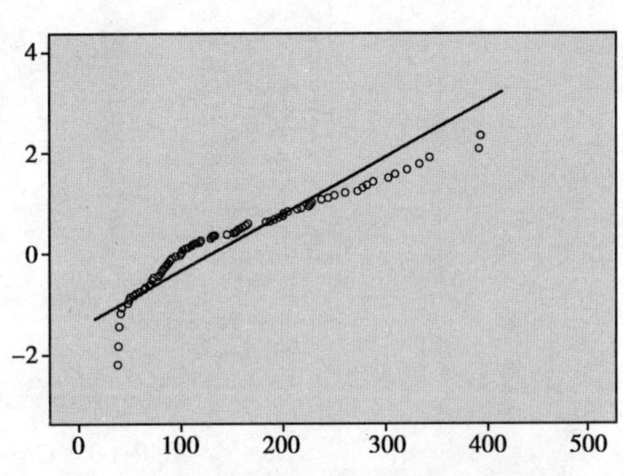

图 9-1-6　A 组治疗前 ALT 水平的 Q-Q 图

对话框详解：

Explore 对话框的布局（见图 9-1-3）和 Frequencies 对话框不同，从左上到右下主要包括：

（1）所有变量列表：位于对话框左侧，列出了分析数据文件的所有变量。

（2）Display 单选框：用于指定输出结果中是 Statistics（统计量）、Plots（图形）还是 Both（两者均包含）。

（3）Dependent List 框：应变量列表，观察指标的变量需被选入本列表。

（4）Factor List：因素列表，若进行分组描述，需将分组变量选入本列表。

（5）Label Cases by 框：用于选择一个变量来标识不同的记录。

（6）Statistics 按钮：Statistics 对话框用于指定统计量，包括 Descriptive（描述性统计量）、M-estimators（M- 估计）、Outliers（离群值）和 Percentiles（百分位数）。

（7）Plots 按钮：Plots 对话框用于指定输出的图形，包括 Box-plots（箱式图）、Descriptive（描述图）、Normality plots with tests（正态图及正态性检验）和 Spread vs.Level with Levene Test（各组平均水平与离散程度散点图和 Levene 齐同性检验）。

四、Crosstabs 过程

Crosstabs（交叉表）主要用于描述定性资料（包括无序分类资料和等级资料），也可以进行有关的统计推断。

【例 9-1-3】资料同例 9-1-1，试用 Crosstabs 过程对两组性别构成进行比较。

操作步骤：

(1)依次点击 Analyze、Descriptive Statistics、Crosstabs。

(2)在变量列表中选择 group 至 Row(s)框，再选择 sex 至 Column(s)框。

(3)点击 Cells 按钮，在 Counts 复选框中勾选 Observed，在 Percentages 复选框中勾选 Row，点击 Continue 返回。

(4)点击 OK(图 9-1-7)。

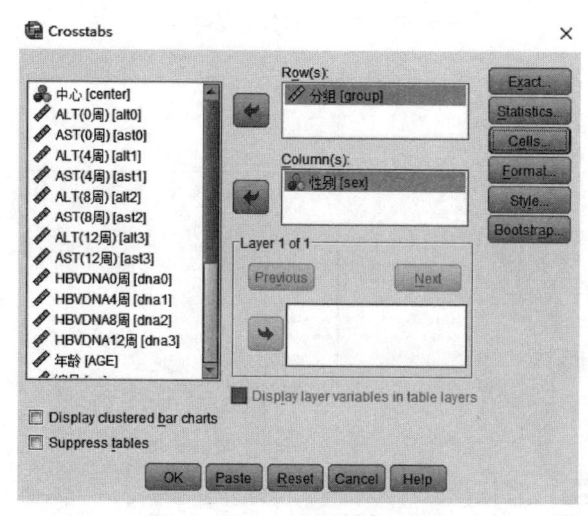

图 9-1-7　Crosstabs 对话框

结果解释：

输出结果见图 9-1-8。通过交叉表列出每组的频数及其构成比。若还需按中心分层，只需在 Crosstabs 对话框中将变量 center 发送入层变量列表即可。

分组 * 性别 Crosstabulation

			性别		Total
			男	女	
分组	A	Count	89	16	105
		% within 分组	84.8%	15.2%	100.0%
	B	Count	45	10	55
		% within 分组	81.8%	18.2%	100.0%
Total		Count	134	26	160
		% within 分组	83.8%	16.3%	100.0%

图 9-1-8　两组性别的构成情况

对话框详解：

Crosstabs 的对话框见图 9-1-7。从左上到右下主要包括：

(1)所有变量列表：列出了分析数据文件的所有变量。

(2)Display clustered bar charts 复选项：指定是否绘制分组条图。

(3)Row(s)框：行变量列表，指定交叉表的行变量。

(4)Column(s)框：列变量列表，指定交叉表的列变量。

(5) Layers 框：层变量列表，指定分层变量。

(6) Exact 按钮：用于打开精确概率计算法的对话框。

(7) Statistics 按钮：用于打开统计量的对话框，设置输出统计量。

(8) Cells 按钮：用于打开单元格对话框，主要包括：

1) Counts 复选框：选择输出实际频数（Observed）和理论频数（Expected）。

2) Percentages 复选框：选择是否输出行百分比（Row）、列百分比（Col）和 Total（单元格百分比）。

第二节　均数的比较

对均数进行比较，常用 t 检验和 F 检验。其中 t 检验（包括单样本、两样本）和单因素方差分析位于 Analyze 菜单的 Compare Means 子菜单下，包括 Means（均数）、One-Sample T Test（单样本 t 检验）、Independent-Samples T Test（成组 t 检验）、Paired-Samples T Test（配对 t 检验）和 One-Way ANOVA（单因素方差分析）等 5 个过程。而两因素以上的方差分析需要通过位于 General Linear Model（一般线性模型）子菜单下的 Univariate（单变量）过程。

一、One-Sample T Test 过程（单样本 t 检验）

单样本均数的比较，目的在于推断现有样本所来自的总体均数是否等于已知常数。已知常数往往是一个经过大量观察得到的数值，代表一个已知总体的平均水平。

【例 9-2-1】资料同例 9-1-1。检验肝病患者治疗前 ALT 和 AST 的平均水平是否与正常人不同（令正常人 ALT 和 AST 平均水平为 45U/L）？

操作步骤：

(1) 依次点击 Analyze、Compare Means、One-Sample T Test。

(2) 在变量列表中选择变量 alt0、ast0 至 Test Variable(s) 框。

(3) 在 Test Value（检验值）中输入 45。

(4) 点击 OK（图 9-2-1）。

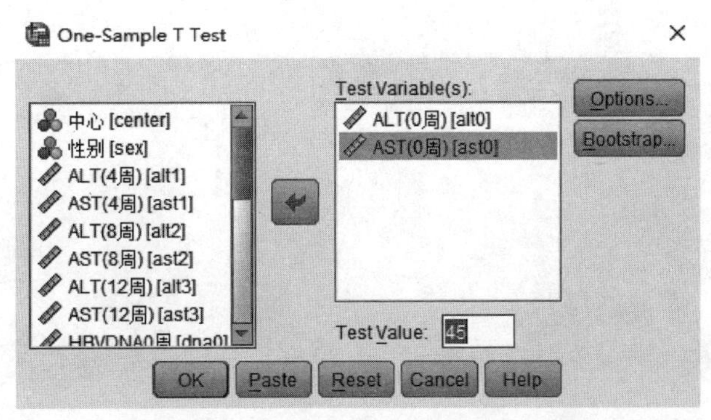

图 9-2-1　One-Sample T Test 对话框

结果解释：

SPSS 首先输出与样本有关的统计量，包括样本含量（N）、样本均数（Mean）、标准差（Std.Deviation）和标准误（Std.Error Mean），然后输出检验结果，对 ALT 和 AST 检验的统计量 t 分别为 11.771 和 5.990，自由度均为 159，双侧检验的 P 值（Sig.）均为 0.000，结论均拒绝 H_0，可以认为肝病患者 ALT 和 AST 平均水平均高于正常人。此外，还给出了样本均数与所检验的常数之差（Mean Difference），以及总体均数之差的 95% CI（图 9-2-2）。

One-Sample Statistics

	N	Mean	Std. Deviation	Std. Error Mean
ALT(0周)	160	134.47	96.146	7.601
AST(0周)	160	80.76	75.511	5.970

One-Sample Test

	Test Value = 45					
					95% Confidence Interval of the Difference	
	t	df	Sig. (2-tailed)	Mean Difference	Lower	Upper
ALT(0周)	11.771	159	.000	89.469	74.46	104.48
AST(0周)	5.990	159	.000	35.756	23.97	47.55

图 9-2-2 One-Sample T Test 输出结果

二、Independent-Samples T Test 过程（成组 t 检验）

成组 t 检验用于完全随机设计资料的两组均数比较，要求数据满足正态性、独立性、方差齐性的条件。

【例 9-2-2】资料同例 9-1-1。检验两组肝病患者治疗前 ALT 和 AST 的平均水平是否不同？

操作步骤：

（1）依次点击 Analyze、Compare Means、Independent-Samples T Test。

（2）在变量列表中选择变量 alt0、ast0 至 Test Variable(s) 框，再将变量 group 选入 Grouping Variable 框（图 9-2-3）。

（3）点击 Define Groups 按钮，在弹出的对话框中选择 Use specified values 单选项，在 Group 1 框输入代表 A 组的取值 1，在 Group 2 框中输入 2，点击 Continue 返回（图 9-2-4）。

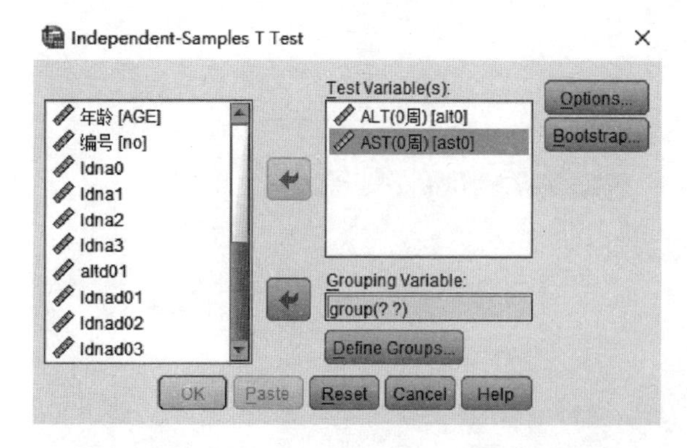

图 9-2-3 Independent-Samples T Test 对话框

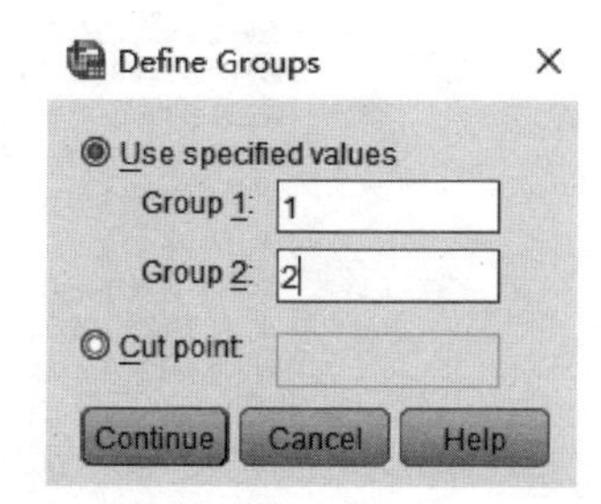

图 9-2-4 Independent-Samples T Test：Define Groups 对话框

(4) 点击 OK。

结果解释：

SPSS 首先输出与样本有关的统计量，包括样本含量(N)、样本均数(Mean)、标准差(Std.Deviation)和标准误(Std.Error Mean)，然后输出成组 *t* 检验的结果(图 9-2-5)。其中，前两列是 Levene 法进行方差齐性检验的结果，可见两组间 ALT 和 AST 的方差是齐的(*P* 分别为 0.869 和 0.442，均大于 0.10)。对于每个指标，SPSS 分方差齐和不齐分别进行了检验，分别对应于 Equal variances assumed 和 Equal Variances not assumed。本资料方差齐，故只需看第一行输出结果便可；若方差不齐，则应看第二行输出结果。

Independent Samples Test

		Levene's Test for Equality of Variances		t-test for Equality of Means						
									95% Confidence Interval of the Difference	
		F	Sig.	t	df	Sig. (2-tailed)	Mean Difference	Std. Error Difference	Lower	Upper
ALT(0周)	Equal variances assumed	.027	.869	-.730	158	.467	-11.698	16.027	-43.353	19.957
	Equal variances not assumed			-.682	91.226	.497	-11.698	17.156	-45.775	22.380
AST(0周)	Equal variances assumed	.595	.442	.146	158	.884	1.845	12.608	-23.056	26.746
	Equal variances not assumed			.160	139.606	.873	1.845	11.517	-20.925	24.615

图 9-2-5　Independent-Samples T Test 的输出结果

由结果可知，对于 0 周 ALT，组间比较差异无统计学意义(t=–0.730，P=0.467)；对于 AST，组间比较也无统计学意义(t=0.146，P=0.884)。因此不管是 ALT 还是 AST，两组均衡可比。

此外，SPSS 还分别给出了均数之差(Mean Difference)、均数之差的标准误(Std.Error Difference)及总体均数之差的 95% CI(95% Confidence Interval of the Difference)。

三、Paired-Samples T Test 过程（配对样本均数 *t* 检验）

配对资料是医学研究中最常见的资料之一，其特点是两个观察值来自属性相似的个体或同一观察单位的两次观察。正确地采用配对设计并用相应方法分析将获得较高的效率。

【例 9-2-3】资料同例 9-1-1。检验 A 组肝病患者治疗后 ALT 的平均水平与治疗前相比是否相同？

操作步骤：

(1) 依次点击 Data、Selected Cases，在 Select 单选框中选择 If condition is satisfied 单选项，再点击 If 按钮，在弹出的对话框右上侧的条件表达式中输入 group=1，点击 Continue 回到上一级对话框，再点击 OK。

(2) 依次点击 Analyze、Compare Means、Paired-Samples T Test。

(3) 在变量列表中，先后点击 alt0 和 alt1，使之高亮，再点击 ，将 alt0-alt1 成对选入 Paired Variables 框；重复以上步骤，将 alt0-alt2、alt0-alt3 成对选入 Paired Variables 框(图 9-2-6)。

(4) 点击 OK。

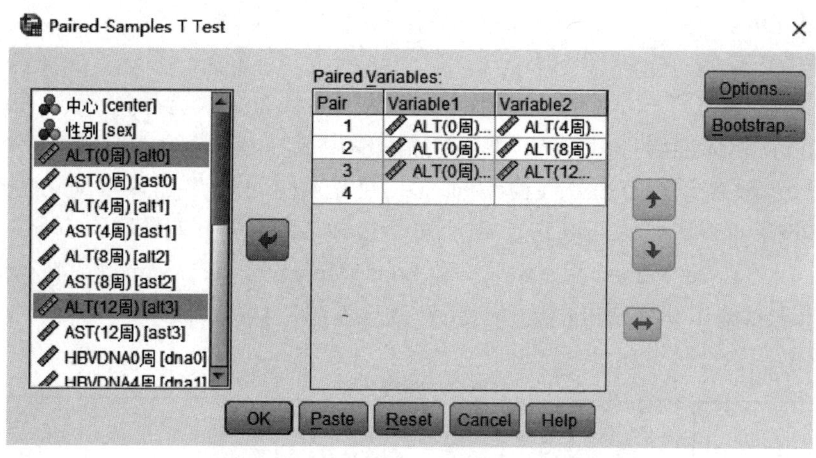

图 9-2-6 Paired-Samples T Test 对话框

结果解释：

SPSS 首先输出了与样本有关的统计量（略），包括样本含量（N）、样本均数（Mean）、标准差（Std.Deviation）和标准误（Std.Error Mean）。然后给出了各对子的相关系数（Paired Samples Correlations）。可见，对于 A 组，用药前与用药后 4 周、8 周、12 周的 ALT 值之间的相关系数分别为 0.367、0.280 和 0.178。对于每对的比较，SPSS 给出了差值的均数（Mean）、标准差（Std.Deviation）、标准误（Std.Error Mean）、差值总体均数的 95% CI（95% Confidence Interval of the Difference）及假设检验的结果。可见，对于 A 组，用药前与用药后 4 周、8 周、12 周的 ALT 值的差异均有统计学意义（t 值分别为 2.00、4.95、7.99，P 值分别为 0.048、0.000 和 0.000）。见图 9-2-7。

Paired Samples Correlations

		N	Correlation	Sig.
Pair 1	ALT(0周) & ALT(4周)	105	.367	.000
Pair 2	ALT(0周) & ALT(8周)	105	.280	.004
Pair 3	ALT(0周) & ALT(12周)	105	.178	.069

Paired Samples Test

		Paired Differences					t	df	Sig. (2-tailed)
					95% Confidence Interval of the Difference				
		Mean	Std. Deviation	Std. Error Mean	Lower	Upper			
Pair 1	ALT(0周) - ALT(4周)	20.695	105.794	10.324	.221	41.169	2.004	104	.048
Pair 2	ALT(0周) - ALT(8周)	49.810	103.172	10.069	29.843	69.776	4.947	104	.000
Pair 3	ALT(0周) - ALT(12周)	70.886	90.956	8.876	53.284	88.488	7.986	104	.000

图 9-2-7 Paired-Samples T Test 的输出结果

四、One-Way ANOVA 过程（单因素方差分析）

单因素方差分析用于多组定量资料的比较，要求资料满足正态性、独立性和方差齐性的要求。方差分析若拒绝 H_0，可以进一步进行多重比较，以探索各组均数间的关系。

1. 单因素方差分析

【例 9-2-4】考察三种降糖药 A、B、C 的降糖效果，将 30 名糖尿病患者随机分为三组，每组 10 人，分别服用三种降糖药，经过一个疗程后测得空腹血糖的下降值如表 9-2-1，试分析三种降糖药的降糖效果。数据文件为“例 9-2-4.sav”。

表 9-2-1　三组糖尿病患者服用不同降糖药后的空腹血糖下降值　单位：mmol/L

A 组	1.28	1.32	0.95	1.17	1.03	1.12	0.87	1.05	0.97	1.18
B 组	1.11	1.10	0.79	0.66	0.99	0.88	1.18	0.67	1.02	0.67
C 组	1.11	0.76	0.79	0.73	0.96	0.85	0.86	1.09	0.96	1.08

操作步骤：

（1）依次点击 Analyze、Compare Means、One-Way ANOVA。

（2）在变量列表中，选择变量 x（空腹血糖下降值）至 Dependent List 框。

（3）选择变量 group（分组）至 Factor 框。

（4）点击 Options 按钮，在对话框中勾选 Descriptive 和 Homogeneity of Variance test 项，点击 Continue 返回。

（5）点击 OK（图 9-2-8）。

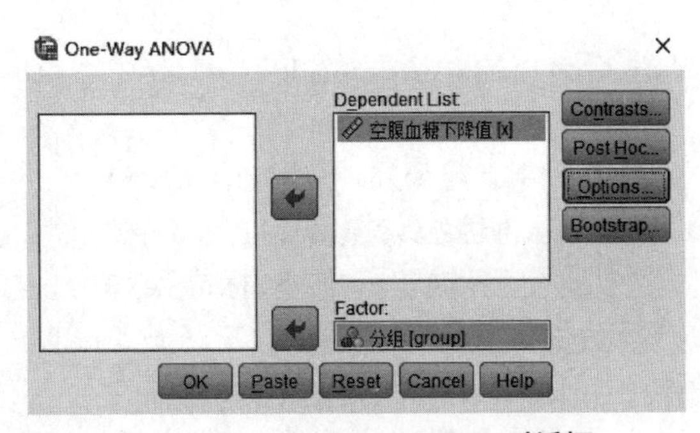

图 9-2-8　One-Way ANOVA 对话框

结果解释：

输出结果见图 9-2-9。SPSS 首先给出三组受试者空腹血糖下降值的描述，包括样本含量（N）、样本均数（Mean）、标准差（Std.Deviation）、标准误（Std.Error Mean）、各组总体均数的 95% CI（95%Confidence Interval for Mean），各组最小值（Minimum）和最大值（Maximum）；然后给出了用 Levene 法进行方差齐性检验的结果，可见三组间总体方差相等（P=0.196）；最后给出了单因素方差分析表，包括各因素对应的离均差平方和（sum of squares）、自由度（df）、均方（mean square）；结果显示，三组血糖下降值的总体均数不等或不全相等（F=4.035，P=0.029）。

对话框详解：

One-Way ANOVA 对话框见图 9-2-8，从左上到右下主要包括：

（1）所有变量列表。

（2）Dependent List 框：应变量列表，设定应变量。

（3）Factor 框：设定分组变量。

（4）Contrasts 按钮：在弹出的对话框中设置对比。

（5）Post Hoc 按钮：设定所需进行的方差分析后的多重比较（multiple comparison）。

Descriptives

空腹血糖下降值

	N	Mean	Std. Deviation	Std. Error	95% Confidence Interval for Mean		Minimum	Maximum
					Lower Bound	Upper Bound		
A	10	1.0940	.14600	.04617	.9896	1.1984	.87	1.32
B	10	.9070	.20011	.06328	.7638	1.0502	.66	1.18
C	10	.9190	.14177	.04483	.8176	1.0204	.73	1.11
Total	30	.9733	.18121	.03308	.9057	1.0410	.66	1.32

Test of Homogeneity of Variances

空腹血糖下降值

Levene Statistic	df1	df2	Sig.
1.730	2	27	.196

ANOVA

空腹血糖下降值

	Sum of Squares	df	Mean Square	F	Sig.
Between Groups	.219	2	.110	4.035	.029
Within Groups	.733	27	.027		
Total	.952	29			

图 9-2-9 One-Way ANOVA 的输出结果

(6) Options 按钮：点击后弹出的对话框(图 9-2-10)，其中的选项有：

1) Statistics 复选框：用于指定需要的一些统计量，包括：① Descriptive：指定输出描述性统计量。② Fixed and random effects：对于固定效应模型，输出标准差、标准误和95% CI；对于随机效应模型，输出其标准误、95% CI 及方差成分。③ Homogeneity of variance test：指定进行方差齐性检验。④ Brown-Forsythe：指定输出用 Brown-Forsythe 法比较各组均数的统计量，适用于各组方差不齐时。⑤ Welch：指定输出用 Welch 法比较各组均数的统计量，适用于各组方差不齐时。

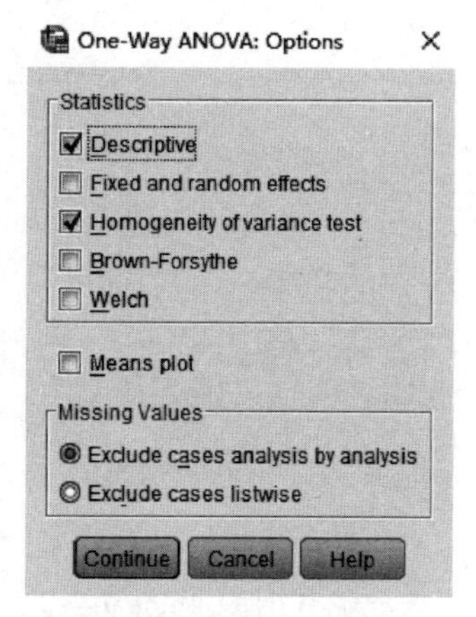

图 9-2-10 One-Way ANOVA:Options 对话框

2) Means plot 选项：用于指定是否需要得到平均响应图，当分组变量带有次序信息时，利用该图有助于探索观察值随分组变量的变化趋势。

2. 多重比较——Post Hoc 由于方差分析拒绝了 H_0，认为各组血糖下降的平均水平不等或不全相等，若需进一步探索各组间的关系，可以采用多重比较(Post Hoc)。在 One-Way ANOVA 对话框点击 Post Hoc 按钮，弹出 Post Hoc Multiple Comparisons 对话框(图 9-2-11)。

各组方差齐性时，SPSS 提供了 14 种多重比较方法，在比较目的和应用条件上各有其侧重点。以下简要介绍常用的几种多重比较方法：

(1) LSD 法：即最小显著差法(least-significance-difference method)，是最简单的比较方法之一。LSD 法是 t 检验的一个简单变形，并未对检验水准做出任何校正，因此一般用于计划好的多重比较。由于检验水准仍为 α，因此可以认为 LSD 法最灵敏。

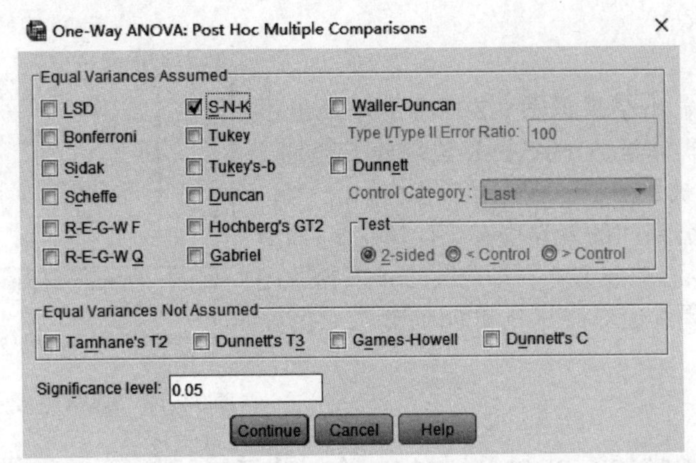

图 9-2-11　One-Way ANOVA：Post Hoc Multiple Comparisons 对话框

(2) Bonferroni 法：根据 Bonferroni 校正原理，若要进行 k 次两两比较，则当每次比较的检验水准为 α/k 时，总的一类错误率为 α。在 k 较大时，Bonferroni 法偏保守。

(3) Sidak 法：两两比较时，检验水准采用 Sidak 提出的 $1-(1-\alpha)^{1/k}$。Sidak 法比 Bonferroni 法还要保守。

(4) Scheffe 法：与一般的多重比较不同，Scheffe 法的实质是对多组均数间的线性组合是否为 0 进行假设检验(也即所谓的 Contrast)。多用于两组间样本含量不等时的两两比较。

(5) Dunnett 法：常用于多个试验组与一个对照组间的比较。因此在指定 Dunnett 法时，还应当指定对照组。

(6) S-N-K 法：全称为 Student-Newman-Keuls 法，即通常的 q 检验。它实质上是根据预先指定的准则将各组均数分为多个子集，利用学生化极差(studentized range)分布来进行假设检验，并根据所要检验的均数个数调整总的一类错误概率不超过 α。

(7) Tukey 法：即 Tukey's Honestly Significant Difference 法，要求各组样本含量相同。它也是利用学生化极差分布来进行各组均数间的比较，与 S-N-K 法不同的是，它控制所有比较中最大的一类错误的概率不超过 α。

(8) Duncan 法：其思路与 S-N-K 法相类似，只不过检验统计量服从的是 Duncan's Multiple Range 分布。

其他一些方法并不常用，这里不再阐述。

上述对话框的 Significance level 栏中还可以定义多重比较的检验水准，一般而言，默认 0.05 足以满足要求。

【例 9-2-5】对例 9-2-4 的资料进行多重比较。

操作步骤：

(1) 依次点击 Analyze、Compare Means、One-Way ANOVA。

(2) 分别将变量 x(空腹血糖下降值) 和 group(分组) 选入 Dependent List 框和 Factor 框。

(3) 点击 Post Hoc 按钮，在弹出对话框中勾选 S-N-K，点击 Continue 返回。

（4）点击 OK。

结果解释：

多重比较输出结果见图 9-2-12。SPSS 给出了以 0.05 作为检验水准后，用 S-N-K 法划分子集的结果，B 组和 C 组被划在一起，A 组单独作为一个子集，说明 A 与其他各组间的差异均有统计学意义，而 B 与 C 间的差异无统计学意义。即降糖药 A 对糖尿病患者的降糖效果优于降糖药 B 和 C，而 B 与 C 药效相仿。

空腹血糖下降值

Student-Newman-Keuls[a]

分组	N	Subset for alpha = 0.05	
		1	2
B	10	.9070	
C	10	.9190	
A	10		1.0940
Sig.		.872	1.000

Means for groups in homogeneous subsets are displayed.

a. Uses Harmonic Mean Sample Size = 10.000.

图 9-2-12　S-N-K 法多重比较的输出结果

五、Univariate General Linear Model 过程（单应变量多因素方差分析）

当观察指标为定量资料，且需要分析的因素超过一个时，可以采用多因素方差分析来完成。在 SPSS 中，对于多因素方差分析，可以使用 Univariate 过程来完成。Univariate 过程位于 General Linear Model（一般线性模型）模块下，用以建立单个应变量的一般线性模型。它是 SPSS 中功能最为强大的过程之一，可用以进行线性回归、各种设计资料的方差分析以及协方差分析。

1. 两因素方差分析

【例 9-2-6】欲比较 A、B、C 三种过敏原致敏力大小，采用配伍组设计，选取 5 名患者，每人均用三种过敏原进行皮试，记录两天后左臂红肿面积如表 9-2-2。数据文件为“例 9-2-6.sav”。

表 9-2-2　5 名受试者三种过敏原皮试结果　　单位：mm^2

受试者	过敏原		
	A	B	C
1	40	26	42
2	43	47	35
3	38	44	33
4	30	32	40
5	56	38	67

操作步骤：

（1）依次点击 Analyze、General Linear Model、Univariate。

（2）在变量列表中选择变量 x（红肿面积）至 Dependent Variable 框，再选择变量 subject（受试者）、allergen（抗原）至 Fixed Factor（s）框（图 9-2-13）。

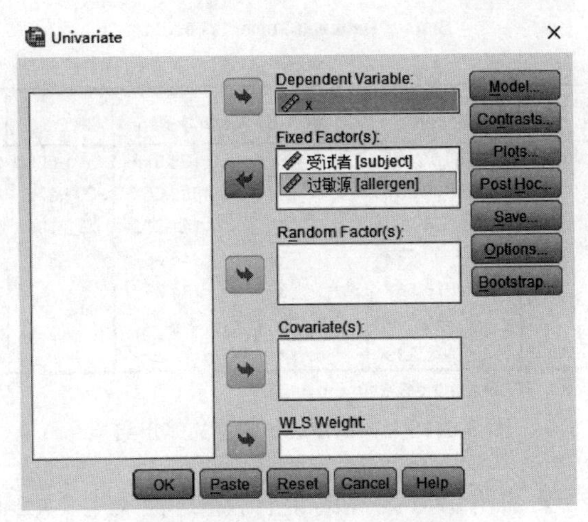

图 9-2-13　Univariate 对话框

(3) 点击 Model 按钮，在 Specify Model 对话框中选择 Custom 后，下方的 Factors & Covariates，Build Term（s），Model 变为可选。

(4) 点击 Build Term（s）下拉菜单，选择 Main effects，然后在 Factors & Covariates 里选择 subject 和 allergen，点击发送至 Model 框，点击 Continue 返回（图 9-2-14）。

(5) 点击 OK。

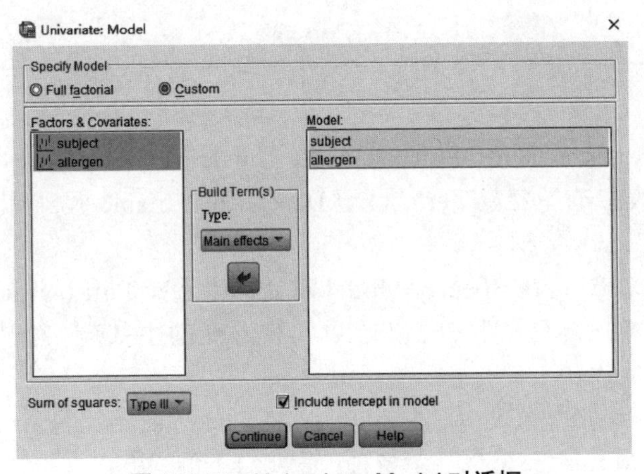

图 9-2-14　Univariate：Model 对话框

结果解释：

分析结果见图 9-2-15。该结果不同于一般的方差分析表，说明如下。总变异（Corrected Model，对应于总的离均差平方和）为 818.267，抗原间、受试者间和剩余的变异分别为 93.333、724.933 和 678.667，自由度分别为 2、4 和 8，均方分别为 46.667、181.233 和 84.833。对抗原进行检验，F=0.550，P=0.597。故不能认为三种抗原的致敏力有差异。对受试者间是否有差异进行检验，F=2.136，P=0.168。故也不能认为受试者间存在差异。

Tests of Between-Subjects Effects

Dependent Variable: x

Source	Type III Sum of Squares	df	Mean Square	F	Sig.
Corrected Model	818.267[a]	6	136.378	1.608	.261
Intercept	24888.067	1	24888.067	293.376	.000
subject	724.933	4	181.233	2.136	.168
allergen	93.333	2	46.667	.550	.597
Error	678.667	8	84.833		
Total	26385.000	15			
Corrected Total	1496.933	14			

a. R Squared = .547 (Adjusted R Squared = .207)

图 9-2-15　Univariate 过程的输出结果

【例 9-2-7】欲寻找某细胞培养条件的组合，研究者采用 2×2 析因设计，因素 X_1 为浓度，X_2 为培养温度，在每种组合下进行 3 次实验，结果见表 9-2-3，数据文件为“例 9-2-7.sav”。试找出得到最高产出的实验条件组合。

表 9-2-3　细胞培养实验的结果

浓度(X_1)	培养温度(X_2)	
	1	2
1	55,55,65	45,25,35
2	37,30,28	22,28,32

操作步骤：

(1)依次点击 Analyze、General Linear Model、Univariate。

(2)在变量列表中选择变量 Y(产量)至 Dependent Variable 框，再将变量 X_1(浓度)、X_2(温度)选入 Fixed Factor(s)框。

(3)点击 Model 按钮，在 Specify Model 对话框中选择 Full factorial，点击 Continue 退出；本操作的目的是使模型中既包括浓度和温度的主效应，也包括两者间的交互作用。

(4)点击 Options 对话框，在弹出的窗口中，将 Factor(s) and Factor Interaction(s)中的 X_1*X_2 选入 Display Means for 框以显示各种因素组合下的均数。

(5)在 Univariate 主窗口中，点击 OK。

结果解释：

分析结果见图 9-2-16。可见浓度(X_1)和温度(X_2)的主效应均有统计学意义(P=0.002；P=0.007)，且两者间存在交互作用(P=0.040)。根据各种组合下的均数，可认为 X_1、X_2 均为 1 时得到的产量最高。

对话框详解：

General Linear Model：Univariate 对话框见图 9-2-13，从左上到右下主要包括：

(1)所有变量列表。

(2)Dependent Variable 框：应变量列表，设定分析应变量。

Tests of Between-Subjects Effects

Dependent Variable: 产量

Source	Type III Sum of Squares	df	Mean Square	F	Sig.
Corrected Model	1728.917[a]	3	576.306	12.736	.002
Intercept	17404.083	1	17404.083	384.621	.000
X1	884.083	1	884.083	19.538	.002
X2	574.083	1	574.083	12.687	.007
X1 * X2	270.750	1	270.750	5.983	.040
Error	362.000	8	45.250		
Total	19495.000	12			
Corrected Total	2090.917	11			

a. R Squared = .827 (Adjusted R Squared = .762)

浓度 * 温度

Dependent Variable: 产量

浓度	温度	Mean	Std. Error	95% Confidence Interval	
				Lower Bound	Upper Bound
1.00	1.00	58.333	3.884	49.377	67.289
	2.00	35.000	3.884	26.044	43.956
2.00	1.00	31.667	3.884	22.711	40.623
	2.00	27.333	3.884	18.377	36.289

图 9-2-16 Univariate 过程的输出结果

(3) Fixed Factor(s)框：固定效应列表，设定固定效应变量；固定效应是指该变量的效应是一个固定的参数，变量的取值包括了这个因素所有可能的情况，结论不需要外推。如例9-2-6中，研究者只想研究这三种过敏原间的差异，无需外推到所有的过敏原，故作为固定效应。

(4) Random Factor(s)框：随机效应列表，设定随机效应变量；随机效应是指因素的效应不是一个固定的参数，而是服从于一个正态分布，一般用于研究因素的取值只是该因素所有取值的一个子集时。如例9-2-6中的受试者并不可能代表所有人的情况，故受试者可以作为随机效应处理，但此处由于受试者本身不多，且每个组合下没有重复，故将其作为固定效应处理。

(5) Covariate(s)框：协变量列表，当某变量是连续性变量或等级变量时，可以将其发送至Covariate(s)列表，设定为协变量。

(6) WLS Weight框：当模型存在异方差的情形时，设定加权最小二乘法的权重变量。

(7) Model按钮：点击Model按钮后，弹出Model对话框，其中：

1) 默认情况下，Specify Model里面指定为Full factorial，即资料中所有因素的主效应和交互作用；选择Custom后，下方的Factors & Covariates，Build Term(s)，Model变为可选；若模型中只需要有主效应，则在Build Term(s)菜单中选择Main effects后，再将Factors & Covariates中的相应变量发送入模型；若需要包括交互作用，则需指定Build Term(s)为交互作用(interaction)、所有2阶交互作用(All 2-Way)或所有3阶交互作用(All 3-way)，再指定模型。

2) Sum of squares列表，SPSS包括了四种离均差平方和的计算方法：① I型离差和：用于需要指定模型中变量进入顺序的情形下，例如需要主效应出现于交互作用前，或在嵌套设计中，套变量出现于套内变量前，多项式模型中低次项位于高次项之前，等等。②Ⅱ型离差和：用于平衡的方差分析资料，只有主效应的模型、回归模型等。③Ⅲ型离差和：用于以上两种类型对应的资料，要求没有缺失单元格。④Ⅳ型离差和：可以用于有缺失单元格的情形。

当资料是平衡的（即各种因素组合下的单元格中样本量相等时），且不分析交互作用，没有缺失单元格时，以上四种方法结果相同。一般情况下，用Ⅲ型离差和即可。

（8）Contrasts 按钮：与 One-way ANOVA 过程中的 Contrasts 类似，用于设定对比，以得到各种比较的结果。

（9）Plots 按钮：用于绘制平均响应图。

（10）Post Hoc 按钮：与 One-way ANOVA 过程中的 Post Hoc 按钮类似，用于进行方差分析后的多重比较。

（11）Options 按钮

1）Estimated Marginal Means：用于估计各因素对应的水平下之边缘均数。

2）Display 下的复选框可以用于设定下述输出统计量：描述性统计量（descriptive statistics）、方差齐性检验（homogeneity tests）、各效应的估计（Estimates of effect size）、分水平离散图（Spread vs.level plot）、观察把握度（observed power）、残差图（residual plot）、参数估计值（parameter estimates）、失拟合检验（lack of fit）、对比的系数矩阵（contrast coefficient matrix）和可估函数（general estimable function）等。

利用 Univariate 过程，可以很容易实现更复杂的方差分析。当因素较多，或者需要分析高阶交互作用，或者资料的结构中含有嵌套结构时，在 Model 对话框中需要正确地设定模型的结构，详见有关线性模型的参考书。

2. 协方差分析　当方差分析中需要调整某个连续性协变量的影响时，可以使用协方差分析。如比较三种药物疗效时，若各组患者年龄不均衡，且年龄本身也能影响疗效时，年龄就成为混杂因素，这时可用协方差分析进行。

协方差分析仍然可以使用 Univariate 过程，只是在 Univariate 对话框中需把连续性协变量放到 Covariate（s）框中。在建立模型时，首先可以考虑在模型中同时包括主效应和交互作用，观察交互作用是否有统计学意义；若无统计学意义，再建立只包含主效应的模型进行分析；若交互作用项有统计学意义，则协方差分析不再适用，直接使用线性模型反而更为合理。

第三节　无序分类数据的统计分析

无序分类数据的假设检验可以通过调用 Descriptive Statistics 模块中的 Crosstabs 过程实现。使用 Crosstabs 过程除了可以完成完全随机设计的 R×C 表差异的假设检验外，还可以实现配对四格表资料的差异性检验和相关分析。

一、Crosstabs 过程用于完全随机设计的率或构成比的比较

【例 9-3-1】续例 9-1-1，试比较 A、B 两组受试者性别构成比是否有差异。

操作步骤：

(1) 依次点击 Analyze、Descriptive Statistics、Crosstabs。

(2) 从变量列表中分别选择变量 group（分组）、sex（性别）至 Row(s) 框和 Column(s) 框，见图 9-3-1。

(3) 点击 Statistics 按钮，在对话框中勾选 Chi-square，点击 Continue 返回。

(4) 如需要 Fisher 确切概率法的计算结果，可点击 Exact 按钮，在弹出的对话框中选择 Exact，点击 Continue 返回。

(5) 点击 OK。

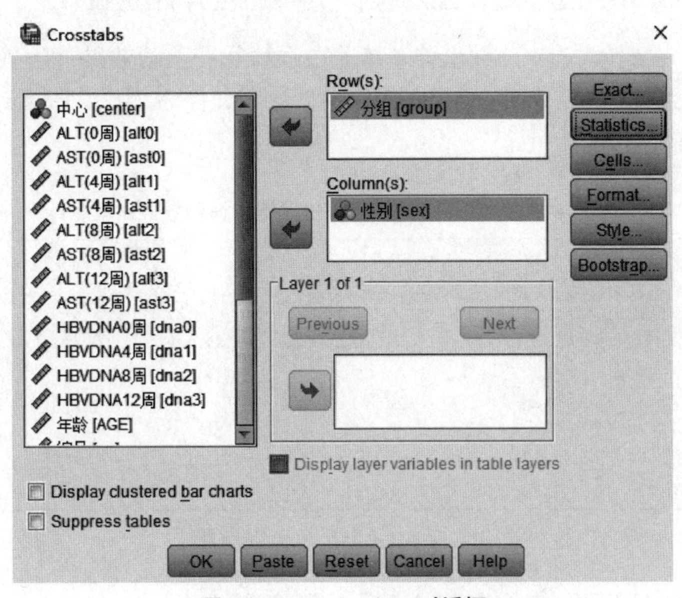

图 9-3-1　Crosstabs 对话框

结果解释：

输出结果见图 9-3-2。第 1 行为未进行连续性校正的 Pearson χ^2 检验的结果，χ^2=0.230，*df*=1，*P*=0.632，说明组间性别均衡可比。在 χ^2 值上 SPSS 加了一个注解 *a*，提示本四格表没有理论频数 <5，无须进行连续性校正。

若需进行连续性校正，可以参考第 2 行结果，连续性校正后 χ_C^2=0.064，*df*=1，*P*=0.800；第 3 行为似然比 χ^2 检验的结果；当总频数小于 40，或有理论频数小于 1 时，可以参考第 4 行 Fisher 确切概率的计算结果，双侧 *P* 值为 0.656，单侧为 0.394。

Crosstabs 过程还可用于多个率或多个构成比的组间比较，操作方法类似。若需进行多个率的多重比较，可以考虑采用 Bonferroni 校正。

Chi-Square Tests

	Value	df	Asymp. Sig. (2-sided)	Exact Sig. (2-sided)	Exact Sig. (1-sided)
Pearson Chi-Square	.230[a]	1	.632		
Continuity Correction[b]	.064	1	.800		
Likelihood Ratio	.227	1	.634		
Fisher's Exact Test				.656	.394
Linear-by-Linear Association	.228	1	.633		
N of Valid Cases	160				

a. 0 cells (0.0%) have expected count less than 5. The minimum expected count is 8.94.

b. Computed only for a 2x2 table

图 9-3-2　Crosstabs 过程的输出结果

二、Crosstabs 过程用于配对设计资料的差异性检验

【例 9-3-2】欲比较 X、Y 两种培养基培养白喉棒状杆菌的效果，将 170 份样品分成两份，每份样品均用两种方法培养，结果如表 9-3-1，数据文件为“例 9-3-2.sav”。问两种方法培养的阳性率是否有差异？

表 9-3-1　两种培养基培养白喉棒状杆菌效果比较

X 法	Y 法		合计
	−	+	
−	60	18	78
+	12	80	92
合计	72	98	170

操作步骤：

（1）依次点击 Analyze、Descriptive Statistics、Crosstabs。

（2）在变量列表中，分别选择变量 x（分组）和 y（性别）至 Row（s）框和 Column（s）框。

（3）点击 Statistics 按钮，在对话框中勾选 McNemar，点击 Continue 返回。

（4）点击 OK。

结果解释：

输出结果见图 9-3-3，SPSS 直接给出了利用直接概率计算法得到的双侧 P 值为 0.362，故还不能认为两种方法阳性率不同。

Chi-Square Tests

	Value	Exact Sig. (2-sided)
McNemar Test		.362[a]
N of Valid Cases	170	

a. Binomial distribution used.

图 9-3-3　Crosstabs 过程 McNemar 法输出结果

三、Crosstabs 过程用于分层四格表资料的分析

针对混杂因素，流行病学研究中经常需要采用分层分析，现简要阐述分层四格表资料的 Mantel-Haenszel 法。

【例 9-3-3】某医生为研究电针引产的效果，对 771 例产妇资料作分析，见表 9-3-2。数据文件为“例 9-3-3.sav”。

表 9-3-2 771 例产妇电针引产效果分析

胎膜	产妇状况	例数	成功例数	成功率 /%
已破	初产	331	258	77.95
	经产	67	60	89.55
未破	初产	273	170	62.27
	经产	100	68	68.00

本例中产妇状况是研究因素，成功率是用于反映电针引产效应的指标。但产妇引产时，胎膜是否破裂可能是一个混杂因素，现需排除混杂因素，考察产妇状况的影响。本例资料为频数表资料，故在进入 Crosstabs 过程前，先要指定变量 f 为频数变量。

操作步骤：

(1) 依次点击 Data、Weight Cases。

(2) 在 Weight Cases 对话框中选择 Weight Cases By 单选项，再选择变量 f(频数) 至 Frequency Variable 框，点击 OK 退出。

(3) 依次点击 Analyze、Descriptive Statistics、Crosstabs。

(4) 在变量列表中，分别选择变量 A(产妇状况) 和 y(电针引产结果) 至 Row(s) 框和 Column(s) 框，再选择变量 B(胎膜状况) 至 Layer 框(图 9-3-4)。

(5) 点击 Statistics 按钮，在对话框中勾选 Chi-square 和 Cochran's and Mantel-Haenszel statistics 复选框，点击 Continue 返回(图 9-3-5)。

(6) 点击 OK。

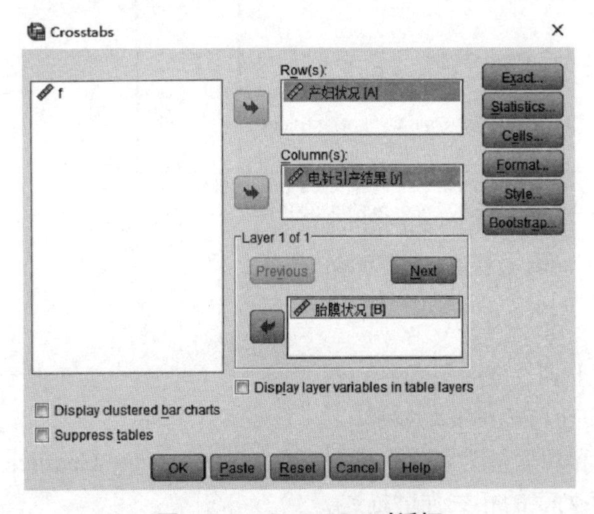

图 9-3-4 Crosstabs 对话框

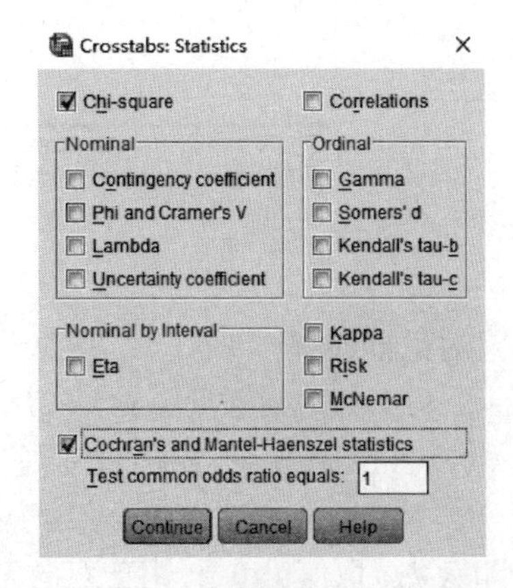

图 9-3-5 Crosstabs：Statistics 对话框

结果解释：

输出结果见图 9-3-6，SPSS 首先给出了以胎膜状况为分层因素时，两个四格表的频数情况。然后给出了层间 OR 的齐同性检验结果（Test of Homogeneity of the Odds Ratio），Breslow-Day 法和 Tarone 法检验的结果均不拒绝 H_0（P 均为 0.191），说明层间 OR 齐同，故可以合并各层的 OR 得到一个综合的估计结果。在 Tests of Conditional Independence 中，SPSS 分别利用了 Cochran 法和 Mantel-Haenszel 法，得出 χ^2 分别为 4.396 和 3.983，P 分别为 0.036 和 0.046，说明在考虑胎膜的影响后，初产妇和经产妇电针引产的成功率不同，经产妇高于初产妇。在 Mantel-Haenszel Common Odds Ratio Estimate 中，合并 OR 的估计值为 1.557，此外 SPSS 还给出了 OR 对数值的标准误及 95% CI。

Tests of Homogeneity of the Odds Ratio

	Chi-Squared	df	Asymp. Sig. (2-sided)
Breslow-Day	1.713	1	.191
Tarone's	1.711	1	.191

Tests of Conditional Independence

	Chi-Squared	df	Asymp. Sig. (2-sided)
Cochran's	4.396	1	.036
Mantel-Haenszel	3.983	1	.046

Under the conditional independence assumption, Cochran's statistic is asymptotically distributed as a 1 df chi-squared distribution, only if the number of strata is fixed, while the Mantel-Haenszel statistic is always asymptotically distributed as a 1 df chi-squared distribution. Note that the continuity correction is removed from the Mantel-Haenszel statistic when the sum of the differences between the observed and the expected is 0.

Mantel-Haenszel Common Odds Ratio Estimate

Estimate			1.557
ln(Estimate)			.443
Std. Error of ln(Estimate)			.211
Asymp. Sig. (2-sided)			.036
Asymp. 95% Confidence Interval	Common Odds Ratio	Lower Bound	1.030
		Upper Bound	2.354
	ln(Common Odds Ratio)	Lower Bound	.030
		Upper Bound	.856

The Mantel-Haenszel common odds ratio estimate is asymptotically normally distributed under the common odds ratio of 1.000 assumption. So is the natural log of the estimate.

图 9-3-6　Crosstabs 过程的分层分析输出结果

对话框详解：

Statistics 对话框见图 9-3-5，从左上到右下主要包括：

（1）Chi-square 复选框：指定是否进行 Pearson χ^2 检验。

（2）Nominal 复选框组合：用于行和列变量为名义尺度时，其中 Contingency Coefficient（列联系数）取值为 0~1，用于双向无序列表的相关强度描述。

（3）Ordinal 复选框组合：用于行或列变量为等级尺度时。

（4）Kappa 复选框：计算内部一致性系数（Kappa 值），用于重复检验的一致性。

（5）Risk 复选框：计算比值比（odds ratio，OR）和相对危险度（relative risk，RR）。

（6）McNemar 复选框：进行配对四格表的差异性检验。

（7）Cochran's and Mantel-Haenszel statistics 复选框：利用 CMH 法进行分层分析，也包括层间异质性检验。

第四节 非参数检验

若资料为等级资料，或虽然是定量资料，但不满足 t 检验和 F 检验的应用条件，此时可以使用非参数检验。非参数检验位于 Analyze 菜单的 Nonparametric Tests 模块下。包括 Chi-square（基于 χ^2 统计量的拟合优度检验）、Binomial（基于二项分布的检验）、Runs（游程检验）、1-Sample K-S（单样本 Kolmogorov-Smirnov 检验）、2 Independent Samples（两独立样本非参数检验）、K Independent Samples（多个独立样本非参数检验）、2 Related Samples（配对非参数检验）和 K Related Samples（多相关样本非参数检验）等 8 个过程。本节仅介绍常见的两独立样本、多独立样本、配对非参数检验和单样本 Kolmogorov-Smirnov 检验。

一、2 Independent Samples 过程（两独立样本的非参数检验）

【例 9-4-1】续例 9-1-1，试用秩和检验比较两组患者治疗前 HBV-DNA 是否均衡可比。

操作步骤：

（1）依次点击 Analyze、Nonparametric Tests、2 Independent Samples。

（2）在变量列表中，选择变量 dna0（HBV-DNA 0 周）至 Test Variable List 框。

（3）选择变量 group 至 Grouping Variable 框，再点击 Define Groups 按钮，在弹出对话框中的两个格子里分别输入 1 和 2，定义试验组和对照组的 group 取值。

（4）返回 Two-Independent-Samples Tests 对话框，在 Test Type 复选框中勾选 Mann-Whitney U 检验。

（5）点击 OK（图 9-4-1）。

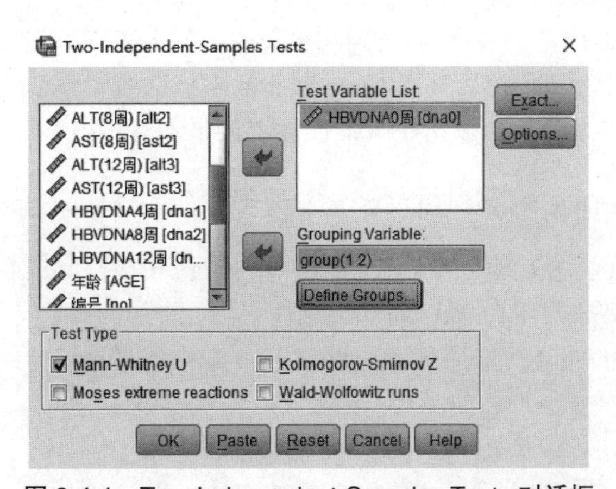

图 9-4-1 Two-Independent-Samples Tests 对话框

结果解释：

输出结果见图 9-4-2。SPSS 首先给出编秩的结果，Mean Rank 为平均秩，Sum of Ranks 为秩和；然后给出了 Mann-Whitney U 统计量和 Wilcoxon W 统计量，分别为 2 812.5 和 8 377.5，z 统计量为 –0.269，双侧检验 P 为 0.788，故可以认为两组治疗前 HBV-DNA 均衡可比。

Ranks

	分组	N	Mean Rank	Sum of Ranks
HBVDNA0周	A	105	79.79	8377.50
	B	55	81.86	4502.50
	Total	160		

Test Statistics[a]

	HBVDNA0周
Mann-Whitney U	2812.500
Wilcoxon W	8377.500
Z	-.269
Asymp. Sig. (2-tailed)	.788

a. Grouping Variable: 分组

图 9-4-2　Two-Independent-Samples Tests 的输出结果

对话框详解：

Two-Independent-Samples Test 对话框见图 9-4-1，从左上到右下主要包括：

(1) 所有变量列表。

(2) Test Type 复选框：SPSS 提供了四种方法进行两组资料的非参数检验，包括：

1) Mann-Whitney U 检验：用于两个样本秩和检验，也包括 Wilcoxon 秩和检验结果，两种方法结论相同，为系统默认选项。

2) Kolmogorov-Smirnov Z 检验：检验两样本是否来自同一总体。

3) Moses extreme reactions 检验：用于资料中同时包括正、负取值时。

4) Wald-Wolfowitz runs 检验：用于检验两样本所来自总体的任一点分布是否相同。

(3) Test Variable List 框：检验变量列表，用于指定观察变量。

(4) Grouping Variable 框：分组变量框，用于指定分组变量。

(5) Define Groups 按钮：用于指定不同分组对应的变量取值。

(6) Exact 按钮：可以选择是否采用确切概率法，默认使用渐进正态检验（Asymptotic Only），当样本含量不太大时，可以选择 Monte Carlo 模拟法或 Exact 法。

(7) Options 按钮：设置是否输出有关描述性统计量和百分位数。

二、K Independent Samples 过程（多个独立样本的非参数检验）

与多组均数比较使用方差分析一样，多组资料的秩和检验不能借助 Wilcoxon 两组间的秩和检验完成，需要使用 Kruskal-Wallis 检验。

【例 9-4-2】续例 9-1-1。试用秩和检验比较 6 个中心的患者治疗前 HBV-DNA 是否相等。

操作步骤：

(1) 依次点击 Analyze、Nonparametric Tests、K Independent Samples。

(2)在变量列表中，选择变量 dna0（HBV-DNA 0 周）至 Test Variable List 框。

(3)选择变量 center（中心）至 Grouping Variable 框，再点击 Define Range 按钮，在弹出对话框中的 Minimum 和 Maximum 两格里分别输入 1 和 6，定义分组变量的最小值和最大值。

(4)返回 Tests for Several Independent Samples 对话框，在 Test Type 复选框中勾选 Kruskal-Wallis *H* 检验（图 9-4-3）。

(5)点击 OK。

结果解释：

输出结果见图 9-4-4。SPSS 首先给出各中心的平均秩（Mean Rank），再给出了 Kruskal-Wallis *H* 检验结果，χ^2=9.058，*df*=5，*P*=0.107。根据现有样本，尚不能认为各中心治疗前 HBV-DNA 水平不同。

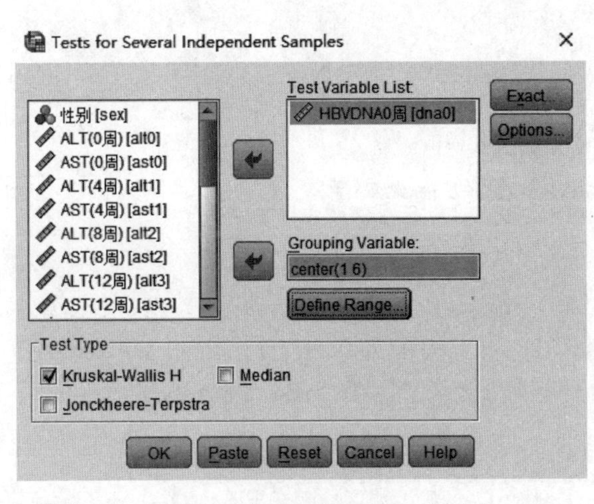

图 9-4-3　Tests for Several Independent Samples 对话框

Ranks

	中心	N	Mean Rank
HBVDNA0周	1	24	84.00
	2	30	85.10
	3	30	88.12
	4	28	91.61
	5	23	69.93
	6	25	59.76
	Total	160	

Test Statistics[a,b]

	HBVDNA0周
Chi-Square	9.058
df	5
Asymp. Sig.	.107

a. Kruskal Wallis Test

b. Grouping Variable: 中心

图 9-4-4　K Independent Samples 的输出结果

三、2 Related Samples 过程（配对资料的非参数检验）

当资料来自配对设计且为等级资料，或虽然是定量资料但差值不服从正态分布时，需采用配对秩和检验。

【例 9-4-3】续例 9-1-1，试比较 A、B 两组患者治疗前和治疗后 12 周 HBV-DNA 是否相等。

由于需要分别对 A、B 两组治疗前、治疗后进行比较，故首先需要用 Split File 功能将数据集拆分为对应于 A、B 两组的两块，再进行分析。

操作步骤：

(1)依次点击 Data、Split File。

(2)在 Split File 对话框中选择 Organize Output By Groups 单选框，在变量列表中选择

变量 group，将其发送至 Groups Based On 列表框，点击 OK 退出。

(3)依次点击 Analyze、Nonparametric、2 Related Samples。

(4)在变量列表中，先后成对选择变量 dna0(HBV-DNA 0 周)和 dna3(HBV-DNA 12 周)至 Test Pairs 框。

(5)在 Test Type 复选框中勾选 Wilcoxon。

(6)点击 OK(图 9-4-5)。

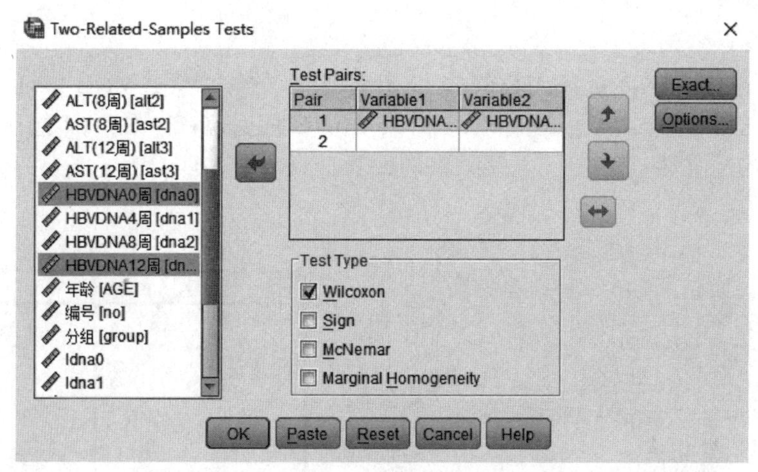

图 9-4-5　Two-Related-Samples Tests 对话框

结果解释：

A 组的输出结果见图 9-4-6(B 组从略)。SPSS 首先给出了编秩的结果，正、负秩次分别有 4 和 101 个，正、负秩和分别为 237 和 5 328，没有差值为 0 的对子。使用 Wilcoxon 符号秩和检验，Z=–8.137，P<0.001，故使用 A 药将降低乙肝患者的 HBV-DNA 水平。

Ranks[a]

		N	Mean Rank	Sum of Ranks
HBVDNA12周 - HBVDNA0周	Negative Ranks	101[b]	52.75	5328.00
	Positive Ranks	4[c]	59.25	237.00
	Ties	0[d]		
	Total	105		

a. 分组 = A

b. HBVDNA12周 < HBVDNA0周

c. HBVDNA12周 > HBVDNA0周

d. HBVDNA12周 = HBVDNA0周

Test Statistics[a,b]

	HBVDNA12周 - HBVDNA0周
Z	-8.137[c]
Asymp. Sig. (2-tailed)	.000

a. 分组 = A

b. Wilcoxon Signed Ranks Test

c. Based on positive ranks.

图 9-4-6　2 Related Samples 过程的输出结果

对话框详解：

Two-Related-Samples Test 对话框见图 9-4-5，在 Test Type 复选框中，SPSS 提供了 4 种方法进行配对资料的非参数检验，包括：

（1）Wilcoxon：为系统默认选项，进行 Wilcoxon 符号秩和检验。

（2）Sign：进行符号检验。

（3）McNemar：配对 McNemarχ^2 检验。

（4）Marginal Homogeneity：进行边际一致性检验。

四、1-Sample K-S 过程（单样本 Kolmogorov-Smirnov 检验）

单样本 Kolmogorov-Smirnov 检验（以下简称 K-S 检验）用以比较变量的实际累积分布与指定的理论分布，即检验变量是否服从于某种已知分布。

【例 9-4-4】续例 9-1-1，试分析两组患者治疗前 ALT 是否服从于正态分布。

操作步骤：

（1）依次点击 Data、Split File。

（2）在 Split File 对话框中选择 Organize Output By Groups 单选框，在变量列表中选择变量 group 至 Groups Based On 列表框，点击 OK 退出。

（3）依次点击 Analyze、Nonparametric、1-Sample K-S。

（4）在变量列表中，选择变量 alt0（ALT 0 周）至 Test Variable List 框。

（5）在 Test Distribution 复选框中勾选 Normal。

（6）点击 OK（图 9-4-7）。

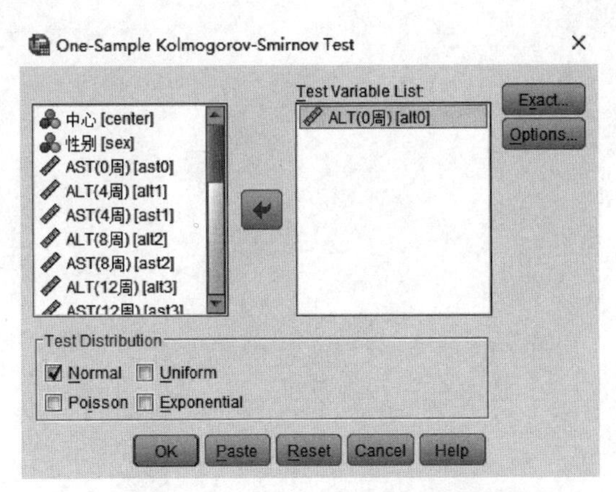

图 9-4-7　1-Sample K-S 对话框

结果解释：

A 组的输出结果见图 9-4-8（B 组从略）。SPSS 首先给出了样本含量（N）为 105，再给出假定样本来自正态分布时，对应正态分布的均数（Mean=130.45）和标准差（Std. Deviation=88.327）；结果中也可以看到理论分布和观察分布的最大差别为 0.171（最大差别为正差别和负差别中的较大者），最后 K-S Z=0.171，P<0.001，故 A 组患者治疗前 ALT 水平不服从于正态分布。

One-Sample Kolmogorov-Smirnov Test[a]

		ALT(0周)
N		105
Normal Parameters[b,c]	Mean	130.45
	Std. Deviation	88.327
Most Extreme Differences	Absolute	.171
	Positive	.171
	Negative	-.148
Test Statistic		.171
Asymp. Sig. (2-tailed)		.000[d]

a. 分组 = A

b. Test distribution is Normal.

c. Calculated from data.

d. Lilliefors Significance Correction.

图 9-4-8　1-Sample K-S 过程的输出结果

对话框详解：

1-Sample K-S 对话框见图 9-4-7，在 Test Distribution 复选框中，SPSS 提供了 4 种可供比较的总体分布，包括 Normal（正态分布）、Uniform（均匀分布）、Poisson（Poisson 分布）和 Exponential（指数分布）。

（赵 杨）

第十章　SPSS 软件应用(三)

第一节　一般线性模型单变量方差分析

当控制因素共同作用于一个观察变量,且观察变量为数值变量资料,控制变量不止一个,需要考虑每个因素的影响及因素间的交互作用,就不能用单因素 ANOVA 来分析,仅能用多因素方差分析来完成。在 SPSS 中,可以用 Analyze 菜单的 General Linear Model(一般线性模型)来分析(图 10-1-1),该一级菜单下包括 Univariate、Multivariate、Repeated Measures、Variance Components 四个二级菜单,是 SPSS 中功能最强大的分析模块之一。该模块常用于随机区组设计资料的方差分析、拉丁方设计资料的方差分析、两阶段交叉设计资料的方差分析(一个处

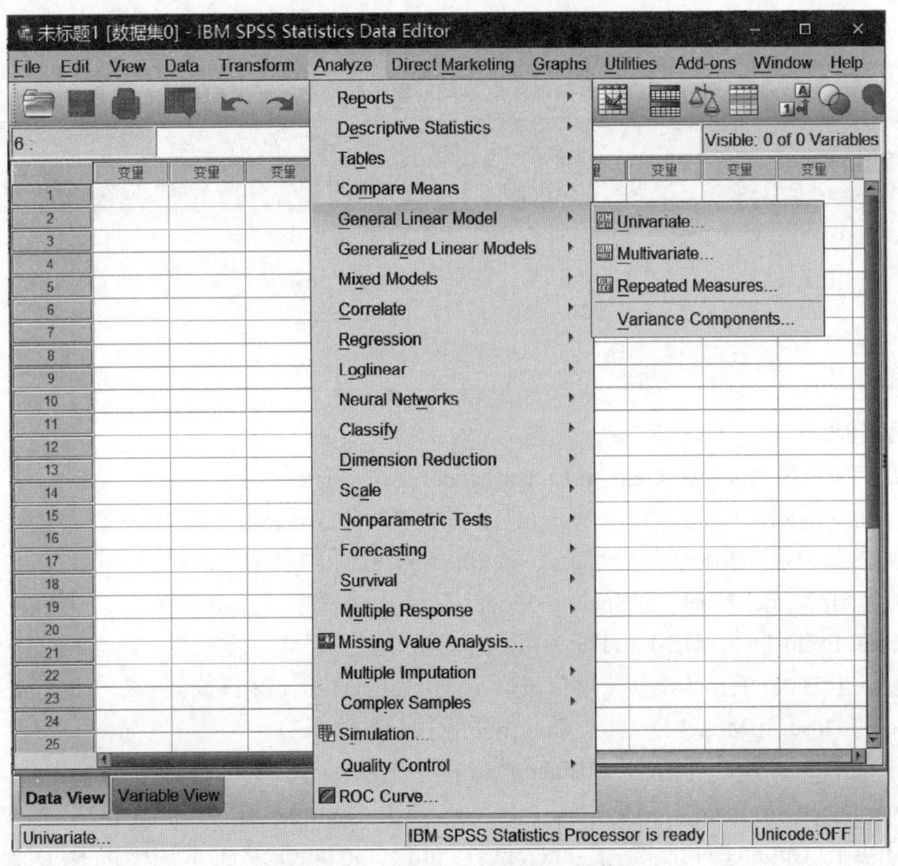

图 10-1-1　一般线性模型的各级菜单

理因素、一个及以上非处理因素)，也包括析因设计资料的方差分析、正交设计的方差分析及裂区设计资料的方差分析(两个及以上处理因素和处理因素间的交互作用)及嵌套设计资料的方差分析和协方差分析。本节仅介绍随机区组设计资料的方差分析、拉丁方设计资料的方差分析、析因设计资料的方差分析、正交设计的方差分析的 SPSS 过程及其解释。

一、随机区组设计方差分析

配伍组设计也称随机区组设计(randomized block design)，是配对设计的扩展。其设计方法是将几个条件相似的受试对象配成一个区组，然后在各区组内按随机化原则分组，每个区组对象分别接受不同处理。配伍组设计的检验效能高于完全随机设计。

配伍组设计的优点是把条件一致或相近的研究对象归为同一区组，并随机分配到各处理组中，区组间的均衡性好，缩小了实验的随机误差，可分析出处理因素和配伍因素对实验指标的作用大小，实验效率较高。缺点是每次随机分配都在同一区组中实现，要求区组内受试对象与处理数相同，若同一区组内有数据缺失，该区组的其他数据也就无法利用了。

【例 10-1-1】为研究注射不同剂量雌激素对大白鼠子宫重量的影响，取 4 窝不同种系的大白鼠，每窝 3 只，随机地分配到 3 个组内接受不同剂量雌激素的注射，然后测定其子宫重量，结果见表 10-1-1，问注射不同剂量的雌激素对大白鼠子宫重量是否有影响？

表 10-1-1　大白鼠注射不同剂量雌激素后的子宫重量　　单位：g

大白鼠种系	雌激素剂量		
	0.25μg/100g	0.50μg/100g	0.75μg/100g
A	108	112	142
B	46	64	116
C	70	96	134
D	43	65	98

操作步骤：

(1)依次点击 Analyze、General Linear Model、Univariate。

(2)在变量列表中选择变量 Weight(子宫重量)至 Dependent Variable 框，再选择变量 Type(大白鼠种系)、Dose(雌激素剂量)至 Fixed Factor(s)框(图 10-1-2)。

(3)点击 Model 按钮，在 Specify Model 对话框中选择 Custom 后，下方的 Factors & Covariates，Build Term(s)，Model 变为可选。

(4)点击 Build Term(s)下拉菜单，选择 Main effects，然后在 Factors & Covariates 里选择 Type 和 Dose 至 Model 框，点击 Continue 返回(图 10-1-3)。

(5)点击 Post Hoc 对话框，从 Factor(s)框中选择 Dose 移入 Post Hoc Tests for 框，在 Equal Variances Assumed 对话框中选中 S-N-K，点击 Continue 返回(图 10-1-4)。

(6)点击 Options 对话框，在 Factor(s)and Factor Interactions 框中，选择 Dose 移入 Display Means for 框，点击 Continue 返回(图 10-1-5)。

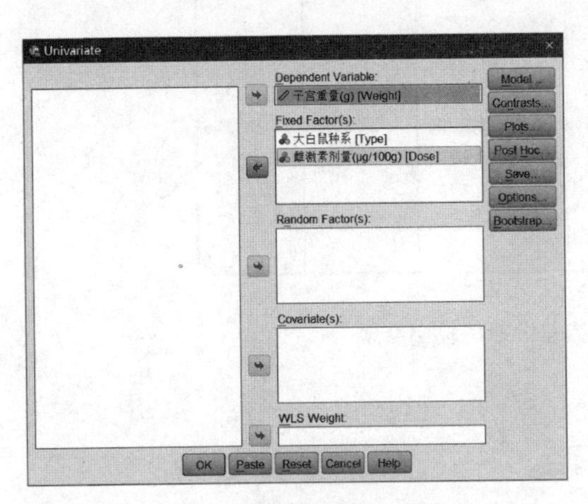

图 10-1-2　随机区组设计方差分析的 Univariate 对话框

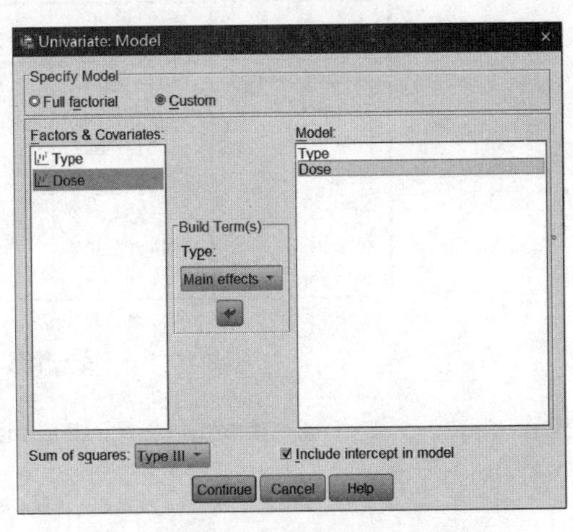

图 10-1-3　Univariate：Model 对话框

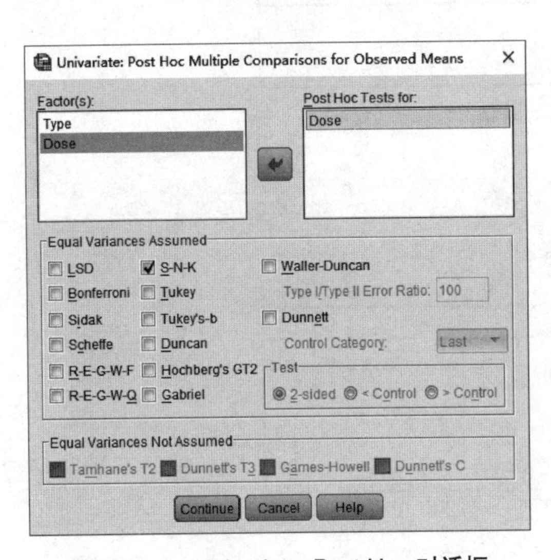

图 10-1-4　Univariate：Post Hoc 对话框

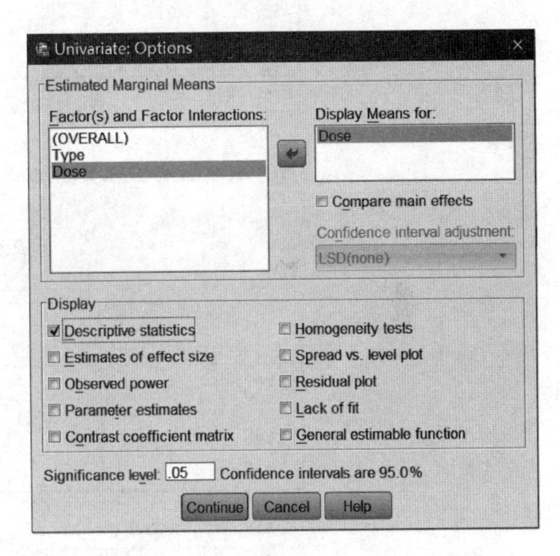

图 10-1-5　Univariate：Options 对话框

(7)点击 OK。

结果解释：

(1)方差分析结果，见图 10-1-6，处理组(Dose)间 F=44.867，P<0.001，不同剂量雌激素间有统计学差异，配伍组(Type)间 F=23.529，P=0.001，不同大白鼠种系间有统计学差异，说明配伍组设计是有必要的。

(2)均数估计，见图 10-1-7，从中可以看出：注射不同雌激素剂量后的子宫重量的均数与标准误，同时也有注射不同雌激素剂量后的子宫重量的总体均数估计。

(3)S-N-K 法多重比较，见图 10-1-8，0.75μg/100g 雌激素组注射后的子宫重量高于 0.50μg/100g 组，0.25μg/100g 组的子宫重量最低，三组间两两比较均有统计学差异。

Tests of Between-Subjects Effects

Dependent Variable:　子宫重量(g)

Source	Type III Sum of Squares	df	Mean Square	F	Sig.
Corrected Model	11618.833[a]	5	2323.767	32.064	.000
Intercept	99736.333	1	99736.333	1376.201	.000
Type	5115.667	3	1705.222	23.529	.001
Dose	6503.167	2	3251.583	44.867	.000
Error	434.833	6	72.472		
Total	111790.000	12			
Corrected Total	12053.667	11			

a. R Squared = .964 (Adjusted R Squared = .934)

图 10-1-6　配伍组设计方差分析的输出结果

Estimated Marginal Means

雌激素剂量(μg/100g)

Dependent Variable:　子宫重量(g)

雌激素剂量(μg/100g)	Mean	Std. Error	95% Confidence Interval	
			Lower Bound	Upper Bound
0.25	66.750	4.257	56.335	77.165
0.50	84.250	4.257	73.835	94.665
0.75	122.500	4.257	112.085	132.915

图 10-1-7　均数估计

Homogeneous Subsets

子宫重量(g)

Student-Newman-Keuls[a,b]

雌激素剂量(μg/100g)	N	Subset		
		1	2	3
0.25	4	66.75		
0.50	4		84.25	
0.75	4			122.50
Sig.		1.000	1.000	1.000

Means for groups in homogeneous subsets are displayed.
Based on observed means.
The error term is Mean Square(Error) = 72.472.

a. Uses Harmonic Mean Sample Size = 4.000.

b. Alpha = .05.

图 10-1-8　S-N-K 多重比较的输出结果

对话框详解：

参见单应变量多因素方差分析的对话框详解部分。

二、拉丁方设计方差分析

完全随机设计只涉及一个处理因素；随机区组设计涉及一个处理因素、一个区组因素（或称配伍因素）；若试验设计涉及一个处理因素和两个控制因素，每个因素的类别数或水平数相等，此时可进行拉丁方设计（Latin square design）。“拉丁方”的名字最初是由 R.A.Fisher 提出，拉丁方设计是从横行和竖列两个方向进行双重局部控制，使横行和竖列两向皆成单位组，是比随机区组设计多一个竖列单位组的设计，由于横行和竖列两个单位组间的变异，皆从随机误差中分离出来，控制了试验顺序误差，因此，该设计的随机误差比随机区组设计要低，且该设计的试验精确性高于随机区组设计。

【例 10-1-2】某研究者为研究 5 种防护服对人脉搏的影响，由 5 人各在不同的 5d 中穿着防护服测定脉搏数，结果见表 10-1-2，试分析 5 种防护服对脉搏数有无不同的作用？（甲、乙、丙、丁、戊代表 5 个受试者，A、B、C、D、E 表示 5 套不同的防护服）

表 10-1-2 不同日期 5 个受试者穿 5 种不同防护服时的脉搏次数 单位：次 /min

试验日期	受试者				
	甲	乙	丙	丁	戊
1	A（129.8）	B（116.2）	C（114.8）	D（104.0）	E（100.6）
2	B（144.4）	C（119.2）	D（113.2）	E（132.8）	A（115.2）
3	C（143.0）	D（118.0）	E（115.8）	A（123.0）	B（103.8）
4	D（133.4）	E（110.8）	A（114.0）	B（98.0）	C（110.6）
5	E（142.8）	A（110.6）	B（105.8）	C（120.0）	D（109.8）

操作步骤：

（1）依次点击 Analyze、General Linear Model、Univariate。

（2）在变量列表框中选择 Pulse（脉搏数）至 Dependent Variable 框，再选择变量 Date（试验日期）、Subject（受试者）、Clothes（防护服）至 Fixed Factor（s）框（图 10-1-9）。

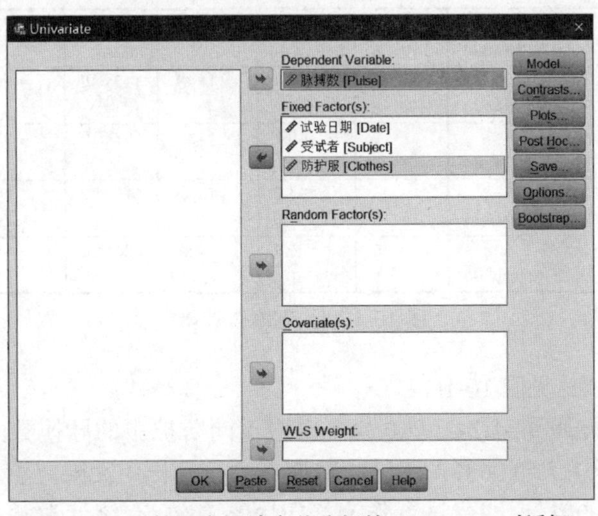

图 10-1-9 拉丁方设计方差分析的 Univariate 对话框

（3）点击 Model 按钮，在 Specify Model 对话框中选择 Custom 后，下方的 Factors & Covariates，Build Term（s），Model 变为可选。

（4）点击 Build Term（s）下拉菜单，选择 Main effects，然后在 Factors & Covariates 里选

择 Date、Subject、Clothes 至 Model 框，点击 Continue 返回（图 10-1-10）。

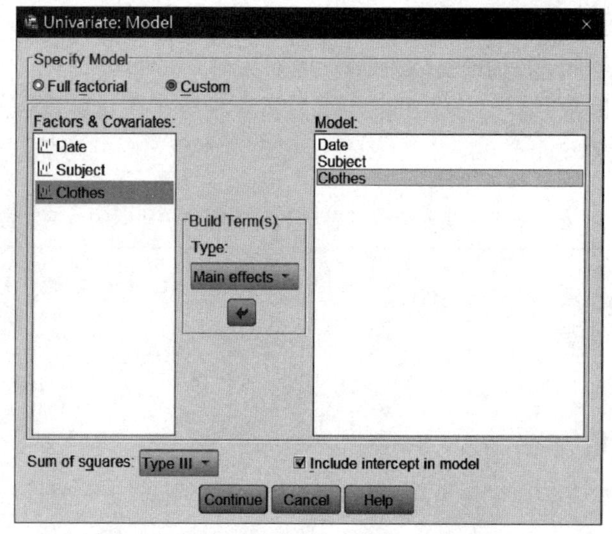

图 10-1-10　Univariate：Model 对话框

（5）点击 OK。

结果解释：

（1）基本统计量：先用 Date 菜单中的 Split File，然后用 Analyze 菜单中的 Descriptive Statistics 的下级菜单 Descriptives 完成，如图 10-1-11。

Descriptive Statistics

防护服		N	Minimum	Maximum	Mean	Std. Deviation
A	脉搏数	5	110.6	129.8	118.520	7.7699
	Valid N (listwise)	5				
B	脉搏数	5	98.0	144.4	113.640	18.4095
	Valid N (listwise)	5				
C	脉搏数	5	110.6	143.0	121.520	12.5846
	Valid N (listwise)	5				
D	脉搏数	5	104.0	133.4	115.680	11.1415
	Valid N (listwise)	5				
E	脉搏数	5	100.6	142.8	120.560	17.0349
	Valid N (listwise)	5				

图 10-1-11　基本统计量

（2）方差分析结果：见图 10-1-12。

处理组（Clothes）间 F=1.243，P=0.344，说明不同防护服的脉搏数间未见有统计学差异，行配伍组 F=2.897，P=0.068，说明试验日期作为行配伍组无效，没有统计学意义，列配伍组 F=16.271，P<0.001，说明受试者作为配伍因素有效，有统计学意义。将试验日期从模型中去掉，改用 Two-Way ANOVA 处理，不同防护服的脉搏数间仍未见有统计学差异（F=0.843，P=0.518）（图 10-1-13）。

对话框详解：

参见单应变量多因素方差分析的对话框详解部分。

Tests of Between-Subjects Effects

Dependent Variable: 脉搏数

Source	Type III Sum of Squares	df	Mean Square	F	Sig.
Corrected Model	3579.773[a]	12	298.314	6.804	.001
Intercept	348005.606	1	348005.606	7937.167	.000
Date	508.074	4	127.018	2.897	.068
Subject	2853.674	4	713.418	16.271	.000
Clothes	218.026	4	54.506	1.243	.344
Error	526.141	12	43.845		
Total	352111.520	25			
Corrected Total	4105.914	24			

a. R Squared = .872 (Adjusted R Squared = .744)

图 10-1-12　方差分析结果表（Three-Way ANOVA）

Tests of Between-Subjects Effects

Dependent Variable: 脉搏数

Source	Type III Sum of Squares	df	Mean Square	F	Sig.
Corrected Model	3071.699[a]	8	383.962	5.940	.001
Intercept	348005.606	1	348005.606	5383.883	.000
Subject	2853.674	4	713.418	11.037	.000
Clothes	218.026	4	54.506	.843	.518
Error	1034.214	16	64.638		
Total	352111.520	25			
Corrected Total	4105.914	24			

a. R Squared = .748 (Adjusted R Squared = .622)

图 10-1-13　方差分析结果表（Two-Way ANOVA）

三、析因设计方差分析

析因设计（factorial design）是一种多因素多水平交叉分组的全面实验设计，它是将两个或多个实验因素的各水平进行组合，对所有可能的组合都进行实验，从而探讨各实验因素不同水平间的差异，同时可以检验各因素间的交互作用（interaction effect）。交互作用是指两因素或多因素间效应互不独立的情况，即当某一因素在各水平间变化时，另一（多）个因素在各水平的效应也相应地发生变化。两因素间的交互作用为一级交互作用，三因素间的交互作用称二级交互作用，依此类推。

析因设计的优点：全面性、高效性和均衡性，可探讨各因素不同水平的效应，同时可获得各因素间的交互效应；通过比较各种实验组合，寻求最佳组合。缺点：当因素个数多于3个时，组合数多，设计和统计分析复杂，众多交互作用效应的解释困难。析因设计各处理组在均衡性方面的要求与完全随机设计一致，各处理组样本含量应尽可能相同，研究者在设计该方法时要注意考虑研究因素间的所有组合，不能任意遗漏，但当考虑的因素较多时，处理组数会很大，比如4因素，每个因素3个水平，处理组数是81种（3^4）。因此，实验因素与水平数应少而精，否则，工作量过大。若确实需要考虑多个因素，此时最佳的设计选择是正交设计，而不是析因设计。析因设计随机分组方法同完全随机设计。

【例 10-1-3】将20只家兔随机等分4组，每组5只，进行神经损伤后的缝合实验。处理由两个因素组合而成，A因素为缝合方法，有两水平，一水平为外膜缝合，记作a_1，另一水平为束膜缝合，记作 a_2；B 因素为缝合后的时间，有两水平，一水平为缝合后 1 个月，记作 b_1，另一水平为缝合后 2 个月，记作 b_2。实验结果为家兔神经缝合后的轴突通过率(%)(注：测量指标，视为计量资料)，见表 10-1-3。欲比较不同缝合方法及缝合后时间对轴突通过率的影响，试做析因设计方差分析。

表 10-1-3　家兔神经缝合后的轴突通过率　　单位：%

a(缝合方法) b(缝合后时间)	外膜缝合(a_1)		束膜缝合(a_2)	
	1 个月(b_1)	2 个月(b_2)	1 个月(b_1)	2 个月(b_2)
	10	30	10	50
	10	30	20	50
	40	70	30	70
	50	60	50	60
	10	30	30	30

操作步骤：

(1)依次点击 Analyze、General Linear Model、Univariate。

(2)在变量列表框中选择 rate 至 Dependent Variable 框，再选择变量 a(缝合方法)、b(缝合后时间)至 Fixed Factor(s)框(图 10-1-14)。

(3)不单击 Model 按钮，按照其默认。

(4)单击 Plots 按钮，选择变量 a 至 Horizontal Axis 框，b 至 Separate Lines 框，Add 按钮被激活，点击 Add 按钮后，Plots 框内显示“$a*b$”，点击 Continue 返回(图 10-1-15)。

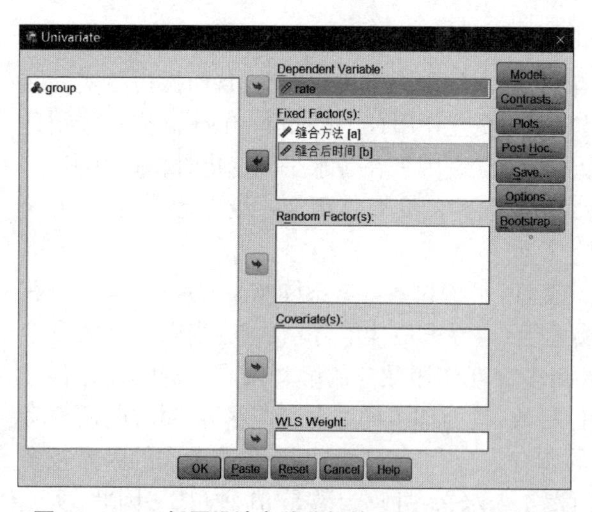

图 10-1-14　析因设计方差分析的 Univariate 对话框

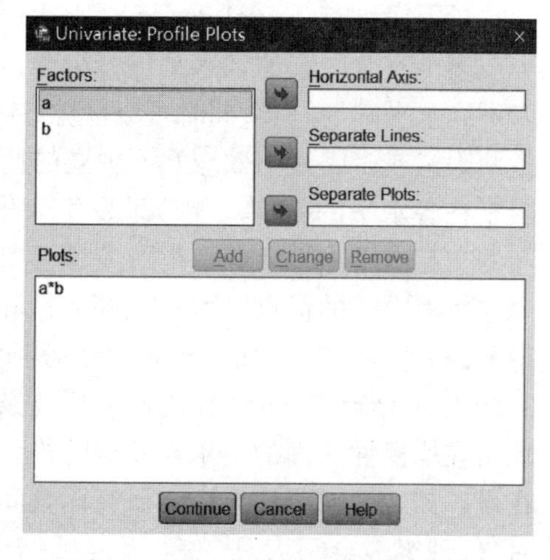

图 10-1-15　交互效应轮廓图对话框

(5)单击 Options 按钮，在 Estimated Marginal Means 框下的 Factor(s) and Factor Interactions 中，将 $a*b$ 选入 Display Means for 框中，在 Display 框部分，选择 Descriptive statistics 与 Homogeneity tests，点击 Continue 返回(图 10-1-16)。

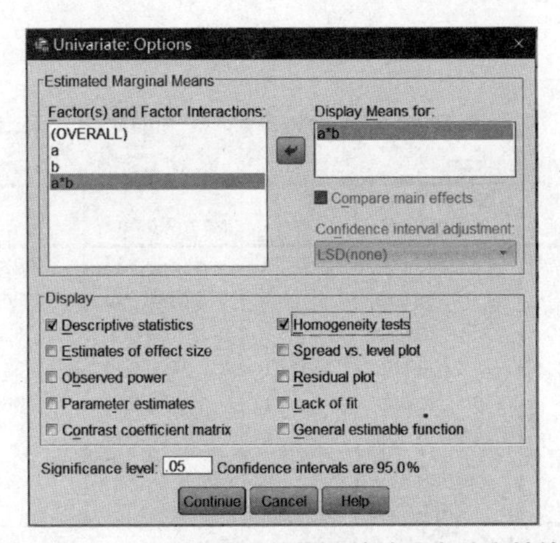

图 10-1-16　交互作用项的描述统计及方差齐性检验

(6)点击 OK。

结果解释：

本例析因设计方差分析的主要结果如图 10-1-17 至图 10-1-20 所示，具体解释如下：

(1)图 10-1-17 是方差分析的齐性检验结果，Levene 统计量 =1.219，P=0.335，可以认为各单元格的总体方差齐，可以采用方差分析模型进行统计分析。

(2)图 10-1-18 是组合状况下的描述统计结果，从中可以看出，束膜缝合 2 个月情况下，均值最大。

Levene's Test of Equality of Error Variancesa

Dependent Variable: rate

F	df1	df2	Sig.
1.219	3	16	.335

Tests the null hypothesis that the error variance of the dependent variable is equal across groups.

a. Design: Intercept + a + b + a * b

图 10-1-17　方差齐性检验结果

Descriptive Statistics

Dependent Variable: rate

缝合方法	缝合后时间	Mean	Std. Deviation	N
外膜缝合	1个月	24.00	19.494	5
	2个月	44.00	19.494	5
	Total	34.00	21.187	10
束膜缝合	1个月	28.00	14.832	5
	2个月	52.00	14.832	5
	Total	40.00	18.856	10
Total	1个月	26.00	16.465	10
	2个月	48.00	16.865	10
	Total	37.00	19.762	20

图 10-1-18　描述统计结果

(3)图 10-1-19 是析因设计的方差分析结果，a 因素（缝合方法）的主效应（F=0.600，P=0.450），两因素间的交互作用项（F=0.067，P=0.800），均没有统计学意义，仅有 b 因素（缝合后时间）的主效应有统计学意义（F=8.067，P=0.012），但此模型拟合效果不太满意，调整 R^2=0.232。

(4)图 10-1-20 是析因设计的边际均数轮廓图，结果两条直线几乎平行，揭示两因素交互作用小，几乎不存在交互作用，图 10-1-19 方差分析结果也证实这点。

对话框详解：

参见单应变量多因素方差分析的对话框详解部分。

Tests of Between-Subjects Effects

Dependent Variable:　rate

Source	Type III Sum of Squares	df	Mean Square	F	Sig.
Corrected Model	2620.000a	3	873.333	2.911	.067
Intercept	27380.000	1	27380.000	91.267	.000
a	180.000	1	180.000	.600	.450
b	2420.000	1	2420.000	8.067	.012
a * b	20.000	1	20.000	.067	.800
Error	4800.000	16	300.000		
Total	34800.000	20			
Corrected Total	7420.000	19			

a. R Squared = .353 (Adjusted R Squared = .232)

图 10-1-19　方差分析结果

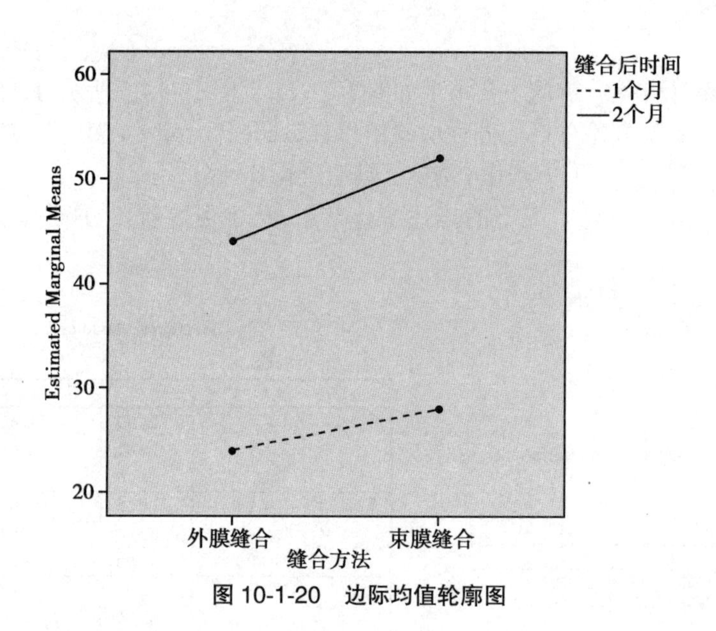

图 10-1-20　边际均值轮廓图

四、正交设计方差分析

正交设计是安排多因素实验、寻求最优水平组合的一种高效率实验设计方法。正交设计各因素各水平的组合方式要查正交表决定或通过 SPSS 软件产生正交设计，不过 SPSS 软件产生的正交设计不能保证完全正交，仅适用于分析主效应，若要分析交互效应，仍需根据专业书籍提供的正交设计表头指导此过程。正交设计的基本原理是在各种因素组合均衡分布的前提下，以较少的实验次数，即样本量获取所有因素的主效应及部分因素的交互效应，以期选出最优组合方案。

【例 10-1-4】研究雌螺产卵的最优条件，在 20cm^3 的泥盒里饲养同龄雌螺 10 只，实验条件有 4 个因素（表 10-1-4），每个因素 2 个水平，选用 $L_8(2^7)$ 正交表，8 次实验的各因素各水平的搭配和实验结果见表 10-1-5，试分析温度与含氧量对雌螺产卵的影响。

表 10-1-4　雌螺产卵条件因素与水平

因素水平	温度 /℃	含氧量 /%	含水量 /%	pH
1	5	0.5	10	6.0
2	25	5.0	30	8.0

表 10-1-5　雌螺产卵条件的正交实验结果

实验序号	温度 /℃	含氧量 /%	含水量 /%	pH	产卵数量
1	5	0.5	10	6.0	86
2	5	0.5	30	8.0	95
3	5	5.0	10	8.0	91
4	5	5.0	30	6.0	94
5	25	0.5	10	8.0	91
6	25	0.5	30	6.0	96
7	25	5.0	10	6.0	83
8	25	5.0	30	8.0	88

操作步骤：

(1) 单击 Transform、Compute variable，根据 *a* 取值 2 个水平，*b* 取值 2 个水平，产生一个交互作用项 *Int*，*a*=1，*b*=1 时，*Int* 设为 1，*a*=1，*b*=2 时，*Int* 设为 2，*a*=2，*b*=1 时，*Int* 设为 3，*a*=2，*b*=2 时，*Int* 设为 4。

(2) 单击 Analyze、Compare Means、Means 获得 *a*（温度）基本统计量结果，*b*（含氧量）、*c*（含水量）、*d*（pH）、*Int*（交互作用项）可类似获得结果，操作示意见图 10-1-21。

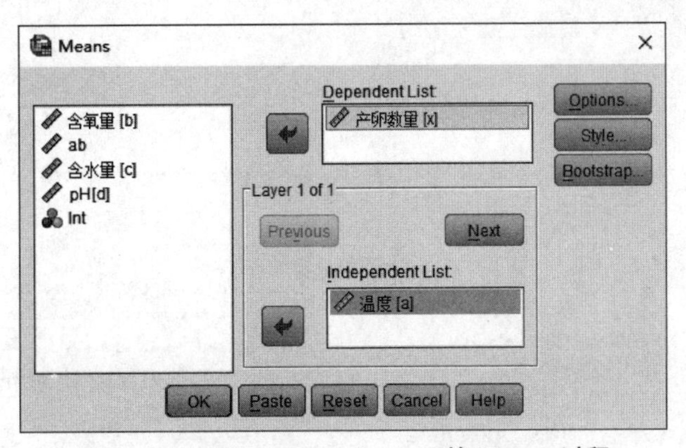

图 10-1-21　Compare Means 下的 Means 过程

(3) 依次点击 Analyze、General Linear Model、Univariate。

(4) 在变量列表框中选择 *x*（产卵数量）至 Dependent Variable 框，再选择变量 *a*（温度）、*b*（含氧量）、*c*（含水量）、*d*（pH）、*ab*（交互作用项）至 Fixed Factor(s) 框（图 10-1-22）。

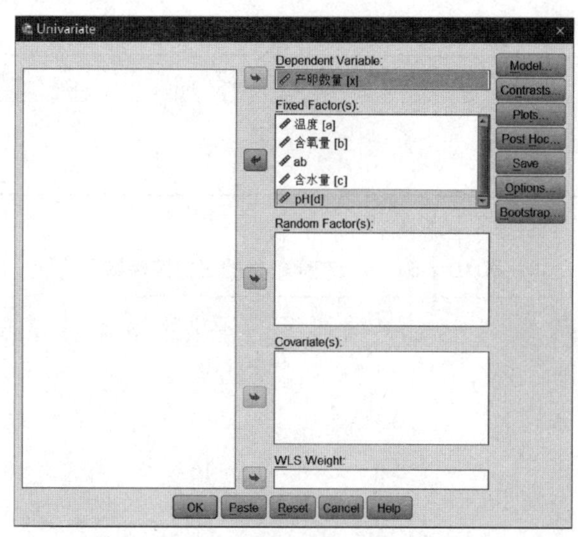

图 10-1-22　正交设计方差分析的 Univariate 对话框

(5) 点击 Model 按钮，在 Specify Model 对话框中选择 Custom 后，下方的 Factors & Covariates，Build Term(s)，Model 变为可选。

(6) 点击 Build Term(s) 下拉菜单，选择 Main effects，然后在 Factors & Covariates 里选择 *a*、*b*、*c*、*d*、*ab* 至 Model 框，点击 Continue 返回（图 10-1-23）。

(7) 单击 Options 对话框，在弹出的窗口中，将 Factor(s) and Factor Interactions 中的选择 *a*、*b*、*c*、*d*、*ab* 至选入 Display Means for 框以显示各种因素组合下的均数，选择 Compare main effects，点击 Continue 返回上一级对话框（图 10-1-24）。

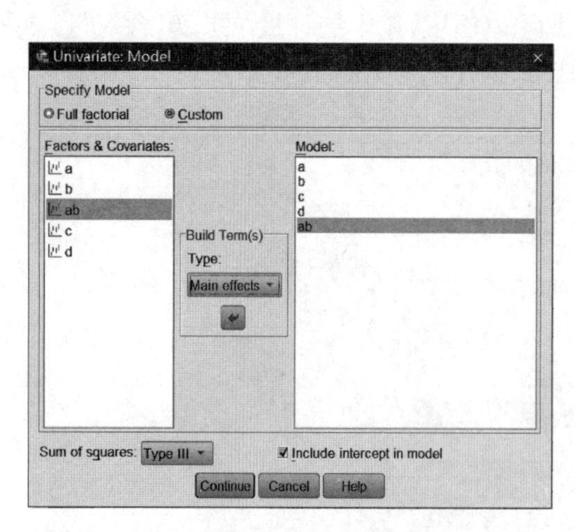

图 10-1-23　正交设计方差分析的 Univariate：Model 对话框

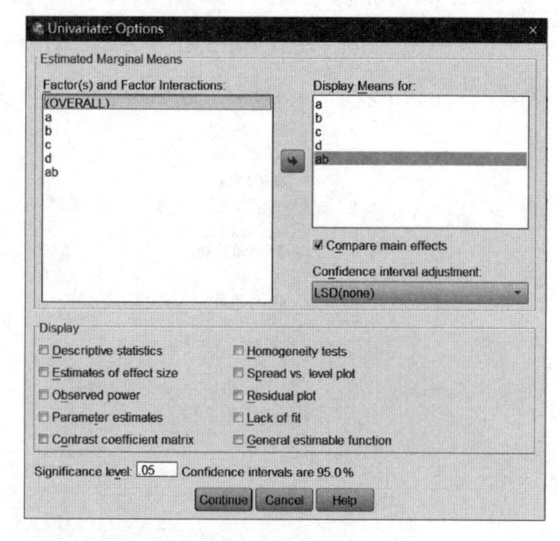

图 10-1-24　正交设计方差分析的 Univariate：Options 对话框

(8) 点击 OK。

结果解释：

本例正交设计方差分析的主要结果如图 10-1-25 至图 10-1-29 所示，具体解释如下：

（1）基本统计量，见图 10-1-25，仅列出因素 a（温度）的基本统计量情况。

（2）正交设计资料的方差分析表，本例考虑 a、b、c、d 的主效应，也考虑了 a 与 b 的交互作用，结果见图 10-1-26，从中可以看出 c（含水量）、ab（交互作用项）有统计学意义。

Report

产卵数量

温度	Mean	N	Std. Deviation
5℃	91.50	4	4.041
25℃	89.50	4	5.447
Total	90.50	8	4.567

图 10-1-25　基本统计量

Tests of Between-Subjects Effects

Dependent Variable:　产卵数量

Source	Type III Sum of Squares	df	Mean Square	F	Sig.
Corrected Model	141.000[a]	5	28.200	11.280	.083
Intercept	65522.000	1	65522.000	26208.800	.000
a	8.000	1	8.000	3.200	.216
b	18.000	1	18.000	7.200	.115
c	60.500	1	60.500	24.200	.039
d	4.500	1	4.500	1.800	.312
ab	50.000	1	50.000	20.000	.047
Error	5.000	2	2.500		
Total	65668.000	8			
Corrected Total	146.000	7			

a. R Squared = .966 (Adjusted R Squared = .880)

图 10-1-26　正交设计资料的方差分析表

（3）ab（交互作用项）有统计学意义，那么单独讨论 a 或 b 主效应就没有太大意义，需考虑其交互作用，c、d 的主效应及 ab（交互作用项）的不同水平分别作比较，结果见图 10-1-27 至图 10-1-29。从图 10-1-27 看，*Int* 取 3 时，产卵量最大，即 a 取 2 水平，b 取 1 水平时，产卵量最大。从图 10-1-28 可知，c 取 2 水平值时，产卵量最大。从图 10-1-29 可知，d 取 2 水平值时，产卵量最大。因此，本例产卵量最大组合的是 $a_2b_1c_2d_2$。故本题结论：温度（25℃）、含氧量（0.5%）、含水量（30%）、pH 为 8.0 时，产卵量较多。

对话框详解：

参见单应变量多因素方差分析的对话框详解部分。

Case Summaries

产卵数量

Int	N	Sum
1.00	2	181
2.00	2	185
3.00	2	187
4.00	2	171
Total	8	724

图 10-1-27　ab（交互作用项）的不同水平产卵合计情况

Estimates

Dependent Variable:　产卵数量

含水量	Mean	Std. Error	95% Confidence Interval	
			Lower Bound	Upper Bound
10%	87.750	.791	84.348	91.152
30%	93.250	.791	89.848	96.652

图 10-1-28　c（含水量）的两个水平产卵的均值情况

Estimates

Dependent Variable:　产卵数量

pH	Mean	Std. Error	95% Confidence Interval	
			Lower Bound	Upper Bound
6.0	89.750	.791	86.348	93.152
8.0	91.250	.791	87.848	94.652

图 10-1-29　d(pH)的两个水平产卵的均值情况

第二节　重复测量数据的统计分析

重复测量资料(repeated measures data)是指对同一受试对象在不同时间重复测量多次(3 次及以上),或同一受试对象的不同部位(或组织)上重复测量多次(3 次及以上)的测定结果。测量指标可以是连续型数值变量或离散型数值变量,也可以是二分类变量。本节仅介绍测量指标属于连续型数值变量的重复测量方差分析。

【例 10-2-1】某药物有新、旧两种剂型,为比较这两种剂型的代谢情况,对 16 例某病患者服药后 0、4、8、12h 的血药浓度(μmmol/L)作了测量,具体结果见表 10-2-1。

表 10-2-1　16 名受试者服药后血药浓度　　　单位：μmmol/L

编号	组别	0h	4h	8h	12h
1	旧剂型	90.53	142.12	65.54	73.28
2	旧剂型	88.43	163.17	48.95	71.77
3	旧剂型	100.01	144.75	86.06	80.01
4	旧剂型	46.32	126.33	48.95	39.54
5	旧剂型	73.69	138.96	70.02	60.89
6	旧剂型	105.27	126.33	75.01	83.66
7	旧剂型	86.32	121.06	78.95	70.24
8	旧剂型	70.53	97.38	112.12	58.50
9	新剂型	68.43	95.27	133.17	56.90
10	新剂型	57.37	78.43	83.16	48.34
11	新剂型	105.80	120.54	136.33	84.03
12	新剂型	80.01	104.75	114.75	65.61
13	新剂型	56.32	75.27	96.33	47.52
14	新剂型	53.69	110.02	138.96	45.44
15	新剂型	85.27	110.01	126.33	69.47
16	新剂型	66.32	115.27	129.06	55.29

操作步骤：

（1）依次点击 Analyze、General Linear Model、Repeated Measures（图 10-2-1）。

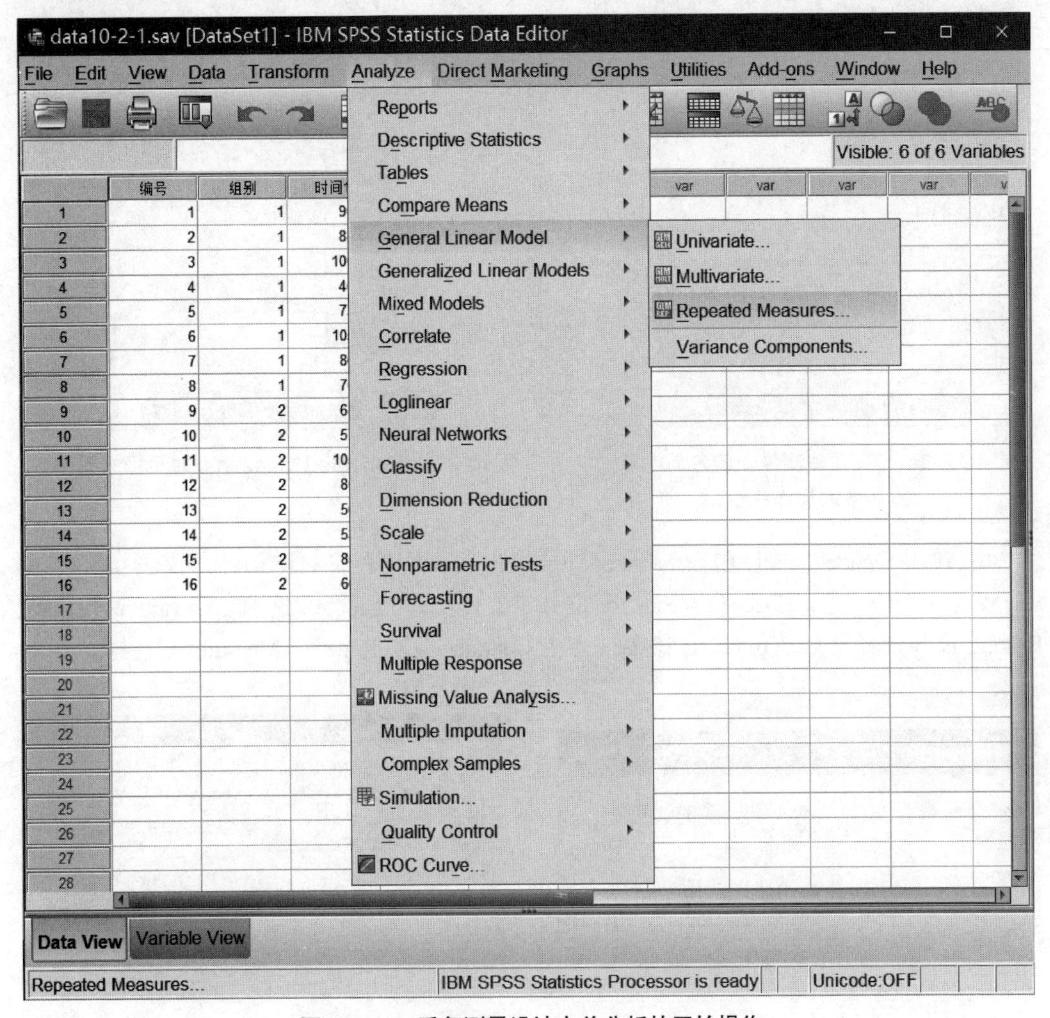

图 10-2-1　重复测量设计方差分析的开始操作

（2）打开 Repeated Measures Define Factors 对话框，首先在 Within-Subject Future Name 对话框中将 factor1 改为 time，在 Number of Levels 框中输入数值 4，单击下面的 Add 按钮（图 10-2-2）。

（3）单击 Define 按钮，打开 Repeated Measures 对话框，从左边的候选变量框中，将时间 1（0h）、时间 2（4h）、时间 3（8h）、时间 4（12h）依次选中移入 Within-Subjects Variables 框中，将组别移入 Between-Subjects Factor（s）框中（图 10-2-3）。

（4）对于 Model 框而言，不选择，按照其默认。

（5）单击 Plots 按钮，打开 Repeated Measures：Profile Plots 对话框，将变量 time 选入 Horizontal Axis 框，将变量“组别”选入 Separate Lines 框，单击 Add 按钮（图 10-2-4），单击 Continue，返回 Repeated Measures 对话框。

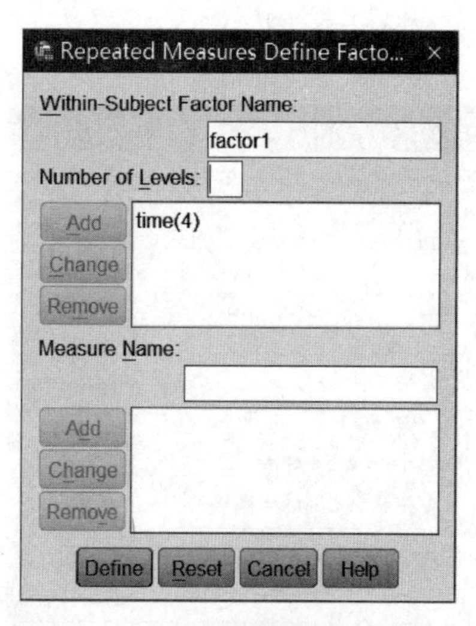

图 10-2-2　定义重复测量变量名及水平数的操作

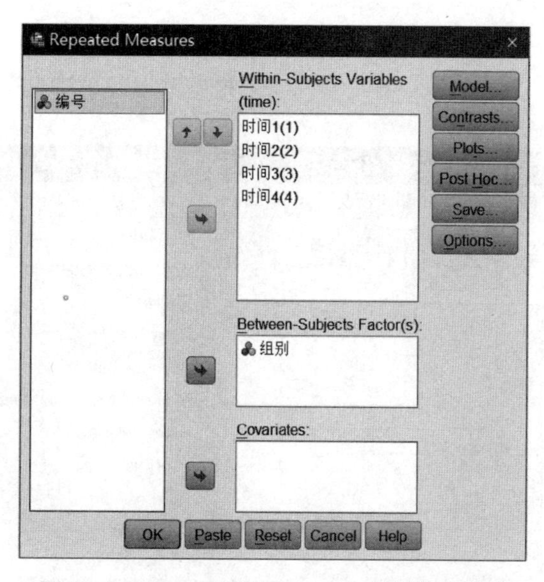

图 10-2-3　Repeated Measures 对话框的操作

(6) 单击 Options 按钮，在 Estimated Marginal Means 框下的 Factor(s) and Factor Interactions 中，将组别、time 选入 Display Means for 框中，在 Display 框部分，选择 Descriptive statistics、Homogeneity tests 及 Lack of fit（图 10-2-5），点击 Continue 返回 Repeated Measures 对话框。

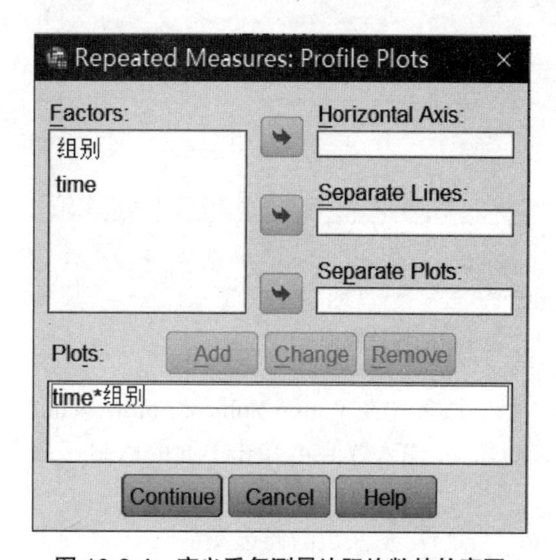

图 10-2-4　定义重复测量边际均数的轮廓图

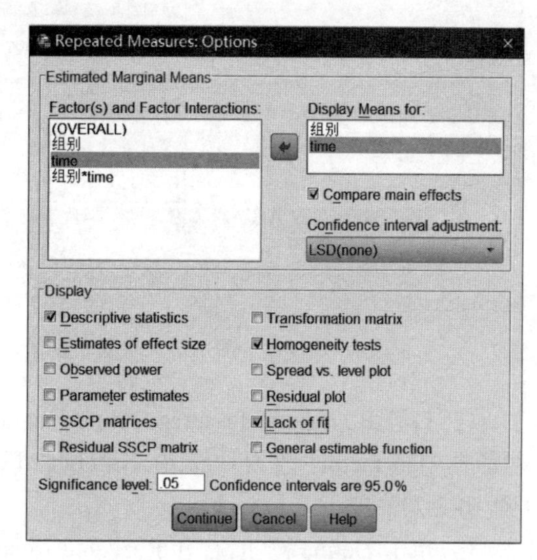

图 10-2-5　重复测量选项对话框

(7) 点击 OK 运行，得出结果。

结果解释：

(1) 描述性统计结果，图 10-2-6 列出不同时间不同组别受试者服药后血药浓度均数及标准差。

(2) 图 10-2-7 给出了方差 - 协方差阵齐性检验结果，从中可以看出是满足方差 - 协方差阵齐性的。

Descriptive Statistics

	组别	Mean	Std. Deviation	N
0h	旧剂型	82.6375	18.78088	8
	新剂型	71.6512	17.81605	8
	Total	77.1444	18.57188	16
4h	旧剂型	132.5125	19.51341	8
	新剂型	101.1950	16.75885	8
	Total	116.8538	23.88105	16
8h	旧剂型	73.2000	20.56834	8
	新剂型	119.7612	20.23545	8
	Total	96.4806	31.09074	16
12h	旧剂型	67.2362	14.05444	8
	新剂型	59.0750	13.24086	8
	Total	63.1556	13.84764	16

图 10-2-6　重复测量的描述性统计结果

Box's Test of Equality of Covariance Matrices[a]

Box's M	20.373
F	1.390
df1	10
df2	937.052
Sig.	.180

Tests the null hypothesis that the observed covariance matrices of the dependent variables are equal across groups.

a. Design: Intercept + 组别
Within Subjects Design: time

图 10-2-7　方差 - 协方差阵齐性检验的结果

(3)考察模型是否满足“球对称”的假设,从图 10-2-8 中,可以看出不满足球对称性的假设,因此对受试者内因素及有关交互作用的检验不可以借助于图 10-2-8 中未校正的结果(即 Sphericity Assumed),而需借助于图 10-2-10 的多元方差分析结果或图 10-2-9 中三种校正方法的结果(即 Greenhouse-Geisser、Huynh-Feldt 和 Lower-bound)。上述三种校正方法中,Greenhouse-Geisser 相对保守,Lower-bound 最为保守。本例 time 主效应及交互作用有统计学意义。图 10-2-14 也可以直观反映出这些结论。

Mauchly's Test of Sphericity[a]

Measure: MEASURE_1

Within Subjects Effect	Mauchly's W	Approx. Chi-Square	df	Sig.	Epsilon[b]		
					Greenhouse-Geisser	Huynh-Feldt	Lower-bound
time	.068	34.290	5	.000	.613	.752	.333

Tests the null hypothesis that the error covariance matrix of the orthonormalized transformed dependent variables is proportional to an identity matrix.

a. Design: Intercept + 组别
Within Subjects Design: time

b. May be used to adjust the degrees of freedom for the averaged tests of significance. Corrected tests are displayed in the Tests of Within-Subjects Effects table.

图 10-2-8　Mauchly's Test of Sphericity 球对称检验结果

Tests of Within-Subjects Effects

Measure: MEASURE_1

Source		Type III Sum of Squares	df	Mean Square	F	Sig.
time	Sphericity Assumed	26222.075	3	8740.692	44.523	.000
	Greenhouse-Geisser	26222.075	1.840	14253.722	44.523	.000
	Huynh-Feldt	26222.075	2.256	11622.867	44.523	.000
	Lower-bound	26222.075	1.000	26222.075	44.523	.000
time * 组别	Sphericity Assumed	13328.919	3	4442.973	22.631	.000
	Greenhouse-Geisser	13328.919	1.840	7245.296	22.631	.000
	Huynh-Feldt	13328.919	2.256	5908.009	22.631	.000
	Lower-bound	13328.919	1.000	13328.919	22.631	.000
Error(time)	Sphericity Assumed	8245.370	42	196.318		
	Greenhouse-Geisser	8245.370	25.755	320.143		
	Huynh-Feldt	8245.370	31.585	261.053		
	Lower-bound	8245.370	14.000	588.955		

图 10-2-9　受试者内因素的检验结果

(4)图 10-2-10 给出了四种不同方法(Pillai's Trace、Wilk's λ、Hotelling's Trace 和 Roy's Largest Root 法)的多变量方差分析结果，其中以 Pillai's Trace 法最为稳健，一般在四种方法结论不一致时，推荐以其为准。四种方法的检验统计量皆为 F 值，本例 time 效应，$P<0.001$，说明受试者服药后血药浓度的平均水平在不同时间是不同的，且旧剂型和新剂型两组时间上的变化趋势也不同($P=0.002$)。

Multivariate Tests[a]

Effect		Value	F	Hypothesis df	Error df	Sig.
time	Pillai's Trace	.979	186.262[b]	3.000	12.000	.000
	Wilks' Lambda	.021	186.262[b]	3.000	12.000	.000
	Hotelling's Trace	46.566	186.262[b]	3.000	12.000	.000
	Roy's Largest Root	46.566	186.262[b]	3.000	12.000	.000
time * 组别	Pillai's Trace	.710	9.804[b]	3.000	12.000	.002
	Wilks' Lambda	.290	9.804[b]	3.000	12.000	.002
	Hotelling's Trace	2.451	9.804[b]	3.000	12.000	.002
	Roy's Largest Root	2.451	9.804[b]	3.000	12.000	.002

a. Design: Intercept + 组别
Within Subjects Design: time

b. Exact statistic

图 10-2-10 多变量方差检验结果

(5)受试者间因素的对比，从图 10-2-11 中可以看出，在考虑重复测量因素后，两组没有统计学差异，从轮廓图 10-2-14，也看出两条线存在交叉，说明两组间主效应无统计学差异。

Tests of Between-Subjects Effects

Measure: MEASURE_1
Transformed Variable: Average

Source	Type III Sum of Squares	df	Mean Square	F	Sig.
Intercept	500229.085	1	500229.085	736.046	.000
组别	15.239	1	15.239	.022	.883
Error	9514.633	14	679.617		

图 10-2-11 受试者间因素的检验结果

(6)受试者内因素的对比，从图 10-2-12 中可以看出，线性(Linear)、二阶(Quadratic)、三阶(Cubic)多项式结果均提示重复测量因素 time 及 time 与组别的交互作用有统计学意义。

Tests of Within-Subjects Contrasts

Measure: MEASURE_1

Source	time	Type III Sum of Squares	df	Mean Square	F	Sig.
time	Linear	3108.958	1	3108.958	61.558	.000
	Quadratic	21336.080	1	21336.080	102.617	.000
	Cubic	1777.037	1	1777.037	5.376	.036
time * 组别	Linear	1491.394	1	1491.394	29.530	.000
	Quadratic	1182.758	1	1182.758	5.689	.032
	Cubic	10654.767	1	10654.767	32.235	.000
Error(time)	Linear	707.063	14	50.505		
	Quadratic	2910.868	14	207.919		
	Cubic	4627.439	14	330.531		

图 10-2-12 受试者内因素的对比

(7)时间水平的多重比较(LSD法),从图10-2-13中可以看出,在不考虑组别因素的前提下,不同时间点均有统计学差异。

Pairwise Comparisons

Measure:　MEASURE_1

(I) time	(J) time	Mean Difference (I-J)	Std. Error	Sig.b	95% Confidence Interval for Difference b	
					Lower Bound	Upper Bound
1	2	-39.709*	4.693	.000	-49.775	-29.644
	3	-19.336*	5.731	.005	-31.629	-7.044
	4	13.989*	1.167	.000	11.486	16.491
2	1	39.709*	4.693	.000	29.644	49.775
	3	20.373*	6.802	.010	5.784	34.962
	4	53.698*	4.210	.000	44.668	62.728
3	1	19.336*	5.731	.005	7.044	31.629
	2	-20.373*	6.802	.010	-34.962	-5.784
	4	33.325*	5.197	.000	22.178	44.472
4	1	-13.989*	1.167	.000	-16.491	-11.486
	2	-53.698*	4.210	.000	-62.728	-44.668
	3	-33.325*	5.197	.000	-44.472	-22.178

Based on estimated marginal means

*. The mean difference is significant at the .05 level.

b. Adjustment for multiple comparisons: Least Significant Difference (equivalent to no adjustments).

图10-2-13　不同时期的LSD多重比较结果

(8)交互效应轮廓图,从图10-2-14中可以大体看出两线有相交,因此必须进一步分析在同一时间点上,两组间有无统计学差异。

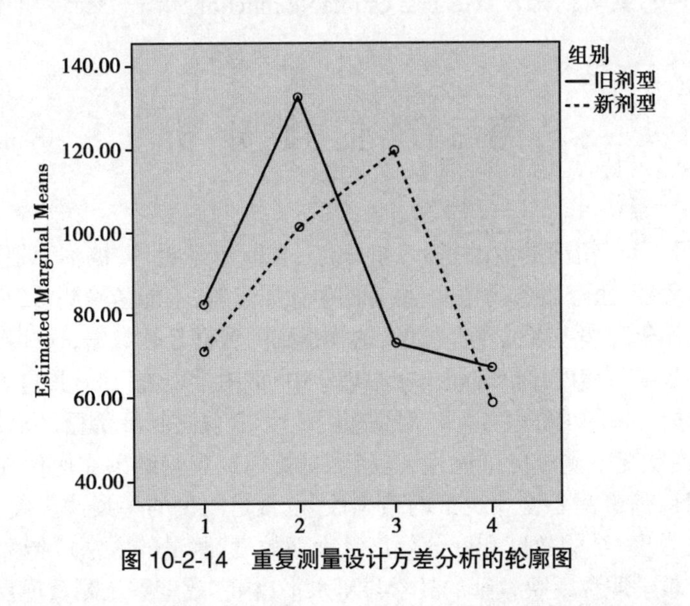

图10-2-14　重复测量设计方差分析的轮廓图

(9)从交互作用分析可以看出,当交互作用存在时,单纯分析主效应意义不大,应对交互作用进行分析,分析同一时间点上两组统计学差异,同一组内不同时间点上有无统计学差异,可使用数据菜单中的Select Cases及分析菜单中的One-Way ANOVA作进一步的精细分析。

对话框详解：

General Linear Model：Repeated Measures 对话框见图 10-2-3，从左上到右下依次为：

（1）所有变量列表。

（2）Within-Subjects Variables 框：受试者内因素列表，定义受试者内因素。

（3）Between-Subjects Factor（s）框：受试者间因素列表，定义受试者间因素。

（4）WLS weight 框：定义加权最小二乘法的权重变量；当模型存在异方差时，使用加权最小二乘法指定代表权重的变量。

（5）Model 按钮：与 Univariate General Linear Model 过程类似。

（6）Contrasts 按钮：与 Univariate General Linear Model 过程中的 Contrast 类似，用于设定对比，以得到各种比较的结果。

（7）Plots 按钮：用于绘制轮廓图。

（8）Post Hoc 按钮：与 Univariate General Linear Model 过程中的 Post Hoc 按钮类似，用于进行方差分析后的两两比较。

（9）Options 按钮

1）Estimated Marginal Means：用于估计各因素对应水平下的边缘均数。

2）Display 复选框：可以用于指定是否需要输出描述性统计量（Descriptive statistics）、各效应大小的估计（Estimates of effect size）、观察到的把握度（Observed power）、参数估计（Parameter estimates）、受试者内和受试者间的方差 - 协方差阵（SSCP matrices）、残差方差 - 协方差阵（Residual SSCP matrix）、变换矩阵（Transformation matrix）、方差齐性检验（Homogeneity tests）、分水平离散图（Spread vs. level plot）、残差图（Residual plot）、失拟合检验（Lack of fit）和广义可估函数（General estimable function）等。

第三节　信度分析

在医学领域，可以精确测量的指标，如身高、体重、肺活量等，被称为硬数据，而有些指标，如疾病疼痛程度、医疗服务满意度、患者的生命质量等，不能精确测量，只能主观评价或评估，如用量表评价肺癌患者的生存质量，这样得到的数据是软数据，这些数据是否真实与可靠，就是属于效度与信度评价问题。在心理学中，常用量表进行测量，量表能否测得所需测量的东西，测量结果的可靠性如何？对量表的效度、信度进行评价显得尤为重要。

效度是不变状况下测量的准确性，是指测量指标或观测结果在何种程度上能反映客观事物的真实性，信度是不变状况下的精确性，也就是测量的一致性。效度分表面效度、内容效度、标准效度、结构效度和区分效度。表面效度，测量的方法或指标要符合公众和专家的共识，如教学职称反映教师的教学科研水平；内容效度需从测量项目的实际含义定性地辨别；标准效度描述的是所考察的测量手段与标准测量手段的一致性程度；在无标准可循时，结构效度尤显重要，通常采用考察潜在的结构是否与实际相符。

效度的优劣取决于指标的定义和调查设计，而信度的优劣取决于测量的过程。效度好的测量指标，信度肯定好，但信度好的指标，其效度不一定高，信度为效度的必要而非充分条件，即有效度一定有信度，但有信度不见得一定有效度。

常用的信度可分非量表资料的信度分析和量表资料的信度分析，信度分析在 Analyze 菜单下的 Scale 模块下，包括有 Reliability Analysis（信度分析）和 Multidimensional Scaling（ALSCAL，多维尺度分析），本节只介绍信度分析。并就量表资料的信度分析和非量表资料的信度分析，分别加以介绍。

一、内在信度分析

内在信度也称为内部一致性信度或和谐信度，用以衡量量表题项的内在一致性程度如何。常用的方法有克朗巴哈（Cronbach's α）系数及分半（Split-half）系数，以下将分别加以介绍。

1. 克朗巴哈（Cronbach's α）系数　Cronbach's α 信度系数是目前最常用的信度系数，其公式如下：

$$\alpha=\frac{k}{k-1}(1-\frac{\sum S_i^2}{S_T^2})\qquad 公式(10\text{-}3\text{-}1)$$

公式（10-3-1）中 k 为调查项目数；S_i^2为第 i 个调查项目得分的方差；S_T^2为量表总分得分的方差。Cronbach's α 信度系数在 0~1 之间，一般认为 $\alpha \geqslant 0.9$，则认为量表的内在信度很高；若 $0.8 \leqslant \alpha<0.9$，则认为内在信度可以接受；若 $0.7 \leqslant \alpha<0.8$，则认为量表设计存在一定的问题，但仍有一定参考价值；若 $\alpha<0.7$，则认为量表设计有较大问题，应重新设计。

【例 10-3-1】某调查表有 X_1~X_{10} 共 10 个变量，经对 14 个对象的调查，其数据如表 10-3-1 所示。试对此量表进行信度分析。

表 10-3-1　某量表的调查资料

序号	X_1	X_2	X_3	X_4	X_5	X_6	X_7	X_8	X_9	X_{10}
1	4	4	4	2	4	4	4	4	5	5
2	5	2	5	3	4	4	3	3	5	5
3	5	5	5	1	5	5	4	2	5	5
4	5	5	4	3	1	2	3	3	4	4
5	5	5	5	3	5	5	4	5	5	5
6	4	4	3	2	3	2	3	4	2	3
7	3	2	1	1	2	1	3	2	4	4
8	3	3	4	2	2	3	1	3	3	3
9	5	5	5	2	3	3	4	5	5	5
10	5	5	5	2	3	3	4	5	5	5
11	4	2	4	3	3	3	3	4	5	4
12	5	5	5	3	3	3	4	4	5	5
13	3	3	5	3	3	5	3	3	5	3
14	5	5	5	1	4	2	4	4	5	5

操作步骤：

（1）依次点击 Analyze、Scale、Reliability Analysis（图 10-3-1）。

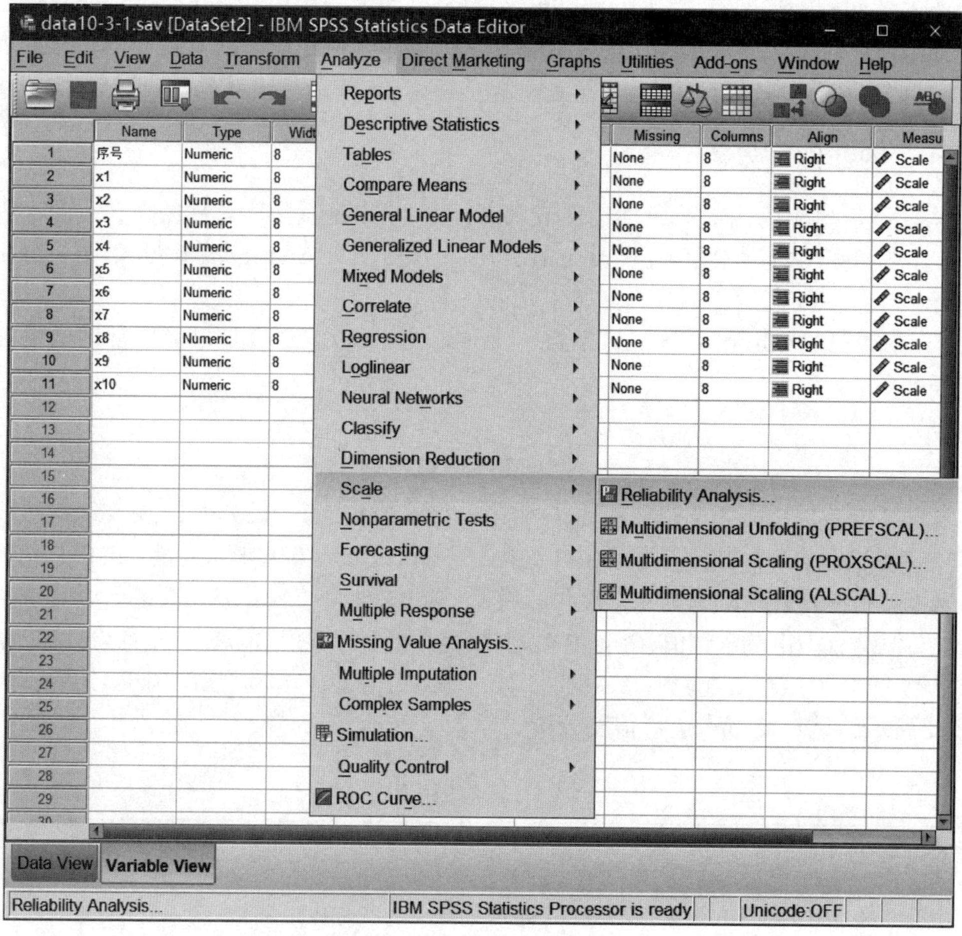

图 10-3-1　信度分析各级菜单

（2）在 Reliability Analysis 对话框中，选择 X_1~X_{10} 至 Items 框中（图 10-3-2）。

（3）在 Reliability Analysis 对话框中选择模型（图 10-3-3），本例选择 Cronbach's α 信度系数，共有 5 种选择，在对话框详解中说明。

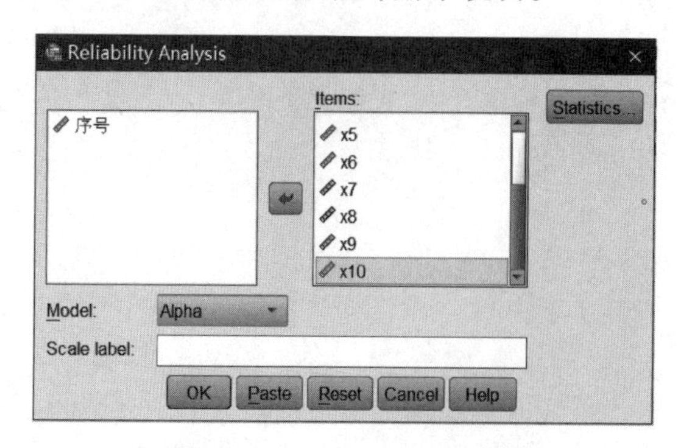

图 10-3-2　可靠性分析对话框

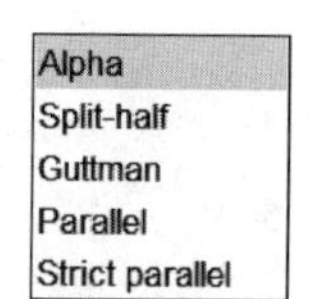

图 10-3-3　信度分析：模型选择对话框

(4) 在 Reliability Analysis 对话框中，单击 Statistics 按钮，并按图 10-3-4 进行设置。

(5) 点击 Continue，返回至 Reliability Analysis 对话框，点击 OK。

结果解释：

本例信度分析的主要结果如图 10-3-5 至图 10-3-11 所示，具体解释如下：

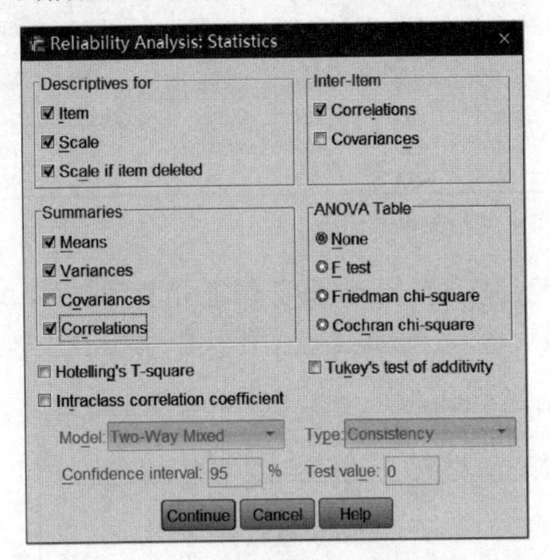

图 10-3-4 信度分析：统计量对话框

Case Processing Summary

		N	%
Cases	Valid	14	100.0
	Excluded[a]	0	.0
	Total	14	100.0

a. Listwise deletion based on all variables in the procedure.

图 10-3-5 个案摘要表

(1) 图 10-3-5 是个案的摘要情况表，从中可以看出有 14 个个案参与信度分析，不含缺失值。

(2) 图 10-3-6 Cronbach's α 系数表，可知 α 系数为 0.852，其校正后的 α 系数为 0.858，说明量表的信度是可以接受的。

(3) 图 10-3-7 是所有评估项目的均值、标准差及记录数。

Reliability Statistics

Cronbach's Alpha	Cronbach's Alpha Based on Standardized Items	N of Items
.852	.858	10

图 10-3-6 信度分析的克朗巴哈系数表

Item Statistics

	Mean	Std. Deviation	N
x1	4.36	.842	14
x2	3.93	1.269	14
x3	4.29	1.139	14
x4	2.21	.802	14
x5	3.21	1.122	14
x6	3.21	1.251	14
x7	3.36	.842	14
x8	3.64	1.008	14
x9	4.50	.941	14
x10	4.36	.842	14

图 10-3-7 各条目的描述统计表

(4) 图 10-3-8 各条目的相关系数矩阵，可以看出 X_1 与 X_{10} 或 X_7 与 X_{10} 的相关性最大，为 0.783，X_6 与 X_8 的相关性最小，为 0.065。

Inter-Item Correlation Matrix

	x1	x2	x3	x4	x5	x6	x7	x8	x9	x10
x1	1.000	.674	.608	.106	.401	.141	.674	.434	.437	.783
x2	.674	1.000	.494	-.135	.228	.107	.602	.460	.161	.458
x3	.608	.494	1.000	.349	.490	.655	.367	.431	.575	.447
x4	.106	-.135	.349	1.000	-.141	.334	-.122	.292	.153	-.122
x5	.401	.228	.490	-.141	1.000	.677	.564	.209	.474	.564
x6	.141	.107	.655	.334	.677	1.000	.214	.065	.490	.214
x7	.674	.602	.367	-.122	.564	.214	1.000	.434	.631	.783
x8	.434	.460	.431	.292	.209	.065	.434	1.000	.203	.343
x9	.437	.161	.575	.153	.474	.490	.631	.203	1.000	.729
x10	.783	.458	.447	-.122	.564	.214	.783	.343	.729	1.000

图 10-3-8　各条目的相关系数矩阵

(5)图 10-3-9 是各条目的总体描述情况,显示了 14 个学生 10 个指标的均值、方差和项之间相关性的描述,包括均值、极小值、极大值、范围、极大值 / 极小值、方差及项数。

Summary Item Statistics

	Mean	Minimum	Maximum	Range	Maximum / Minimum	Variance	N of Items
Item Means	3.707	2.214	4.500	2.286	2.032	.522	10
Item Variances	1.040	.643	1.610	.967	2.504	.136	10
Inter-Item Correlations	.376	-.141	.783	.923	-5.572	.061	10

图 10-3-9　各条目的总体描述情况

(6)图 10-3-10 是对各指标评估情况的描述性一览表,显示将某指标删除后,量表的均值、方差、校正的项总计相关性、复相关系数的平方及 Cronbach's α 系数,该结果是条目的敏感性分析,以决定某条目在本量表中,是保留还是去除。

1) Scale Mean if Item Deleted:去除当前条目后,剩余条目量表合计分的均值。以 X_1 为例,去除 X_1 后,其余 9 个条目量表的均值为 32.71。

2) Scale Variance if Item Deleted:去除当前条目后,剩余条目量表合计分的方差。以 X_1 为例,去除 X_1 后,其余 9 个条目量表的方差为 36.681。

3) Corrected Item-Total Correlation:当前条目得分与去除当前条目量表总分之间的 Pearson 相关系数。以 X_1 为例,X_1 与其余 9 个条目总分的 Pearson 相关系数为 0.716。

4) Squared Multiple Correlation:以当前条目为因变量,其他所有条目为自变量,求得的决定系数 R^2。以 X_1 为例,以 X_1 为因变量,其他所有条目为自变量,求得的决定系数 R^2 为 0.930。

5) Cronbach's Alpha if Item Deleted:去除当前条目后,Cronbach's α 系数。以 X_1 为例,其余 9 个条目的 Cronbach's α 系数为 0.828。

(7)图 10-3-11 是整个量表的描述,可以看出 10 个指标的合计均值、方差、标准差及项数。

对话框详解:

Reliability Analysis 对话框的内容见图 10-3-2,主要包括:

(1)所有变量列表:位于对话框左侧,列出了分析数据文件的所有变量。

(2)Items 框:分析变量列表,在所有变量列表中单击所要分析的变量,点击两个列表间的箭头▶,可以将需要分析的变量发送至分析变量列表。

(3)Model 框:模型选择中有 5 种,介绍如下:

Item-Total Statistics

	Scale Mean if Item Deleted	Scale Variance if Item Deleted	Corrected Item-Total Correlation	Squared Multiple Correlation	Cronbach's Alpha if Item Deleted
x1	32.71	36.681	.716	.930	.828
x2	33.14	35.670	.489	.856	.848
x3	32.79	33.258	.771	.912	.817
x4	34.86	42.747	.124	.793	.868
x5	33.86	35.516	.592	.893	.835
x6	33.86	35.824	.487	.898	.848
x7	33.71	36.835	.699	.898	.829
x8	33.43	37.956	.460	.677	.847
x9	32.57	36.571	.636	.923	.832
x10	32.71	36.835	.699	.930	.829

图 10-3-10　各指标评估情况的描述性一览表

Scale Statistics

Mean	Variance	Std. Deviation	N of Items
37.07	44.687	6.685	10

图 10-3-11　整个量表的描述

1）Alpha：模型默认选项，克朗巴哈系数 α，计算量表的内在一致性。

2）Split-half：分半信度系数，SPSS 输出结果中有 Spearman-Brown 系数（分等长和不等长两种，所谓等长和不等长就是指项目数是偶数还是奇数）和 Guttman 分半系数，还有分半后每部分的克朗巴哈系数 α，及两部分间的相关系数。

3）Guttman：Guttman 系数，输出 6 个信度系数，lambda1~lambda6，其中 lambda3 实际上就是克朗巴哈系数 α，Guttman 系数也称 Guttman 分半信度，它无须满足 Spearman-Brown 系数（分半信度）要求两个半表的信度和方差齐性的前提条件。

4）Parallel：平行模型信度系数，采用最大似然法估计信度系数，要求项目间有相等的方差，误差方差齐性。

5）Strict parallel：严格平行模型信度系数，也是采用最大似然法估计信度系数，要求项目间有相等的方差，误差方差齐性，项目均值相等。

（4）Statistics 按钮：点击后弹出 Reliability Analysis：Statistics 对话框（图 10-3-12）：

1）Descriptives for（描述性）：包括 Item（项），输出各条目的基本描述性统计量，如条目的均数和标准差等。Scale（量表），输出量表总体（或维度）均值、标准差和方差。Scale if item deleted（部分条目删除后的量表），输出某条目删除后的有关统计量，常用于条目的筛选。

2）Inter-Item（项之间）：包括 Correlations（相关性），输出各条目之间的相关系数矩阵。Covariances（协方差），输出各条目间的协方差矩阵。

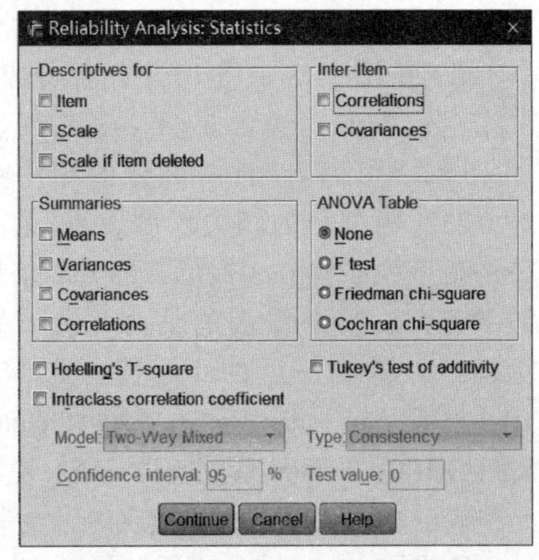

图 10-3-12　信度分析：统计量对话框

3）Summaries（摘要）：包括 Means（均值）、Variances（方差）、Covariances（协方差）、Correlations（相关性）。

4）ANOVA Table（ANOVA 表）：包括 None（无），不检验，是默认选项。*F* test（*F* 检验），表示重复测量的方差分析，数据要求是连续型变量，且服从正态分布，其实质等价于调用 GLM 中的重复测量。Friedman chi-square（Friedman 卡方），对各变量进行配伍设计的非参数统计分析，适用于数据不是正态或为有序分类资料。Cochran chi-square（Cochran 卡方），对各变量进行 Cochran 卡方检验，适用于数据为二分类或无序多分类资料。

5）Hotelling's T-square：Hotelling T^2 统计量，检验两组多元正态分布的多重均值是否相等的多变量检验。

6）Tukey's test of additivity：Tukey 可加性检验，检验指标间是否存在交互作用。

7）Intraclass correlation coefficient：包括 Model、Type、Confidence interval#% 及 Test value。Model 有：Two-Way Mixed（双向混合模型），当个体效应随机，条目效应固定，选择该模型；Two-Way Random（双项随机模型），当个体效应及条目效应都是随机效应时，选择该模型；One-Way-Random（单项随机模型），当个体效应是随机效应时，选择此模型。Type 有：Consistency（一致性）和 Absolute Agreement（绝对一致性）。Confidence interval（可信区间）：用于指定可信区间的水平，默认值为 95%，根据需要可作修改。Test value（检验值）：默认值为 0，可输入 0~1 之间的数值，用于类间相关系数的比较。

2. 分半信度　分半（Split-half）系数将统一量表的调查项目分成两半，如按奇数项和偶数项分成两部分，是对内部一致性的粗略估计。两部分的简单相关系数 *r* 的计算，需进行 Spearman-Brown 公式校正，故又称为 Spearman-Brown 系数。分半信度公式为：

$$R=\frac{2r}{1+r} \qquad \text{公式(10-3-2)}$$

【例 10-3-2】对例 10-3-1 数据用分半法求信度系数。

操作步骤：

具体过程和设置与克朗巴哈（Cronbach's α）系数类似，主要是在模型中选择 Split-half，而不是默认的 Alpha，如图 10-3-4。

结果解释：

主要结果如图 10-3-13 至图 10-3-15 所示。

（1）图 10-3-13 中将 10 个指标分成两部分，第一部分（Part1）包含 X_1、X_2、X_3、X_4、X_5，第二部分（Part2）包含 X_6、X_7、X_8、X_9、X_{10}，从图 10-3-13 可以看出，两部分的相关系数为 0.822，两部分的相关程度较高，第一部分的信度系数是 0.697，第二部分的信度系数为 0.744，整个量表的信度系数 α 系数为 0.852，其校正后的 α 系数为 0.858，图 10-3-13 中，Spearman-Brown 系数和 Guttman Split-Half Coefficient 系数皆为 0.902，说明整个量表设计较科学，是可以接受的。

Reliability Statistics

Cronbach's Alpha	Part 1	Value	.697
		N of Items	5[a]
	Part 2	Value	.744
		N of Items	5[b]
	Total N of Items		10
Correlation Between Forms			.822
Spearman-Brown Coefficient	Equal Length		.902
	Unequal Length		.902
Guttman Split-Half Coefficient			.902

a. The items are: x1, x2, x3, x4, x5.

b. The items are: x6, x7, x8, x9, x10.

图 10-3-13　分半信度的信度系数统计表

（2）图 10-3-14 是分半后结果，它显示两部分在5个指标和总项目上的均值、方差及相关系数的描述。

Summary Item Statistics

		Mean	Minimum	Maximum	Range	Maximum / Minimum	Variance	N of Items
Item Means	Part 1	3.600	2.214	4.357	2.143	1.968	.805	5[a]
	Part 2	3.814	3.214	4.500	1.286	1.400	.341	5[b]
	Both Parts	3.707	2.214	4.500	2.286	2.032	.522	10
Item Variances	Part 1	1.103	.643	1.610	.967	2.504	.171	5[a]
	Part 2	.977	.709	1.566	.857	2.209	.125	5[b]
	Both Parts	1.040	.643	1.610	.967	2.504	.136	10
Inter-Item Correlations	Part 1	.307	-.141	.674	.814	-4.795	.079	5[a]
	Part 2	.411	.065	.783	.718	11.985	.057	5[b]
	Both Parts	.376	-.141	.783	.923	-5.572	.061	10

a. The items are: x1, x2, x3, x4, x5.

b. The items are: x6, x7, x8, x9, x10.

图 10-3-14　分半后的指标描述一览表

(3)图10-3-15是量表的两部分及全部指标的均值、方差和标准差情况。

Scale Statistics

	Mean	Variance	Std. Deviation	N of Items
Part 1	18.00	12.462	3.530	5[a]
Part 2	19.07	12.071	3.474	5[b]
Both Parts	37.07	44.687	6.685	10

a. The items are: x1, x2, x3, x4, x5.

b. The items are: x6, x7, x8, x9, x10.

图 10-3-15　两部分及全部指标的描述情况

对话框详解：

见前面介绍的克朗巴哈（Cronbach's α）系数对话框详解部分。

3. Cohen Kappa 指数　Kappa指数用来描述两个测量手段的一致性，如果其中一个手段为标准手段，那么，它就是标准效度。事实上，若是对不同评分者的差异进行比较，它也是客观信度。观测的指标是分类变量资料，进行Kappa一致性检验及其指数值的计算；若观测的指标是数值变量资料，则就是使用后面的Kendall和谐系数。

【例10-3-3】两名放射科医师对200例肺病可疑患者X线读片的诊断结果如表10-3-2，计算Kappa指数。

表 10-3-2　200例肺病患者X线诊断结果

第一次检查	第二次检查			合计
	正常	Ⅰ	Ⅱ	
正常	78	5	0	83
Ⅰ	6	56	13	75
Ⅱ	0	10	32	42
合计	84	71	45	200

操作步骤：

(1)依次点击 Data、Weight Cases，打开 Weight Cases 对话框，勾选 Weight Cases by，在变量列表中选择例数至 Frequency variable 中。

(2)依次点击 Analyze、Descriptive Statistics、Crosstabs。

(3)在变量列表中选择 x 至 Row(s)，再选择 y 至 Column(s)(图 10-3-16)。

(4)点击 Statistics 按钮，在对话框中勾选 Chi-square、Kappa，点击 continue 返回(图 10-3-17)。

(5)点击 OK。

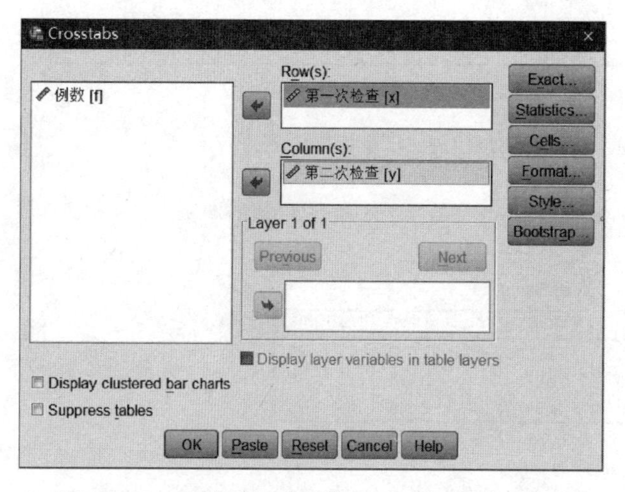

图 10-3-16　利用交叉表计算 Kappa 指数的对话框

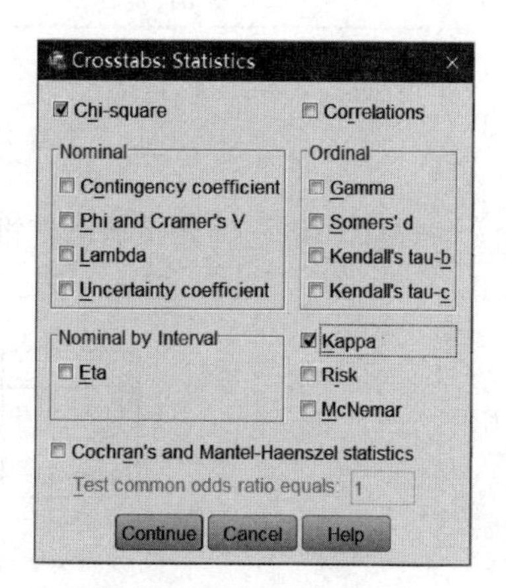

图 10-3-17　Crosstabs：Statistics 对话框

结果解释：

运行结果见图 10-3-18 至图 10-3-20 所示，具体解释如下：

(1)图 10-3-18 交叉表给出行变量、列变量及其频数。

第一次检查 * 第二次检查 Crosstabulation

Count

		第二次检查			Total
		正常	一级	二级	
第一次检查	正常	78	5	0	83
	一级	6	56	13	75
	二级	0	10	32	42
Total		84	71	45	200

图 10-3-18　交叉表

(2)图 10-3-19 卡方检验结果，给出三种卡方检验结果的卡方值、自由度及 P 值，本例题中卡方值 =219.384，P<0.001，说明第一次检查与第二次检查结果之间存在相关性。于是，进一步计算衡量两次检查结果的一致性的 Kappa 指数。

Chi-Square Tests

	Value	df	Asymp. Sig. (2-sided)
Pearson Chi-Square	219.384[a]	4	.000
Likelihood Ratio	234.563	4	.000
Linear-by-Linear Association	146.290	1	.000
N of Valid Cases	200		

a. 0 cells (0.0%) have expected count less than 5. The minimum expected count is 9.45.

图 10-3-19　卡方检验结果

(3)图 10-3-20 给出了具体的 Kappa 指数 0.737，P<0.001，说明两次检查结果的一致性较好。

Symmetric Measures

		Value	Asymp. Std. Error[a]	Approx. T[b]	Approx. Sig.
Measure of Agreement	Kappa	.737	.041	14.424	.000
N of Valid Cases		200			

a. Not assuming the null hypothesis.

b. Using the asymptotic standard error assuming the null hypothesis.

图 10-3-20　具体的 Kappa 指数及其检验

对话框详解：

参见 Crosstabs 过程的对话框详解部分。

4. Kendall 和谐系数（Kendall's Coefficient of Concordance）　Kendall 和谐系数检验法也是用以检验多个相关样本是否来自同一分布的总体，或者说检验若干个评分者对多个被评对象的评分是否一致的问题。在教育和心理测量中常关心评分者的评分是否一致。当评分者是 2 人时，可以考虑用 Pearson 或 Spearman 相关系数评价一致性，此方法见第十一章第一节，当评分者超过 2 人，可以考虑采用 Kendall 和谐系数考查评分者的评分一致问题，也可以进行非参数的 Friedman M 检验，此方法见第九章第四节，也可以考虑用组内相关系数，此法见本节的例 10-3-4。该例的无效假设 H_0：m 个评分者对 n 个被评对象的评分是不一致的，备择假设 H_1：m 个评分者对 n 个被评对象的评分是一致的。

Kendall 和谐系数的计算公式为：

$$W=12\times\frac{R_i^2-(\sum R_i)^2/N}{K^2(N^3-N)}\qquad\text{公式(10-3-3)}$$

公式(10-3-3)中，K 是评分者人数；N 是被评分者人数；R_i 是第 i 个被评分者所得分数的水平等级之和。

若评分中出现相同的等级，则需要计算校正的系数。公式如下：

$$W=12\times\frac{R_i^2-(\sum R_i)^2/N}{K^2(N^3-N)-K\sum\sum(n^3-n)/12}\qquad\text{公式(10-3-4)}$$

公式(10-3-4)中，n 为相同等级的个数。

【例 10-3-4】5 位教师对甲、乙、丙 3 篇作文所作的评价如表 10-3-3 所示，问 5 位教师对 3 篇作文的评价是否相同，试评价 5 位教师的评分信度。

表 10-3-3　5 位教师对甲、乙、丙 3 篇作文的评价结果

篇名	教师 1	教师 2	教师 3	教师 4	教师 5
甲	38	34	46	21	40
乙	24	28	37	29	45
丙	30	32	30	25	42

操作步骤：

(1) 依次点击 Analyze、Nonparametric Tests、Legacy Dialogs、K Related Samples。

(2) 在变量列表框中选择教师 1、教师 2、教师 3、教师 4、教师 5 至 Test Variables 框中。

(3) Test Type 中勾选 Kendall's W。

(4) 点击 OK（图 10-3-21）。

结果解释：

图 10-3-22 中，不仅给出 Kendall 和谐系数（Kendall's W=0.616），而且还给出卡方检验结果（P=0.117），说明 5 位教师评分结果不具有一致性。

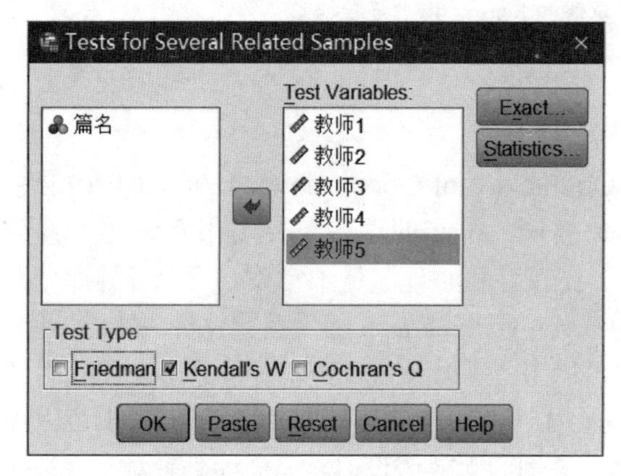

图 10-3-21　Kendall 和谐系数的对话框

Test Statistics

N	3
Kendall's W[a]	.616
Chi-Square	7.390
df	4
Asymp. Sig.	.117

a. Kendall's Coefficient of Concordance

图 10-3-22　Kendall 和谐系数的输出结果

对话框详解：

Kendall 和谐系数计算对话框见图 10-3-21。

(1) 图 10-3-21 左上是所有变量列表。

(2) Test Type 包括 Friedman（M 检验）、Kendall's W（Kendall 系数）、Cochran's Q（Cochran 卡方）。

(3) Statistics 按钮：Statistics 对话框用于指定统计量，包括 Descriptive（描述性统计量）和 Quartiles（四分位数）。

二、重测信度分析

重测信度（test-retest reliability）：用同样的量表，对同一组被调查者重复进行测量。两次测量相距时间不能过长，也不能太短，并且假定在这段时间内被调查者的情况没有发生

变化，一般学者认为2~4周为宜。用两次测验各项得分间的相关分析或差异的统计学检验的结果，可以说明该量表调查信度的高低。如果相关分析的结果是有统计学意义的或者统计学检验发现两次测量结果的差异无统计学意义，则具有一定的信度。这种方法特别适用于事实性的量表，它反映两次测试结果有无变动，也就是测试结果的稳定程度，故也称为稳定性系数。对于计量资料而言，可以计算简单相关系数或Spearman等级相关系数，也可以考虑进行重复测量误差。相关分析得到的相关系数也称为重测信度系数，一般要求达到0.7以上。重测信度的评价有简单相关系数及相关系数的均值$\bar{r}$，当重复测量的次数大于2次，最好用组内相关系数（intraclass correlation coefficient，ICC）。

【例10-3-5】表10-3-4是某医生对20名青年男子先后3次测量收缩压的测量结果，试评价该医生测量血压的信度。

表10-3-4　20名青年男子的收缩压　　单位：mmHg

序号	第一次	第二次	第三次
1	112.00	113.25	116.00
2	108.25	108.00	107.75
3	107.25	99.75	101.00
4	107.25	111.75	98.00
5	102.00	111.75	104.50
6	98.00	105.75	104.75
7	105.00	98.25	100.25
8	109.50	113.25	104.25
9	100.50	111.00	113.00
10	104.00	105.75	105.50
11	95.75	99.00	93.50
12	108.75	109.50	97.25
13	110.00	108.75	112.25
14	97.50	105.75	101.75
15	103.50	105.00	98.00
16	108.00	108.75	100.25
17	98.25	104.25	101.75
18	104.25	97.50	99.50
19	98.75	112.50	98.75
20	105.75	109.50	110.25

本例可以进行重复测量误差与变异系数的计算，参见相关专著，计算简单相关系数及相关系数的均值$\bar{r}$，最好采用组内相关系数，下面将详细介绍组内相关系数的SPSS操作、结果解释及对话框内容。

操作步骤：

（1）依次点击 Analyze、Scale、Reliability Analysis。

（2）在变量列表中选择第一次、第二次、第三次至 Items 框。

（3）点击 Statistics 按钮，选择 Intraclass correlation coefficient，其余默认，点击 Continue 返回（图 10-3-23）。

（4）点击 OK。

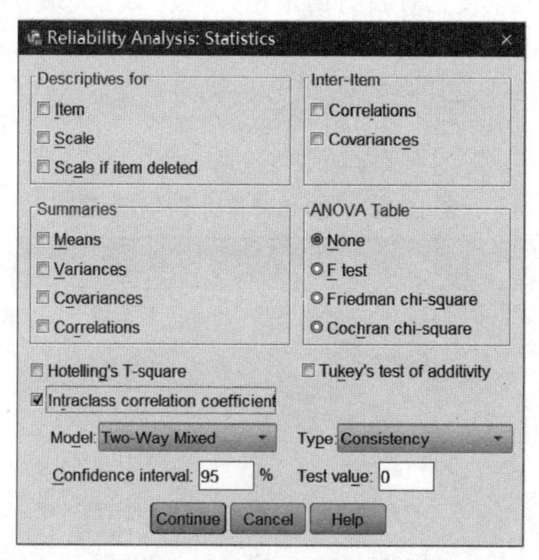

图 10-3-23　Reliability Analysis：Statistics 中的 ICC 选项框

结果解释：

组内相关系数值及其检验结果见图 10-3-24，组内相关系数结果分为 Single Measures（单一测量）及 Average Measures（平均测量）两种估计，其中后者是在假定不存在交互作用情况下的估计，统计学教材中的 ICC 值就是 Single Measures（单一测量）的 ICC 值，ICC=0.390，95% CI 为（0.114~0.660），F 检验，F=2.915，P=0.002，因此该医生测量血压的信度较差。

Intraclass Correlation Coefficient

	Intraclass Correlation[b]	95% Confidence Interval		F Test with True Value 0			
		Lower Bound	Upper Bound	Value	df1	df2	Sig
Single Measures	.390[a]	.114	.660	2.915	19	38	.002
Average Measures	.657[c]	.278	.854	2.915	19	38	.002

Two-way mixed effects model where people effects are random and measures effects are fixed.

a. The estimator is the same, whether the interaction effect is present or not.

b. Type C intraclass correlation coefficients using a consistency definition. The between-measure variance is excluded from the denominator variance.

c. This estimate is computed assuming the interaction effect is absent, because it is not estimable otherwise.

图 10-3-24　组内相关系数值及其检验

对话框详解：

参见克朗巴哈（Cronbach's α）系数的对话框详解部分。

（艾自胜）

第十一章　SPSS 软件应用（四）

在医学研究中，经常要分析两个或多个变量间相互关系。有时需了解变量间联系的密切程度和方向，如成年男性的年龄与体重之间的关系，即年龄与体重的变化方向及密切程度；有时则需通过某个变量对另一个变量进行估计，如通过低年龄组儿童的月龄估计儿童的体重。前者通过相关分析来实现（见本章第一节），后者则需要进行回归分析（见本章第二节），另外常常通过 ROC 曲线来评价分类的准确性，SPSS 22.0 可实现该操作，并可以查看相应的统计描述及推断信息（见本章第三节）。

第一节　相 关 分 析

SPSS 的相关分析功能被集中在 Statistics 菜单的 Correlate 子菜单中，包括 Bivariate（两个变量的相关性分析）、Partial（偏相关分析）和 Distances（距离分析）三个过程。

一、Bivariate 过程

Bivariate 过程为 Correlate 子菜单中最为常用的一个过程，用于两个 / 多个变量间的参数 / 非参数相关分析，如果是多个变量，则给出两两相关分析结果。

【例 11-1-1】某地区 10 名健康儿童头发与全血中的硒含量（1 000ppm）见表 11-1-1，问发硒（X）与血硒（Y）有无直线相关关系？数据文件为“例 11-1-1.sav”。

表 11-1-1　10 名儿童头发与全血的硒含量

发硒（X）	血硒（Y）
74	13
66	10
88	13
69	11
91	16
73	9
66	7
96	14
58	5
73	10

操作步骤：

（1）依次点击 Analyze、Correlate、Bivariate，打开 Bivariate Correlations 对话框。

（2）在变量列表中选择变量发硒、血硒至 Variables 框。

（3）在 Correlation Coefficients 选项中勾选 Pearson，在 Test of Significance 选项中点选 Two-tailed，勾选 Flag significant correlations，点击 OK（图 11-1-1）。

结果解释：

（1）各变量的一般统计量描述：设血硒和发硒的分布满足正态分布，则列出均数、标准差及样本含量等（图 11-1-2）。

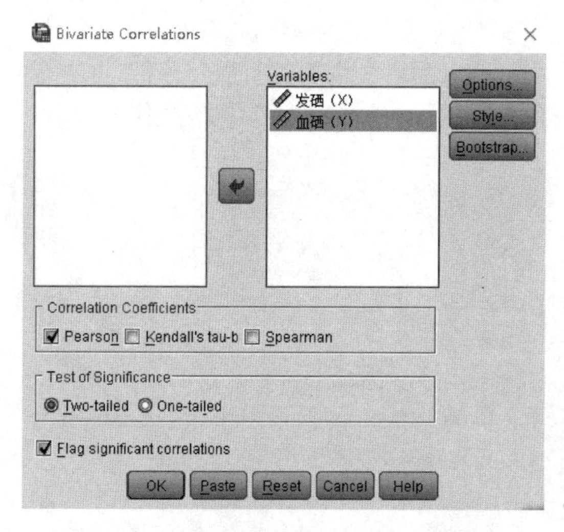

图 11-1-1　Bivariate Correlations 对话框

Descriptive Statistics

	N	Mean	Std. Deviation
发硒 (X)	10	75.400	12.2945
血硒 (Y)	10	10.800	3.3267
Valid N (listwise)	10		

图 11-1-2　一般描述性统计结果

（2）相关分析结果：各变量间两两相关系数以方阵的形式显示，每行和每列的两个变量交叉所对应的格子即为两个变量相关分析结果。本例题分别列出 Pearson 相关系数、双侧检验 P 值和样本含量（图 11-1-3）。如果选择了 3 个变量进行分析，结果则会列出 3×3 的方阵。

Correlations

		发硒 (X)	血硒 (Y)
发硒 (X)	Pearson Correlation	1	.872**
	Sig. (2-tailed)		.001
	N	10	10
血硒 (Y)	Pearson Correlation	.872**	1
	Sig. (2-tailed)	.001	
	N	10	10

**. Correlation is significant at the 0.01 level (2-tailed).

图 11-1-3　相关系数方阵结果

结果显示，发硒与血硒呈显著性正相关，相关系数 $r = 0.872$，P=0.001。

对话框详解：

（1）Variables 框：用于选入需要进行相关分析的变量，至少需要选入两个。

(2) Correlation Coefficients 复选框组:选择需要计算的相关分析指标,包括:

1) Pearson 复选框:选择进行积差相关分析,即最常用的参数相关分析,一般要求两个变量均满足正态分布。

2) Kendall's tau-b 复选框:计算 Kendall 等级相关系数。

3) Spearman 复选框:计算 Spearman 相关系数,即最常用的非参数相关分析,又称秩相关系数分析。

(3) Test of Significance 单选框组:确定进行相关系数的单侧(One-tailed)或是双侧(Two-tailed)检验,一般选双侧检验。

(4) Flag significant correlations:确定是否在结果中用星号标记有统计学意义的相关系数,$P<0.05$ 的系数值旁标记一个星号,$P<0.01$ 则标记两个星号。

(5) Options 按钮:弹出 Options 对话框,选择需要计算的描述统计量和统计分析策略,包括:

1) Statistics 复选框组:选择描述统计量,包括 Means and standard deviations(均数和标准差)、Cross-product deviations and covariances(交叉积和、协方差阵)。

2) Missing Values 单选框组:定义分析中对缺失值的处理策略。Exclude cases pairwise 表示两个变量都是缺失值时才删除该记录;Excludes cases listwise 表示只要该记录中进行相关分析的变量有缺失值,无论具体分析的两个变量是否缺失,则在所有分析中均将该记录去除。系统默认为前者。

二、Partial 过程

如果需要进行相关分析的两个变量其取值均受到其他变量的影响,则可以通过偏相关分析对其他变量进行控制,输出控制其他变量影响后的相关系数,其分析思想和协方差分析类似。利用 Partial 过程进行偏相关分析,得出的偏相关系数能够准确地反映两个变量之间真实相关程度与方向。

【例 11-1-2】某地 29 名男童身高 X_1(cm)、体重 X_2(kg)、肺活量 X_3(L)的实测数据如表 11-1-2,试进行偏相关分析(分析控制身高后研究体重与肺活量之间的相关关系)。数据文件为"例 11-1-2.sav"。

表 11-1-2 29 名男童身高、体重和肺活量数据

编号	身高 X_1/cm	体重 X_2/kg	肺活量 X_3/L	编号	身高 X_1/cm	体重 X_2/kg	肺活量 X_3/L
1	135.1	32.0	1.75	7	167.8	41.5	2.75
2	139.1	30.4	2.00	8	149.7	31.0	1.50
3	163.6	46.2	2.75	9	145.0	33.0	2.50
4	146.5	33.5	2.50	10	148.5	37.2	2.25
5	156.2	37.1	2.75	11	165.5	49.5	3.00
6	156.4	35.5	2.00	12	135.0	27.6	1.25

续表

编号	身高 X_1/cm	体重 X_2/kg	肺活量 X_3/L	编号	身高 X_1/cm	体重 X_2/kg	肺活量 X_3/L
13	153.3	41.0	2.75	22	149.4	33.9	2.25
14	152.0	32.0	1.75	23	160.8	40.4	2.75
15	160.5	47.2	2.25	24	159.0	38.5	2.50
16	153.0	32.0	1.75	25	158.2	37.5	2.00
17	147.6	40.5	2.00	26	150.0	36.0	1.75
18	157.5	43.3	2.25	27	144.5	34.7	2.25
19	155.1	44.7	2.75	28	154.6	39.5	2.50
20	160.5	37.5	2.00	29	156.5	32.0	1.75
21	143.0	31.5	1.75				

操作步骤：

（1）依次点击 Analyze、Correlate、Partial。

（2）在 Partial Correlations 对话框中，选择变量 X_2（体重）、X_3（肺活量）至 Variables 框，选择变量 X_1（身高）至 Controlling for 框。

（3）在 Test of Significance 选项中点选 Two-tailed，勾选 Display actual significance level。

（4）在 Partial Correlations：Options 对话框中，勾选 Statistics 两项后返回。

（5）点击 OK（图 11-1-4）。

结果解释：

（1）分析变量的一般性情况描述：列出各变量的均数、标准差与样本例数（图 11-1-5）。

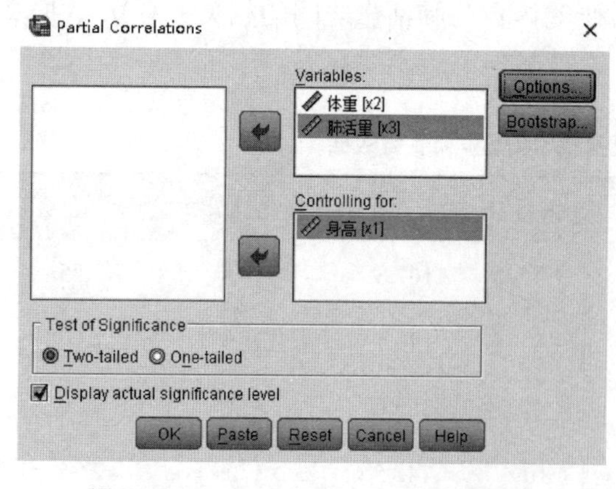

图 11-1-4 Partial Correlations 对话框

Descriptive Statistics

	Mean	Std. Deviation	N
体重	37.1276	5.53275	29
肺活量	2.2069	.44855	29
身高	152.5483	8.40674	29

图 11-1-5 一般描述性统计结果

（2）图 11-1-6 上半部分显示包括协变量在内的所有变量的相关方阵（Control Variables：-none-），结果显示身高（X_1）与肺活量（X_3）显著相关（r=0.587，P=0.001），体重

(X_2)与肺活量(X_3)显著相关(r=0.736,P<0.001),身高(X_1)与体重(X_2)显著相关(r=0.742,P<0.001),说明三个变量都呈显著性的正相关。

(3)图11-1-6下半部分输出了控制身高影响之后体重与肺活量之间的相关关系(Control Variables:身高),结果显示在控制身高的影响后,体重与肺活量之间仍然呈显著正相关(r=0.554,P=0.002),但低于没有控制身高前的相关系数,说明偏相关分析的方法在控制其他变量的情况下能够准确反映两个变量的相关关系。

Correlations

Control Variables			体重	肺活量	身高
-none-[a]	体重	Correlation	1.000	.736	.742
		Significance (2-tailed)	.	.000	.000
		df	0	27	27
	肺活量	Correlation	.736	1.000	.587
		Significance (2-tailed)	.000	.	.001
		df	27	0	27
	身高	Correlation	.742	.587	1.000
		Significance (2-tailed)	.000	.001	.
		df	27	27	0
身高	体重	Correlation	1.000	.554	
		Significance (2-tailed)	.	.002	
		df	0	26	
	肺活量	Correlation	.554	1.000	
		Significance (2-tailed)	.002	.	
		df	26	0	

a. Cells contain zero-order (Pearson) correlations.

图 11-1-6　相关系数方阵结果

(4)偏相关分析应该注意的问题:和协方差分析一样,偏相关分析应用的前提条件是有协变量存在,而判定协变量的存在会涉及诸多问题,因此在分析之前需要考察数据是否满足条件。具体的分析方法和策略可参考相关统计学书籍。

对话框详解:

(1)Variables框:用于选入需要进行偏相关分析的变量,至少需要选入两个,例11-1-2同时选入体重与肺活量两个变量。

(2)Controlling for框:用于选择需要在偏相关分析时进行控制的协变量,如果不选入,则进行的就是普通的相关分析。

(3)Display actual significance level复选框:确定是否在结果中给出确切的P值,一般要求选中,在统计分析中列出具体的P值优于给出P值的范围。

(4)Options按钮:在Statistics复选框组中,Zero-order correlations表示给出包括协变量在内所有变量的相关方阵。

三、Distances过程

Distances过程可对同一变量内部各观察单位间的数值或各个不同变量进行距离相关分析,前者可用于检测观测值的接近程度,后者则常用于考察预测值对实际值的拟合优度。距离相关分析涉及较深的统计学原理，具体原理和方法参见相关统计学专业书籍。

第二节　回归分析

回归分析是处理两个或两个以上变量间数量依存关系的统计方法，在医学研究中应用非常广泛：例如研究血液中凝血酶浓度与凝血时间的依存关系，分析血压与年龄、性别、劳动强度、饮食习惯、吸烟状况、家族史等因素的影响，曲线拟合与质量控制标准曲线制作等。根据资料的性质和分析目的不同，回归分析种类很多，在SPSS统计软件中包含9个过程，主要有Linear Regression（线性回归）、Curve Estimation（曲线拟合）、Binary Logistic Regression（二分类结果变量Logistic回归）、Multinomial Logistic Regression（多分类结果变量Logistic回归）、Ordinal Logistic Regression（多项有序分类变量Logistic回归）、Probit（剂量-反应关系分析）、Nolinear Regression（非线性回归）等。

一、Linear regression 过程

在线性回归中可以进行二元或多元线性回归分析。一个自变量与一个应变量之间的回归称为二元回归，二元回归分析是回归分析中最简单的一种形式；一个应变量与多个自变量之间的回归称为多元线性回归，研究者可以根据需要，选用不同筛选自变量的方法（如逐步回归法、前进法、后退法等）。

【例11-2-1】现有29例儿童的血液中血红蛋白（y，μg）与钙（X_1）、镁（X_2）、铁（X_3）、锰（X_4）及铜（X_5）的含量数据库。试筛查对血红蛋白作用有统计学意义的微量元素。数据文件为“例11-2-1.sav”。

操作步骤：

（1）依次点击Analyze、Regression、Linear。

（2）在Linear Regression对话框变量列表中，选择变量“血红蛋白（y）”至Dependent框；选择变量“钙（X_1）、镁（X_2）、铁（X_3）、锰（X_4）、铜（X_5）”至Independent（s）框。

（3）点击Method框下拉列表，选择Enter（图11-2-1）。

（4）点击Statistics按钮，在弹出的对话框中勾选Model fit、Descriptives和Collinearity diagnostics；在Residuals选项中，勾选Casewise diagnostics；点击Continue返回。

（5）点击OK。

结果解释：

（1）一般描述性统计量：显示均数、标准差、样本量和各变量之间相关分析结果方阵。

（2）回归模型的描述和显著性检验：首先提示采用强制法（Enter）建立回归模型；其次给出模型小结，包括复相关系数（R）= 0.893，决定系数（R Square）和调整决定系数分别等于0.798、0.754，估计回归标准误= 1.082（图11-2-2），提示模型拟合较为理想；同时给出模型显著性检验结果，F = 18.126，P<0.001，提示模型具有统计学意义。

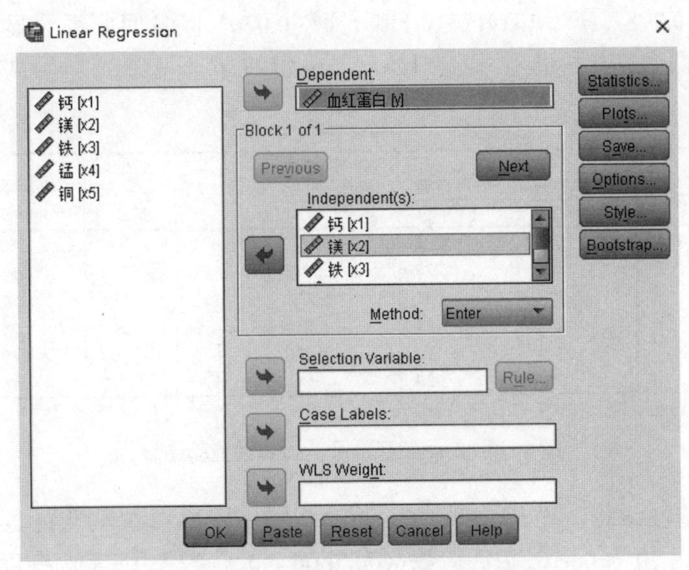

图 11-2-1　Linear Regression 对话框

Variables Entered/Removed[a]

Model	Variables Entered	Variables Removed	Method
1	铜, 锰, 铁, 钙, 镁[b]	.	Enter

a. Dependent Variable: 血红蛋白

b. All requested variables entered.

Model Summary[b]

Model	R	R Square	Adjusted R Square	Std. Error of the Estimate
1	.893[a]	.798	.754	1.08214

a. Predictors: (Constant), 铜, 锰, 铁, 钙, 镁

b. Dependent Variable: 血红蛋白

ANOVA[a]

Model		Sum of Squares	df	Mean Square	F	Sig.
1	Regression	106.131	5	21.226	18.126	.000[b]
	Residual	26.934	23	1.171		
	Total	133.064	28			

a. Dependent Variable: 血红蛋白

b. Predictors: (Constant), 铜, 锰, 铁, 钙, 镁

图 11-2-2　回归模型的描述和显著性检验结果

(3) 自变量进入模型后每个自变量系数的显著性检验：图 11-2-3 显示了每个自变量的标准化回归系数(standardized coefficients)和非标准化的回归系数(unstandardized coefficients)，其中标准化的回归系数用于衡量各自变量对应变量的贡献大小(主要用于消除不同自变量的度量衡单位不同)。结果显示，对血红蛋白贡献的自变量从大到小依次为

铁（0.814）、钙（–0.278）、镁（0.131）、铜（0.114）、锰（–0.070），但看回归系数显著性检验的结果，只有钙与铁两个自变量进入回归方程（$t_{钙}=-2.197$，$P=0.038$；$t_{铁}=6.478$，$P<0.001$）。

Coefficients[a]

Model		Unstandardized Coefficients B	Unstandardized Coefficients Std. Error	Standardized Coefficients Beta	t	Sig.	Collinearity Statistics Tolerance	Collinearity Statistics VIF
1	(Constant)	1.399	1.612		.868	.394		
	钙	-.063	.029	-.278	-2.197	.038	.550	1.817
	镁	.047	.052	.131	.896	.380	.410	2.440
	铁	.028	.004	.814	6.478	.000	.558	1.793
	锰	-10.884	16.210	-.070	-.671	.509	.816	1.225
	铜	.795	.908	.114	.875	.390	.515	1.941

a. Dependent Variable: 血红蛋白

图 11-2-3　回归系数及其显著性检验结果

（4）多元共线性诊断（collinearity diagnostics）结果：图 11-2-3 和图 11-2-4 显示，容忍指数（tolerance）最小值为 0.410，条件指数（condition index）最大值（最高维度）为 26.643，说明各自变量间未发现有严重的多重共线性。如果存在多重共线性，则原来的统计分析失去了意义，需要先采用其他的统计学方法进行预分析，如主成分分析等。注意：在具体的资料分析中，如果发现多个自变量间存在多元共线性，则多个自变量不能同时纳入方程进行分析，必须采用其他的统计学分析方法，如主成分分析、岭回归分析、通径分析等。

Collinearity Diagnostics[a]

Model	Dimension	Eigenvalue	Condition Index	Variance Proportions (Constant)	钙	镁	铁	锰	铜
1	1	5.416	1.000	.00	.00	.00	.00	.01	.00
	2	.511	3.256	.00	.00	.00	.00	.79	.00
	3	.040	11.607	.06	.00	.00	.05	.06	.61
	4	.015	18.697	.23	.26	.14	.27	.14	.00
	5	.010	22.932	.35	.38	.33	.11	.01	.38
	6	.008	26.643	.35	.36	.53	.57	.00	.00

a. Dependent Variable: 血红蛋白

图 11-2-4　多元共线性诊断结果

（5）残差分析的结果：残差分析是多元线性回归分析中考察原始数据中是否存在异常值的主要参考依据，主要指标是标准化残差值（Standardized Predicted Value）和学生化残差值（Student Residual）的最小值和最大值，分析前可以事先规定残差的诊断标准（如定义 2 倍标准差以内或者 3 倍标准差以内）；本例中无论标准化残差值（–1.896，1.356）和学生化残差值（–1.749，1.761）均在 2 倍标准差以内，说明原始数据中不存在异常值或者极端值（图 11-2-5）。

Residuals Statistics[a]

	Minimum	Maximum	Mean	Std. Deviation	N
Predicted Value	6.8444	13.1757	10.5362	1.94689	29
Residual	-1.89297	1.90561	.00000	.98078	29
Std. Predicted Value	-1.896	1.356	.000	1.000	29
Std. Residual	-1.749	1.761	.000	.906	29

a. Dependent Variable: 血红蛋白

图 11-2-5　残差分析结果

对话框详解：

(1) Linear Regression 对话框

1) Dependent 框：选入回归分析的应变量，如例 11-2-1 中的血红蛋白。

2) Block 自变量分组：由 Previous 和 Next 两个按钮组成，用于对 Independent(s) 框中选入的自变量进行分组，或者根据自变量选入方式的不同，相应地按不同层选入不同的自变量。

3) Independent(s) 框：用于选入回归方程的自变量。

4) Method 下拉列表：设置筛选自变量的方法。① Enter——强制法：系统默认，即把所有自变量一次性引入方程。② Stepwise——逐步回归法：根据 Options 框中设定的纳入和排除标准进行变量筛选。首先计算出各自变量对应变量的贡献大小，按由大到小挑选贡献最大的一个先进入方程；随后重新计算各自变量对应变量的贡献，并考察已经在方程中的变量是否由于新变量的引入而不再有统计学意义，如果有，则将它剔除，并重新计算，直到方程外没有变量可被引入为止。③ Remove——强制剔除法：和后退法一样，变量只出不进，以 Block 为单位进行筛选，即按照剔除标准将同一个 Block 内的变量一次全部剔除。④ Backward——后退法：筛选步骤和逐步回归法类似，但只出不进，对已纳入方程的变量按对应变量的贡献大小由小到大依次剔除；每剔除一个变量，则重新计算各自变量对应变量的贡献，直到方程中所有变量均符合选入标准。⑤ Forward——前进法：筛选与逐步回归法类似，但只进不出，对已经纳入方程的变量不再考察其显著性，直到方程外变量均达不到入选标准。

5) Selection Variable：由于选择一个筛选变量，并利用右侧的 Rules 按钮建立一个选择条件，只有满足该选择条件的记录才能进入回归分析。这个功能和 SPSS 数据处理菜单中的 Select Case 相同。

6) Case Labels：选择一个变量，它的取值将作为每条记录的标签，最典型的情况是使用记录 ID 号的变量，但在实际应用中很少用。

(2) Statistics 按钮及 Statistics 对话框

1) Regression Coefficients 选项：定义回归系数的输出情况，Estimates 定义输出回归系数 B 及其标准误，t 值和 P 值，还有标准化的回归系数 β；Confidence Intervals 定义输出每个回归系数的 95% CI；Covariance matrix 定义输出各自变量的相关系数矩阵和方差、协方差矩阵，可供后续多元共线性诊断时参考。

2) Model fit 选项：设置模型拟合过程中进出入变量的列表及主要的统计指标如复相关系数 R，决定系数 R^2 和调整 R^2，标准误及方差分析表，这些指标是判断模型优劣的重要参考指标。

3) R squared change 选项：显示模型拟合过程中 R^2、F 和 P 值的改变情况。

4) Descriptives 选项：设置输出各变量的一般情况描述，如例数、均数和标准差等。

5) Part and partial correlations 选项：显示各自变量间的相关、部分相关与偏相关系数等，同时提供自变量间的相关系数矩阵，与相关分析结果功能一致。

6) Collinearity diagnostics 多元共线性诊断选项：显示用于，如特征根（eigenvalues，具体的意义见后面的主成分分析章节）、方差膨胀因子（variance inflation factor，VIF）、容忍度（tolerance）、条件指数（condition index）等，多元共线性指的是自变量间存在近似的线性关系，即某个自变量能近似的用其他自变量的线性函数来描述；在日常的资料分析中，自变量间很难做到完全独立，当自变量间的共线性趋势比较明显时，会对拟合的模型产生严重的影响。共线性诊断的各统计量含义如下：① Eigenvalues：该方法实际上就是对自变量进行主成分分析，如果相当维度的特征根约等于 0，提示可能有比较严重的共线性。② Tolerance：以每个自变量作为应变量对其他自变量进行回归分析时得到的残差比例，其大小用“1- 决定系数”表示，该指标越小，提示可能存在比较研究的共线性，具体判断可以按陈希孺提供的经验标准，即容忍度 <0.1，则可诊断为多元共线性。③ VIF：即容忍度的倒数，VIF 越大，说明共线性问题可能越严重。④ Condition Index：如果某些维度的该指标数值大于 30，则提示可能存在多元共线性。⑤ Residuals 选项：选择输出残差诊断的信息，可以利用该结果判断异常点等。

（3）Plots 按钮：Plots 对话框设置输出统计图，如直方图、正态概率图 P-P 等。

（4）Save 按钮：有时需要将回归分析的结果存储起来，然后用得到的残差、预测值等做进一步的分析，Save 对话框用来设置保存中间结果。

（5）Options 按钮：设置回归分析的一些选项，如 Stepping Method Criteria，设置纳入和剔除标准，可以按 P 值或 F 值来设置；Include constant in equation 设置在模型中是否包含常数项；Missing Values 设置对缺失值的处理方式。

二、Logistic 回归模型

所谓 Logistic 模型，就是对分类的应变量拟合一个回归方程。应变量的概率取值范围在 0~1 之间，直接进行回归分析会出现 0~1 范围之外的不可能结果，因此通过 Logit 变换，使应变量的取值范围变成整个实数集，从而建立 Logistic 回归方程。

随着 Logistic 模型的发展，在最早的二分类 Logistic 回归模型的基础上，发展了很多其他的模型，如配对 Logistic 模型、多分类 Logistic 模型等。

1. Binary Logistic 回归模型　二分类 Logistic 回归模型（Binary Logistic regression model）是指对应变量为二分类变量进行回归分析，如发病与否、患病与否、生存或死亡、复发或未复发、感染或未感染等。其统计分析原理和 χ^2 检验不一样，但结果一般非常接近，广泛应用于医学研究中。

【例 11-2-2】为研究内源性儿茶酚胺水平（CAT）与冠心病（CHD）发病关系，分别随访 CAT 高和低两组人群 7 年期间冠心病发病数。在分析时需要考虑年龄（AGE）和心电图异常（ECG）的混杂作用。按 AGE 和 ECG 分层整理成表 11-2-1，数据文件为“例 11-2-2.sav”。假设冠心病发病 Y=1，未发病 Y=0，试通过该数据建立 Y 与 CAT、AGE 和 ECG 的 Logistic 回归模型。

表 11-2-1　内源性儿茶酚胺水平与冠心病发病的关系

分层因素	CAT=1		CAT=0	
	发病	未发病	发病	未发病
AGE<55，ECG=0	1	17	7	257
AGE<55，ECG=1	3	7	14	52
AGE ≥ 55，ECG=0	9	15	30	107
AGE ≥ 55，ECG=1	14	5	44	27
合计	27	44	95	443

建立数据库，各变量的赋值如下：CAT=0 表示低水平，CAT=1 表示高水平；AGE=0 表示年龄 <55，AGE=1 表示年龄≥ 55；ECG=0 表示心电图正常，ECG=1 表示心电图异常。表 11-2-1 是一个频数表资料，建立数据库时要根据前面第八章中介绍的变量加权功能对表格中的频数进行加权，或者以单个个体的相关变量建立数据库，分析结果是完全等价。

操作步骤：

(1) 依次点击 Analyze、Regression、Binary Logistic。

(2) 在 Logistic Regression 对话框的变量列表中，选择变量 *Y*(冠心病) 至 Dependent 框；选择变量 CAT、AGE 和 ECG 至 Covariates 框。

(3) 点击 Method 下拉列表，选择 Enter。

(4) 点击 Options 按钮，在对话框中勾选 CI for exp(B) 和 Classification plots；点击 Continue 返回。

(5) 点击 OK(图 11-2-6)。

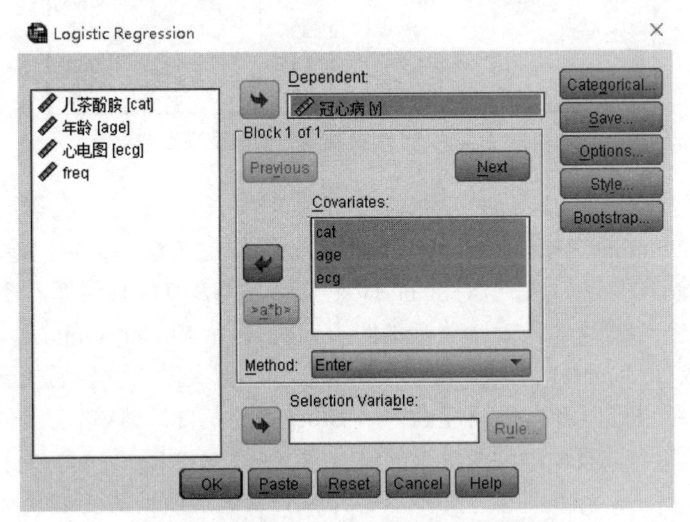

图 11-2-6　Logistic Regression 对话框

结果解释：

(1) 一般情况描述：依次显示下列结果：数据处理的汇总表(Case Processing Summary)，列出参与分析的记录数、缺失值数等信息；应变量编码表(Dependent Variable Encoding)，注意 Binary Logisitic 过程默认以应变量取值较大的概率 *P*(*Y*=1)，而不是以 *P*(*Y*=0) 建立模型。

(2) 在 Block 0：Beginning Block 标题下，显示不含任何自变量(只有常数项，无效模型)的输出结果(图 11-2-7)。首先，是应变量分类表(Classification Table)，见模型中不含任何自变量时，所有观察对象皆被预测为未发病，总的预测准确率为 80%，系统默认 The cut value is 0.500。其次，是模型中各参数的检验结果，因为模型中只有常数项(Step 0)，该结果有无统计学意义关系不大。最后，显示输出模型外的各自变量，如果纳入模型，其拟合优度的改变是否具有统计学意义，提示下一步进入回归方程的自变量；结果显示 3 个变量均有统计学意义(*P* 均为 0.000)；如果是手工筛选变量，3 个变量均可以考虑引入模型。

Classification Table[a,b]

Observed			Predicted 冠心病 未发病	发病	Percentage Correct
Step 0	冠心病	未发病	487	0	100.0
		发病	122	0	.0
	Overall Percentage				80.0

a. Constant is included in the model.

b. The cut value is .500

Variables in the Equation

		B	S.E.	Wald	df	Sig.	Exp(B)
Step 0	Constant	-1.384	.101	186.937	1	.000	.251

Variables not in the Equation

			Score	df	Sig.
Step 0	Variables	cat	16.246	1	.000
		age	92.335	1	.000
		ecg	90.089	1	.000
	Overall Statistics		160.921	3	.000

图 11-2-7　不含任何自变量时的模型输出结果

（3）在 Block 1 ：Method=Enter 标题下，显示模型拟合的主要结果。首先，显示模型参数的综合检验（Omnibus Tests of Model Coefficients）结果，方法为似然比检验，本例中 3 个统计量及假设检验的结果是完全等价的，即 χ^2=164.124，P<0.001，说明在引入的 3 个自变量中，至少有一个对模型是有统计学意义的。其次，显示 Model Summary，列出似然比统计量和决定系数（R Square）。随后，显示引入有统计学意义的自变量后模型对应变量的分类预测情况，从结果可以看出预测准确率从 Block 0 时的 80.0% 提高到 84.2%，说明有统计学意义的自变量对改善模型预测效果的确有意义（图 11-2-8）。

图 11-2-9 列出了 Logistic 回归分析最重要的结果，包括模型的变量及常数项的系数值（B），标准误（S.E.），Wald 卡方值（Wald），自由度（df），P 值（Sig.），及 Exp（B）（即 OR，odds ratio）等。结果显示，三个变量在模型中均有统计学意义，且三个自变量的系数均为正值，OR 值大于 1 及 95% CI Exp（B）的范围都超过 1，说明 CAT、AGE 和 ECG 三个自变量都和冠心病的发生呈正关联，关联强度（OR 值）分别 1.993（1.035~3.610）、7.807（4.670~13.051）和 6.544（4.064~10.537）。

Omnibus Tests of Model Coefficients

		Chi-square	df	Sig.
Step 1	Step	164.124	3	.000
	Block	164.124	3	.000
	Model	164.124	3	.000

Model Summary

Step	-2 Log likelihood	Cox & Snell R Square	Nagelkerke R Square
1	445.920[a]	.236	.373

a. Estimation terminated at iteration number 6 because parameter estimates changed by less than .001.

Classification Table[a]

Observed			Predicted 冠心病 未发病	Predicted 冠心病 发病	Percentage Correct
Step 1	冠心病	未发病	455	32	93.4
		发病	64	58	47.5
	Overall Percentage				84.2

a. The cut value is .500

图 11-2-8　Block 1：Method=Enter 时模型拟合主要结果

Variables in the Equation

		B	S.E.	Wald	df	Sig.	Exp(B)	95% C.I.for EXP(B) Lower	95% C.I.for EXP(B) Upper
Step 1[a]	cat	.659	.319	4.273	1	.039	1.933	1.035	3.610
	age	2.055	.262	61.454	1	.000	7.807	4.670	13.051
	ecg	1.879	.243	59.741	1	.000	6.544	4.064	10.537
	Constant	-3.373	.259	169.849	1	.000	.034		

a. Variable(s) entered on step 1: cat, age, ecg.

图 11-2-9　进入回归模型中变量的回归系数及其显著性检验结果

图 11-2-10 列出的是 Logistic 回归分析的分类图，前面的分析结果已经显示模型的预测正确率为 84.2%，但具体判断分类情况可以用分类图清楚地反映出来；在图中，0 代表未发病，1 代表发病，每个符号代表 20 个个体，纵轴代表频数，横轴表示根据模型计算出的发病概率，按照默认的标准，如果从 0.5 处一分为二，可以从图中直观地看出，实际上 0、1 并未清楚地分开，说明模型不能完全将发病情况正确的预测出来，模型只是筛查出了有统计学意义的自变量，还不能用于对新个体进行结局预测。

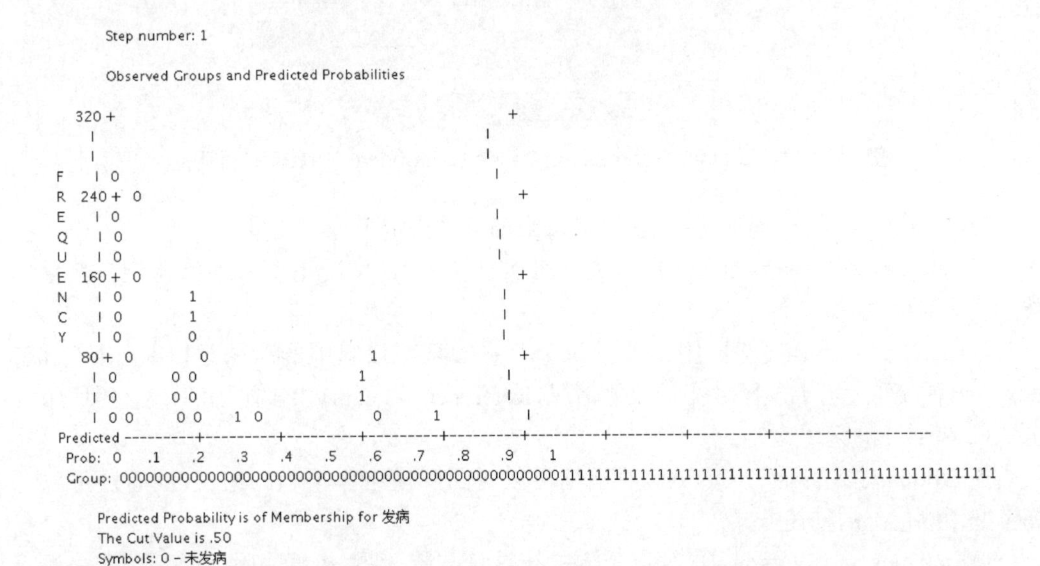

图 11-2-10　Logistic 模型的分类预测图

对话框详解：

（1）Logistic Regression 对话框

1）Dependent 框：应变量框，选入二分类的应变量。

2）Block 自变量分组：选入分组变量，同 Linear Regression 对话框。

3）Covariates 框：用于选入自变量，这些自变量习惯上又称为“协变量（covariates）”，中下部的 >a*b> 按钮可用于选入分析交互作用的变量，只要选入两个变量后该选项即被激活。但是否要加入交互作用项是一个较为复杂的问题，具体可以参考相关统计学书籍。

4）Method 下拉列表：用于选择自变量进入回归方程的方法，和 Linear Regression 对话框相似，补充解释如下：① Forward——前进法：实际上是逐步法（逐步向前法），变量一律根据比分检验的概率大小依次进入方程，检验方法有三种。② Backward——后退法，所采用的检验方法也分为三种，根据条件似然比检验的结果剔除变量（Conditional）、根据偏似然比检验的结果剔除变量（LR）、根据 Wald 检验的结果剔除变量（Wald）。

（2）Categorical 按钮：用于设置全哑变量模型中各哑变量的取值方式，哑变量的设置在多元 Logistic 回归分析中至关重要，特别在自变量是字符性分类变量、多项无序分类变量时，必须要用该按钮将其指定为分类变量，系统将自动产生 K-1 个哑变量（K 为该变量的水平数或分类数），具体对话框如图 11-2-11。

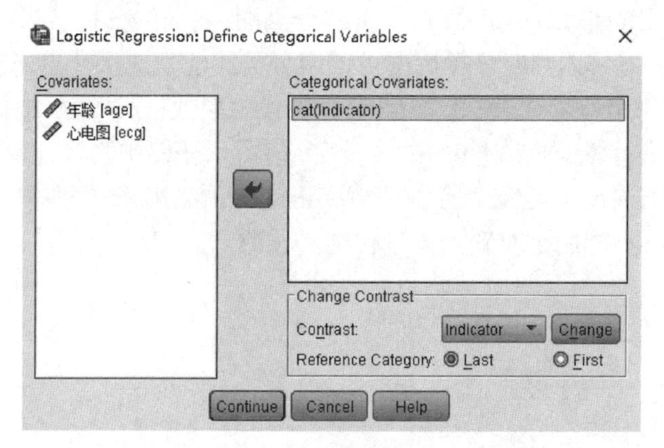

图 11-2-11　Logistic Regression：Define Categorical Variables 对话框

1）Covariates 列表：列出所有自变量，每个都可被指定为分类变量。

2）Categorical Covariates 框：用于选入分类变量，默认情况下所有的字符型自变量均被选入该对话框。

3）Change Contrast 选项：用于设置每个变量的哑变量组中的对照组以及如何取值，Contrast 下拉列表用于选择哑变量取值情况，Reference Category 单选框用于设置对照组的水平（Last 或 First）。

（3）Options 按钮：通过 Options 对话框可以对回归模型作精确的定义，同时还可以选择模型预测情况的描述方式。

1）Statistics and Plots 选项：列出重要的统计量与统计图，包括实际分类与预测分类间关系的分类图（Classification Plots）、Hosmer-Lemeshow 拟合优度指标（Hosmer-Lemeshow goodness-of-fit）、每条记录非标准化的残差值、预测概率以及应变量的实际分类和模型预测分类情况（Casewise listing of residuals）。

2）Correlations of estimates 选项：列出模型中参数估计值的相关系数阵。

3）Iteration history 选项：列出模型迭代过程中每一步的参数估计值，可用于观察模型迭代过程是否稳定。

4）CI for exp（B）选项：非常重要的单选框，设置在结果中输出 OR 值的 95% CI，该数值由 β（回归系数）的 95% CI 换算而来（$OR=e^{\beta}$）。

5）Display 选项：设置结果中输出的具体分析过程类型。

2. Multinomial Logistic 回归模型　在应用 Logistic 回归模型时，如果应变量的水平数大于 2，且水平之间无等级关系时，Binary Logistic 回归模型就显得无能为力。对于这种多项无序分类应变量，则采用广义 Logit 模型（generalized logits model），例如应变量有 K 个水平，则除一个对照水平外，拟合 K-1 广义 Logit 模型。广义 Logit 模型的拟合可通过 SPSS 软件中的 Multinomial Logistic 过程来实现。

【例 11-2-3】某研究者为了研究不同学校（school）和不同教学计划（program）对学生学习方式偏好（style）的影响，获得数据见表 11-2-2。本例题有 2 个自变量，分别为学校和课程计划，其中学校有 3 个水平，课程计划有 2 个水平；应变量学习方式有 3 种。试进行 Logistic 回归分析。数据文件为"例 11-2-3.sav"。表 11-2-2 是频数表资料，建立数据库时要注意频数变量的加权。

表 11-2-2　学生学习偏好的影响因素分析

学校（school）	课程计划（program）	学生偏好的学习方式		
		自修	小组	上课
1	常规	10	17	26
	附加	5	12	50
2	常规	21	17	26
	附加	16	12	26
3	常规	15	15	16
	附加	12	12	20

操作步骤：

（1）依次点击 Analyze、Regression、Multinomial Logistic。

（2）在 Multinomial Logistic Regression 对话框中，选择变量 style 至 Dependent 框，选择变量 school、program 至 Factor（s）框。

（3）点击 Statistics 按钮，在对话框中勾选 Classification table；点击 Continue，返回。

（4）点击 OK（图 11-2-12）。

结果解释：

（1）一般情况描述：首先，列出了模型中相关变量的一般情况，包括各分类的样本量及缺失值的比例等（图 11-2-13）；其次，列出了总模型的似然比检验结果，从结果可以看出最终模型与只含有常数项的无效模型相比，似然比值下降了 26.825（78.128–51.303），似然比卡方检验结果差异有显著性，说明模型中至少有一个自变量系数不为 0，模型有统计学意义（图 11-2-14）；再次，对每个自变量的作用进行似然比检验，结果显示 school 和 program 两个自变量对模型的作用均有统计学意义（图 11-2-15）。

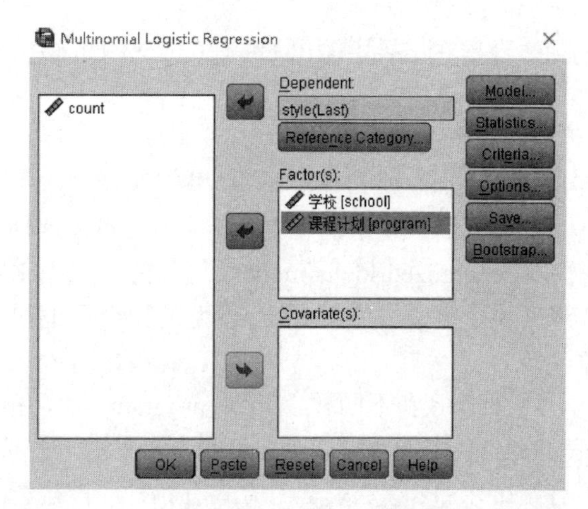

图 11-2-12　Multinomial Logistic Regression 对话框

Case Processing Summary

		N	Marginal Percentage
学习方式	自修	79	24.1%
	小组	85	25.9%
	上课	164	50.0%
学校	1	120	36.6%
	2	118	36.0%
	3	90	27.4%
课程计划	常规	163	49.7%
	附加	165	50.3%
Valid		328	100.0%
Missing		0	
Total		328	
Subpopulation		6	

图 11-2-13　变量一般情况描述结果

Model Fitting Information

Model	Model Fitting Criteria	Likelihood Ratio Tests		
	-2 Log Likelihood	Chi-Square	df	Sig.
Intercept Only	78.128			
Final	51.303	26.825	6	.000

图 11-2-14　模型的检验

Likelihood Ratio Tests

Effect	Model Fitting Criteria	Likelihood Ratio Tests		
	-2 Log Likelihood of Reduced Model	Chi-Square	df	Sig.
Intercept	51.303[a]	.000	0	.
school	69.192	17.888	4	.001
program	58.916	7.613	2	.022

The chi-square statistic is the difference in -2 log-likelihoods between the final model and a reduced model. The reduced model is formed by omitting an effect from the final model. The null hypothesis is that all parameters of that effect are 0.

a. This reduced model is equivalent to the final model because omitting the effect does not increase the degrees of freedom.

图 11-2-15　模型中变量的似然比检验结果

（2）模型参数估计结果：图 11-2-16 输出的最终模型结果，因为学生偏好学习方式有 3 个水平，故建立两个广义的 Logit 模型，系统默认赋值比较高的类别作为参考水平，如应变量是以上课 =3，自变量 school=3 和 program=2 作为参照水平。结果显示，自修与上课两种学习方式相比，school=1 的学生比 school=3 的学生更容易选择上课（χ^2=11.783，P=0.001），而 school=2 与 school=3 的学生相比，差异无显著性（χ^2=0.052，P=0.820）；program=1 的学生比 program=2 的学生更容易选择自修（χ^2=4.702，P=0.030）；同理，小组与上课两种学习方式比较，三个学校（school）学生的选择均无统计学意义（P 值分别为 0.053 和 0.356），program=1 的学生比 program=2 的学生更容易选择小组学习

(χ^2=5.417，P=0.020)。

Parameter Estimates

学习方式[a]		B	Std. Error	Wald	df	Sig.	Exp(B)	95% Confidence Interval for Exp (B)	
								Lower Bound	Upper Bound
自修	Intercept	-.593	.295	4.040	1	.044			
	[school=1]	-1.314	.383	11.783	1	.001	.269	.127	.569
	[school=2]	-.076	.336	.052	1	.820	.926	.479	1.791
	[school=3]	0[b]	.	.	0	.	.	.	.
	[program=1]	.618	.285	4.702	1	.030	1.855	1.061	3.244
	[program=2]	0[b]	.	.	0	.	.	.	.
小组	Intercept	-.603	.292	4.251	1	.039			
	[school=1]	-.654	.338	3.737	1	.053	.520	.268	1.009
	[school=2]	-.321	.347	.852	1	.356	.726	.367	1.434
	[school=3]	0[b]	.	.	0	.	.	.	.
	[program=1]	.635	.273	5.417	1	.020	1.887	1.105	3.221
	[program=2]	0[b]	.	.	0	.	.	.	.

a. The reference category is: 上课.

b. This parameter is set to zero because it is redundant.

图 11-2-16　模型参数估计最终结果

(3) 实际观察与模型预测的分类交叉表：图 11-2-17 显示，模型预测的正确率为49.7%，准确性不高，说明该方法主要用于影响因素的筛查，对分类预测不理想。

Classification

Observed	Predicted			
	自修	小组	上课	Percent Correct
自修	0	15	64	0.0%
小组	0	15	70	17.6%
上课	0	16	148	90.2%
Overall Percentage	0.0%	14.0%	86.0%	49.7%

图 11-2-17　实际观察与模型预测分类交叉表

对话框详解：

(1) Multinomial Logistic Regression 对话框

1) Dependent 框：选入应变量；可点击下面的 Reference Category 按钮设置分类方式。

2) Factor(s) 框：用于选入分类自变量，可以是有序或无序多分类，系统会自动把它们生成若干个哑变量。

3) Covariate(s) 框：用于选入连续性的自变量，作为调整的协变量。

(2) Model 按钮：主要进行模型的精确确定(如可以设置分析主效应和各级交互效应)，一般很少用，具体参见相关统计学书籍。

(3) Statistics 按钮：可在 Statistics 对话框中设置模型(Model)输出结果、参数(Parameters)、定义亚组人群等。一般情况下无需改变系统默认设置。

3. Ordinal 回归模型　当应变量有两个以上的结果时，如疾病转归分死亡、显效、痊愈三种结局，健康自评中分很好、好、一般、差、很差五个等级，对类似这样的资料应采用多等级 Logistic 回归模型（multiple ordinal Logistic regression model）。该模型也称为累加 Logit 模型（cumulative logits model），可用于分析自变量（暴露因素、混杂因子、交互作用项等）对应变量的影响。

【例 11-2-4】现有某病患者 84 例，观察两种治疗方法和性别对该病疗效的影响，建立数据库（表 11-2-3）。疗效评价分为 3 个等级（effect，显效 =1，有效 =2，无效 =3），治疗方法（treat，新方法 =1，传统方法 =0），性别（sex，男 =0，女 =1）数据文件为“例 11-2-4.sav”。试作有序结果变量回归分析。表 11-2-3 是频数表资料，建立数据库时要注意频数变量的加权。

表 11-2-3　不同性别和治疗方法对某病患者疗效的影响

性别	治疗方法	疗效			合计
		显效	有效	无效	
男（sex=0）	新疗法	5	2	7	14
	传统疗法	1	0	10	11
女（sex=1）	新疗法	16	5	6	27
	传统疗法	6	7	19	32

操作步骤：

（1）依次点击 Analyze、Regression、Ordinal。

（2）在 Ordinal Regression 对话框的变量列表中，选择变量 effect 至 Dependent 框，选择变量 treat、sex 至 Factor（s）框。

（3）点击 OK（图 11-2-18）。

结果解释：

（1）一般情况描述及模型的似然比检验结果：首先输出 Case Processing Summary；图 11-2-19 显示，模型引入自变量后，较模型中没有自变量的似然比下降了 19.886（43.484−23.598），说明模型有统计学意义（χ^2=19.887，P<0.001）。

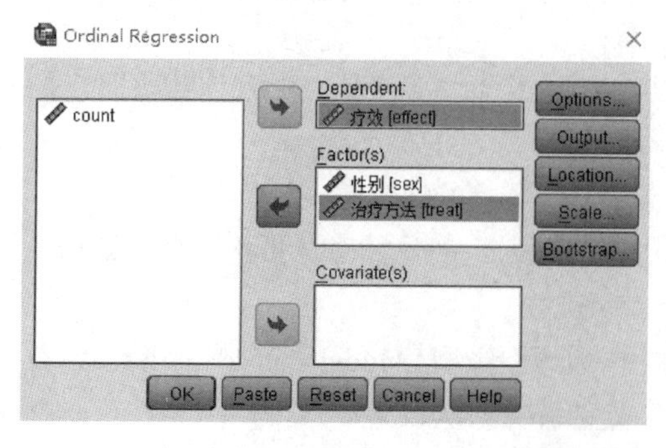

图 11-2-18　Ordinal Regression 对话框

Model Fitting Information

Model	-2 Log Likelihood	Chi-Square	df	Sig.
Intercept Only	43.484			
Final	23.598	19.887	2	.000

Link function: Logit.

图 11-2-19　模型似然比检验结果

(2) 模型拟合优度检验结果：分别为Pearson检验和Deviance检验（P值分别为0.752和0.607），结果提示模型拟合良好（图11-2-20）。

Goodness-of-Fit

	Chi-Square	df	Sig.
Pearson	1.910	4	.752
Deviance	2.712	4	.607

Link function: Logit.

图 11-2-20　模型拟合优度检验结果

(3) 模型中参数估计结果：图11-2-21输出4个模型参数估计结果，包括两个常数项和两个自变量对疗效作用的参数。结果显示，两个自变量对疗效的作用都有统计学意义（对于sex，χ^2=6.210，P=0.013；对于treat，χ^2=14.449，P<0.001），其中β_{sex}和β_{treat}两个参数分别为1.319和1.797；说明女性和男性相比，疗效好，新疗法比传统疗法的疗效好，OR值分别为3.798和6.032（$OR = e^{\beta} = e^{1.139} = 3.798$；$OR = e^{1.797} = 6.032$）。注意：在结果中没有直接列出OR值，可根据$OR = e^{\beta}$进行计算。

Parameter Estimates

		Estimate	Std. Error	Wald	df	Sig.	95% Confidence Interval	
							Lower Bound	Upper Bound
Threshold	[effect = 1]	.449	.365	1.509	1	.219	-.267	1.165
	[effect = 2]	1.303	.392	11.060	1	.001	.535	2.071
Location	[sex=0]	1.319	.529	6.210	1	.013	.282	2.356
	[sex=1]	0[a]	.	.	0	.	.	.
	[treat=0]	1.797	.473	14.449	1	.000	.871	2.724
	[treat=1]	0[a]	.	.	0	.	.	.

Link function: Logit.

a. This parameter is set to zero because it is redundant.

图 11-2-21　模型中参数估计结果

对话框详解：

Ordinal Regression对话框的设置及功能与Binary Logistic Regression对话框相同。

4. 配对Logistic回归模型　配对Logistic回归模型又称为条件Logistic回归模型，适用于通过配对方法收集的资料，主要目的是控制影响结果变量的混杂因素，在统计效能上优于成组设计Logistic回归模型，如流行病学中病例-对照研究中采取1∶M配比的方法选择对照，常见的配比形式是1∶1。本里主要介绍1∶1配对设计Logistic回归模型，1∶M设计Logistic回归模型原理同1∶1设计，具体请参考相关统计学书籍。

SPSS软件中没有为配对Logistic回归模型提供直接拟合的方法，可借助分层Cox模型来拟合，分析得到的参数估计和检验结果也完全相同，但变量的设置及数据库的结构方面要有所改变，如增加虚拟生存时间变量等，具体的内容参见第十二章。

【例11-2-5】某医学院用103对1∶1配对病例-对照研究资料分析胃癌的危险因素，建立数据库。表11-2-4只显示10对3个因素，即X_1（蛋白质摄入量0、1、2、3），X_2（不良饮食习惯0、1、2、3）及X_3（精神因素0、1、2）。试作胃癌的危险因素分析。数据文件为“例11-2-5.sav”。

表 11-2-4　1∶1 配对的胃癌的影响因素分析

对号	病例			对照		
	X_1	X_2	X_3	X_1	X_2	X_3
1	1	3	0	1	0	1
2	0	3	1	1	3	0
3	0	1	2	0	2	0
4	1	2	0	1	0	0
5	1	1	1	1	2	1
6	0	2	2	2	0	0
7	1	1	1	0	0	0
8	1	1	2	0	0	0
9	3	3	2	2	2	0
10	2	2	2	0	0	0

操作步骤：

(1) 将数据库整理成图 11-2-22 所示格式，即配对号、state（病例 = 1，对照 = 0）、outcome（虚拟生存时间，病例= 1，对照= 2）、X_1、X_2、X_3。

(2) 依次点击 Analyze、Survival、Cox Regression。

(3) 在 Cox Regression 对话框变量列表中，选择变量 outcome（虚拟生存时间）至 Time 框。

(4) 选择 state，发送至 Status 框，再点击 Status 框下面的 Define Event 按钮，在 Define Event for Status Variable 对话框中点选 Single value 框，输入数值 “1”，按 Continue 返回（图 11-2-23）。

	配对号	state	outcome	x1	x2	x3
1	1.00	1.00	1.00	1.00	3.00	.00
2	1.00	.00	2.00	1.00	.00	1.00
3	2.00	1.00	1.00	.00	3.00	1.00
4	2.00	.00	2.00	1.00	3.00	.00
5	3.00	1.00	1.00	.00	1.00	2.00
6	3.00	.00	2.00	.00	2.00	.00
7	4.00	1.00	1.00	1.00	2.00	.00
8	4.00	.00	2.00	1.00	.00	.00
9	5.00	1.00	1.00	1.00	1.00	1.00
10	5.00	.00	2.00	1.00	2.00	1.00
11	6.00	1.00	1.00	.00	2.00	2.00
12	6.00	.00	2.00	2.00	.00	.00
13	7.00	1.00	1.00	1.00	1.00	1.00
14	7.00	.00	2.00	.00	.00	.00
15	8.00	1.00	1.00	1.00	1.00	2.00
16	8.00	.00	2.00	.00	.00	.00
17	9.00	1.00	1.00	3.00	3.00	2.00
18	9.00	.00	2.00	2.00	2.00	.00
19	10.00	1.00	1.00	2.00	2.00	2.00
20	10.00	.00	2.00	.00	.00	.00

图 11-2-22　数据处理格式

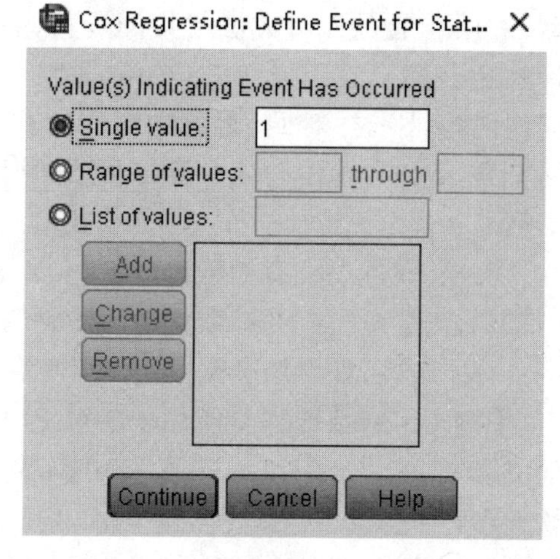

图 11-2-23　Cox Regression：Define Event for Status Variable 对话框

(5)选择变量 X_1、X_2、X_3 至 Covariates 框；选择配对号至 Strata 框；在 Method 下拉列表中，选择 Enter。

(6)点击 Options 按钮，在对话框中 Model Statistics 选项中勾选 CI for exp(B)95%，点击 Continue 返回。

(7)点击 OK(图 11-2-24)。

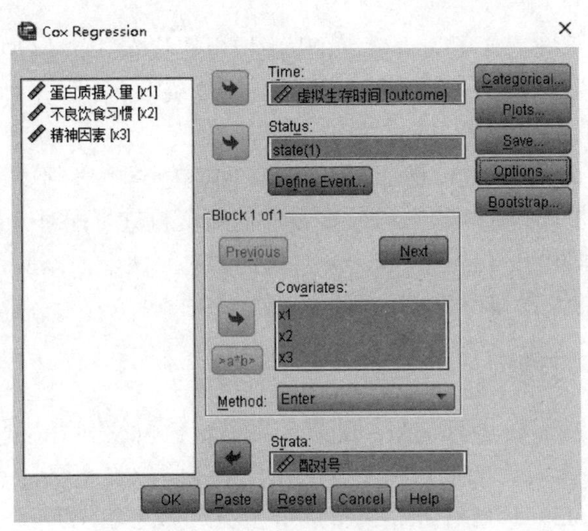

图 11-2-24　Cox Regression 对话框

结果解释：

(1)一般情况描述：列出分析数据汇总表(Case Processing Summary)及分层状态(Stratum Status)。

(2)模型总体检验结果：对模型中是否所有的协变量回归系数(常数项除外)全为 0 进行检验，结果显示(图 11-2-25)，$\chi^2=6.913$，$df=3$，P=0.075，说明拟合的模型不具有统计学意义。

Omnibus Tests of Model Coefficients[a]

-2 Log Likelihood	Overall (score)			Change From Previous Step			Change From Previous Block		
	Chi-square	df	Sig.	Chi-square	df	Sig.	Chi-square	df	Sig.
3.886	6.913	3	.075	9.977	3	.019	9.977	3	.019

a. Beginning Block Number 1. Method = Enter

图 11-2-25　模型总体检验结果

(3)自变量的参数估计值：包括回归系数(B)、标准误、Wald 卡方值、P 值(Sig.)，Exp(B)(即 OR)及其 95% CI 等指标。结果显示(图 11-2-26)，以现有的样本量，还不能认为选择的 3 个自变量与胃癌发生有关(P 均大于 0.05)。

对话框详解：

(1)Time 框：选入数据库中人为建立的“虚拟生存时间”变量(如本例的 outcome)。注意，此变量赋值时，不能用 1、0 来分别代表病例、对照；因为是虚拟生存时间，病例的生存时间比对照的生存时间短，所以病例取值为 1，对照取值为 2，或者只要对照的生存时间赋值大于病例即可。

Variables in the Equation

	B	SE	Wald	df	Sig.	Exp(B)	95.0% CI for Exp(B)	
							Lower	Upper
x1	-.479	2.955	.026	1	.871	.619	.002	202.819
x2	1.232	.835	2.177	1	.140	3.427	.667	17.600
x3	2.290	1.768	1.677	1	.195	9.873	.309	315.832

图 11-2-26　自变量的参数估计结果

（2）Status 框：选入数据库中人为建立的“虚拟生存状态”变量（如本例中的 state）。病例取值全为 1，称为完全数据，对照取值全为 0，为删失数据，在分析过程中可通过点击 Define Events 按钮对“虚拟生存状态”进行定义。

（3）Strata 框：定义分层变量，是配对 Logistic 回归分析中必须要设置的一个对话框。计算机在执行程序时，只有通过设置分层变量才能对资料进行配对分析；本例中的配对号实际上就是病例和对照的分层变量，因为一对病例和对照两个个体具有相同的配对号。

（4）其他对话框的设置和功能，参见第十二章。

三、Probit 回归模型

在医学研究中，常需要进行剂量 - 反应关系分析，例如药物的剂量与疗效之间的关系；药物剂量与治愈率、毒物的剂量与动物的死亡率之间的关系等。一般选择半数有效量（ED_{50}）或半数致死量（LD_{50}）等指标来反映药物的作用。概率单位回归分析通常应用于实验研究，可用来计算 ED_{50} 或 LD_{50} 等指标；在 SPSS 软件中，可以通过调用 Probit 过程来实现。

【例 11-2-6】取 100 只体重 19~25g 雄性小白鼠，随机分成 10 组，每组分别放入两个动物笼内饲养。在每组动物笼壁上标明照射剂量，依次各进行一次 X 射线全身照射，同时记录照射条件、时间和日期，照射后按规定时间记录。每天观察一次，记录小白鼠的死亡数，共观察 15d，结果见表 11-2-5。求出小白鼠 LD50，并绘制小白鼠死亡率曲线。数据文件为“例 11-2-6.sav”。

表 11-2-5　小白鼠 LD_{50} 计算统计表

组别	照射剂量 /Gy	动物数	死亡数
1	1.24	10	0
2	1.56	10	1
3	1.96	10	1
4	2.46	10	2
5	3.08	10	2
6	3.86	10	5
7	4.84	10	6
8	6.06	10	7
9	7.60	10	9
10	9.52	10	10

操作步骤：

(1)依次点击 Analyze、Regression、Probit。

(2)在 Probit Analysis 对话框变量列表中，选择变量 response（死亡动物数）至 Response Frequency 框；选择变量 total（总动物数）至 Total Observed 框；选择变量 dose（照射剂量）至 Covariate(s)框。

(3)点击 OK（图 11-2-27）。

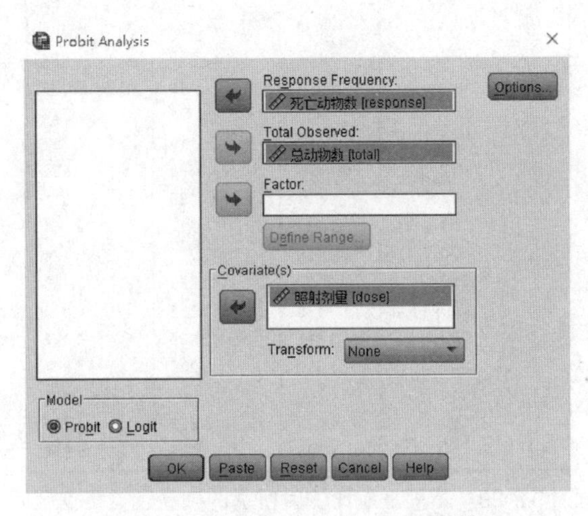

图 11-2-27　Probit Analysis 对话框

结果解释：

(1)模型参数估计的主要结果：模型拟合优度检验结果显示，χ^2=2.084，P=0.978，模型拟合较好，不必进行校正。模型的斜率为 0.473，照射剂量的概率单位模型为：$Probit(P)=-2.144+0.473\lg(dose)$（图 11-2-28）。

Parameter Estimates

	Parameter	Estimate	Std. Error	Z	Sig.	95% Confidence Interval	
						Lower Bound	Upper Bound
PROBIT[a]	照射剂量	.473	.082	5.787	.000	.313	.634
	Intercept	-2.144	.358	-5.993	.000	-2.501	-1.786

a. PROBIT model: PROBIT(p) = Intercept + BX

Chi-Square Tests

		Chi-Square	df[b]	Sig.
PROBIT	Pearson Goodness-of-Fit Test	2.084	8	.978[a]

a. Since the significance level is greater than .150, no heterogeneity factor is used in the calculation of confidence limits.

b. Statistics based on individual cases differ from statistics based on aggregated cases.

图 11-2-28　模型参数估计主要结果

(2)观察和期望频数表（Observed and Expected Frequencies）：显示观察频数、期望频数、残差和累积概率（Prob）等。

（3）估计不同反应比例时所需的剂量及其可信区间：结果显示（图 11-2-29），照射剂量的半数致死量（LD_{50}），即 $Prob = 0.50$ 时，$dose = 4.528$，95% CI 为（3.875~5.336）。

Confidence Limits

	Probability	95% Confidence Limits for 照射剂量		
		Estimate	Lower Bound	Upper Bound
PROBIT	.010	-.386	-2.733	.845
	.020	.190	-1.882	1.294
	.030	.555	-1.345	1.582
	.040	.830	-.943	1.801
	.050	1.054	-.618	1.981
	.060	1.244	-.342	2.134
	.070	1.411	-.101	2.271
	.080	1.560	.114	2.393
	.090	1.696	.308	2.506
	.100	1.821	.486	2.611
	.150	2.339	1.212	3.054
	.200	2.750	1.772	3.424
	.250	3.103	2.235	3.758
	.300	3.420	2.635	4.074
	.350	3.714	2.989	4.384
	.400	3.992	3.308	4.695
	.450	4.262	3.601	5.011
	.500	4.528	3.875	5.336
	.550	4.793	4.137	5.674

图 11-2-29　不同反应比例时所需的剂量及其可信区间

（4）Probit 与对数剂量的散点图：结果显示，经过对数变换后的剂量与 Probit 呈现直线趋势，该资料适宜用概率单位回归分析（图 11-2-30）。

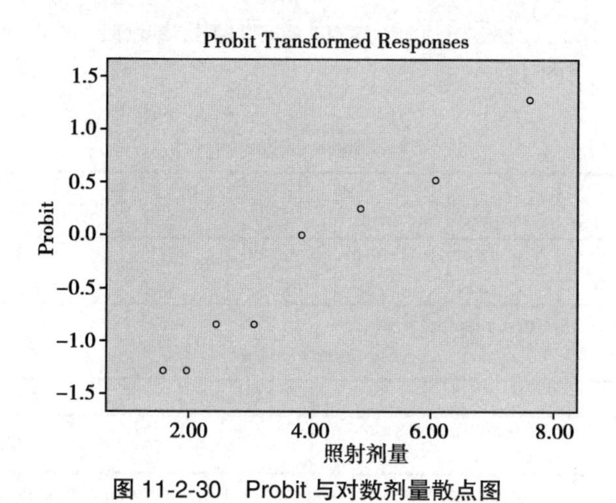

图 11-2-30　Probit 与对数剂量散点图

对话框详解：

（1）Response Frequency 框：选入反应频数，即发生阳性事件的例数，如本例中的“死亡动物数（response）”。

（2）Total Observed 框：选入观察单位总数，即暴露于某剂量下的观察单位数，大于或等于相应的反应频数，如本例中的“总动物数（total）”。

（3）Factor 框：设置分层或分组因素，选入变量后，点击 Define Range 按钮，在弹出对话框可设置分组变量的最小值和最大值；本例中只有一个组（照射），Factor 对话框不需要设置分层变量。

（4）Covariate（s）框：选入协变量，可以为一个或多个，本例中选入“照射剂量（dose）”。

（5）Transform 下拉列表：设置对协变量进行转换的方法，系统默认不进行转换（None），另外还有 Log base 10（以 10 为底的对数转换）和 Natural log（以 e 为底的自然对数转换）；在概率单位回归分析时，常先将协变量进行对数转换，使其与实际的 Probit 值间的散点图呈直线趋势；同样也可以采用其他适当的转换方法；如无法找到合适的转换方法，则说明该数据不适宜采用概率单位回归分析方法。

（6）Options 按钮：可在对话框中设置输出统计量选项（Statistics）、自然反应率（Natural Response Rate）和迭代标准（Criteria）等。

四、曲线拟合——Curve Estimation

Curve Estimation 过程可用于拟合各种曲线，原则上只要两个变量间存在某种可以被描述的数量关系，就可以用该过程来分析。由于曲线拟合非常复杂，而该模块的功能十分有限，因此建议采用将曲线相关关系通过变量变换转化为直线回归的形式来分析，或者采用其他专门的软件进行分析。如果变量关系经过转化后不能表达为线性形式，则可采用 Curve Estimation 过程进行非线性回归分析。

【例 11-2-7】为了研究某药物浓度与肾上腺素释放量的关系，选取 10 个给药浓度水平，每种药物剂量水平上重复 5 次试验，观测结果如表 11-2-6。试用合适的回归模型来拟合该药品剂量与反应的规律。数据文件为“例 11-2-7.sav”。

表 11-2-6　药物剂量对肾上腺素释放量影响的试验结果

药物剂量 /mg	肾上腺素释放量 /（pg/ml）				
15	19.26	14.29	17.60	18.36	16.53
20	21.20	21.78	20.77	20.65	23.38
25	21.77	22.61	22.70	21.17	21.65
30	23.47	23.22	21.74	24.02	24.05
35	23.88	25.32	22.90	24.84	23.70
40	25.27	24.69	24.67	24.48	25.24
45	24.20	24.94	25.52	25.02	27.43
50	27.98	25.88	26.67	26.31	25.94
55	27.42	24.91	26.42	28.24	25.49
60	28.41	27.09	29.04	28.82	27.89

操作步骤：

(1)依次点击 Analyze、Regression、Curve Estimation。

(2)在 Curve Estimation 对话框的变量列表中，选择变量“肾上腺素释放量”，至 Dependent(s)框，选择变量“药物剂量”至 Variable 框。

(3)在 Models 选项中，勾选 Linear、Quadratic、Logarithmic 和 Cubic。

(4)勾选 Display ANOVA table。

(5)点击 OK(图 11-2-31)。

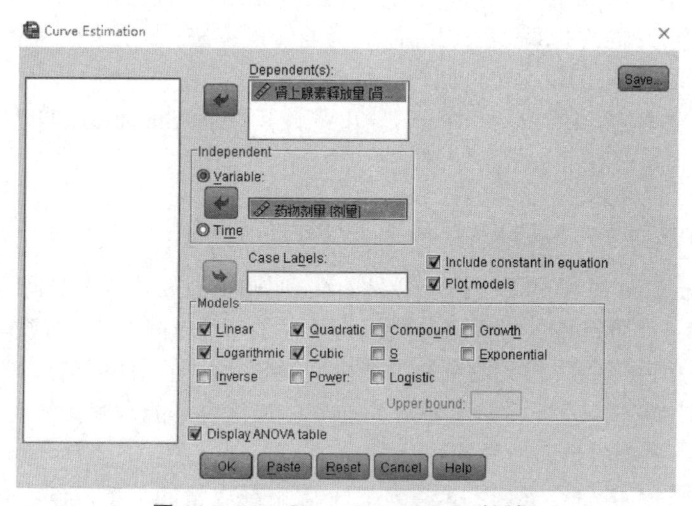

图 11-2-31　Curve Estimation 对话框

结果解释：

(1)一般情况描述：系统依次输出模型描述(Model Description)、记录处理小结(Case Processing Summary)和变量处理小结(Variable Processing Summary)。

(2)模型和参数估计结果：系统依次输出按直线(linear)、对数(Logarithmic)、二次方程(Quadratic)、三次方程(Cubic)四种模型进行拟合的结果，包括 Model Summary(R、R^2、调整的 R^2 及标准误)、ANOVA(方差分析，F 值和 P 值)、Coefficients(模型的常数项 Constant、β 系数估计值及其标准误、t 检验统计量等)。图 11-2-32 为 Cubic 模型拟合结果。

Model Summary

R	R Square	Adjusted R Square	Std. Error of the Estimate
.939	.882	.874	1.133

The independent variable is 药物剂量.

ANOVA

	Sum of Squares	df	Mean Square	F	Sig.
Regression	440.191	3	146.730	114.226	.000
Residual	59.090	46	1.285		
Total	499.281	49			

The independent variable is 药物剂量.

Coefficients

	Unstandardized Coefficients		Standardized Coefficients	t	Sig.
	B	Std. Error	Beta		
药物剂量	1.403	.289	6.378	4.856	.000
药物剂量 ** 2	-.031	.008	-10.798	-3.784	.000
药物剂量 ** 3	.000	.000	5.419	3.403	.001
(Constant)	2.871	3.069		.935	.354

图 11-2-32　Cubic 模型和参数估计结果

从四种模型拟合结果来看，四个模型拟合通过 F 检验（方差分析），模型均有统计学意义，模型拟合结果汇总见图 11-2-33。从模型的拟合优度来看，应选择调整 R^2 最大（0.874）和回归剩余标准差最小（1.133）的模型为最优模型，但在曲线拟合的分析中，反映某个变量与另一个变量的关系，三次方程（Cubic）模型解释起来比较困难，综合考虑调整 R^2 和回归剩余标准差，最优模型以对数函数回归的效果最佳（调整 R^2：0.863，回归剩余标准差：1.181），也就是选择对数函数回归模型来描述药物剂量与肾上腺素释放量间的关系，模型为：

$$y=-0.098+6.803\ln(x)$$

Model Summary and Parameter Estimates

Dependent Variable: 肾上腺素释放量

Equation	Model Summary					Parameter Estimates			
	R Square	F	df1	df2	Sig.	Constant	b1	b2	b3
Linear	.816	212.397	1	48	.000	16.525	.199		
Logarithmic	.866	310.019	1	48	.000	-.098	6.803		
Quadratic	.852	135.134	2	47	.000	12.553	.447	-.003	
Cubic	.882	114.226	3	46	.000	2.871	1.403	-.031	.000

The independent variable is 药物剂量.

图 11-2-33　四种模型拟合结果汇总

（3）图 11-2-34 列出了四种模型拟合的曲线图。

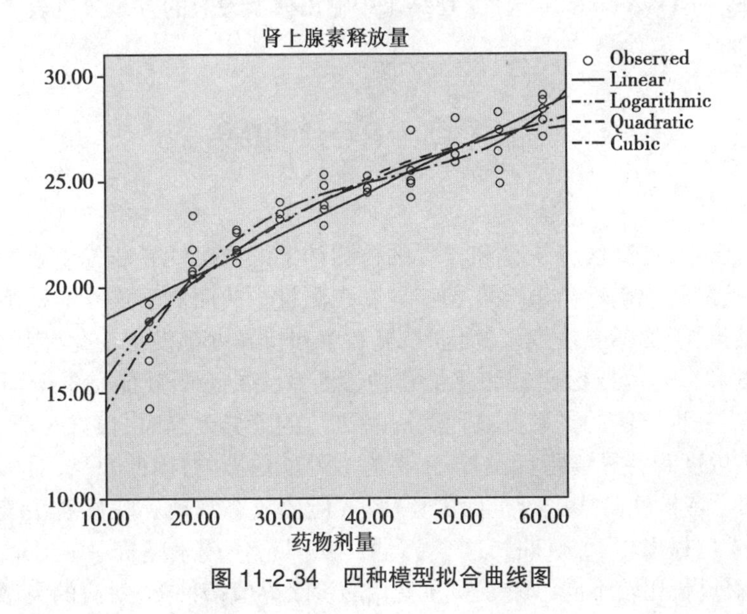

图 11-2-34　四种模型拟合曲线图

对话框详解：

（1）Dependent（s）框：用于选入曲线拟合中的应变量，可选入多个，如果这样，则对各个应变量分别拟合模型。

（2）Independent 单选框组：用于选入曲线拟合中的自变量，有两种选择，可以选入普通的自变量，也可以选择时间作为自变量，所用的数据应为时间序列数据格式。

（3）Models 复选框组：用于选择所用的曲线模型。

1）Linear：拟合直线方程，与 Linear 过程的二元直线回归相同。

2）Quadratic：拟合二次方程 $y=b_0+b_1x+b_2x^2$。

3）Compound：拟合复合曲线模型 $y=b_0\times b_1x$。

4）Growth：拟合等比级数曲线模型 $y=e^{(b_0+b_1x)}$。

5）Logarithmic：拟合对数方程 $y=b_0+b\ln x$。

6）Cubic：拟合三次方程 $y=b_0+b_1x+b_2x^2+b_3x^3$。

7）S：拟合 S 形曲线 $y=e^{(b_0+b_1/x)}$。

8）Exponential：拟合指数方程 $y=b_0e^{b_1x}$。

9）Inverse：数据按 $y=b_0+b_1/x$ 拟合。

10）Power：拟合称幂曲线模型 $y=b_0x^{b_1}$。

11）Logistic：拟合 Logistic 曲线模型 $y=1/(1/\mu+b_0\times b_1x)$，如选择该线型则要求输入上界。

注意：上面的几种线型和 SPSS 软件中其他的模块有重复，如 Logistic、Linear 等，由于本模块的功能有限，在重复的情况下建议用其他专用模块来分析。

（4）Include constant in equation 复选框：确定是否在方程中包含常数项。

（5）Plot models 复选框：要求对模型作图，包括原始数值的连线图和拟合模型的曲线图。

（6）Save 按钮：弹出 Save 对话框，用于定义想要存储的中间结果，如预测值、预测值可信区间、残差等。

（7）Display ANOVA table 复选框：在结果中输出模型检验的方差分析表。

第三节　ROC 曲线

在诊断医学中，提高区分正常和异常的检测结果的准确性是非常重要的。当检测结果是二元时，检测的准确性由敏感度和特异度来测量。然而对于连续的检测结果或有序分类的检测结果，当诊断界值发生变化时，灵敏度和特异度都发生变化，因此单纯用某一点上的灵敏度和特异度指标比较和评价几种诊断系统的诊断效能是不全面的；另外，在实际应用中，当一种方法的灵敏度高而另一种方法的特异度高时，很难对两者进行比较，而且传统的灵敏度和特异度指标比较，未考虑临界值的影响，因此，只有对不同的诊断界值下的灵敏度 - 特异度曲线进行全面的比较，才能比较客观地反映诊断系统的效能。在这种背景下，人们提出了 ROC 曲线这个统计工具，其应用越来越普遍。ROC 曲线分析的本质就是动态分析、比较不同诊断试验在变化的诊断界值条件下，对应的灵敏度和特异度曲线的变化。

一、ROC 曲线的概念

受试者工作特征曲线（receiver operating characteristic curve）简称 ROC 曲线，又称为感受性曲线（sensitivity curve）。得此名的原因在于曲线上各点反映着相同的感受性，它们都是对同一信号刺激的反应，只不过是在几种不同的判定标准下所得的结果而已。接受者操作特性曲线就是以虚报概率为横轴，击中概率为纵轴所组成的坐标图，和被试者在特定刺激条件下由于采用不同的判断标准得出的不同结果画出的曲线。

ROC 曲线是根据一系列不同的二分类方式（分界值或决定阈），以真阳性率（灵敏度）为纵坐标，假阳性率（1- 特异度）为横坐标绘制的曲线。传统的诊断试验评价方法有一个共同的特点，必须将试验结果分为两类，再进行统计分析。ROC 曲线的评价方法与传统的评价方法不同，无须此限制，而是根据实际情况，允许有中间状态，可以把试验结果划分为多个有序分类，如正常、大致正常、可疑、大致异常和异常五个等级再进行统计分析。因此，ROC 曲线评价方法适用的范围更为广泛。

二、ROC 曲线分析的原理

ROC 分析资料可大致分为连续型资料与有序分类资料两种形式。连续型资料常见于某些定量检验；有序分类资料多见于医学影像诊断和心理学评价。

ROC 曲线是以诊断资料的（1- 特异度）为横轴，灵敏度为纵轴所绘制的曲线。曲线下面积（记为 A）可反映诊断试验的价值的大小，常常取值范围在 0.5~1，完全无价值的诊断为 0.5，完全理想的诊断为 1。一般认为，面积 A 在 0.5~0.7 之间，表示诊断价值较低，在 0.7~0.9 之间，表示诊断价值中等；0.9 以上表示诊断价值较高（Swets，1988）。在 SPSS 中给出了两种方法：一种是非参数法（公式较复杂，在此省略），另一种是双负指数法（Bi-negative Exponential Method），其公式为：

$$Q_1=\frac{A}{2-A},Q_2=\frac{2A^2}{1+A} \qquad \text{公式（11-3-1）}$$

其 95% CI 为：$A\pm1.96SE_A$

得出的 ROC 曲线下面积是否与原点到右上角连线的线下面积有统计学差异，可检验 H_0：A=0.5。

三、ROC 曲线的主要作用

1. ROC 曲线能很容易地查出任意界限值时对疾病的识别能力。

2. 选择最佳的诊断界限值。ROC 曲线越靠近左上角，试验的准确性就越高。最靠近左上角的 ROC 曲线的点是错误最少的最好阈值，其假阳性和假阴性的总数最少。

3. 两种或两种以上不同诊断试验对疾病识别能力的比较。在对同一种疾病的两种或两种以上诊断方法进行比较时，可将各试验的 ROC 曲线绘制到同一坐标中，以直观地鉴别优劣，靠近左上角的 ROC 曲线所代表的受试者工作最准确。亦可通过分别计算各个试验的 ROC 曲线下面积（area under the curve，AUC）进行比较，哪一种试验的 AUC 最大，则哪一种试验的诊断价值最佳。

四、ROC 曲线分析的主要步骤

1. ROC 曲线绘制　依据专业知识，对疾病组和参照组测定结果进行分析，确定测定值的上下限、组距以及截断点（cut-off point），按选择的组距间隔列出累积频数分布表，分别计算出所有截断点的敏感性、特异性和假阳性率（1- 特异性）。以敏感性为纵坐标代表真阳性率，（1- 特异性）为横坐标代表假阳性率，作图绘成 ROC 曲线。

2. ROC 曲线评价统计量计算　ROC 曲线下的面积值在 1.0~0.5 之间。在 AUC>0.5 的情况下，AUC 越接近于 1，说明诊断效果越好。AUC 在 >0.5~0.7 时有较低准确性，AUC 在 >0.7~0.9 时有一定准确性，AUC 在 0.9 以上时有较高准确性。AUC ＝ 0.5 时，说明诊断方法完全不起作用，无诊断价值。AUC<0.5 不符合真实情况，在实际中极少出现。

3. 两种诊断方法的统计学比较　两种诊断方法的比较时，根据不同的试验设计可采用以下两种方法：①当两种诊断方法分别在不同受试者身上进行时，采用成组比较法。②如果两种诊断方法在同一受试者身上进行时，采用配对比较法。

五、ROC 曲线的优点

该方法简单、直观，通过图示可观察分析方法的临床准确性，并可用肉眼作出判断。ROC 曲线将灵敏度与特异性以图示方法结合在一起，可准确反映某分析方法特异性和敏感性的关系，是试验准确性的综合代表。ROC 曲线不固定分类界值，允许中间状态存在，利于使用者结合专业知识，权衡漏诊与误诊的影响，选择一更佳截断点作为诊断参考值。而且还可以提供共同标尺下不同试验之间的比较，ROC 曲线越凸越接近左上角表明其诊断价值越大，利于不同指标间的比较。曲线下面积可评价诊断准确性。

六、SPSS 软件实现 ROC 分析

对话框详解：

（1）单击 Analyze、ROC Curve 弹出图 11-3-1 所示的 ROC 曲线主对话框。

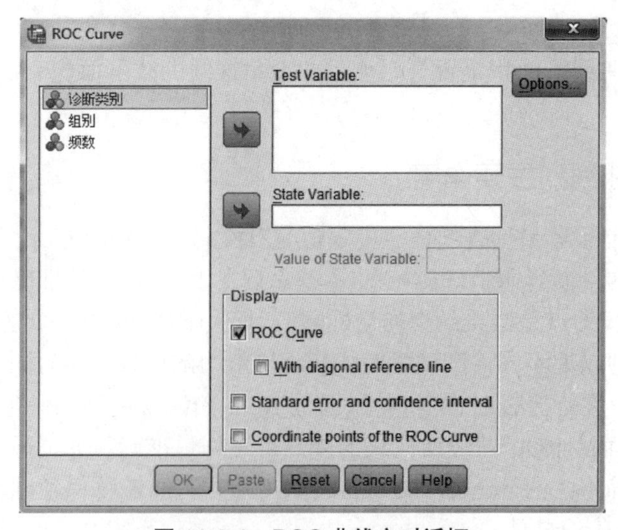

图 11-3-1　ROC 曲线主对话框

1）Test Variable：定义检验结果变量。

2）State Variable：定义金标准分组变量。

3）Display：包括下面几项内容：① ROC Curve：要求输出 ROC 曲线；② With diagonal reference line：要求输出的 ROC 曲线图带有对角参考线；③ Standard error and confidence interval：要求输出的 ROC 曲线下面积对应的标准误和可信区间；④ Coordinate points of the ROC Curve：输出 ROC 曲线的坐标点。

（2）单击 Options 按钮弹出图 11-3-2 所示的选项对话框。

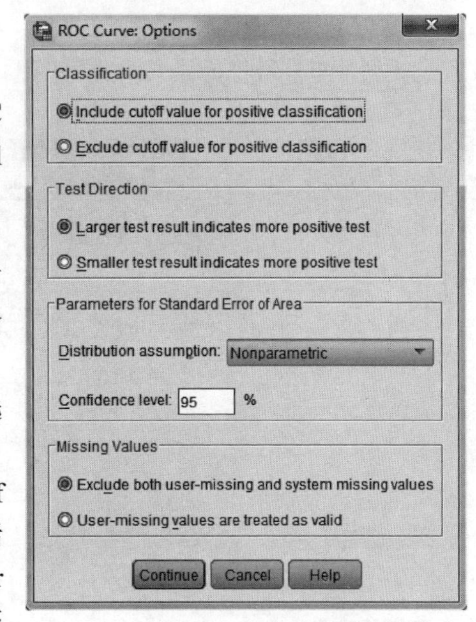

图 11-3-2 选项对话框

1）Classification：分类原则。① Include cutoff value for positive classification：阳性分类时包括诊断临界值(默认)。② Exclude cutoff value for positive classification：阳性分类时不包括诊断临界值。

2）Test Direction：试验方向。① Larger test result indicates more positive test：更大归类的阳性(默认)。② Smaller test result indicates more positive test：更小归类的阳性。

3）Parameters for standard Error of Area：面积标准误的计算方法。① Distribution assumption：Nonparametric/Bi-negative exponential，非参数和双负指数。② Confidence level：自定义可信区间(默认为 95%)。

4）Missing Values：缺失值。① Exclude both user-missing and system missing values：包括用户缺失值和系统缺失值。② User-missing values are treated as valid：用户缺失值有效。

【例 11-3-1】采用骨髓诊断作为金标准，对 100 例缺铁性贫血疑似患者进行确诊，患该病者为异常组(34 例)，未患该病者为正常组(66 例)。为了考察红细胞平均容积(MCV)诊断缺铁性贫血的效果，测得每一个体的 MCV 值见表 11-3-1，数据文件为“例 11-3-1.sav”。

表 11-3-1 两组红细胞平均容积(MCV)结果

骨髓诊断	MCV 结果																
正常组	60	66	68	69	71	71	73	74	64	76	77	77	77	77	78	78	79
	79	80	80	81	81	81	82	82	83	83	83	83	83	83	83	83	84
	84	84	84	85	85	86	86	86	87	88	88	88	89	89	89	90	90
	91	91	92	93	93	93	94	94	94	94	96	97	98	100	103		
异常组	52	58	62	65	67	68	69	71	72	72	73	73	74	75	76	77	77
	78	79	80	80	81	81	81	82	83	84	85	85	86	88	88	90	92

将表 11-3-1 中的数据排成两列，一列为“MCV 结果”；另一例为“骨髓诊断”，0= 正常组，1= 异常组。数据库录入格式见图 11-3-3。

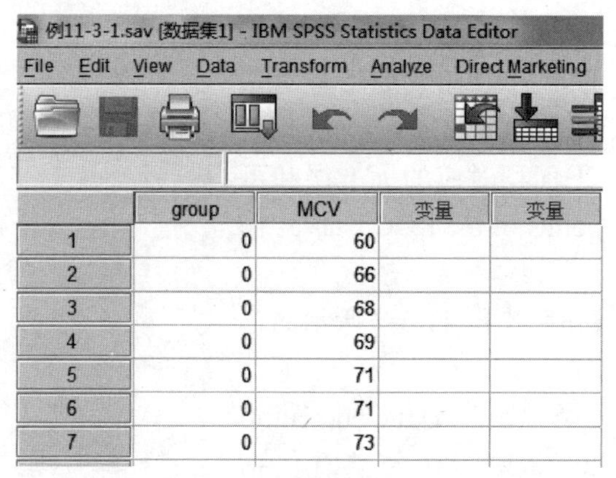

图 11-3-3　数据录入格式

操作步骤：

(1) 点击 Analyze、ROC Curve。

(2) 在 ROC Curve 对话框的变量列表中，选择变量 MCV 至 Test Variable 框，选择变量骨髓诊断 [group] 至 State Variable 框，Value of State Variable 框输入 1（图 11-3-4）。

(3) 单击 Options 按钮，修改 Test Direction 的默认选项为“Smaller test result indicates more positive test”（图 11-3-5）。

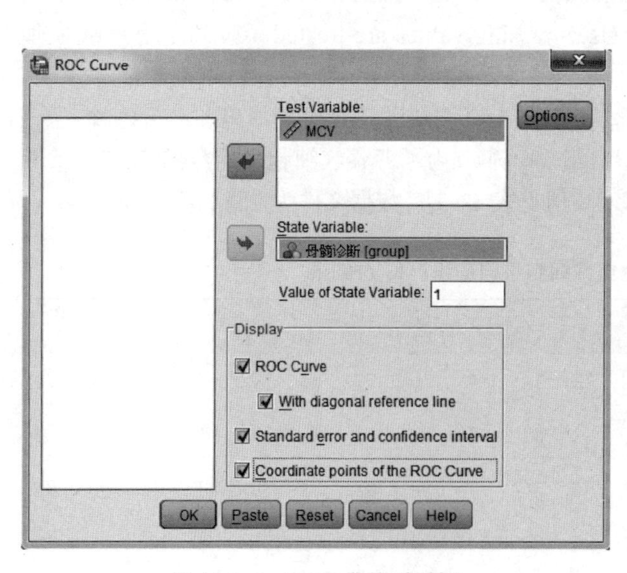

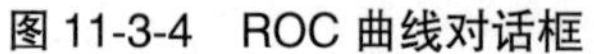
图 11-3-4　ROC 曲线对话框

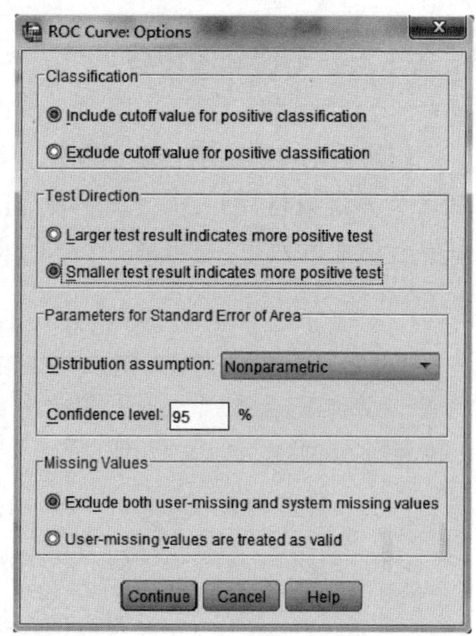

图 11-3-5　ROC 曲线 Options 对话框

结果解释：

(1) 一般情况描述：基本情况描述结果见图 11-3-6，从结果中可以得出金标准每一分类的频数，金标准为缺铁性贫血阳性者有 34 例，阴性者为 66 例，值越小说明越有可能诊断为阳性，这里指示阳性的代码为“1”。

Case Processing Summary

骨髓诊断	Valid N (listwise)
Positive[a]	34
Negative	66

Smaller values of the test result variable(s) indicate stronger evidence for a positive actual state.

a. The positive actual state is 异常组.

图 11-3-6　数据的基本情况

⑵ ROC 曲线结果：ROC 曲线结果见图 11-3-7 所示，给出了以（1- 特异度）为横轴，灵敏度为纵轴的 ROC 曲线，左下至右上的对角线为机会线，参考图 11-3-8 给出的结果可知，ROC 曲线下面积为 0.719，可以认为该诊断试验的诊断准确度为中等，相应的标准误为 0.053，$P<0.001$，95% CI 0.616~0.821。

ROC 曲线不同诊断临界值对应的对子结果见图 11-3-9，这些实际上是绘制 ROC 曲线图的坐标点。SPSS 的诊断临界值不是诊断试验的原始数据，最小诊断临界值为（最小观察试验值 -1），最大诊断临界值为（最大观察试验结果值 +1），其他诊断临界值为相邻观察试验值的平均值；诊断临界值个数为（不同试验结果值个数 +1）。相同试验结果值只有一个诊断临界值。

最佳临界值的确定：除非特别指明，最佳界值的确定常用“约登指数”，即敏感性 + 特异性 -1，该指数值的取最大值处就是最佳的界值。

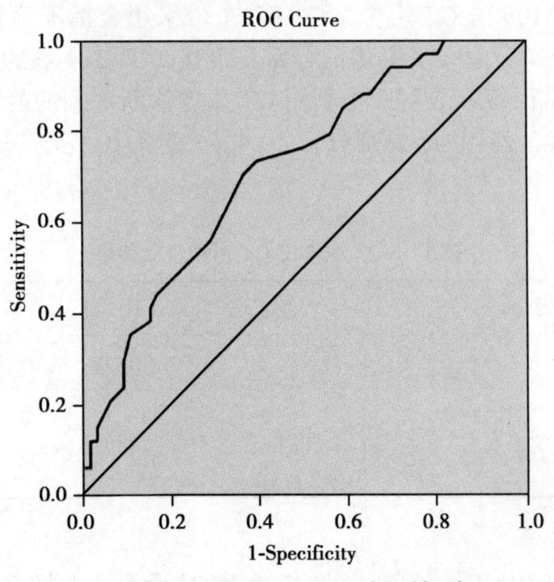

图 11-3-7　ROC 曲线输出结果

Area Under the Curve

Test Result Variable(s):　MCV

Area	Std. Error[a]	Asymptotic Sig.[b]	Asymptotic 95% Confidence Interval	
			Lower Bound	Upper Bound
.719	.053	.000	.616	.821

The test result variable(s): MCV has at least one tie between the positive actual state group and the negative actual state group. Statistics may be biased.

a. Under the nonparametric assumption

b. Null hypothesis: true area = 0.5

图 11-3-8　ROC 曲线下面积

Coordinates of the Curve

Test Result Variable(s): mcv结果

Positive if Less Than or Equal To(a)	Sensitivity	1 - Specificity
51	0	0
55	0.029	0
59	0.059	0
… …	…	
99	1	0.97
101.5	1	0.985
104	1	1

The test result variable(s): mcv结果 has at least one tie between the positive actual state group and the negative actual state group.

The smallest cutoff value is the minimum observed test value minus 1, and the largest cutoff value is the maximum observed test value plus 1. All the other cutoff values are the averages of two consecutive ordered observed test values.

图 11-3-9　ROC 曲线临界值

【例 11-3-2】有 109 份 CT 影像，其中有 51 份采用金标准确诊为异常，58 份确诊为正常。某放射医生对这些 CT 影像的异常程度按 1、2、3、4、5 的顺序进行分类，结果如表 11-3-2 所示。试回答该放射医生利用 CT 影像诊断疾病的能力。数据文件为“例 11-3-2.sav”。这里有三列：诊断类别（1，2，3，4，5），组别（0：正常；1：异常）和频数，见图 11-3-10。

表 11-3-2　109 份 CT 影像分类结果

金标准	诊断分类					合计
	1	2	3	4	5	
异常	3	2	2	11	33	51
正常	33	6	6	11	2	58

操作步骤：

（1）单击 Data、Weight Cases，弹出加权个案对话框，选择 Weight cases by：频数（图 11-3-11）。

（2）单击 Analyze、ROC Curves，弹出 ROC 曲线对话框，选择变量诊断类别至 Test Variable 框，选择变量组别至 State Variable 框，Value of State Variable 框输入 1，这里的 1 代

表异常(图 11-3-12)。

(3)选取所有的输出项,单击 OK 运行,输出结果。

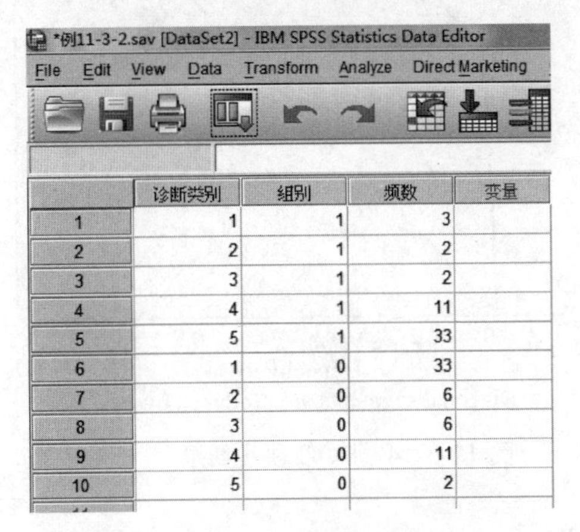

	诊断类别	组别	频数	变量
1	1	1	3	
2	2	1	2	
3	3	1	2	
4	4	1	11	
5	5	1	33	
6	1	0	33	
7	2	0	6	
8	3	0	6	
9	4	0	11	
10	5	0	2	

图 11-3-10　数据库录入格式

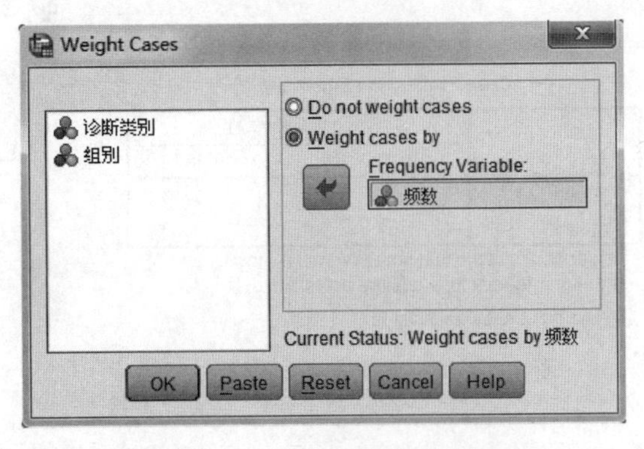

图 11-3-11　数据加权对话框

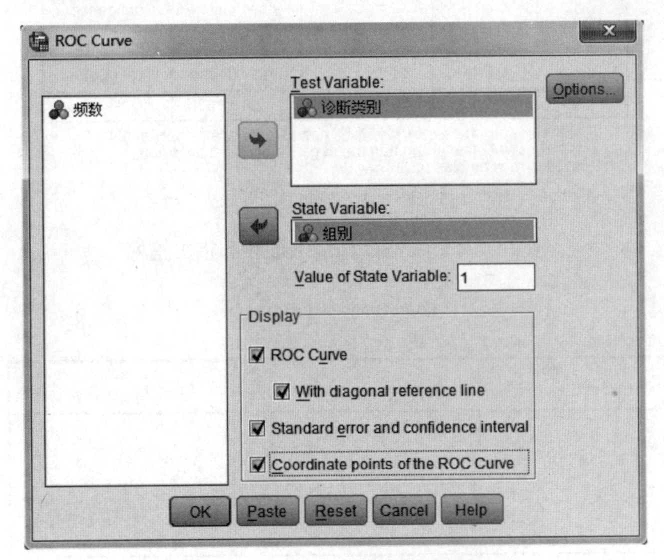

图 11-3-12　ROC 曲线对话框

结果解释:

如图 11-3-13 所示,给出了金标准每一分类的未加权与加权频数,显示出金标准为阳性者 51 例,阴性者 58 例;值越大,越有可能诊断为阳性,指示阳性代码为“1”。

如图 11-3-14 和图 11-3-15 所示,ROC 曲线下面积为 0.893,表示诊断试验的诊断准确度较好。相应的标准误为 0.032,P<0.001,95% CI 0.830~0.956。

图 11-3-16 显示了不同诊断临界值对应的(灵敏度,1- 特异度)对子数。最小诊断临界值为(最小观察试验值 -1),最大诊断临界值为(最大观察试验值 +1),其他诊断临界值为两相邻观察试验值的平均值;诊断临界值个数为(不同试验结果值个数 +1),本例为 6。

Case Processing Summary

组别	Valid N (listwise)	
	Unweighted	Weighted
Positive[a]	5	51
Negative	5	58

Larger values of the test result variable(s) indicate stronger evidence for a positive actual state.

a. The positive actual state is 1.

图 11-3-13　数据的基本信息

Diagonal segments are produced by ties.

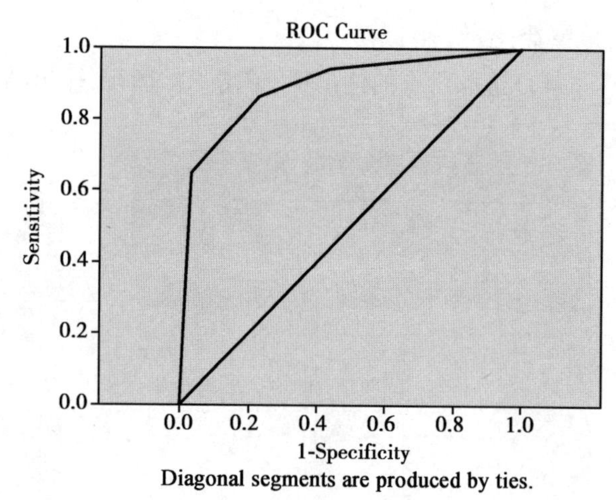

图 11-3-14　ROC 曲线结果

Area Under the Curve

Test Result Variable(s):诊断类别

Area	Std. Error[a]	Asymptotic Sig.[b]	Asymptotic 95% Confidence Interval	
			Lower Bound	Upper Bound
.893	.032	.000	.830	.956

The test result variable(s): 诊断类别 has at least one tie between the positive actual state group and the negative actual state group. Statistics may be biased.

a. Under the nonparametric assumption

b. Null hypothesis: true area = 0.5

图 11-3-15　ROC 曲线下面积和相关指标

Coordinates of the Curve

Test Result Variable(s):　诊断类别

Positive if Greater Than or Equal To[a]	Sensitivity	1 - Specificity
.00	1.000	1.000
1.50	.941	.431
2.50	.902	.328
3.50	.863	.224
4.50	.647	.034
6.00	.000	.000

The test result variable(s): 诊断类别 has at least one tie between the positive actual state group and the negative actual state group.

a. The smallest cutoff value is the minimum observed test value minus 1, and the largest cutoff value is the maximum observed test value plus 1. All the other cutoff values are the averages of two consecutive ordered observed test values.

图 11-3-16　ROC 曲线下面积等有关指标

七、联合诊断

前面所讲的都是单一指标来评价其对某一疾病的诊断价值，但是在临床上对于同一种疾病的诊断和筛检，往往有各种不同的诊断方法或手段，设计的诊断指标是非常多的。不同的指标对疾病各方面敏感性是不一样的，因此在对疾病做出诊断时，如何充分利用这些指标的诊断信息，就显得十分重要了。

评价某个诊断试验或诊断指标时常用到的是灵敏度和特异度，综合指标有 ROC 曲线下的面积。对于两种或多种诊断试验的评价和比较，已有的方法主要包括比较各自 ROC 曲线下的面积，在特异度固定条件下比较灵敏度的大小，以及 James 于 1989 年提出的以灵敏度的加权平均为基础的多指标比较的统计量。而将多个指标结合起来综合分析的方法仍以传统的多元统计分析方法为主，包括多元线性回归、参数和非参数判别分析以及指标的聚类分析等。多指标结合 ROC 曲线分析方法目前仍处在探索阶段，已见诸报道的有以 Logistic 回归模型为基础的 ROC 曲线分析，可用于协变量存在条件下的诊断数据的分析。下面就 Logistic 回归分析模型讲解多指标联合诊断的做法。

【例 11-3-3】某研究为了找出诊断前列腺癌效能更好的指标，检测了前列腺外周带中的 8 个指标：信号强度、形态、均匀度、前列腺包膜、边界、外移边界、扩散加权成像（DWI）、时间信号强度曲线（TIC）类型。J（病理）为诊断分组类型：1 代表前列腺癌组，0 代表对照组。数据库文件为“例 11-3-3.sav”，数据录入格式见图 11-3-17，本例以信号强度和前列腺包膜为联合诊断指标进行讲解。

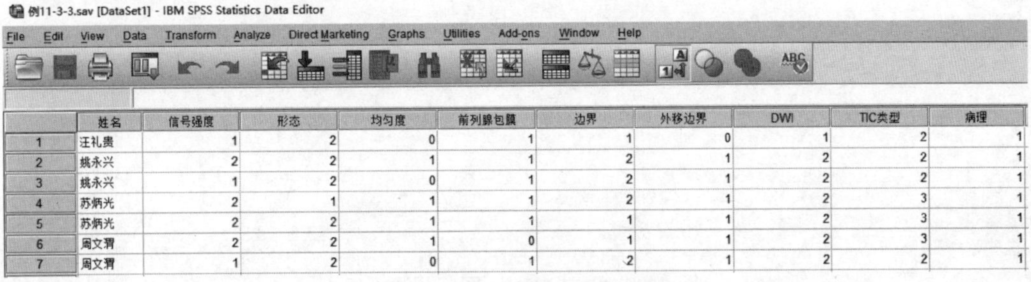

例11-3-3.sav [DataSet1] - IBM SPSS Statistics Data Editor

File　Edit　View　Data　Transform　Analyze　Direct Marketing　Graphs　Utilities　Add-ons　Window　Help

	姓名	信号强度	形态	均匀度	前列腺包膜	边界	外移边界	DWI	TIC类型	病理
1	汪礼贵	1	2	0	1	1	0	1	2	1
2	姚永兴	2	2	1	1	2	1	2	2	1
3	姚永兴	1	2	0	1	2	1	2	2	1
4	苏炳光	2	1	1	1	2	1	2	3	1
5	苏炳光	2	2	1	1	1	1	2	3	1
6	周文胥	2	2	1	0	1	1	2	3	1
7	周文胥	1	2	0	1	2	1	2	2	1

图 11-3-17　数据库录入格式

操作步骤：

（1）点击 Analyze、Regression、Binary Logistic，弹出 Logistic 回归分析对话框。

（2）在 Logistic 回归分析对话框的变量列表中，选择变量病理至 Dependent 框，选择变量信号强度、前列腺包膜至 Covariates 框（图 11-3-18）。

（3）点击 Save 按钮，弹出 Save 对话框，在 Predicted Values 选项中，勾选 Probabilities，其他默认（图 11-3-19），点击 Continue 返回主对话框。

（4）点击 OK 按钮运行。

结果解释：

预测概率值即是数据库文件中多出的一列（图 11-3-20）。

ROC 曲线分析操作步骤：

（1）点击 Analyze、ROC Curve，弹出 ROC 曲线分析对话框，选择变量 Predicted probability［PRE_1］至 Test Variable 框，选择变量病理至 State Variable 框，Value of State Variable 框输入 1，这里的 1 代表前列腺癌（图 11-3-21）。

（2）选取所有的输出项，单击 OK 运行，输出结果。

结果解释：

（1）数据的基本信息：如图 11-3-22 所示，这里的 Positive 为前列腺癌患者，共 107 例。

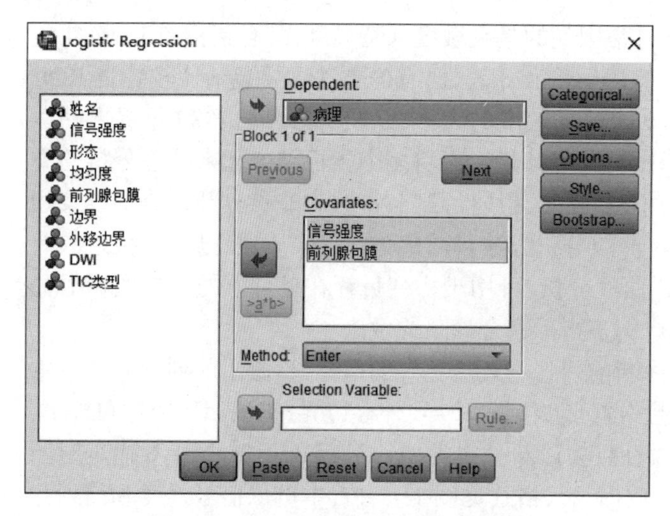

图 11-3-18　Logistic 回归分析对话框

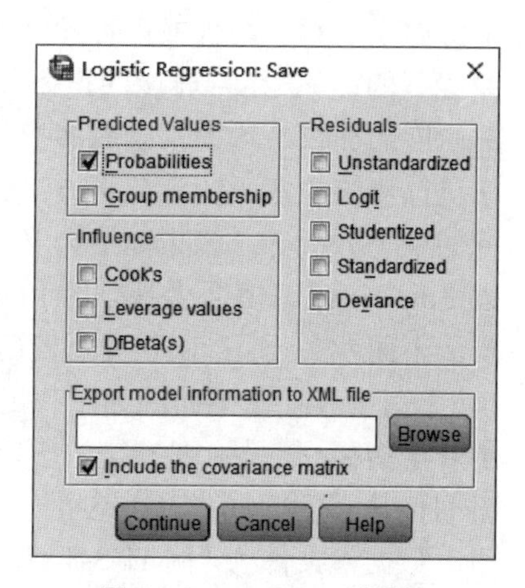

图 11-3-19　Save 对话框

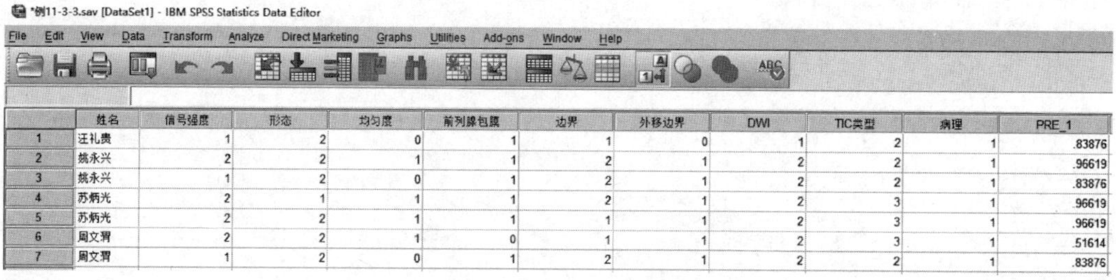

*例11-3-3.sav [DataSet1] - IBM SPSS Statistics Data Editor

	姓名	信号强度	形态	均匀度	前列腺包膜	边界	外移边界	DWI	TIC类型	病理	PRE_1
1	汪礼贵	1	2	0	1	1	0	1	2	1	.83876
2	姚永兴	2	2	1	1	2	1	2	2	1	.96619
3	姚永兴	1	2	0	1	2	1	2	2	1	.83876
4	苏炳光	2	1	1	1	2	1	2	3	1	.96619
5	苏炳光	2	2	1	1	1	1	2	3	1	.96619
6	周文霄	2	2	1	0	1	1	2	3	1	.51614
7	周文霄	1	2	0	1	2	1	2	2	1	.83876

图 11-3-20　Logistic 回归预测概率

(2)ROC 曲线分析结果：图 11-3-23 和图 11-3-24 给出了 ROC 曲线的分析结果，可以得出 ROC 曲线下面积为 0.834，标准误为 0.027，P<0.001，95% CI 0.780~0.888。信号强度单一指标诊断 ROC 曲线下面积为 0.732，标准误为 0.033，P<0.001，95% CI 0.668~0.797，前列腺包膜单一指标诊断的 ROC 曲线下面积为 0.739，标准误为 0.034，P<0.001，95% CI 0.673~0.805。

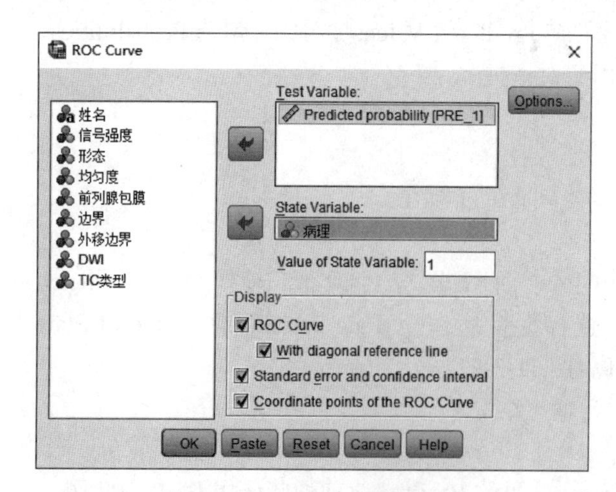

图 11-3-21　ROC 分析对话框

病理	Valid N (listwise)
Positive[a]	107
Negative	153

Larger values of the test result variable(s) indicate stronger evidence for a positive actual state.

a. The positive actual state is 1.

图 11-3-22　数据的基本信息

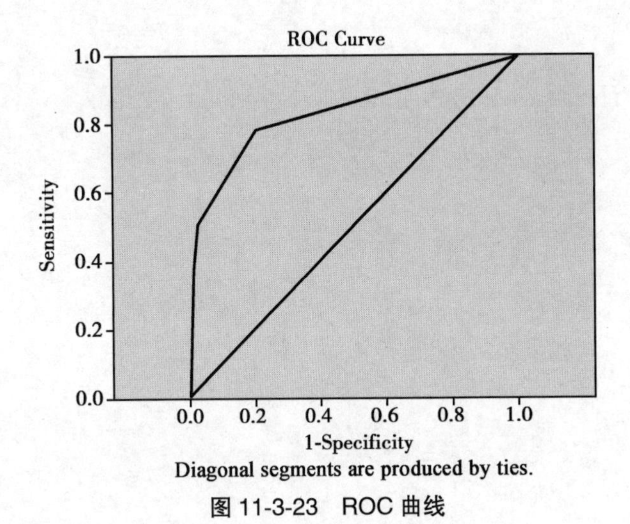

图 11-3-23 ROC 曲线

Area Under the Curve

Test Result Variable(s):Predicted probability

Area	Std. Error[a]	Asymptotic Sig.[b]	Asymptotic 95% Confidence Interval	
			Lower Bound	Upper Bound
.834	.027	.000	.780	.888

The test result variable(s): Predicted probability has at least one tie between the positive actual state group and the negative actual state group. Statistics may be biased.

a. Under the nonparametric assumption

b. Null hypothesis: true area = 0.5

图 11-3-24 ROC 曲线下面积

图 11-3-25 显示了不同诊断临界值对应的（灵敏度，1- 特异度）对子数。最小诊断临界值为（最小观察试验值 –1），最大诊断临界值为（最大观察试验值 +1），其他诊断临界值为两相邻观察试验值的平均值；诊断临界值个数为（不同试验结果值个数 +1），本例为 5。

Coordinates of the Curve

Test Result Variable(s): Predicted probability

Positive if Greater Than or Equal To[a]	Sensitivity	1 - Specificity
.0000000	1.000	1.000
.3393814	.785	.203
.6774519	.505	.026
.9024735	.374	.013
1.0000000	.000	.000

The test result variable(s): Predicted probability has at least one tie between the positive actual state group and the negative actual state group.

a. The smallest cutoff value is the minimum observed test value minus 1, and the largest cutoff value is the maximum observed test value plus 1. All the other cutoff values are the averages of two consecutive ordered observed test values.

图 11-3-25 ROC 曲线分析临界值结果

（潘发明）

第十二章 SPSS 软件应用(五)

第一节 生 存 分 析

在科学研究中,可通过随访(follow up)来研究事物发展的变化规律,以获取有关生存的信息。随访资料的特点是:①需随访一段时间,由于研究时间较长,难免出现研究个体失访等现象,形成删失数据(又称为截尾数据);②数据分布类型复杂,一般生存时间数据的分布不是正态分布。正是由于这些特点,统计分析时不仅仅要考虑某种结局(如有效、治愈、死亡等),还要考虑出现这些结局所经历的时间长短。由于生存时间变量不服从正态分布等假定条件,一般不能采用常规的统计学分析方法,而应采用针对这类随访资料的生存分析(survival analysis)。

在生存分析中,收集的随访资料包括起始事件、终点事件以及研究因素和混杂因素。生存时间(survival time)可定义为从某起始事件到达某终点事件所经历的时间跨度。起始事件和终点事件需根据研究目的和专业知识在研究设计阶段确定。起始事件如疾病的确诊、某种处理(治疗)的实施等,终点事件则可以是某种疾病的发生、某种处理(治疗)的反应、病情的复发或死亡等,又称失效事件(failure event)。

在随访期内,随访对象发生了失效事件,即观察到随访对象出现了所规定的结局,该观察对象所提供的关于生存时间的信息是完整的,这种生存时间数据称为完全数据(complete data)。在实际追踪观察中,由于某种原因无法知道观察对象的确切生存时间,这种生存时间数据称为删失数据(censored data)。产生删失数据的原因大致有如下几个方面:①观察对象失访:如因搬迁而失去联系或中途退出试验,或因其他与本研究无关的原因死亡(或失踪)而未能观察到规定的终点。终止随访时间为失访时间(或死亡时间)。②观察对象的生存期超过了研究的终止期。例如,研究计划规定只对患者随访 4 年,但某些患者的生存期超过 4 年,或者由于患者进入研究的时间较晚,虽然对其随访期未满 4 年,但已到了研究的截止时间。不论何种原因产生的删失数据,删失生存时间的计算均为起始事件至截尾点所经历的时间。常见的右删失(right censoring)表示准确的生存时间长于截尾时间。删失数据常在其右上角标记"+"。

令 T 表示生存时间,生存率或生存函数(survival function)表示观察对象活过时间 t 的概率,又称累积生存函数(cumulative survival function),符号 $S(t)$。

$$S(t)=P(T>t) \quad 0 \leqslant S(t) \leqslant 1 \qquad \text{公式(12-1-1)}$$

$$\hat{S}(t)=\frac{\text{活过时间 t 的观察例数}}{\text{观察总例数}} \qquad \text{公式(12-1-2)}$$

以生存时间为横轴,生存率为纵轴,将各个时间点所对应的生存率连接在一起的曲线图称为生存曲线(survival curve)。

风险函数(hazard function)又称危险函数,表示一个存活到 t 时刻的观察对象,从 t 到 $t+\Delta t$ 这一区间内死亡的概率极限,常用 $h(t)$ 表示。其计算公式为:

$$h(t)=\lim(\Delta t \to 0)\frac{t\text{时间生存者死于区间}(t,t+\Delta t)\text{的概率}}{\Delta t} \qquad \text{公式(12-1-3)}$$

公式(12-1-3)为风险函数 $h(t)$ 的定义式。在实际工作中,风险函数可用下式来估计:

$$h(t)=\frac{\text{死于区间}(t,t+\Delta t)\text{人数}}{t\text{时尚存人数}\times\text{该区间所含单位时间数}} \qquad \text{公式(12-1-4)}$$

中位生存时间(median survival time)又称半数生存期,表示恰有 50% 的个体尚存活的时间,即生存曲线上纵轴生存率等于 50% 所对应横轴的生存时间。

平均生存时间(mean survival time)则表示生存曲线下的面积。

生存分析通常采用寿命表法、Kaplan-Meier 法等非参数方法计算生存率,采用 log-rank 方法进行单因素比较,采用 Cox 比例风险回归模型等半参数方法考虑多个因素对生存情况的影响。寿命表适用于区间数据,通过计数落入时间区间 $[t,t+\Delta t]$ 内的失效和删失的观察例数来估计该区间上的死亡概率,然后用该区间及其之前各区间上的生存概率之积来估计 $S(t)$;Kaplan-Meier(K-M 法)又称乘积极限法(product-limit method,P-L 法),适用于小样本或大样本未分组资料生存率估计和组间生存率比较;Cox 比例风险回归模型是专门用于生存时间的多变量分析方法。

一、Life Tables 过程

【例 12-1-1】 现有 346 例大肠癌患者的随访资料见表 12-1-1 所示,试描述其生存情况。

表 12-1-1 346 例大肠癌患者术后生存情况

术后年数	0~	1~	2~	3~	4~	5~	6~	7~	8~	9~
期间死亡人数	88	80	59	36	12	8	4	7	5	0
期间删失人数	2	1	3	15	8	9	3	3	1	2

本资料以频数表的方式整理,因此在分析前需指定频数变量 freq;分组方式为 0~ 年、1~ 年,为了便于录入,用组段的起始年数表示该组段;结局 died=1 表示死亡,died=0 表示删失。重新整理后的数据见表 12-1-2(数据文件为"例 12-1-1.sav")。

操作步骤:

(1)依次点击 Data、Weight Cases,打开 Weight Cases 对话框,点选 Weight cases by,在变量列表中选择变量 freq 至 Frequency Variable 框,点击 OK,完成变量加权。

(2)依次点击 Analyze、Survival、Life Tables,打开主对话框。

(3)在变量列表中选择变量 time 至 Time 框,在 Display Time Intervals 生存时间上限框(0 through)内填入"9",在生存时间组距框(by)内填入"1",设定输出结果中显示每年的生存率;将变量 died 选入 Status(生存状态)框,此时按钮 Define Event 被激活,单击该按钮,弹出定义失效事件标记值对话框,点选 Single value,并输入本例失效事件(死亡)的标记值"1",点击 Continue 返回。

表 12-1-2　346 例大肠癌患者术后的生存情况

术后年数(time)	频数(freq)	结局(died)	术后年数(time)	频数(freq)	结局(died)
0	88	1	5	8	1
0	2	0	5	9	0
1	80	1	6	4	1
1	1	0	6	3	0
2	59	1	7	7	1
2	3	0	7	3	0
3	36	1	8	5	1
3	15	0	8	1	0
4	12	1	9	0	1
4	8	0	9	2	0

(4) 点击 Options 按钮，在弹出对话框中勾选 Life table(s)，在 Plot 复选项中勾选 Survival，设置输出累积生存函数曲线，点击 Continue 返回。

(5) 点击 OK（图 12-1-1）。

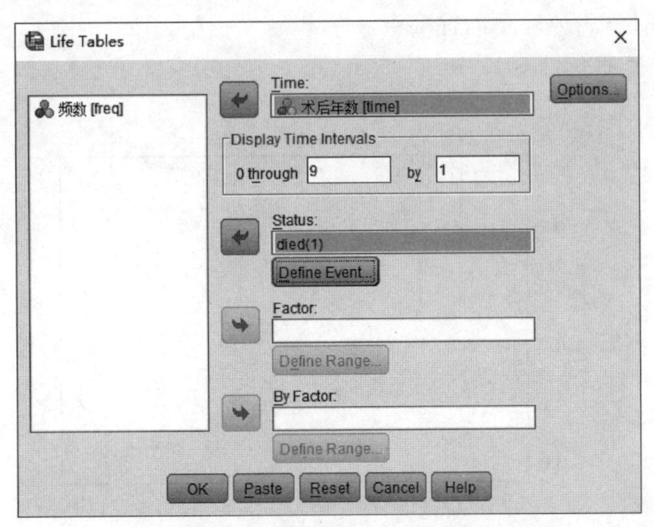

图 12-1-1　Life Tables 对话框

结果解释：

(1) 寿命表数据结果见图 12-1-2。

Life Table[a]

Interval Start Time	Number Entering Interval	Number Withdrawing during Interval	Number Exposed to Risk	Number of Terminal Events	Proportion Terminating	Proportion Surviving	Cumulative Proportion Surviving at End of Interval	Std. Error of Cumulative Proportion Surviving at End of Interval	Probability Density	Std. Error of Probability Density	Hazard Rate	Std. Error of Hazard Rate
0	346	2	345.000	88	.26	.74	.74	.02	.255	.023	.29	.03
1	256	1	255.500	80	.31	.69	.51	.03	.233	.023	.37	.04
2	175	3	173.500	59	.34	.66	.34	.03	.174	.021	.41	.05
3	113	15	105.500	36	.34	.66	.22	.02	.115	.018	.41	.07
4	62	8	58.000	12	.21	.79	.18	.02	.046	.013	.23	.07
5	42	9	37.500	8	.21	.79	.14	.02	.038	.013	.24	.08
6	25	3	23.500	4	.17	.83	.12	.02	.024	.011	.19	.09
7	18	3	16.500	7	.42	.58	.07	.02	.049	.016	.54	.20
8	8	1	7.500	5	.67	.33	.02	.01	.044	.017	1.00	.39
9	2	2	1.000	0	.00	1.00	.02	.01	.000	.000	.00	.00

a. The median survival time is 2.07

图 12-1-2　寿命表数据结果

Life Table 显示出大肠癌患者寿命表，其中 The median survival time is 2.07 表示中位生存时间为 2.07 年，即术后大肠癌患者死亡人数达到一半的时间为 2.07 年。

表中 Interval Start Time 为生存时间的组段下限，Number Entering Interval 为进入该组段的观察例数，Number Withdrawing during Interval 为进入该组段的删失例数，Number Exposed to Risk 为暴露于危险因素的例数，即有效观察例数；Number of Terminal Events 则是出现失效事件的例数，即死亡（复发、恶化）例数；Proportion Terminating 为失效事件比例，即死亡概率；Proportion Surviving 为生存概率，等于 1- 死亡概率；Cumulative Proportion Surviving at End of Interval 表示至本组段上限的累积生存率，由各组的生存概率累积相乘所得；Std.Error of Cumulative Proportion Surviving at End of Interval 为累积生存率的标准误；Probability Density 为概率密度，即所有个体在时点 t 后单位时间内死亡概率的估计值；Std.Error of Probability Density 作为概率密度的标准误；Hazard Rate 为风险率，表示活过时点 t 后单位时间内死亡概率的估计值；Std. Error of Hazard Rate 为风险率的标准误。

（2）累积生存率曲线见图 12-1-3。

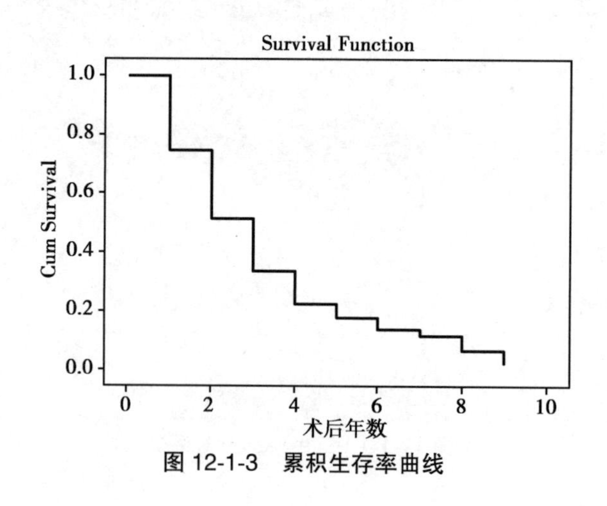

图 12-1-3　累积生存率曲线

对话框详解：

Life Tables 对话框见图 12-1-1，从上至下依次为：

（1）Time 框：选入生存时间变量。

（2）Display Time Intervals 框：定义欲输出的生存时间范围及组距，在 by 前面的框内填入生存时间上限，在 by 后面的框内填入生存时间的组距。

(3) Status 框：选入生存状态变量，并定义失效事件的标记值。当选入生存状态变量后，按钮 Define Event 被激活，单击该按钮弹出定义失效事件标记值对话框。

1) Single value：以单一数值标记失效事件。

2) Range of value through：以数值区间标记失效事件。

(4) Factor 框：定义第一层因素，通常是希望研究的因素。选入变量后，按钮 Define Range 被激活，用来定义分层变量的取值范围、最小值（Minimum）和最大值（Maximum）。

(5) By Factor 框：定义第二层因素，该因素一般为混杂因素。选入变量后，按钮 Define Range 也被激活，用来定义分层变量的取值范围。

(6) Options 按钮：设置需要输出的寿命表、统计图类型和统计学检验。

1) Life table(s)：输出寿命表，系统默认。

2) Plot 选项：设置输出统计图类型，共五种，可复选，包括 Survival（累积生存函数曲线）、Log survival（对数累积生存函数曲线）、Hazard（累积风险函数散点图）、Density（密度函数散点图）和 One minus survival（累积"死亡"函数曲线）。

3) Compare Levels of First Factor：设置第一层因素不同水平的比较（单选）。None 为不做比较，系统默认；Overall 为整体比较；Pairwise 则为两两比较。

二、Kaplan-Meier 过程

【例 12-1-2】某医师收集 20 例脑瘤患者甲、乙两疗法治疗的生存时间（周），试估计甲乙两疗法组的生存率并比较两组生存率有无差别。资料见表 12-1-3，数据文件为"例 12-1-2.sav"。

表 12-1-3　20 例脑瘤患者两种疗法的生存时间　　单位：周

甲疗法组	5	7+	13	13	23	30	30+	38	42	42	45+
乙疗法组	1	3	3	7	10	15	15	23	30		

操作步骤：

(1) 依次点击 Analyze、Survival、Kaplan-Meier，打开主对话框。

(2) 选择变量 time 至 Time 框；选择变量 status 至 Status 框，点击 Define Event 按钮，在弹出对话框中点选 Single value，输入"1"，点击 Continue 返回。

(3) 选择变量 group 至 Factor 框。

(4) 点击 Compare Factor 按钮，弹出 Kaplan-Meier：Compare Factor Levels 对话框，点选 Log-rank、Breslow 和 Tarone-Ware 三种方法选项，系统默认 Pooled over strata，点击 Continue 返回。

(5) 点击 Options 按钮，在弹出对话框 Statistics 中，勾选 Survival table(s) 和 Mean and median survival；在 Plots 中勾选 Survival，点击 Continue 返回。

(6) 点击 OK（图 12-1-4）。

结果解释：

(1) 首先，输出了甲、乙疗法各组和合计的观察例数、死亡数、截尾数和截尾百分比

(图 12-1-5)。

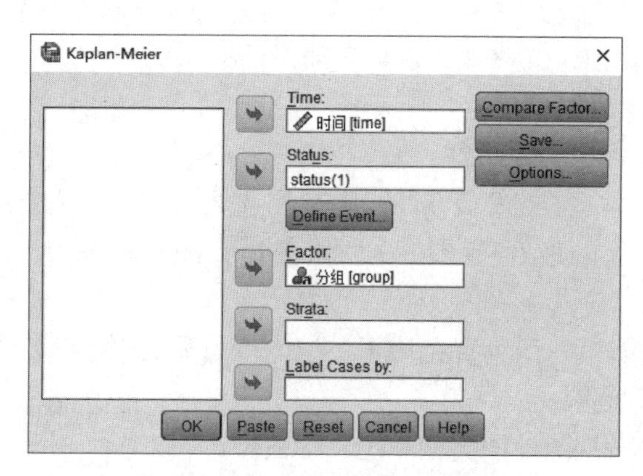

图 12-1-4　Kaplan-Meier 对话框

Case Processing Summary

分组	Total N	N of Events	Censored	
			N	Percent
甲疗法	11	8	3	27.3%
乙疗法	9	9	0	0.0%
Overall	20	17	3	15.0%

图 12-1-5　一般情况描述结果

(2)其次，输出了生存率估计表(图 12-1-6)。Time、Status、Cumulative Survival、Standard Error、Cumulative Events 和 Number Remaining 分别表示生存时间、生存结局、生存率、生存率标准误、累积死亡数和期初例数。截尾生存时间的生存率和生存率标准误与前一个完全生存时间对应数值相同。如甲组 7 周生存率 0.909。

Survival Table

分组		Time	Status	Cumulative Proportion Surviving at the Time		N of Cumulative Events	N of Remaining Cases
				Estimate	Std. Error		
甲疗法	1	5.000	死亡	.909	.087	1	10
	2	7.000	截尾	.	.	1	9
	3	13.000	死亡	.	.	2	8
	4	13.000	死亡	.707	.143	3	7
	5	23.000	死亡	.606	.154	4	6
	6	30.000	死亡	.505	.158	5	5
	7	30.000	截尾	.	.	5	4
	8	38.000	死亡	.379	.161	6	3
	9	42.000	死亡	.	.	7	2
	10	42.000	死亡	.126	.116	8	1
	11	45.000	截尾	.	.	8	0
乙疗法	1	1.000	死亡	.889	.105	1	8
	2	3.000	死亡	.	.	2	7
	3	3.000	死亡	.667	.157	3	6
	4	7.000	死亡	.556	.166	4	5
	5	10.000	死亡	.444	.166	5	4
	6	15.000	死亡	.	.	6	3
	7	15.000	死亡	.222	.139	7	2
	8	23.000	死亡	.111	.105	8	1
	9	30.000	死亡	.000	.000	9	0

图 12-1-6　生存率估计表

(3)图 12-1-7 显示了甲、乙两组平均生存时间、中位生存时间、标准误及其 95% CI。

Means and Medians for Survival Time

分组	Mean[a]				Median			
			95% Confidence Interval				95% Confidence Interval	
	Estimate	Std. Error	Lower Bound	Upper Bound	Estimate	Std. Error	Lower Bound	Upper Bound
甲疗法	29.520	4.352	20.989	38.051	38.000	10.645	17.135	58.865
乙疗法	11.889	3.281	5.459	18.319	10.000	4.472	1.235	18.765
Overall	21.347	3.367	14.747	27.947	15.000	5.341	4.532	25.468

a. Estimation is limited to the largest survival time if it is censored.

图 12-1-7　两种疗法的生存时间、中位生存时间

（4）图 12-1-8 为两种疗法组间比较的检验结果，三种检验统计方法均显示，两组生存率的差别有统计学意义。

Overall Comparisons

	Chi-Square	df	Sig.
Log Rank (Mantel-Cox)	7.628	1	.006
Breslow (Generalized Wilcoxon)	6.547	1	.011
Tarone-Ware	7.112	1	.008

Test of equality of survival distributions for the different levels of 分组.

图 12-1-8　两种疗法组间比较的检验结果

（5）两种疗法生存曲线如图 12-1-9。

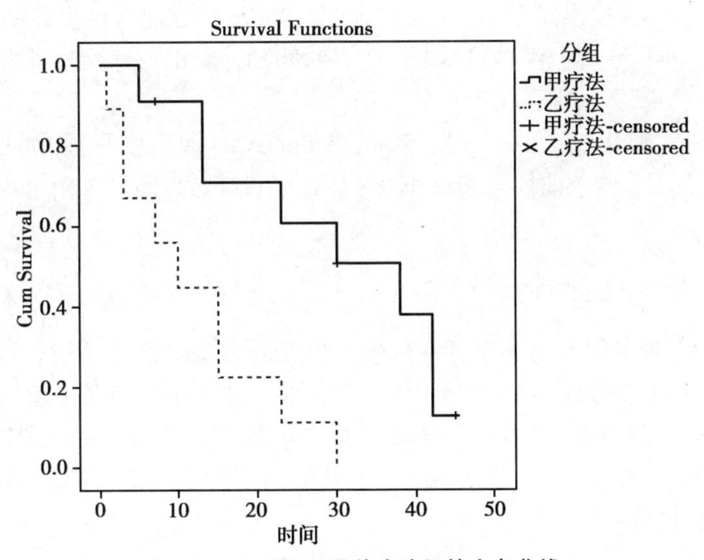

图 12-1-9　甲、乙两种疗法组的生存曲线

对话框详解：

Kaplan-Meier 对话框见图 12-1-4，从上至下依次为：

（1）Time 框：选入生存时间变量。

（2）Status 框：选入生存状态变量，用法同 Life Tables 过程。

（3）Factor 框：选入分组变量。

（4）Strata 框：定义分层因素，该因素一般为混杂因素，系统按照分层方式输出结果。

（5）Label Cases by 框：指定标签变量，如研究者特别关心某位患者在研究队列中的情

况时，可选入相应的姓名变量，以在生存分析中输出该患者的姓名。

（6）Compare Factor 按钮：设置组间比较，可选择具体的统计学检验方法。

1）Log-rank：赋予各时间点权重大小相等，此法最常用。

2）Breslow：以各时间点的观察例数为权重，侧重近期效应。

3）Tarone-Ware：以各时间点观察例数的平方根为权重。

4）Linear trend for factor levels：分组因素水平间趋势检验，适用于分组变量为有序变量。

5）Pooled over strata：组间进行整体比较（系统默认）。

6）For each stratum：按照分层变量进行分层分析。

7）Pairwise over strata：当组数≥3时，可进行多组间的两两比较，注意需调整检验水准 α。

8）Pairwise for each stratum：按照分层变量，对每一层进行水平间两两比较。

（7）Save 按钮：设置将计算结果保存为新变量，分别为 Survival（累积生存函数或生存率估计值）、Standard error of survival（累积生存率估计值的标准误，可用于构造总体生存率的可信区间）、Hazard（累积风险率估计）和 Cumulative events（累积终点事件发生数）。

（8）Options 按钮：选择需要输出的统计量和统计图。

1）Statistics：设置输出统计量，可复选，包括 Survival table（s）（生存率估计表）、Mean and Median survival（平均生存时间和中位生存时间）、Quartiles（生存时间的第 25、50 和 75 百分位数）。

2）Plots：设置输出统计图，可复选，包括 Survival（累积生存函数曲线）One minus survival（累积“死亡”函数曲线）、Hazard（累积风险函数散点图）和 Log survival（对数累积生存函数曲线）。

三、Cox Regression

【例 12-1-3】为了解大肠癌患者术后生存情况的影响因素，随访 30 例手术后的大肠癌患者（数据文件为“例 12-1-3.sav”）。其中术后生存时间 time 以月为单位，status 表示随访结局（其值为 0 表示相应的术后生存时间为删失值）。三个协变量分别为：性别 sex（其值为 0 表示女性，1 表示男性），年龄 age（岁），确诊到进行手术治疗的时间 dtime（月）。试对此数据作 Cox 回归。

操作步骤：

（1）依次点击 Analyze、Survival、Cox Regression，打开主对话框。

（2）将变量 time 选入 Time 框，将变量 status 选入 Status 框，点击 Define Event 按钮，在弹出对话框中点选 Single value，输入“1”，点击 Continue 返回。

（3）将变量 sex、age 和 dtime 选入 Covariates 框，点击 Method 选项下拉菜单，选择 Forward：LR（基于偏最大似然估计的前进法）。

（4）点击 Plots 按钮，在 Plots Type 项里勾选 Survival；按 Continue 返回。

（5）点击 Options 按钮，在 Model Statistics 里勾选 CI for exp（B）：95%，在 Display model information 里点选 At last step，其他选项为系统默认设置，点击 Continue 返回。

（6）点击 OK（图 12-1-10）。

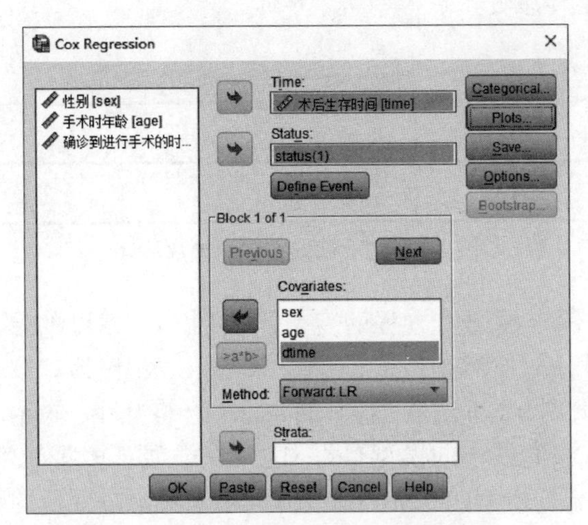

图 12-1-10　Cox Regression 对话框

结果解释：

（1）首先，系统输出了 Case Processing Summary，列出了总例数、删失例数、失访例数及各自比例等结果。

（2）在结果 Block 0：Beginning Block 部分，Omnibus Tests of Model Coefficients 显示，在模型中不引进任何协变量时的 -2 倍对数似然比值为 142.78。

（3）本例协变量进入模型的方法为 LR 法，且只要求输出最后一步的情况，故在 Block 1：Method = Forward Stepwise（Likelihood Ratio）部分，系统只显示了第二步（Step 2）的结果，对模型中协变量回归系数（常数项除外）是否全部为零进行了统计检验（图 12-1-11）。本例结果显示，β_i 不全为 0。

Omnibus Tests of Model Coefficients[a]

Step	-2 Log Likelihood	Overall (score)			Change From Previous Block		
		Chi-square	df	Sig.	Chi-square	df	Sig.
2	84.994	47.810	2	.000	57.754	2	.000

a. Beginning Block Number 1. Method = Forward Stepwise (Likelihood Ratio)

图 12-1-11　模型似然比检验结果

（4）图 12-1-12 显示回归方程各参数的估计，其中 B 为偏回归系数，SE 为偏回归系数的标准误；Wald 统计量用于检验总体偏回归系数与 0 有无显著性差异，服从 χ^2 分布，当自由度为 1 时，Wald 统计量等于偏回归系数与标准误之商的平方；Exp（B）为相对危险度，即 RR 值。逐步回归分析结果显示，对大肠癌患者生存率有影响的因素是患者年龄和确诊到手术时间，从回归系数的符号和 RR 值大小来看，二者都是危险因素。调整确诊到手术时间后，患者年龄每增加 1 岁，术后死亡风险将增大到 1.26 倍，增加 26%；调整年龄后，确诊到手术时间每增加 1 个月，术后死亡风险将增大到 1.56 倍，增加 56%。本例 Cox 模型表达式为：$h(t)=h_0(t)\exp(0.234age+0.445dtime)$。表达式右边指数部分取值越大，则风险函数 $h(t)$ 越大，预后越差，称为预后指数(PI)。本研究结果提示,及早诊断和治疗可延长大肠癌患者的手术后生存期,年轻患者预后要优于老年患者。

Variables in the Equation

		B	SE	Wald	df	Sig.	Exp(B)	95.0% CI for Exp(B)	
								Lower	Upper
Step 2	age	.234	.068	11.726	1	.001	1.263	1.105	1.444
	dtime	.445	.099	20.139	1	.000	1.560	1.285	1.894

图 12-1-12　回归方程的参数估计

(5)图 12-1-13 显示未被选入方程的变量。按照 Cox 模型的最大似然估计原则,当模型中增加自变量时,L[似然函数值,取值在 0 到 1 之间,其对数 ln(L)称为对数似然函数,取值在负无穷大到 0 之间]将增大,而 –2ln(L)将减小,在自变量个数即模型的自由度一定时,–2ln(L)取值最小的模型最好,这一点类似于多重线性回归中的剩余平方和。实际应用时可以根据模型的 –2ln(L)数值大小来考虑自变量的筛选。本例中三个自变量都入选时的模型不如只选 age 和 dtime 两个变量时建立的模型好,故变量 sex 未被选入。

图 12-1-14 则列出各自变量 / 协变量的均值。

Variables not in the Equation[a]

		Score	df	Sig.
Step 2	sex	2.561	1	.110

a. Residual Chi Square = 2.561 with 1 df Sig. = .110

图 12-1-13　未被选入方程的变量

Covariate Means

	Mean
sex	.500
age	56.867
dtime	11.067

图 12-1-14　协变量均值

(6)图 12-1-15 输出了在各协变量均值水平时的累积生存函数曲线,其意义在于研究样本所在总体人群总的生存率变化情况。本例显示大肠癌患者术后 30 个月以上的生存率非常低。

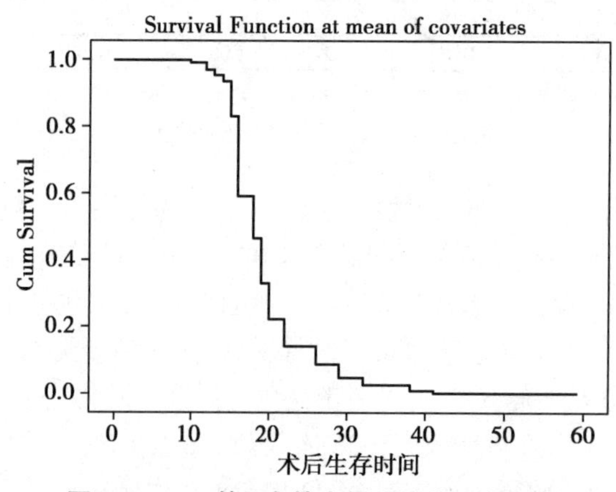

图 12-1-15　基于各协变量均值的生存曲线

对话框详解：

Cox Regression 对话框见图 12-1-10，从上至下依次为：

(1) Time 框：定义生存时间变量。

(2) Status 框：定义生存状态变量，用法同 Life Tables 过程。

(3) Covariates 框：选入自 / 协变量。当需要定义几个变量之间的交互作用时，先选中一个因素，然后按 Shift 键，再选择其他因素，单击 >a*b>，所定义的交互作用就会出现在 Covariates 框中。选入变量后，Block 1 of 1 右边的 Next 被激活，用于确定不同自变量进入回归方程的方法。

(4) Method 框：选择自变量进入 Cox 回归方程的方法，包括 Enter（强制法，即选入 Covariates 框内全部变量）、Forward：Conditional（基于条件参数估计的前进法）、Forward：LR（基于偏最大似然估计的前进法）、Forward：Wald（基于 Wald 统计量的前进法）、Backward：Conditional（基于条件参数估计的后退法）、Backward：LR（基于偏最大似然估计的后退法）和 Backward：Wald（基于 Wald 统计量的后退法）。

(5) Strata 框：选入分层变量。

(6) Categorical 按钮：定义分类变量。可将数值型变量指定为分类变量，系统将自动把它们拆分为 $n-1$ 个哑变量进行分析（n 为该变量的水平数）。

(7) Plots 按钮：设置输出统计图类型。

1) Plot Type：设置统计图类型，可复选。包括 Survival（累积生存函数曲线）、Hazard（累积风险函数散点图）、Log minus log（对数累积生存函数乘以 –1 后再取对数）、One minus survival（生存函数被 1 减后的曲线图）和 One minus survival（累积“死亡”函数曲线）。

2) Covariate Value Plotted at：设置各自变量用于作图的值。该列表给出相应图形的公式，系统默认各自变量的均值。如要改动，在框内选定变量后，Change Value 被激活，在 Value 框内填入指定数值。

3) Separate Lines：分层变量作图。当模型中选入分层变量后，此框被激活。

(8) Save 按钮：用于将计算结果保存为新变量。

1) Survival：提供一些和生存函数有关的指标，可复选，包括 Function（累积生存函数或生存率估计值）、Standard error（累积生存率估计值的标准误）和 Log minus log（对数累积生存函数乘以 –1 后再取对数）。

2) Diagnostics：设置回归诊断输出内容，包括 Hazard function（残差，也称 Cox-Snell）、Partial residual（偏残差）和 DfBeta(s)（剔除某一观察单位后的回归系数变化量）。

(9) Options 按钮：选择需要输出的统计量和统计图。

1) Model Statistics：模型统计量。包括 CI for exp(B)（相对危险度的可信区间，系统默认 95% CI）、Correlation of estimation（回归系数的相关阵）。

2) Display model information：输出模型方式。

3) Probability for Stepwise：模型保留变量的显著性水平。系统默认入选水平为 $P \leqslant 0.05$，剔除水平 $P>0.10$。

4) Maximum Iterations：最大迭代次数，系统默认 20 次。

5) Display baseline function：输出风险基准函数以及基于各协变量均值的生存函数与风险函数。

第二节　聚类分析和判别分析

一、聚类分析

聚类分析(cluster analysis)是根据某些数量特征将观察对象进行归类的一种数理统计方法,在生物学和医学分类问题的分析中被广泛应用。例如,生物学家根据生物的特征,将它们按照界、门、纲、目、科、属、种进行分类;基因芯片上成千上万的基因可以采用聚类分析按照基因表达的强度聚成若干类别;卫生行政部门可以根据诊疗水平、工作效率等众多指标将医院分成不同类别;等等。

根据聚类的对象不同,聚类分析可以分为对变量进行聚类、对样品进行聚类;根据聚类的原理不同,聚类分析包括系统聚类法和快速聚类法。

聚类分析的实质就是把关系密切的样品或变量聚在一起。在聚类分析中反映样品或变量间关系亲疏程度的统计量称为聚类统计量,常用的聚类统计量分为距离和相似系数两种。

(1)距离:用于对样品的聚类。对于任两个样品 i 和 k 可定义欧氏距离(Euclidean distance)。

$$D_{ik}=\sqrt{(x_{i1}-x_{k1})^2+(x_{i2}-x_{k2})^2+\cdots+(x_{im}-x_{km})^2}=\left[\sum_{j=1}^{m}(X_{ij}-X_{kj})^2\right]^{1/2}\qquad \text{公式(12-2-1)}$$

其中X_{ij}和X_{kj}分别为第 i 个样品的第 j 个变量和第 k 个样品的第 j 个变量值。有时也用欧氏距离的平方作为样品间距离。

$$D_{ik}^2=(x_{i1}-x_{k1})^2+(x_{i2}-x_{k2})^2+\cdots+(x_{im}-x_{km})^2=\sum_{j=1}^{m}(X_{ij}-X_{kj})^2\qquad \text{公式(12-2-2)}$$

为了消除量纲等的影响,在求样品间距离前常需把指标作标准化处理,即将每一个观察值变换成标准化记分值

$$x_{ij}'=(X_{ij}-\overline{X}_i)/S_j\qquad \text{公式(12-2-3)}$$

其中$\overline{X}_i$和S_j分别为第 j 个变量的样本均值和样本标准差,标准化后各指标的均数为 0,标准差为 1。用标准化记分值来计算样品间距离,用于聚类分析。

(2)相似系数:常用于对变量的聚类,一般采用相关系数,变量X_i和X_k间的相关系数r_{ik}为:

$$r_{ik}=\frac{\sum_{j=1}^{m}(x_{ij}-\overline{X}_i)(x_{kj}-\overline{X}_k)}{\sqrt{\sum_{j=1}^{m}(x_{ij}-\overline{X}_i)^2\sum_{j=1}^{m}(x_{kj}-\overline{X}_k)^2}}\qquad \text{公式(12-2-4)}$$

系统聚类法(hierarchical cluster method)是实际工作中使用最多的一种方法。首先,定义样品间距离及类与类之间的距离。开始时每个样品各看成一类,将距离最近的两类合并。重新计算新类与其他类的距离,再将距离最近的两类合并,再计算新类与其他类的距离,这样一步步地进行下去,每一步减少一类,直至所有的样品都合并成一类为止。整个聚类过程可绘成聚类图或树状图(tree graph),按树状图作出适当的分类。对于类与类之

间的距离有各种不同的定义方法，定义不同即产生不同的算法，而不同的算法可能聚得不同的结果。实践中可用不同的方法得多种结果，然后再根据专业知识选择较合理的分类结果。系统聚类法适合于样品或变量不多的情况。

对样品聚类时，如果样本量很大，用系统聚类法计算的工作量极大，作出的树状图也十分复杂，不便于分析。因此，当样本量较大时，可用快速聚类法（k-means cluster method）。首先选择一些初始凝聚点，把这些凝聚点作为今后聚类的核心；接着把每个样品根据欧氏距离归入到与该样品最近的凝聚点所代表的类，以构成暂时的类；再用这些暂时的类的重心代替初始凝聚点作为新的凝聚点，再一次把每个样品归入到与该样品最近的凝聚点所代表的类，构成新的暂时的类，这样一直进行下去，直至分成的类再没有什么变化为止。

1. Hierarchical cluster 过程

【例 12-2-1】某人收集了中、美、法等 7 个国家的裁判和 1 名业余爱好者对 300 名体操运动员的评分资料。请根据收集到的数据对 7 名裁判和 1 名业余爱好者进行系统聚类分析（数据文件为“例 12-2-1.sav”）。

本例中每个裁判和业余爱好者被看成变量，300 名体操运动员被看成观察对象。因此，本例属于对变量进行聚类分析。

操作步骤：

(1) 依次点击 Analyze、Classify、Hierarchical Cluster，弹出主对话框。

(2) 将 judge1~judge8 等变量选入 Variables（s）框；点选 Cluster 项中的 Variables。

(3) 点击 Plots 按钮，在弹出对话框中点选 Dendrogram（输出聚类图），点击 Continue 返回。

(4) 点击 OK（图 12-2-1）。

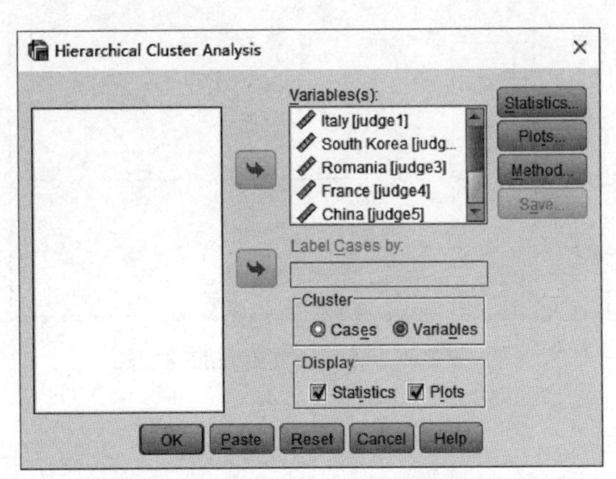

图 12-2-1　Hierarchical Cluster 对话框

结果解释：

(1) 聚类结果冰柱图：从图 12-2-2 中可以看出，法国和韩国的裁判最先聚在一类，其次是俄罗斯与罗马尼亚的裁判聚成一类，接下来是中国与俄罗斯、罗马尼亚的裁判聚成一类，其后是美国与法国、韩国的裁判聚成一类……，如果将所有的裁判聚成三类，第一类包含了中国、俄罗斯和罗马尼亚的裁判，第二类包含了美国、法国、韩国和意大利的裁判，业余爱好者则自成一类。

(2) 聚类结果树状图（图 12-2-3）。

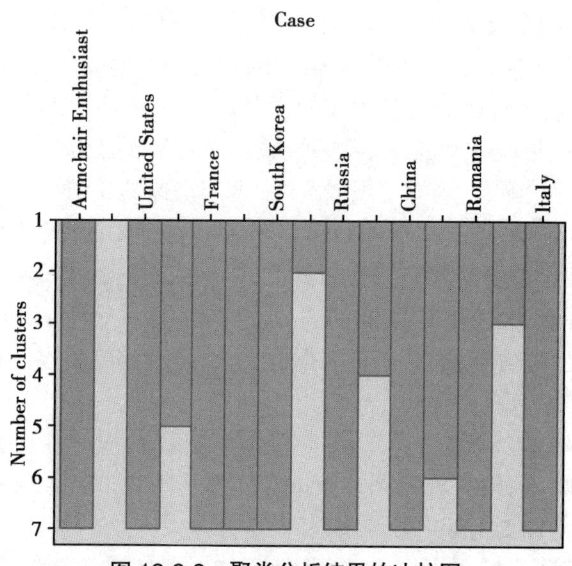

图 12-2-2　聚类分析结果的冰柱图

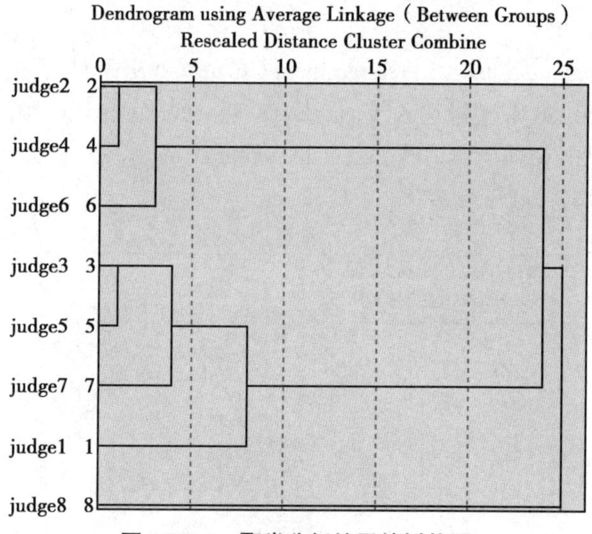

图 12-2-3　聚类分析结果的树状图

对话框详解：

Hierarchical Cluster Analysis 对话框见图 12-2-1，从下至下依次为：

（1）Variable 框：用于定义进行聚类分析所需的变量。

（2）Label Cases by 框：用于定义标签变量，只在对样品进行聚类时用。

（3）Cluster 框：定义对变量进行聚类还是对样品进行聚类。

（4）Display 复选框组：用于定义在结果窗口中输出的内容。默认将输出统计量和聚类冰柱图。

（5）Statistics 按钮：设置输出的统计量内容。

1）Agglomeration schedule：输出每一步聚类的过程。

2）Proximity matrix：输出样品或变量间的距离或相似系数矩阵。

3）Cluster Membership：定义是否输出聚类结果列表，默认是不输出。

（6）Plots 按钮：设置输出聚类分析图的种类。

1）Dendrogram：输出聚类分析结果的树状图。

2）Icicle：输出聚类结果的冰柱图。

3）Orientation：定义冰柱图的方向，默认为垂直方向。

（7）Method 按钮：用于定义聚类分析的类间距离、聚类统计量以及变量变换的方法等。

1）Cluster Method：用于定义聚类分析类间距离，列出了 7 种不同的方法。系统默认类平均法，即 Between-group linkage。

2）Measures：用于选择聚类统计量，如各种距离或相似系数。系统默认欧氏距离的平方（Squared Euclidean distance）。

3）Transform values：定义是否对变量作各种变换。系统默认不作变换，其中包括标准化变换方法，即 Z-Scores。

（8）Save 按钮：用于对样品进行聚类时，在数据编辑窗口产生新的变量以记录分类的结果（Cluster Membership）。

2. K-means cluster 过程

【例 12-2-2】某医生收集了 60 名患者血清总胆固醇、甘油三酯、高密度脂蛋白、低密度脂蛋白、载脂蛋白 A 和载脂蛋白 B 的资料。请根据这 6 项血清生化指标对患者进行聚类分析，将患者分为 4 类。数据文件为“例 12-2-2.sav”。

操作步骤：

（1）依次点击 Analyze、Classify、K-Means Cluster，打开主对话框。

（2）将变量 *tc*、*tg*、*hdl*、*ldl*、*apoa*、*apob* 选入 Variables 框；在 Number of Clusters 框输入“4”，定义类别数；点击 Save 按钮，在弹出对话框中勾选 Cluster membership；点击 Continue 返回。

（3）点击 OK（图 12-2-4）。

结果解释：

（1）首先输出初始类中心坐标（图 12-2-5）。

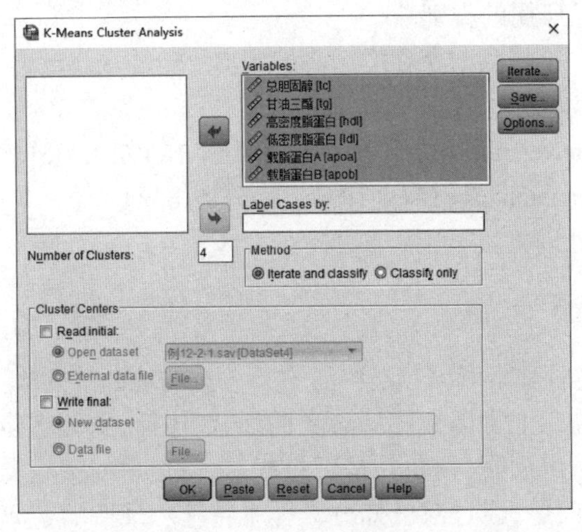

图 12-2-4　K-Means Cluster Analysis 对话框

Initial Cluster Centers

	Cluster			
	1	2	3	4
总胆固醇	106.00	171.00	236.00	297.00
甘油三酯	110.00	309.00	95.00	240.00
高密度脂蛋白	52.00	52.00	38.00	38.00
低密度脂蛋白	40.00	51.00	171.00	207.00
载脂蛋白A	1.08	1.37	1.01	1.14
载脂蛋白B	.87	.69	.83	1.51

图 12-2-5　初始类中心坐标

(2)其次输出最终类中心坐标(图 12-2-6)。

(3)最后输出每类包含病例数(图 12-2-7),此时在数据编辑窗口产生了一个新的变量(QCL_1),用于记录每个患者所属的类别。

Final Cluster Centers

	Cluster			
	1	2	3	4
总胆固醇	160.95	195.92	210.38	262.43
甘油三酯	91.50	281.00	143.52	213.57
高密度脂蛋白	45.50	38.50	43.90	39.00
低密度脂蛋白	91.15	93.83	135.29	175.86
载脂蛋白A	1.08	1.06	1.10	1.13
载脂蛋白B	.80	.89	.87	1.06

图 12-2-6 最终类中心坐标

Number of Cases in each Cluster

Cluster	1	20.000
	2	12.000
	3	21.000
	4	7.000
Valid		60.000
Missing		.000

图 12-2-7 每个类别的病例数结果

对话框详解：

K-Means Cluster Analysis 对话框见图 12-2-4,从上至下依次为：

(1)Variables 框：用于定义进行聚类分析所需的变量。

(2)Label Cases by 框：用于定义标签变量。

(3)Number of Clusters 框：定义最终聚成的类别数。系统默认为 2 类,可根据需要设置。

(4)Method 单选框：用于定义聚类方法。系统默认在初始中心的基础上进行迭代和分类方法。Classify only 选项设置只使用初始中心进行分类。

(5)Cluster Centers 框：定义类中心坐标。Read initial 设定从指定文件中读取数据为初始类中心坐标。Write final 选项用于将聚类结果的各类中心数据储存于指定的文件。

(6)Iterate 按钮：定义迭代选项,包括 Maximum Iteration(最大迭代次数,默认值为 10)、Convergence Criterion(收敛标准);如果选择 Use running means 项,则每一个样品被归类后,立即计算新的类中心坐标。

(7)Save 按钮：在数据编辑窗口产生新的变量以保存聚类分析的结果。

1)Cluster Membership：记录每一个样品所属的类别。

2)Distance from cluster center：记录每一个样品与所在类中心的距离。

(8)Options 按钮：用于定义输出统计量以及选择处理缺失值方法。

1)Statistics 复选框组：包括 Initial cluster centers(初始类中心坐标)、ANOVA table(类间单因素方差分析表)、Cluster information for each case(每个样品最终分类结果)。

2)Missing Values 框：选择对缺失值的处理方法。

二、判别分析

判别分析(discriminant analysis)是一种对观察对象(或样品)进行分类的统计学方法。在医学研究中经常遇到分类的问题,例如临床上常需根据就诊者的症状、体征、实验室检查、病理学检查以及影像学检查结果对其做出诊断,判断其是否患病、病情轻重或疾病类型等。判别分析采用定量手段解决分类的问题,通过对已知分类样本特征和规律的了解建立判别函数,再利用判别函数对未知类别的观察对象(或样品)进行分类。建立判别函数时所利用的已知分类样本称为训练样本或学习样本。判别分析不仅可以用于分类和预测，还可以用于了解哪些变量对分类有帮助以及其作用的大小。

判别分析的方法很多，常用的有最大似然法、Fisher 判别分析、Bayes 判别分析、Logistic 回归等。SPSS 软件中专门用于判别分析的是 Discriminant 过程，该过程采用最为广泛使用的 Fisher 判别和 Bayes 判别分析方法。

对判别函数的优劣需要进行评价。常用的评价方法有回代考核、前瞻性考核和刀切法。回代考核采用建立的判别函数对训练样本进行判别分类，根据判别分类结果与原始分类的符合率评价判别函数的优劣，如果符合率高，一般要求正确回代率高于 80%，则说明判别效果好。前瞻性考核对训练样本以外的样本（称为外考核样本）进行判别。前瞻性考核的结果更能够说明判别函数的好坏。刀切法（jackknife，又称 cross validation）的基本思想是：每次搁置一个样品，用其余的 n–1 个样品建立判别函数，然后对被搁置的样品进行判别分类。从第一个样品到最后一个样品，每个样品都被判别分类一次，通过 n 次考核的结果评价判别效果。刀切法和前瞻性考核具有同样的评价能力。

一般地，判别分析的结果报告应包括如下内容：标准化或非标准化的判别函数、对判别函数进行考核的结果、推荐的判别准则。

1. Discriminant 过程

【例 12-2-3】某医生收集了 3 组不同疾病类型人群 4 个变量的资料，每组人群收集 50 例观察对象，结果见表 12-2-1。该医生拟通过 4 个解释变量（X_1~X_4）的信息建立一个判别函数，以判断一个前来就诊的人属于 3 组中的哪一组（数据文件为“例 12-2-3.sav”）。

表 12-2-1　3 组不同疾病类型人群的有关资料

编号	X_1	X_2	X_3	X_4	Y
1	51	35	14	3	1
2	52	41	15	1	1
…	…	…	…	…	1
50	48	31	16	2	1
51	56	27	42	13	2
52	70	32	47	14	2
…	…	…	…	…	2
100	54	30	45	15	2
101	63	25	50	19	3
102	69	31	54	21	3
…	…	…	…	…	3
150	62	34	54	23	3

操作步骤：

（1）依次点击 Analyze、Classify、Discriminant，打开主对话框。

（2）将变量 group 选入 Grouping Variable 框，点击 Define Range 按钮，定义分组变量最

小（Minimum）为“1”，最大（Maximum）为“3”；按 Continue 返回。

（3）将变量 X_1~X_4 选入 Independents 框，点选 Enter independents together。

（4）点击 Statistics 按钮，在打开对话框 Function Coefficients 复选项中勾选 Fisher's 和 Unstandardized，设置输出 Bayes 和非标准化回归系数；按 Continue 返回。

（5）点击 Classify 按钮，在 Display 中勾选 Summary table 和 Leave-one-out classification，在 Plots 中勾选 Combined-groups；按 Continue 返回。

（6）点击 OK（图 12-2-8）。

主要结果解释：

（1）图 12-2-9 为典则（Fisher）判别函数。根据结果，可以写出两个 Fisher 判别函数，即：

$$Z_1=-2.105-0.083X_1-0.153X_2+0.220X_3+0.281X_4$$

$$Z_2=-6.661+0.002X_1+0.216X_2-0.093X_3+0.284X_4$$

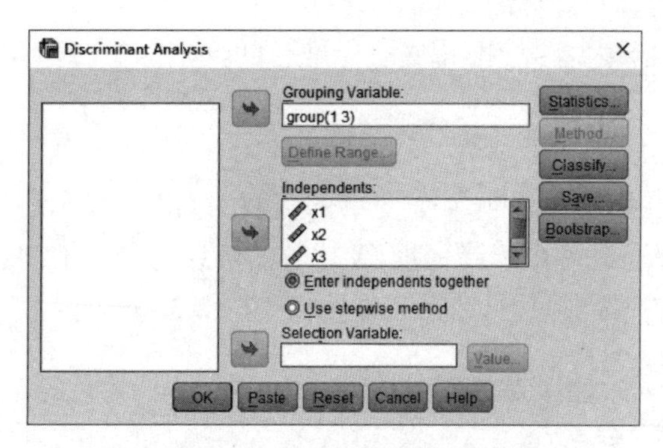

图 12-2-8　Discriminant Analysis 对话框

Canonical Discriminant Function Coefficients

	Function	
	1	2
x1	-.083	.002
x2	-.153	.216
x3	.220	-.093
x4	.281	.284
(Constant)	-2.105	-6.661

Unstandardized coefficients

图 12-2-9　典则（Fisher）判别函数结果

上述的 Z_1 和 Z_2 是根据计算的未标化典则判别函数的系数建立的方程，实际使用中不需要将原始数据标准化，使用方便，具体判断方法是当将某一个体的相关指标分别代入两个函数获得 Z_1 和 Z_2 值，即 (Z_1,Z_2) 表示该个体在坐标中的位置，然后结合领域图来进行判别归类。

（2）图 12-2-10 为 Bayes 判别函数。根据结果，3 个 Bayes 判别函数可以写成：

$$Group1=-86.308+2.354X_1+2.359X_2-1.643X_3-1.740X_4$$

$$Group2=-72.853+1.570X_1+0.707X_2+0.521X_3+0.643X_4$$

$$Group3=-104.368+1.245X_1+0.369X_2+1.277X_3+2.108X_4$$

Classification Function Coefficients

	group		
	1.00	2.00	3.00
x1	2.354	1.570	1.245
x2	2.359	.707	.369
x3	-1.643	.521	1.277
x4	-1.740	.643	2.108
(Constant)	-86.308	-72.853	-104.368

Fisher's linear discriminant functions

图 12-2-10　Bayes 判别函数结果

SPSS 软件中提供的 Fisher 选项其实是 Bayes 判别分析，Bayes 判别是在综合考虑先验概率的基础上建立判别函数，有几个类别，就建立几个判别函数，实际使用过程中利用这些判别式直接计算新观测个体属于各类的评分，得分最高的一类就是该观测个体相应的类别，也可以用 Save 在原始数据库中将判别类别存为一个新变量。

(3)图 12-2-11 为判别函数考核结果散点图，图 12-2-12 为回代和交叉考核的结果。结果显示，判别函数的判别效果是很好的，总的正确率达到 98%。

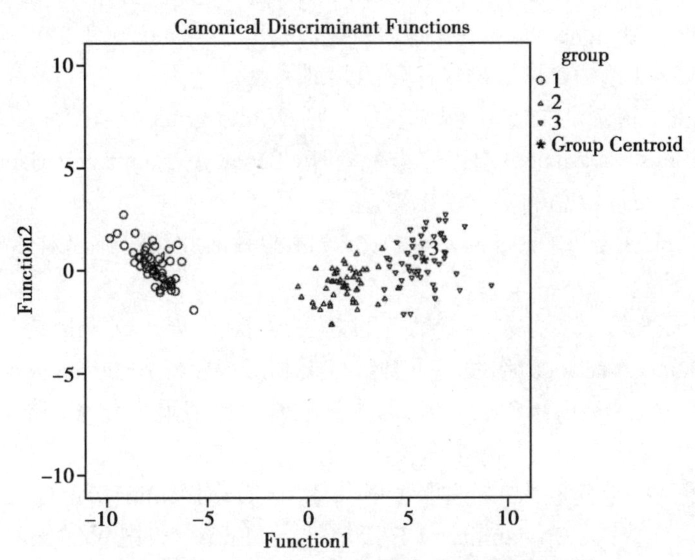

图 12-2-11　Fisher 判别函数考核结果的散点图

Classification Results[a,c]

		group	Predicted Group Membership 1.00	2.00	3.00	Total
Original	Count	1.00	50	0	0	50
		2.00	0	48	2	50
		3.00	0	1	49	50
	%	1.00	100.0	.0	.0	100.0
		2.00	.0	96.0	4.0	100.0
		3.00	.0	2.0	98.0	100.0
Cross-validated[b]	Count	1.00	50	0	0	50
		2.00	0	48	2	50
		3.00	0	1	49	50
	%	1.00	100.0	.0	.0	100.0
		2.00	.0	96.0	4.0	100.0
		3.00	.0	2.0	98.0	100.0

a. 98.0% of original grouped cases correctly classified.

b. Cross validation is done only for those cases in the analysis. In cross validation, each case is classified by the functions derived from all cases other than that case.

c. 98.0% of cross-validated grouped cases correctly classified.

图 12-2-12　判别函数回代和交叉考核结果

对话框详解：

Discriminant Analysis 对话框见 12-2-8，从上至下依次为：

(1)Grouping Variable 框：用于定义分类变量。Define Range 按钮用于定义分类变量的取值范围，指定最小值和最大值。

(2)Independents 框：用于指定判别函数中的解释变量。Enter independents together 指

定不进行解释变量的筛选，所有指定的解释变量都进入判别函数；Use stepwise method 则设定采用逐步法筛选解释变量。

（3）Selection Variable 框：定义进行样品选择的变量。Value 按钮用于指定变量的取值。

（4）Statistics 按钮：弹出对话框，用于设置在结果窗口中输出的统计量。

1）Descriptives 框：用于设置输出描述性统计量选项，包括 Means（均数、标准差等）、Univariate ANOVAs（单变量方差分析）和 Box's M（组间协方差矩阵齐性检验）。

2）Function Coefficients 框：判别函数系数选项，其中 Fisher 选项要求输出 Bayes 判别系数；Unstandardized 选项要求输出未标化的判别系数。

3）Matrices 框：用于定义输出矩阵选项，包括 Within-groups correlation（组内相关系数矩阵）、Within-groups covariance（组内协方差矩阵）、Separate-groups covariance（分组协方差矩阵）和 Total covariance（总的协方差矩阵）。

（5）Method 按钮：点选 Use stepwise method 才能激活此按钮弹出对话框，定义逐步筛选解释变量的方法。

1）Method 框：用于选择解释变量筛选的方法，包括 Wilk's λ（Wilk 统计量或方差比最小化法）、Unexplained variance（组间不可解释方差和最小化法）、Mahalanobis distance（组间马氏距离最大化法）、Smallest F ratio（组间马氏距离 F 比值最大化法）和 Rao's V（统计量 Rao's V 最大化法）。

2）Criteria 框：指定变量选入或剔除标准。其中，Use F value 指定选入（Entry）和剔除（Removal）的 F 界值；Use Probability of F 指定选入（Entry）和剔除（Removal）概率 P 值，Entry $\leqslant$ Removal。

3）Display 框：输出结果选项。Summary of steps 设置输出逐步筛选过程中每一步的主要统计量；F for pairwise distance 则设置输出两两之间判别检验的 F 比值矩阵。

（6）Classify 按钮：弹出对话框，用于指定判别分类的结果输出。

1）Prior Probabilities：用于设定先验概率。All groups equal 设定等先验概率；Compute from group sizes 则设定根据样本中各组所占比例计算先验概率。

2）Display 框：用于指定对判别函数进行考核的结果输出。Casewise results 指定输出每个样品的判别结果；Summary table 指定输出回代考核的结果表格；Leave-one-out classification 则指定输出刀切法考核结果表。

3）Use Covariance Matrix 框：定义分类计算使用的协方差阵，包括 Within-groups（组内协方差矩阵）和 Separate-groups（各组协方差矩阵）。

4）Plots 框：指定分类结果的图形显示。Combined-groups 选项设置输出包括各类的散点图，如果只有 1 个判别函数，则作直方图；Separate-groups 设定以前两个判别函数对每类分别作散点图；Territorial Map 则设定作区域图，此图可以直接用于分类。

5）Replace missing values with mean 框：以均数代替缺失值。

（7）Save 按钮：设置保存在数据编辑窗口的每一个样品回代判别分析结果。

1）Predicted group membership：在数据编辑窗口中保存回代考核的分类结果。

2）Discriminant scores：在数据编辑窗口保存各样品的判别函数的得分。

3）Probabilities of group member：在数据编辑窗口输出每一个样品分别属于各个类别

的后验概率。

第三节　主成分分析和因子分析

一、主成分分析——Factor 过程

医学研究经常遇到多个指标的实际问题。例如，评价儿童生长发育的指标有 10 多个，涉及乙肝诊断和疗效的指标有 20 多个，涉及心肌梗死诊断的指标有 20 多个。在流行病学研究中，需考虑的影响因素和观察指标则更多。虽然含有多个指标的数据可以提供丰富的信息，但同时增加了分析问题的复杂性和难度，而且事实上，不同指标之间往往存在一定的相关性。主成分分析（principal component analysis）就是解决这类问题的一种合理方法，即用较少的几个相互独立的指标来代替原来的多个指标，使其既减少了指标的个数，又能综合反映原指标的信息。

主成分分析的基本思想是：通过降维过程，将多个相互关联的数值指标转化为少数几个互不相关的综合指标的统计方法，即用较少的指标来代替和综合反映原来较多的信息，这些综合后的指标就是原来多指标的主要成分。

为更清楚地理解主成分分析的基本思想，这里举一个最简单的研究儿童年龄与身高的例子：假设在 m=2 时，原有指标为 X_1（年龄）和 X_2（身高），将 n 对（X_1，X_2）在二维平面坐标系上作散点图（图 12-3-1），可见，X_1 和 X_2 之间呈线性正相关，由线性回归方法，可求得 X_1 与 X_2 的线性回归方程，若将该直线作为新坐标系的横轴 Z_1，取一条和 Z_1 轴垂直的直线作为新坐标系的纵轴 Z_2，则在新坐标系中，此 n 个点的分布显然不再呈线性相关，即 Z_1 和 Z_2 这两个新变量是相互独立的，且它们的变异主要集中在 Z_1 方向上，而 Z_2 方向上的变异较小，说明变量 Z_1 的方差较大，Z_2 的方差较小，此时若忽略不计 Z_2 的变异，则研究该 n 个儿童的年龄与身高，就只需考虑 Z_1 这一个变量了，因为它能反映原始指标 X_1 和 X_2 所含有的主要信息，通常称 Z_1 为 X_1 和 X_2 的第一主成分（first principal component），Z_2 为 X_1 和 X_2 的第二主成分（second principal component）。可见，主成分不再是原来某一指标的反映，它是原有指标的综合反映。

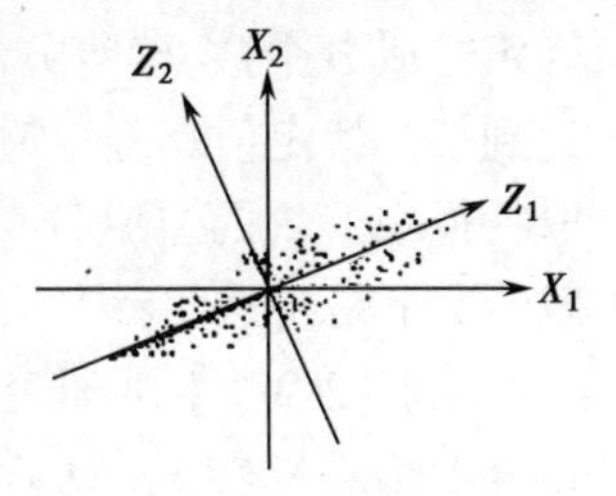

图 12-3-1　n 对数据分布及坐标转换

根据数学知识可得，Z_1、Z_2 与 X_1、X_2 有下列关系式：

$$z_1 = b_{11}x_1 + b_{12}x_2 \quad \text{公式(12-3-1)}$$

$$z_2 = b_{21}x_1 + b_{22}x_2 \quad \text{公式(12-3-2)}$$

即新指标 Z_1、Z_2 是原指标 X_1、X_2 的线性函数；z_2 轴与 z_1 轴垂直，且 Z_1、Z_2 不相关；Z_1 为第一主成分，Z_2 为第二主成分。这里，求出了 b_{11}、b_{12}、b_{21}、b_{22}，则可求得 Z_1 和 Z_2。

类似地，对 N 个对象观察 m 个指标，可以得到 N_m 个数据（表 12-3-1）。

表 12-3-1　*N*个观察对象测量数据

ID	X_1	X_2	…	X_m
1	X_{11}	X_{12}	…	X_{1m}
2	X_{21}	X_{22}	…	X_{2m}
3	X_{31}	X_{32}	…	X_{3m}
…	…	…	…	…
N	X_{N1}	X_{N2}	…	X_{Nm}

当 m 个指标之间存在相关关系时，可以通过线性变换方法找到一组新指标 Z_1、Z_2、…、Z_k，且它们满足下列条件：

(1)各 Z_i 是原指标的线性函数，且它们相互垂直。

(2)各 Z_i 之间相互独立。

(3)这些 Z_i 提供原指标所含有的全部信息，且 Z_1 提供的信息量最多，Z_2 次之，…，Z_k 最少。Z_i 为原指标 X_1、X_2、…、X_m 的第 i 主成分(i=1、2、…、m)。

理论上，表 12-3-1 数据的最多主成分个数可有 m 个，该 m 个主成分反映了原有指标的所有信息，但主成分分析的主要目的是用较少的综合指标(主成分)来反映原有指标的较多信息，例如，若 Z_1、Z_2、…、Z_k($k<m$)的累积贡献率已达到 85% 以上，则说明前 k 个主成分已能反映原有指标的较多信息。通常地，实际所确定的主成分个数少于原有指标个数。

主成分分析的任务之一是计算主成分，计算步骤是：先将原有指标标准化，然后计算各指标之间的相关矩阵、该矩阵的特征根和特征向量，最后将特征根由大到小排列，分别计算出其对应的主成分。

通常，并不是所有的主成分都需要，而是只用前面几个，则主成分分析的另一任务是确定主成分个数，确定方法有两个：①视累积贡献率大小：当前 k 个主成分的累积贡献率达到某一特定值(一般采用 70% 以上)时，则保留前 k 个主成分；②视特征根大小：一般选取特征根 $\geqslant 1$ 的主成分。在该两种方法中，前者取的主成分个数较多，后者取的较少，一般情况下是将这两者方法结合使用。

【例 12-3-1】某研究单位测得 20 名肝病患者的 4 项肝功能指标(数据文件为“例 12-3-1.sav”)：转氨酶(X_1)、肝大指数(X_2)、硫酸锌浊度(X_3)、甲胎蛋白(X_4)，试做主成分分析。

操作步骤：

(1)依次点击 Analyze、Dimension Reduction、Factor，打开主对话框。

(2)将 X_1、X_2、X_3、X_4 选入 Variables 框。

(3)点击 Descriptives 按钮，在弹出对话框 Statistics 中勾选 Univariate descriptives(通用统计描述量)和 Initial solution(初始解)，在 Correlation Matrix 中勾选 Coefficients(相关系数)和 Significance levels(显著性水平)；按 Continue 返回。

(4)点击 Extraction 按钮，打开对话框，在 Method 下拉选项中选 Principal components(主成分)；在 Analyze 中点选 Correlation matrix(相关矩阵)；在 Display 中勾选 Unrotated factor solution 显示非旋转因子，勾选 Scree plot 显示特征根与因子相互关系的“碎石图”；在 Extract 中点选 Fixed number of factors，在框内填入“4”，自定义主成分个数为 4；Maximum Iterations for Convergence 采用系统默认设置，即计算时的最大迭代次数为 25 次；按 Continue 返回。

(5) 点击 Scores 按钮，在打开对话框中勾选 Save as variables，在 Method 中点选 Regression（回归法）；勾选 Display factor score coefficient matrix，设置显示“因子得分系数矩阵”；按 Continue 返回。

(6) 点击 OK（图 12-3-2）。

主要结果解释：

(1) 统计描述：包括均数、标准差和总例数（图 12-3-3）。

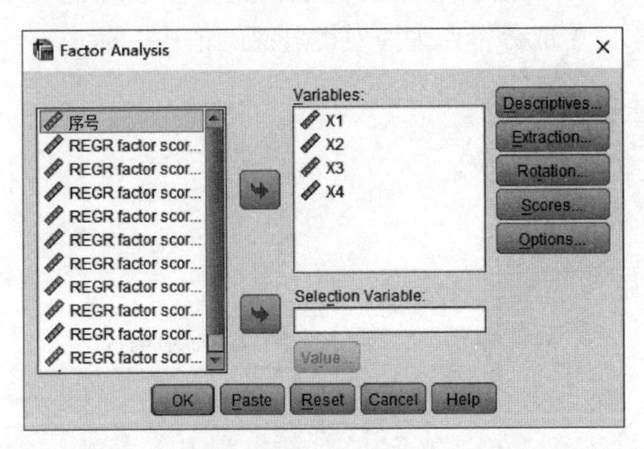

图 12-3-2　Factor Analysis 对话框

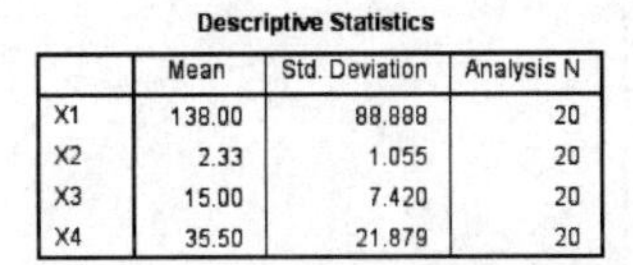

Descriptive Statistics

	Mean	Std. Deviation	Analysis N
X1	138.00	88.888	20
X2	2.33	1.055	20
X3	15.00	7.420	20
X4	35.50	21.879	20

图 12-3-3　一般统计描述结果

(2) 相关矩阵：包含偏相关系数及其相应 P 值（图 12-3-4）。

(3) 图 12-3-5 显示了公因子方差比，变量的共同度对所有变量均为 1，表明模型解释了每一个变量的全部方差，而不需要特殊因素，即特殊因素的方差为 0。

Correlation Matrix

		X1	X2	X3	X4
Correlation	X1	1.000	.695	.219	.025
	X2	.695	1.000	-.148	.135
	X3	.219	-.148	1.000	.071
	X4	.025	.135	.071	1.000
Sig. (1-tailed)	X1		.000	.176	.459
	X2	.000		.267	.285
	X3	.176	.267		.383
	X4	.459	.285	.383	

图 12-3-4　相关矩阵结果

Communalities

	Initial	Extraction
X1	1.000	1.000
X2	1.000	1.000
X3	1.000	1.000
X4	1.000	1.000

Extraction Method: Principal Component Analysis.

图 12-3-5　公因子方差比结果

(4) Total Variance Explained 表格输出了主成分的统计信息（图 12-3-6），包括特征根由大到小的次序排列，各主成分的贡献率及累积贡献率：第一主成分的特征根为 1.718，它解释了总变异的 42.956%，第二主成分的特征根为 1.094，它解释了总变异的 27.338%，前两个特征根均大于 1，累积贡献率为 70.295%；由于第三主成分的特征根接近 1，且其贡献率与第二主成分相近，故本例宜取前三个主成分，此时累积贡献率达 94.828%。

(5) 图 12-3-7 碎石图显示前三个主成分的特征根接近 1 及以上，该图从另一个侧面说明取前三个主成分为宜。

Total Variance Explained

Component	Initial Eigenvalues			Extraction Sums of Squared Loadings		
	Total	% of Variance	Cumulative %	Total	% of Variance	Cumulative %
1	1.718	42.956	42.956	1.718	42.956	42.956
2	1.094	27.338	70.295	1.094	27.338	70.295
3	.981	24.534	94.828	.981	24.534	94.828
4	.207	5.172	100.000	.207	5.172	100.000

Extraction Method: Principal Component Analysis.

图 12-3-6　主成分的统计信息结果

(6)因为主成分个数确定为3,则再回到Extraction子对话框,在"Number of factors"中选入3,得到该因子负荷矩阵(图12-3-8)。可见第一主成分主要包含原变量X_1(转氨酶)、X_2(肝大指数)的信息,即第一主成分可作为急性肝炎的描述指标,类似地,第二主成分主要包含原变量X_3(硫酸锌浊度)的信息,即第二主成分可作为慢性肝炎的描述指标,第三主成分主要包含原变量X_4(甲胎蛋白)的信息,即第三主成分可作为原发性肝癌的描述指标。

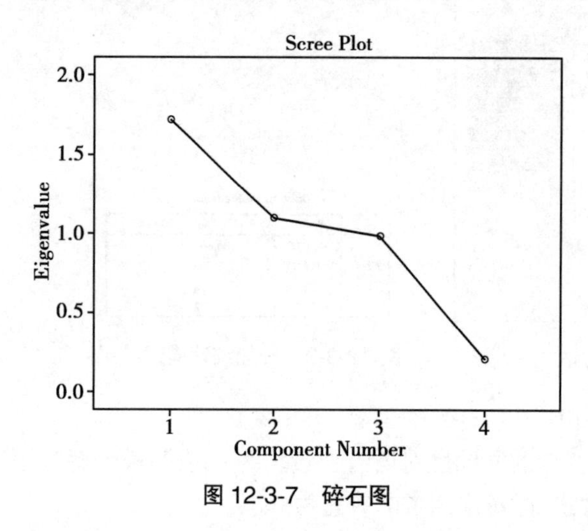

图 12-3-7　碎石图

Component Matrix[a]

	Component		
	1	2	3
X1	.918	.099	-.238
X2	.904	-.297	.058
X3	.115	.945	-.268
X4	.213	.319	.922

Extraction Method: Principal Component Analysis.
a. 3 components extracted.

图 12-3-8　因子负荷矩阵

(7)图12-3-9显示出因子得分系数矩阵(component score coefficient matrix),这是主成分分析的最终结果,通过该系数矩阵可以将所有主成分表示为各个变量的线性组合。本例可以写出三个主成分的表达式如下:

Component Score Coefficient Matrix

	Component		
	1	2	3
X1	.534	.091	-.242
X2	.526	-.271	.059
X3	.067	.865	-.273
X4	.124	.292	.939

Extraction Method: Principal Component Analysis.
Component Scores.

图 12-3-9　因子得分系数矩阵

$$Z_1=0.534\times \text{stdx1}+0.526\times \text{stdx2}+0.067\times \text{stdx3}+0.124\times \text{stdx4}$$

$$Z_2=0.091\times \text{stdx1}-0.271\times \text{stdx2}+0.865\times \text{stdx3}+0.292\times \text{stdx4}$$

$$Z_3=-0.242\times \text{stdx1}+0.059\times \text{stdx2}-0.273\times \text{stdx3}+0.939\times \text{stdx4}$$

这里，stdx$i$（i=1、2、3、4）表示标准指标变量：

stdx1=（x1−138.00）/88.888

stdx2=（x2−2.33）/1.055

stdx3=（x3−15.00）/7.420

stdx4=（x4−35.50）/21.879

根据以上公式可计算出每条记录的各主成分得分标准化值，它们与系统自动存储为新变量的主成分结果是一致的。

对话框详解：

Factor Analysis 对话框见图 12-3-2，各选项如下：

（1）Variables 框：选入欲进行主成分分析的变量。

（2）Selection Variable 框：选择具有某些变量值的记录进行分析。

（3）Descriptives 按钮：选择描述性信息。

1）Statistics：设置欲分析的统计量，包括 Univariate descriptives（通用统计描述量）和 Initial solution（初始解，系统默认）。

2）Correlation Matrix：设置欲分析的相关矩阵。包括 Coefficients（相关系数）、Significance levels（显著性水平）、Determinant（相关系数矩阵的判别）、KMO and Bartlett's test of sphericity（球形检验）、Inverse（相关系数矩阵的转置）、Reproduced（因子分析估计出的相关系数矩阵，同时显示残差）和 Anti-image（Anti-image 相关系数矩阵）。

（4）Extraction 按钮：设置提取变量的方法。

1）Method：Principal components（主成分分析）。

2）Analyze：设置分析采用的矩阵，包括 Correlation matrix（相关系数矩阵）和 Covariance matrix（协方差矩阵）。

3）Extract：提取主成分（或因子）的条件。Eigenvalues over 设置特征根大于某个数，Number of factors 则直接设定主成分（或因子）的个数。

4）Maximum Iteration：设定最大迭代次数。

5）Display：显示选项，包括显示 Unrotated factor solution（非旋转因子）和 Scree plot（特征根与因子相互关系的“碎石图”）。

（5）Rotation 按钮：同因子分析。

（6）Scores 按钮

1）Save as variables：将计算出的因子得分作为新变量加入数据文件。

2）Method：设置计算得分方法，可供选择的有 Regression（回归法），Bartlett 法和 Anderson-Rubin 法。

3）Display factor score coefficient matrix：显示因子得分系数矩阵。

（7）Options 按钮

1）Missing Values：设置缺失数据选项，包括 Exclude cases listwise（列表删除）、Exclude cases pairwise（配对删除）和 Replace with mean（缺失值由均数代替）。

2）Coefficient Display Format：设置系数显示格式，分为 Sorted by size（排序显示）和 Suppress absolute values less than（绝对值在…以下不显示）。

二、因子分析——Factor 过程

在医学研究中，经常会遇到所要研究的变量不能或不易直接观测，只能通过其他多个可观测指标来间接反映，例如，医院的医疗工作质量是一个不易直接测得的变量，这种不能或不易观测的变量被称为潜在变量或潜在因子，虽然潜在变量不能直接测得，但它却是一种抽象的客观存在，必定与某些可测变量存在着某种程度上的关联，如可以通过门诊人次、出院人数、诊断符合率、治愈率、病死率等一些可观测指标来反映医院的医疗工作质量这个潜在变量。

通常，多变量之间往往具有相关性，其产生的原因可能是有潜在的因素对观测的变量起支配作用，那么如何找出这些潜在因素？这些潜在因素又是如何对原始指标起支配作用的？因子分析就可解决这些问题。

因子分析（factor analysis）是一种寻找隐藏在可测变量中、不能或不易直接观测到但却影响或支配可测变量的潜在因子，并估计潜在因子对可测变量的影响程度及潜在因子之间关联性的多元统计分析方法。简言之，因子分析就是一种寻找潜在支配因子的模型分析方法，其作用是分析可观测到的原始多个变量，找出数目相对较少的、对原始变量有潜在支配作用的因子。因子分析的主要任务是找出共性因子变量、估计因子模型、计算共性因子变量的取值和对共性因子变量做出合理的解释。同回归分析一样，因子分析是先提出一个假设模型，然后估计模型中的常数（参数），再用它解决实际问题。

因子分析可分为两类，一类为探索性因子分析（exploratory factor analysis），另一类为确定性因子分析（confirmatory factor analysis）。探索性因子分析通常简称为因子分析，主要应用在数据分析的初期阶段，其目的是探讨可测变量的特征、性质及其内部的关联性，并揭示有哪些主要的潜在因子可能影响这些可测变量，它要求所找出的潜在因子之间相互独立及有实际意义，并且这些潜在因子尽可能多地表达原可测变量的信息，探索性因子分析的结果一般不需进行统计检验，在结构方程模型分析中，可通过探索性因子分析建立理论变量。确定性因子分析是在探索性因子分析的基础上进行的，当已经找到可测变量可能被哪一个潜在因子影响，而只需进一步明确每一个潜在因子对可测变量的影响程度以及这些潜在因子之间的关联程度时，则可进行确定性因子分析，该分析不要求所找出的这些潜在因子之间相互独立，其目的是明确潜在因子之间的关联性，将对多个指标之间的关联性研究简化为对较少几个潜在因子之间的关联性研究，其分析结果需进行统计检验，确定性因子分析是结构方程模型分析的关键一步。这里主要介绍探索性因子分析。

【例 12-3-2】为评价医院的医疗工作质量，某研究者收集了近三年的门诊人次、出院人数、病床利用率等 9 个指标（数据文件为“例 12-3-2.sav”），试用因子分析方法探讨其综合评价体系。

操作步骤：

（1）依次点击 Analyze、Dimeension Reduction、Factor，打开 Factor Analysis 对话框。

（2）将原变量 X_1、X_2、…、X_9 选入 Variables 框。

（3）点击 Extraction 按钮，打开对话框，在 Method 的下拉选项中选择 Principal components（主成分）；在 Analyze 中点选 Correlation matrix（相关矩阵）；在 Display 中勾选 Unrotated factor solution；在 Extract 中点选 Fixed number of factors，在框内输入“4”；

Maximum Iterations for Convergence 采用默认设置(25)；按 Continue 返回。

(4)点击 Rotation 按钮，打开对话框，在 Method 中点选 Quartimax(四次方最大正交旋转)；在 Display 中勾选 Rotated solution(旋转因子载荷)；按 Continue 返回。

(5)点击 Scores 按钮，打开对话框，勾选 Save as variables；在 Method 中点选 Regression；勾选 Display factor score coefficient matrix；按 Continue 返回。

(6)点击 OK(图 12-3-10)。

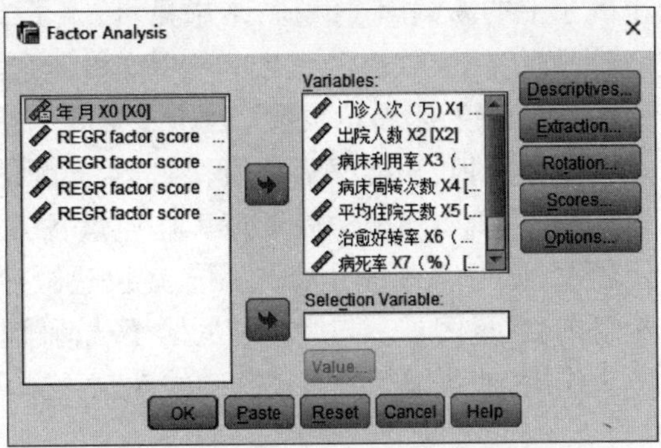

图 12-3-10　Factor Analysis 对话框

主要结果解释：

(1)主成分列表(图 12-3-11)：表中显示前三个主成分的特征值大于 1，但它们的累积贡献率仅为 69.585%，故将第四个公因子加入，此时累积贡献率达 78.294%，即约 78.3% 的总方差可以由 4 个潜在因子解释。

Total Variance Explained

Component	Initial Eigenvalues			Extraction Sums of Squared Loadings			Rotation Sums of Squared Loadings		
	Total	% of Variance	Cumulative %	Total	% of Variance	Cumulative %	Total	% of Variance	Cumulative %
1	2.822	31.357	31.357	2.822	31.357	31.357	2.646	29.404	29.404
2	1.992	22.138	53.495	1.992	22.138	53.495	1.847	20.527	49.931
3	1.448	16.091	69.585	1.448	16.091	69.585	1.471	16.340	66.271
4	.784	8.709	78.294	.784	8.709	78.294	1.082	12.023	78.294
5	.668	7.424	85.718						
6	.537	5.965	91.683						
7	.454	5.047	96.730						
8	.175	1.942	98.672						
9	.119	1.328	100.000						

Extraction Method: Principal Component Analysis.

图 12-3-11　主成分列表

(2)公因子方差比(图 12-3-12)：结果显示，每一个指标变量的共性方差均在 0.5 以上，且大多数接近或超过 0.7，说明这 4 个公因子能够较好地反映原各指标变量的大部分信息。

(3)旋转前的因子载荷阵(图 12-3-13)：根据 0.5 原则，因子 1 在多数原始指标上有较大载荷，因子 2 在 X_1(门诊人次)、X_3(病床利用率)和 X_4(病床周转次数)指标上有较大载荷，因子 3 在 X_6(治愈好转率)和 X_7(病死率)指标上有较大载荷，因子 4 在 X_2(出院人数)指标上有较大载荷，因而说明，除可初步认定因子 1 反映综合情况、因子 3 反映医疗水平情况外，其他两个因子的意义不明显。

Communalities

	Initial	Extraction
门诊人次（万）X1	1.000	.880
出院人数 X2	1.000	.873
病床利用率 X3（%）	1.000	.873
病床周转次数 X4	1.000	.917
平均住院天数 X5	1.000	.767
治愈好转率 X6（%）	1.000	.796
病死率 X7（%）	1.000	.683
诊断符合率 X8（%）	1.000	.573
抢救成功率 X9（%）	1.000	.684

Extraction Method: Principal Component Analysis.

图 12-3-12　公因子方差比

Component Matrix[a]

	Component			
	1	2	3	4
门诊人次（万）X1	-.260	.769	.009	.469
出院人数 X2	.764	.133	.090	.513
病床利用率 X3（%）	.239	.778	-.085	-.452
病床周转次数 X4	.684	.666	-.070	-.024
平均住院天数 X5	-.724	.119	.441	.185
治愈好转率 X6（%）	.039	-.070	.889	-.021
病死率 X7（%）	-.406	-.163	-.663	.230
诊断符合率 X8（%）	-.637	.397	.039	-.090
抢救成功率 X9（%）	.740	-.362	.057	.034

Extraction Method: Principal Component Analysis.

a. 4 components extracted.

图 12-3-13　旋转前的因子载荷阵

(4)正交旋转阵(图 12-3-14)：通过四次方最大旋转得到正交变换矩阵。

(5)旋转后的因子载荷阵(图 12-3-15)：通过四次方最大旋转后，得到了 9 个指标在 4 个因子上的新的因子载荷，结果显示，因子 1 支配的指标有 X_1(门诊人次)、X_2(出院人数)、X_5(平均住院天数)、X_8(诊断符合率)和 X_9(抢救成功率)，因子 2 支配的指标有 X_3(病床利用率)和 X_4(病床周转次数)，因子 3 支配的指标有 X_6(治愈好转率)和 X_7(病死率)，且治愈好转率为正值，病死率为负值，因子 4 支配的指标有 X_1(门诊人次)和 X_2(出院人数)，故可以认为，因子 1 反映医院医疗工作质量各方面的情况，称为综合因子，因子 2 反映病床利用情况，称为病床利用因子，因子 3 反映医疗水平，称为水平因子，因子 4 反映就诊患者数量，称为数量因子。与旋转前的因子载荷阵相比较，说明该旋转对因子载荷起到了明显的分离作用，使各因子具有较明确的专业意义。

Component Transformation Matrix

Component	1	2	3	4
1	-.899	.387	.153	.138
2	.413	.786	.027	.460
3	.118	-.140	.980	.076
4	-.086	-.462	-.124	.874

Extraction Method: Principal Component Analysis.
Rotation Method: Quartimax with Kaiser Normalization.

图 12-3-14 正交旋转阵

Rotated Component Matrix[a]

	Component			
	1	2	3	4
门诊人次（万）X1	.512	.285	-.068	.729
出院人数 X2	-.666	.151	.146	.621
病床利用率 X3（%）	.135	.924	.030	-.010
病床周转次数 X4	-.346	.809	.057	.374
平均住院天数 X5	.736	-.334	.302	.150
治愈好转率 X6（%）	.044	-.155	.877	.023
病死率 X7（%）	.199	-.298	-.744	.019
诊断符合率 X8（%）	.749	.102	-.038	.020
抢救成功率 X9（%）	-.811	-.022	.156	-.030

Extraction Method: Principal Component Analysis.
Rotation Method: Quartimax with Kaiser Normalization.
a. Rotation converged in 5 iterations.

图 12-3-15 旋转后的因子载荷阵

通过探索性因子分析，从这 9 个医院医疗工作质量指标中找出了 4 个潜在因子，它们为：综合因子、病床利用因子、水平因子和数量因子。它们之间没有交叉支配，即每个指标只受一个潜在因子影响，且没有单个指标潜在因子出现，即一个潜在因子至少支配 2 个指标。

对话框详解：

和主成分分子一样，因子分子也是打开 Factor Analysis 对话框。在主对话框中，Variables 框、Selection Variable 框、Descriptives 按 钮、Extraction 按 钮、Scores 按 钮 和 Options 按钮均已在主成分分析中介绍过，此处仅介绍 Rotation 按钮。

点击 Rotation 按钮，打开对话框，可设置将变量旋转后进行分析。具体包括：

(1)Method：选择进行旋转的方法，包括 None(不进行旋转，系统默认)、Varimax(方差最大正交旋转)、Direct Oblimin(斜交旋转)、Quartimax(四次方最大正交旋转)、Equamax(平方最大正交旋转)、Promax(在方差最大旋转的基础上进行斜交旋转)。

(2)Display：设置显示选项，包括显示 Rotated Solution(旋转因子载荷)和 Loading plot(s)(负荷图)。

(3)Maximum Iterations for Convergence：最大迭代次数，系统默认是 25 次。

第四节　决策树分析

随着信息技术的迅速发展，各类型数据库积累数据的日益增多，常用的数据库管理系统的查询机制和统计学分析方法已经远不能满足需要，数据挖掘技术应运而生。作为数据挖掘技术的核心算法之一，决策树（Decision Tree），也称作分类回归树（Classification and Regression Tree），它是一种自顶向下、无回溯、不断搜索重要分裂变量的归纳学习算法，其基本目标是在特定的学习任务指导下从一组无次序、无规则的事例中构建简洁、直观的树形结构，核心技术是树的生长和剪枝。分类树用于因变量为分类数据的情况，树的末端为因变量的分类值；回归树则可以用于因变量为连续变量的情况，树的末端可以给出相应类别中因变量描述或预测。决策树不仅具备了数据挖掘技术充分发现隐藏在数据背后大量信息的基本特点，还具有其他传统的统计学方法和机器学习方法无法比拟的优点。

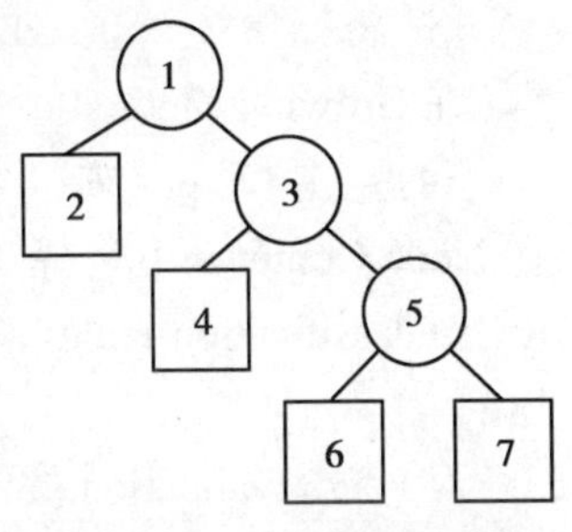

图 12-4-1　树结构示意图

结的概念：如图 12-4-1 所示的树有 4 个结层，顶层为根结 1（Root Node），第二层有一个终末结 2（Terminal Node）和一个内结 3（Internal Node），第三层与第二层类似，第四层为两个终末结 6、7。其中，根结也可以认为是个内结，或称母结（Parent Node），每个母结均只被划分为两个子结。

树的生长：当有多个自变量，每一种自变量又有多种不同的截断划分时，将母结划分成两个子结通常有许多可能的划分方案，这需要有一个标准对结内的纯度做出判断。对于连续型、有序型、无序型的因变量，分别有不同的标准：①无序分类变量，常见的树划分方法有：熵法、Pearson 卡方检验、Gini 指数法。对于每一种划分方案，计算上述方法对应的指标［降熵、$-\ln(P)$、降 Gini，这里的 P 为 Pearson 卡方检验获得的假设检验概率 P 值］，选这些指标较大的方案为结点划分方案。②有序分类数据，可采用上述的熵法或 Gini 指数法划分一个结。③连续型变量，则建立的决策树为回归树，常见的回归树划分方法有 F 检验或方差减少法，它们和卡方检验的划分方法类似。当因变量为 y_i，相应的均数为$\bar{y}$时，方差的计算公式为$\sum(y_i-\bar{y})^2$。

树的修剪：从根结生长出子结，再由子结划分出次子结，可继续直至树饱和，此时子结不可能再进一步分离，要么结内已纯，要么结内仅有一个观察个体。不能或不被继续划分的结就是终末结。终末结太小不便于做出合理的统计学推断，实际解释时也没有足够的说服力，因此，饱和的树通常太大而不可用。处理这种情况有两种办法：①在生长之前事先定义一个结的最小例数，如总样本量的 1%，或简单规定最小例数为 5，当结的样本量小于这一最小值时即停止继续划分。②首先生长出一棵饱和的树，然后再对这棵大树进行修剪。Breiman 等（1984 年）认为，规定最小例数的方法有过早或过晚的可能性。因此，他们主张首先产生一棵饱和的大树，然后从末端开始对树进行修剪，产生多棵子树，从中选择一棵子树，该子树应该能对结局做出最佳预测，且受资料的噪声影响最少。

交叉验证：建立决策树往往需要较大的样本含量，但实际工作中常常由于各种原因样本量相对不足，这就需要考虑样本的再利用问题。交互验证（Cross-Validation）就是一种有效地充分利用较少样本的方法。它通常将整个训练样本数据随机分成10个大小相同的子样本，使每个子样本的各种属性大体相似。运用其中9个子样本来产生饱和的大树，采用修剪方法，获得一系列新的子树；然后以剩下的一个子样本计算每棵子树的误差。这样重复做10次，选择具有最小或接近最小误差的子树。一旦选择了子树，修剪过程也即完成。

【例 12-4-1】为探讨孕妇饮酒量和年龄与早产的关系，某研究者收集了42名孕妇的妊娠分娩结果（即是否早产 y），属于二分类，也收集了两个主要变量 x_1、x_2，分别表示饮酒量（两/d）与年龄（岁），均为连续型变量。试用决策树方法进行分析。数据文件为“例12-4-1.sav”。

操作步骤：

（1）打开数据文件后，在Variable view中将早产变量的Role定义为Target，否则无法获得正确结果。

（2）依次点击Analyze、Classify、Tree，打开主对话框。

（3）将变量早产选入Dependent Variable框；将年龄、饮酒量选入Independent Variables框；在Growing Method下拉列表中点选CRT。

（4）点击Output按钮，弹出对话框，Tree的界面下，在Orientation里选择Left to right，在Node Contents里选择Table and Charts。Statistics界面下，在Model里选择Summary、Risk、Classification table。Rules界面下，勾选Generate classification rules。点击Continue返回。

（5）点击Validation按钮，弹出对话框，点选Crossvalidation，Number of Sample Folds默认为10。点击Continue返回。

（6）点击Criteria按钮，弹出对话框，Growth Limits界面下，在Maximum Tree Depth里点选Custom，在Value框中输入3；在Minimum Number of Cases里，在Parent Node框中输入10，在Child Node框中输入5。点击Continue返回。

（7）点击OK（图12-4-2）。

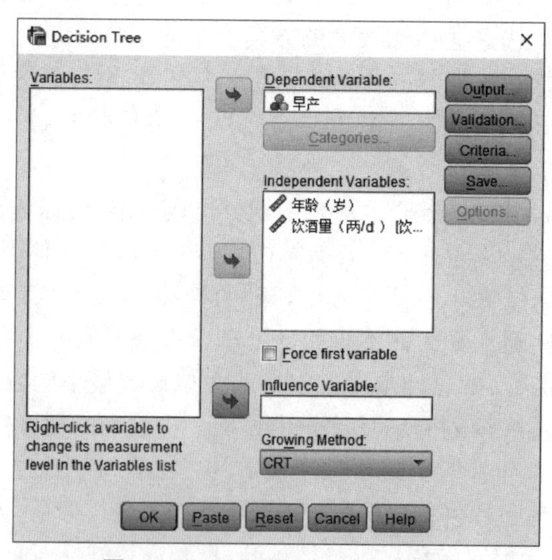

图 12-4-2　Decision Tree 对话框

结果解释：

(1) 图 12-4-3 为分类树结构图，深色直条为非早产（数字为 0.000），浅色直条为早产（数字为 1.000），共有 5 个结，编号分别为 Node0~4；Node0、2 为母结，图下方有“–”标志；Node1、3、4 为终末结，本例的终末结内均已纯。根结中非早产占 76.2%，共计 32 例，早产占 23.8%，共计 10 例；通过饮酒量进行分类，饮酒量≤ 1.55 则归类为 Node1，饮酒量 >1.55 则归类为 Node2，Node2 中非早产与早产各占 47.4% 和 52.6%；通过年龄≤ 26.5 则归类为 Node3，年龄 >26.5 则归类为 Node4。

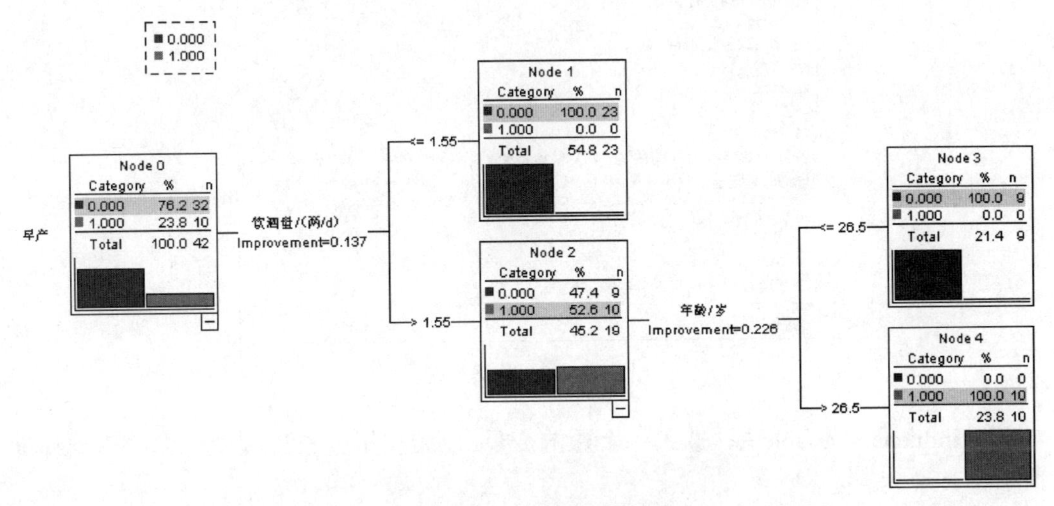

图 12-4-3　分类树结构图

(2) 图 12-4-4 显示交叉验证后模型的风险为 0.071。

(3) 图 12-4-5 显示实际与预测结果的交叉分类表，最后一列提示实际为非早产的 32 例 100% 被归类到非早产组，实际为早产的 10 例 100% 被归类到早产组。

Risk

Method	Estimate	Std. Error
Resubstitution	.000	.000
Cross-Validation	.071	.040

Growing Method: CRT
Dependent Variable: 早产

图 12-4-4　交叉验证结果

Classification

Observed	Predicted		
	0	1	Percent Correct
0	32	0	100.0%
1	0	10	100.0%
Overall Percentage	76.2%	23.8%	100.0%

Growing Method: CRT
Dependent Variable: 早产

图 12-4-5　树模型的分类表

(4) 图 12-4-6 总结了每个终末结的分类规则。

对话框详解：

Decision Tree 对话框见图 12-4-2，从上至下依次为：

(1) Dependent Variable 框：选入因变量。

(2) Independent Variables 框：选入自变量。

(3) Force first variable 框：使在自变量框中列出的第一个变量进入模型作为第一个分类变量。

```
/* Node 1 */.
DO IF (((VALUE(饮酒量(两/d)) LE 1.55) OR SYSMIS(饮酒量(两/d)) AND
(SYSMIS(年龄(岁)) OR (VALUE(年龄(岁)) GT 15.5)))).
COMPUTE nod_001 = 1.
COMPUTE pre_001 = 0.
COMPUTE prb_001 = 1.000000.
END IF.
EXECUTE.

/* Node 3 */.
DO IF (((VALUE(饮酒量(两/d)) GT 1.55) OR SYSMIS(饮酒量(两/d)) AND (VALUE(年
龄(岁)) LE 15.5))) AND (((VALUE(年龄(岁)) LE 26.5) OR SYSMIS(年龄(岁))
AND (VALUE(饮酒量(两/d)) GT 2.4))).
COMPUTE nod_001 = 3.
COMPUTE pre_001 = 0.
COMPUTE
  prb_001 = 1.000000.
END IF.
EXECUTE.

/* Node 4 */.
DO IF (((VALUE(饮酒量(两/d)) GT 1.55) OR SYSMIS(饮酒量(两/d)) AND (VALUE(年
龄(岁)) LE 15.5))) AND (((VALUE(年龄(岁)) GT 26.5) OR SYSMIS(年龄(岁))
AND (SYSMIS(饮酒量(两/d)) OR (VALUE(饮酒量(两/d)) LE 2.4)))).
COMPUTE nod_001 =
  4.
COMPUTE pre_001 = 1.
COMPUTE prb_001 = 1.000000.
END IF.
EXECUTE.
```

图 12-4-6　分类规则

(4) Influence Variable 框：选入一个影响变量，代表在树生长过程中个体的影响程度大小。

(5) Growing Method 下拉菜单：定义生长方法。

1) CHAID：卡方自动交互探测（Chi-squared Automatic Interaction Detection），选择对因变量有强烈交互作用的自变量，如果自变量内部各类别对因变量的作用没有统计学意义，那么将被合成一类。

2) Exhaustive CHAID：这是 CHAID 的修订方法，该方法检查每一自变量的可能分类。

3) CRT：分类回归树（Classification and Regression Trees），它将数据分成若干个部分，对因变量作用相近的归在一起。在终末结内，所有个体对于因变量有相同的值，因此，终末结也称为纯结。

4) QUEST：快速 / 无偏 / 有效统计树（Quick，Unbiased，Efficient Statistical Tree），该方法较快速，可以避免其他方法的偏性，尤其适用于自变量分类类别数较多的情况。只有当因变量为无序分类变量时，才选用此方法。

(6) Output 按钮：对输出图形（树的方向、结点内容、度量单位）、统计量（模型小结、模型、分类表）、分类规则（产生分类的规则）等输出结果进行适当取舍。

(7) Validation 按钮：对交叉验证功能进行定义。

(8) Criteria 按钮：对决策树结点输出进行适当的控制。

(9) Options 按钮：只有选择 CRT 和 QUEST 两种算法时被激活，只用于定义先验概率。

(10) Saves 按钮：保存终末结点编号、预测值及预测概率等。

（郝元涛）

第十三章　常用统计图形的软件实现

统计图(statistical graph)是用线段的升降、点的位置、直条的长短或面积的大小等形式简洁、直观地对调查研究所获得的资料进行描述,粗略地反映出事物间的数量关系。医学研究中常用的统计图有线图、条图、直方图、饼图、散点图、半对数线图以及统计地图等。

几乎所有的统计软件都具有制作统计图的功能,但各自的侧重点不同。本章介绍几种最常用统计软件的图形制作。SPSS 软件不仅具有强大的统计分析模块,同时还具备非常全面的绘图功能,故为本章的重点;Microsoft Excel 为广泛使用的电子表格软件,不仅具有常用数据处理和统计分析功能,也可以进行常用统计图的绘制,且不需要使用者具备较强的统计学专业知识,因此本章也将较为详细地介绍 Excel 软件的绘图功能;GraphPad Prism 是目前生物学研究领域常用的软件,不仅具有常用的统计分析功能,而且可以绘制出优美的图形,本章节还将对 GraphPad Prism 绘制常用统计图的过程进行介绍。

第一节　常用统计图形简介

一、条图

条图(bar chart)是用等宽直条的长短表示相互独立的各指标的数值大小。条图的横轴表示不同的指标,该指标可以是连续性变量的某个汇总指标,也可以是分类变量的频数。纵轴表示数值的大小且纵轴的尺度必须从 0 开始。各直条间的间距应相等,间距宽度一般与直条的宽度相等或为直条宽度的一半。常用的条图有简单条图和复式条图两种。

二、百分条图

百分条图(percent bar chart)用直条内各部分面积的大小表示全体中各部分所占的百分构成。各组成部分按照习惯顺序或数值大小依次排列,“其他”类别则放在最后。

三、饼图

同百分条图一样,饼图(pie chart)用于表示某事物内部各部分所占的比重。以圆形的总面积为 100%,扇形面积的大小表示事物内部各组成部分所占的百分构成。

四、直方图

直方图(histogram)用于描述连续性变量的频数分布,考查变量的分布类型。横轴表示变量,纵轴表示频数或频率,以各矩形(宽度为组距)的面积代表各组段的频数(或频率),各矩形的面积总和为总频数(或等于1)。

五、线图

线图(line chart)用线段的升降来表示某事物在时间上的变化趋势,或者某事物随另一事物变化的情况。适用于连续性资料。线图的纵轴一般是连续性变量,横轴可以是连续性变量,也可以是有序分类变量(如年代)。

六、半对数线图

半对数线图(semi-logarithmic line chart)适用于连续性资料,用于比较两种或两种以上事物的发展速度。当事物数量间差别较大时,普通线图往往难以客观地表达或比较相互间的发展速度,这时可以绘制半对数线图。纵轴为对数尺度,横轴为算术尺度。因为0和负数不能取对数,所以半对数线图的纵轴尺度起点为0.01、0.1、1、10、…。

七、散点图

散点图(scatter chart)用点的密集程度和趋势表现两个变量或多个变量之间的相关关系和变化趋势。横轴和纵轴各代表一个变量,起点不一定为0。其横轴、纵轴比例一般为1∶1。通常在进行相关回归分析之前,需要绘制散点图来观察变量之间的相关关系和变化趋势。

八、统计地图

统计地图(statistical map)用于描述某现象的数量在地域上的分布,通常以地理位置或行政区划分。

九、其他统计图

1. ROC曲线　受试者工作特征曲线(receiver operating characteristic curve,ROC曲线)是将不同截断点(cutoff value)下得到的灵敏度和特异度的数据点绘制在以灵敏度(真阳性率)为纵轴,1-特异度(假阳性率)为横轴的坐标系中,连接各数据点所得到的曲线。常用于对筛检或诊断试验的评价。ROC曲线下的面积在0.5~1之间,当曲线下的面积为0.5时,说明筛检或诊断完全没有价值;曲线下的面积越接近1,筛检或诊断的价值就越高。

2. 箱图　箱图(box plot)与直方图一样都是用于考察连续性变量的分布情况,但直方图侧重于对一个连续性变量的分布情况进行详细考察,而箱图则可以对多个连续性变量同时进行考察,或者对一个变量分组进行考察。描述变量的5个百分位点即:$P_{2.5}$、P_{25}、P_{50}、P_{75}及$P_{97.5}$。P_{25}至P_{75}即四分位数间距构成了包含中间50%数据的“箱”,由“箱”两侧的P_{25}和P_{75}向外分别延伸至$P_{2.5}$和$P_{97.5}$的两条线则代表两端45%的数据,当变量中出现异常值时，这些异常值就会以散点的形式散布在 $P_{2.5}$ 和 $P_{97.5}$ 之外。异常值被定义为超过 1.5 倍四分位间距的值，图中会以“○”表示；当超过 3 倍四分位间距时，则为极端值，以“*”表示。除此之外，中位数即“箱”中的横线距离“箱”两端和线的两端是否对称则体现了数据分布的对称性。因此，箱图能非常清晰地描述出数据分布的特征。但是，当样本量太少或者相同数值太多时，百分位数并不稳定，此时不宜用箱图描述数据的分布。

第二节　SPSS 软件统计图形

一、概述

SPSS 软件的绘图功能强大，不仅可以制作条图、线图、直方图等各种统计图形，还可以对生成的图形进行编辑，以满足用户需要。在 SPSS 软件中，各种统计图形不仅可以产生于统计分析的过程，还可以直接从 Graphs 图形菜单中产生。目前，SPSS 22.0 在制图（Graphs）里提供了三种统计制图功能：常规的统计图也称为旧统计图（Legacy Dialog）、统计图表构建程序（Chart Builder）以及图形画板模板选择程序（Graphboard Template chooser）；也有部分图形归并入统计分析模块，如 ROC 曲线等。使用者可以运用常规方法制图，也可以通过统计图表构建程序绘制所需要的统计图。相对来说，统计图表构建程序的功能，更加简洁、直观，易于使用。

二、绘制统计图

1. 条图　SPSS 软件提供了非常完善的条图绘制功能。从 Graphs 菜单中选择 Bar，弹出 Bar Charts 对话框（图 13-2-1），用于选择条图类型：Simple（单式条图）、Clustered（复式条图）和 Stacked（分段条图）。在 Data in Chart Are 单选框中定义条图的数据类型：Summaries for groups of cases（按同一变量的不同取值汇总）、Summaries of separate variables（按不同变量汇总）、Values of individual cases（按独立个体汇总，描述个体观察值）。

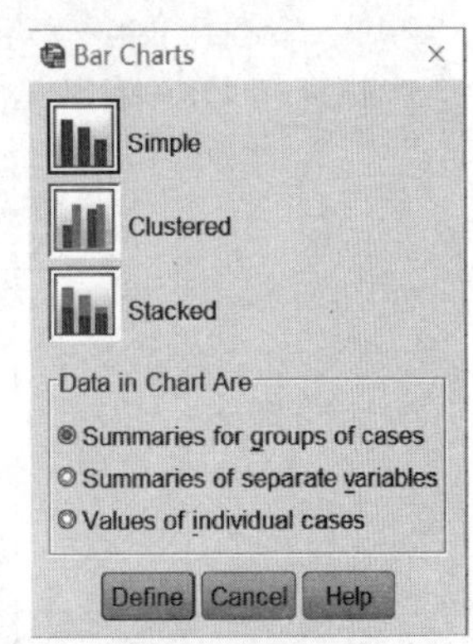

图 13-2-1　Bar Charts 对话框

【例 13-2-1】基于数据文件为“例 13-2-1.sav”，绘制以下条图：①试验组（A 组）和对照组（B 组）用药第 12 周谷丙转氨酶（ALT）的平均水平；② A 组和 B 组用药前和用药第 12 周 ALT 的平均水平。

（1）A 组和 B 组用药第 12 周 ALT 的平均水平——单式条图

操作步骤：

1）打开数据文件为“例 13-2-1.sav”。

2）点击 Graphs，打开 Bar 对话框，点选 Simple，弹出 Define Simple Bar（定义单式条图）对话框。对话框中 Bar Represent 单选项用于定义条图的内容，选项包括 N of cases（按记录个数汇总）、%of cases（按记录数所占的百分比汇总）、Cum.N（按累计记录数汇总）、

Cum.%(按累计记录数的百分比汇总)、Other statistic(e.g.,mean)(按其他统计量汇总)。本例选择 Other statistic,从左边的变量框中将变量“alt3”选入 Variable 框。此时 Change Statistic 按钮被激活,点击按钮,打开 Statistic 对话框,定义条图的统计指标,可以是 Mean of values(均数)、Median of values(中位数)、Variance(方差)等。本例选择默认项:均数;然后将“group”变量选入 Category Axis(分类轴)框。

3)点击 Options 按钮,弹出 Options 对话框。对话框中的 Missing Values 组框用于设置缺失值的处理方式,其包含 Exclude cases listwise(排除任意变量上有缺失值的记录)和 Exclude cases variable by variable(排除显示的变量上有缺失值的记录)两个单选框,前者为默认项。

4)选择 Display error bars(显示误差条),激活 Error Bars Represent 单选框,对误差条显示的范围进行设置:Confidence intervals(可信区间)、Standard error(标准误)和 Standard deviation(标准差),默认 95%CI,标准差和标准误默认加减 2 个标准差或标准误单位,本例选择默认项。点击 OK,结果见图 13-2-2。

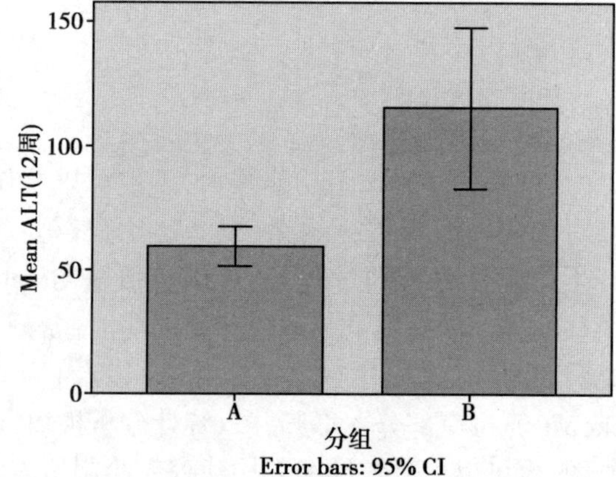

图 13-2-2　A 组和 B 组用药第 12 周 ALT 的平均水平

(2)A 组和 B 组用药前和用药第 12 周 ALT 的平均水平——复式条图

操作步骤:

1)在 Bar Charts 对话框中勾选 Clustered,在 Data in Chart Are 单选框中勾选 Summaries of separate variables,点击 Define 按钮,弹出定义 Define Clustered Bar(复式条图)对话框。定义复式条图对话框,从左边的变量框中将“alt0、alt3”变量选入 Bar Represent 框,将变量“group”选入 Category Axis(分类轴)框。

2)点击 OK,结果见图 13-2-3。

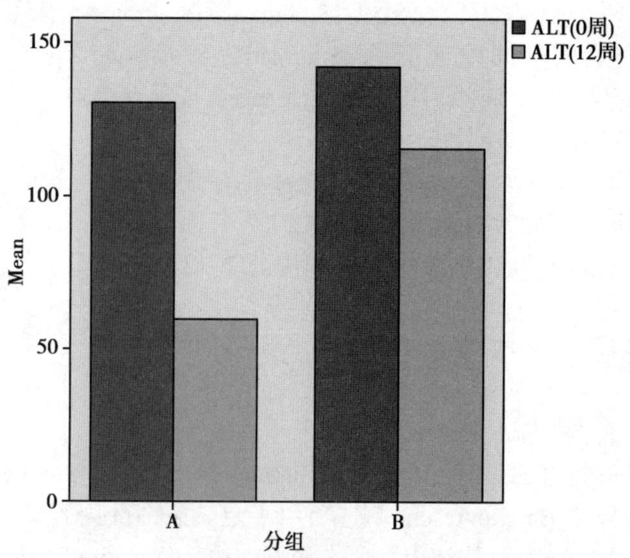

图 13-2-3　A 组和 B 组用药前和用药第 12 周 ALT 的平均水平

2. 饼图

【例 13-2-2】以数据文件“例 13-2-2.sav”为例，绘制全国 2007 年（10 月 31 日截止）HIV/AIDS 报告数传播途径构成的饼图。

操作步骤：

（1）从 Graphs 菜单中选择 Pie，弹出 Pie Charts 对话框，用于定义饼图数据形式，Data in Chart Are 选项框同条图，本例选择默认选项。

（2）点击 Define 按钮，弹出对话框 Define Pie，定义饼图内容。Slices Represent 框定义饼块所代表的内容，选择 Sum of variable，激活 Variable 框，选入“构成比”变量；选入“传播途径”变量至 Define Slices by 框。

（3）点击 OK，输出结果见图 13-2-4。

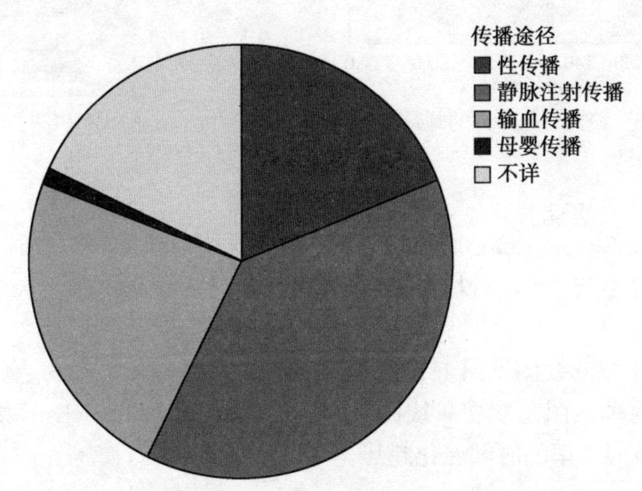

图 13-2-4　2007 年全国 HIV/AIDS 报告数传播途径构成

3. 直方图

【例 13-2-3】以数据文件“例 13-2-3.sav”为例，描述研究对象身高的频数分布。

操作步骤：

（1）从 Graphs 菜单中选择 Histogram，弹出 Histogram 对话框。直方图是描述单个连续性变量的分布图，其纵轴已被设定为表示各组段的频数，因此其对话框的设置非常简单。在本例中，只需要将描述的变量“身高”选入 Variable 框中。还可以选择 Display normal curve（绘制正态曲线），在直方图中绘出正态曲线。

（2）点击 OK，生成的图形见图 13-2-5。

4. 线图　用于描述两个事物之间的相关关系。SPSS 提供的线图类型主要有三种：简单线图（Simple）、多线图（Multiple）和垂线图（Drop-line），如图 13-2-6。

【例 13-2-4】以数据文件“13-2-4.sav”为例。①绘制伤寒死亡率随时间变化的简单线图；②绘制伤寒、结核的死亡率随时间变化的多线图。

（1）简单线图

操作步骤：

1）从 Graphs 菜单中选择 Line，在 Line Charts 对话框中（见图 13-2-6）选择 Simple，点

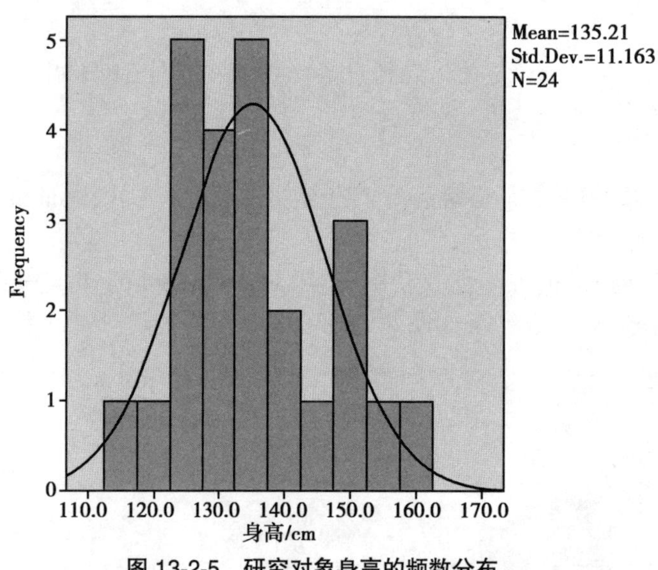

图 13-2-5 研究对象身高的频数分布

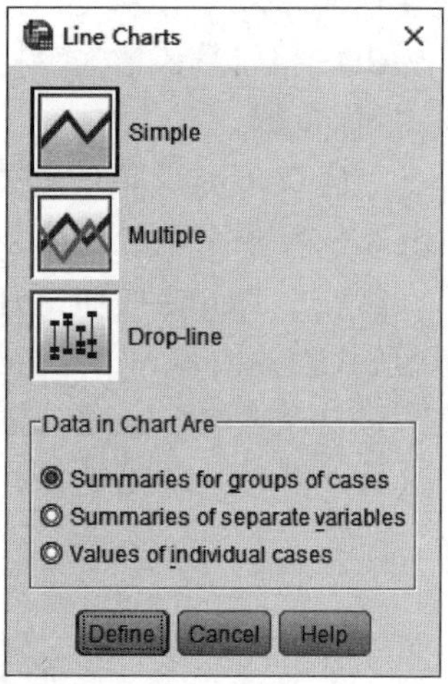

图 13-2-6 Line Charts 对话框

击 Define 按钮。

2）弹出 Define Simple Line 对话框定义线图。线图与条图可以描述相同的信息。因此，该对话框的内容与条图一致。将变量“psh”选入 Variable 框，“year”选入 Category Axis 框。

3）点击 OK，生成的线图见图 13-2-7，伤寒的死亡率呈逐年下降的趋势。

（2）多线图：简单线图是双变量线图，而多线图（multiple line chart）则是多变量线图。如比较伤寒和结核死亡率的时间变化趋势。

操作步骤：

1）从 Graphs 菜单中选择 Line，在 Line Charts 对话框中选择 Multiple 和 Summaries of separate variable，点击 Define 按钮。

2）弹出 Define Multiple Line 对话框，将“psh”和“ptb”两个变量同时选入 Lines Represent

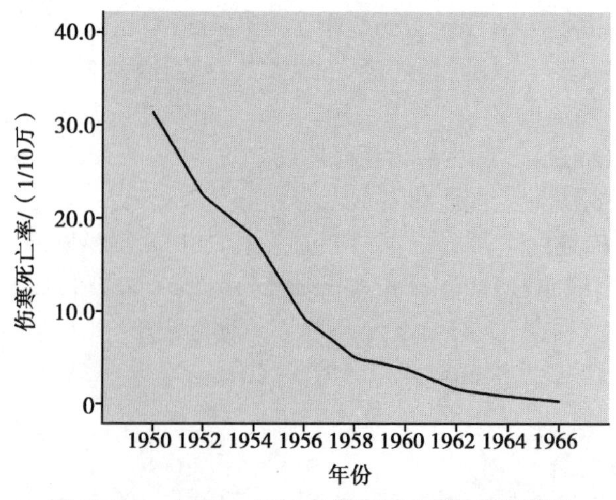

图 13-2-7 1950—1966 年伤寒死亡率的变化情况

框,“year”选入 Category Axis 框。

3)点击 OK,结果见图 13-2-8,伤寒和结核死亡率均呈逐年下降的趋势。

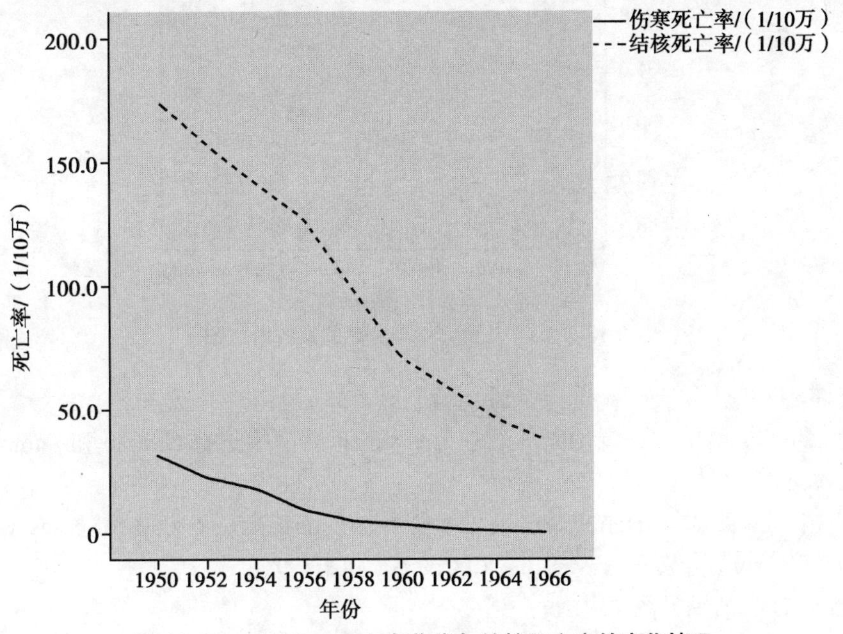

图 13-2-8　1950—1966 年伤寒与结核死亡率的变化情况

5. 散点图　SPSS 22.0 软件可以绘制 5 种类型散点图(图 13-2-9):Simple Scatter(描述两个变量之间关系的简单散点图)、Matrix Scatter(多个变量之间两两关系的散点图矩阵)、Overlay Scatter(多个自变量与一个应变量或者多个应变量与一个自变量之间关系的重叠散点图)、3-D Scatter(从空间观察三个变量之间关系的三维散点图)、Simple Dot(描述单个连续性变量或者分类变量中出现相同或相近值的分布点图)。这里只介绍简单散点图绘制。

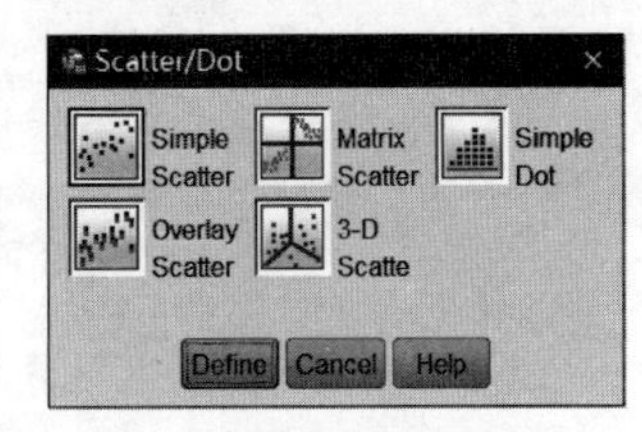

图 13-2-9　Scatter/Dot 对话框

【例 13-2-5】基于数据文件“例 13-2-3.sav”,描述儿童体重与身高的关系。

操作步骤:

(1)从 Graphs 菜单中选择,弹出 Scatter/Dot 对话框,选择 Simple Scatter。

(2)点击 Define 按钮,弹出 Simple Scatter Plot 对话框,定义散点图坐标轴的 Y 轴(Y Axis)和 X 轴(X Axis)的变量,如果需要按照某个分类变量考察两个变量之间的相关关系,在 Set Markers by 框中选入该分类变量。本例将“weight(体重)”选入 Y Axis 框,“height(身高)”选入 X Axis 框。

(3)点击 OK,结果见图 13-2-10。

6. 箱图　SPSS 软件可以绘制单式(Simple)和复式(Clustered)箱图。

【例 13-2-6】基于数据文件“例 13-2-3.sav”,绘制不同性别的 sbp(收缩压)分布的单式箱图。

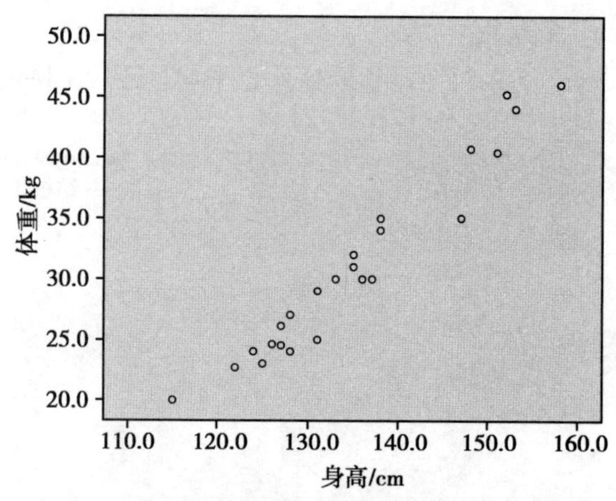

图 13-2-10　儿童体重与身高关系的散点图

操作步骤：

(1) 从 Graphs 菜单中选择 Boxplot，在 Boxplot 对话框中选择 Simple 和 Summaries for groups of cases。

(2) 点击 Define，弹出 Define Simple Boxplot：Summaries for Groups of cases 对话框，将变量 “sbp” 和 “sex” 分别选入 Variable 和 Category Axis 框。

(3) 点击 OK，结果见图 13-2-11。

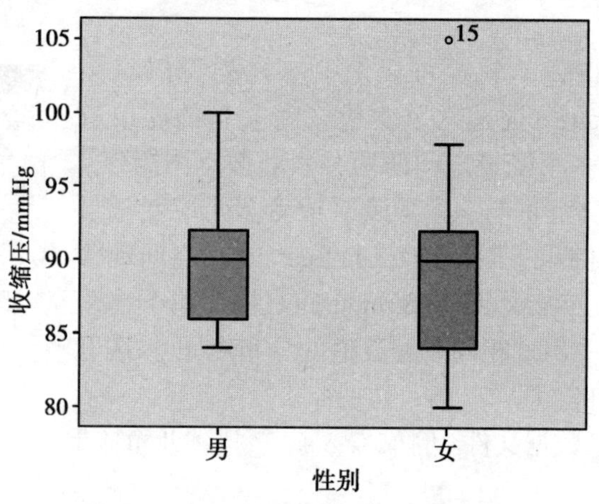

图 13-2-11　不同性别收缩压单式箱图

三、SPSS 软件统计图形的编辑

1. 概述　SPSS 软件直接生成的统计图形不一定完全符合用户的需要，用户可以在图形编辑器中根据自己的需要对图形进行编辑。

(1) 激活图形编辑器：可以通过三种方式激活图形编辑器：在 Output 窗口中，①双击所要编辑的图形；②右击所要编辑的图形，在弹出的对话框中选择 Edit Content，点击 In Separate Window；③选中所要编辑的图形，在 Output 窗口中打开 Edit 菜单，选择 Edit Content，点击 In Separate Window。

(2)图形编辑器界面简介:激活的图形编辑器见图 13-2-12,整个界面包含菜单条、工具条和图形编辑区三个主要部分。这里只重点介绍图形编辑器中几个重要菜单的功能。

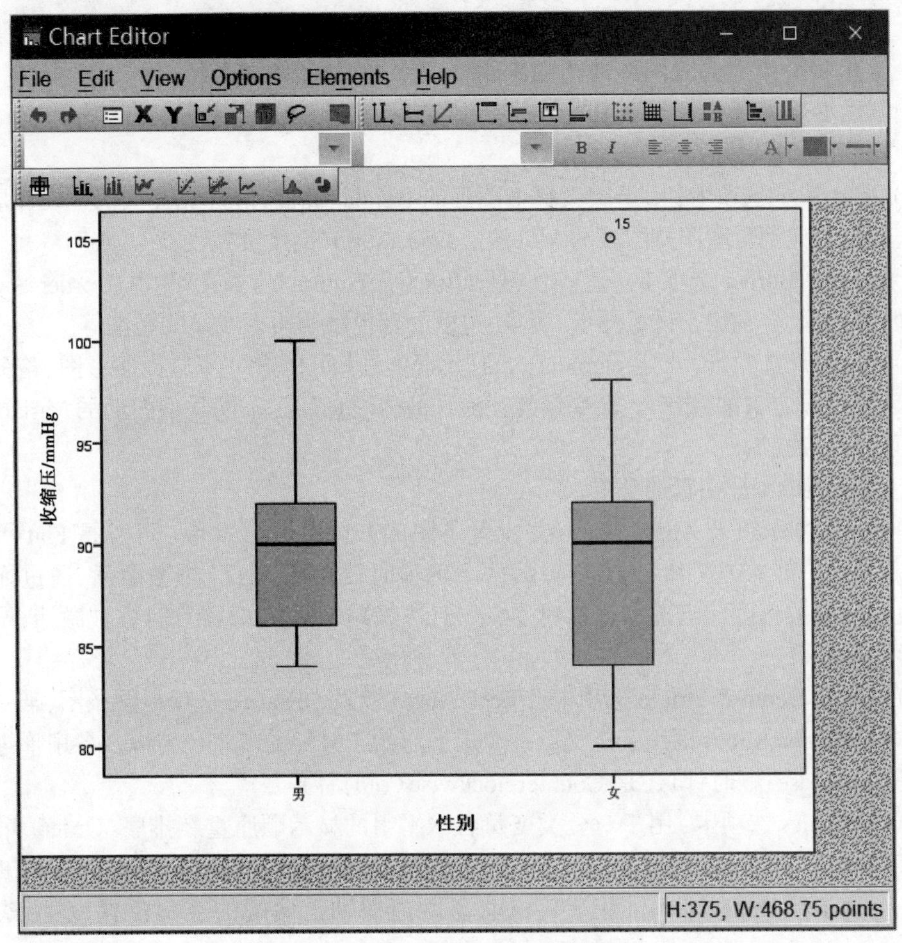

图 13-2-12 Chart Editor 对话框

1)File(文件操作):包含 Save Chart Template(将图形存为模版)、Apply Chart Template(调用已有的模版)或者 Export Chart XML(将图形存为 XML 文件)。

2)Edit(编辑):在编辑菜单中除了包含常规的复制、剪切等功能外,还具有 Properties(打开图形特征编辑对话框)、X/Y/Z select X Axis(X/Y/Z 轴的编辑)等功能。

3)View(视图):主要是指编辑窗口菜单栏的显示内容与方式,包括:Status Bar(状态栏)、Edit Toolbar(编辑工具栏)、Option Toolbar(选项工具栏)、Element Toolbar(元素工具栏)、Format Toolbar(格式工具栏)及 Large Buttons(大按钮)。

4)Options(选项):主要包括添加 X/Y Axis Reference Line(X/Y 轴参考线)、Reference Line from Equation(对角线)、Title(标题)、Annotation(注释)、Text Box(文字边框)、Footnote(脚注),Show Grid Lines(显示或隐藏刻度线)、Show Derived Axis(衍生轴)和 Hide Legend(图例)以及 Transpose Chart(纵横轴转置)等功能。

5)Elements(图形元素):针对图形中的某个元素进行编辑,如 Show/Hide Data Labels

(显示或者隐藏某个元素的数据标签)、Error Bars(误差条)、Line Marker(线段的点标记)、Fit Line at Total/Subgroups(全部散点 / 各亚组散点的拟合线)、Interpolation Line(数据点之间的连接线)以及 Explode Slice(饼图中饼块的突出)。

2. 图形特征的编辑 各种图形特征的显示主要通过对图形特征编辑对话框的设置来实现。这里将介绍大部分图形通用的编辑选项卡,以及各种图形特有的编辑功能。在图形编辑器的 Edit 菜单中选择 Properties,或者直接双击图形,进行图形特征编辑。

(1)通用图形特征的编辑选项卡

1)Chart Size 选项卡:用于定义整个图形的 Height(高度)和 Width(宽度)或者是否按照系统设定的比例自动调整图域的 Maintain aspect ratio(高度和宽度)。

2)Fill and Border 选项卡:有 Fill(图形填充色)、Pattern(背景图案)与 Border Style(边框类型)等选项,分别用于设置图形、背景、边框的颜色以及边框线条的粗细等。

3)Variables 选项卡:设定 element type(元素类型),可以进一步选择条形图、箱图等其他图形;也可设定 X 轴或者 Y 轴变量的互换。值得注意的是不同类型图形的 Variables 选项卡不完全一致。

(2)特殊图形特征编辑选项卡

1)条图的 Depth & Angle 选项卡:设置条图的 Effect(图形效果),可以是 Flat(平面)、Shadow(阴影)和 3-D(三维)。当选择后两个选项时,Angle(角度)框被激活,通过拖拉滑标来设置阴影的角度。当选择 3-D 时,Margin(边缘)和 Distance(距离)框被激活,设置三维图形视觉效果。

2)饼图的 Depth & Angle 选项卡:Effect、Angel 以及 Distance 选项框同条图,唯一不同的是中间 Position Slices 框用于定义第一个扇形起始于时钟的哪个位置以及各扇形排列的方向是 Clockwise(顺时针)还是 Counterclockwise(逆时针)。

3)Categories 选项卡:用于对分类变量各水平组的显示顺序重新排序(Order),增加或减少某些水平(Excluded);还可以合并某些水平组[Collapse(sum)categories less than];Lower margin 和 Upper margin 用于定义直条距离横轴上两端的空白位置,系统默认均为 5%。

4)Bar Options 选项卡:用于设置条图、直方图、箱图或者误差条图中 Width(条宽)、Scale boxplot and error width based on count(根据例数自动调整宽度)、Clusters(复式条图每簇内条间距离占条宽的比例)、Boxplot and Error Bar Style(选择箱图和误差条图类型)或者 Stacked Bar(堆积条图类型)。

5)Marker 选项卡:设置散点图中散点的 Type(类型)、Size(大小)、Border Width(点边缘线粗细)、Color(点填充颜色)以及 Border(点边缘线颜色)。

6)Point Bins 选项卡:该选项卡包含 5 组单选框,Display As 用于定义散点密度,可以选择 Data Points(一条记录一个散点)或者 Bins(点的合并)。当选择 Bins 时,其他 4 组单选框被激活。Count Indicator 框用于定义散点密度的表现方式,可以用 Marker Size(散点大小)或者 Color Intensity(颜色深度)来表示;Position of Marker 框定义合并方式的显示位置、合并区域的计算方式以及合并区域的大小。

7)Spikes 选项卡:用于定义是否添加钉线,即从数据点到某一点、轴线或者平面的线。钉线可以是 Origin(从各数据点到原点)、Floor(从各数据点到 X 轴线)或者 Centroid(从各数据点到数据中心)等形式的线段。

8)Histogram Options 选项卡:对直条数目进行设定。选项卡包含 Anchor First Bin(组段的起始位置)和 Bin Sizes(直条宽度),默认项都是 Automatic(自动),用户可以选择 Custom(自定义值)。Bin Sizes 框选择 Custom 时,需要定义 Number of intervals(组段数)和 Interval width(组间距)。

9)Scale 选项卡:用于设置坐标轴刻度。Range(范围)定义坐标刻度的 Minimum(最小值)、Maximum(最大值)、Major Increment(间距)以及 Origin(原点)。Type(类型)定义刻度的类型:Linear(算术刻度)、Logarithmic(对数刻度)或者 Power(幂刻度)。Lower margin(%)和 Upper margin(%)分别定义图左侧至最小刻度处和右侧至最大刻度处的空白区范围。SPSS 软件并没有提供专门绘制半对数线图的模块,但可以利用该选项卡对线图进行编辑来得到半对数线图。首先绘制普通线图,然后进入编辑状态,选中反映指标大小的纵轴(连续轴),在 Scale 选项卡中的 Type 框选择 Logarithmic,这样就将连续轴的刻度更改为对数刻度,得到半对数线图。

10)Label & Ticks 选项卡:定义坐标轴的标记。包括 Display axis title(显示坐标轴的标目)、Display axis on the(显示坐标轴标目的位置)、Major Increment Labels(刻度值标记)、Major Ticks(大间距点标记的位置)和 Minor Ticks(小间距点标记的位置)以及 Number of minor ticks per major ticks(大间距点之间的小间距点数目)。

11)Number Format 选项卡:定义数值标记格式。包括 Decimal Places(小数点后的位数)、Scaling Factor(缩小的倍数,即坐标轴的刻度是原刻度的倍数)、Leading Characters(在原标记前加字符)、Trailing Characters(在原标记后加字符)以及 Display Digit Grouping(显示千分位符号)和 Scientific Notation(是否采用科学计数)。

12)Text 选项卡:用于编辑文本的字体、字形、大小和颜色。

四、SPSS 图表构建程序功能简介

SPSS 软件自 18.0 版本后不再提供交互式绘图功能。SPSS 22.0 提供了图表构建程序(Chart Builder),现举例简单介绍图表构建程序的操作界面。

【例 13-2-7】以数据文件“例 13-2-3.sav”为例,用图表构建程序绘制散点图,描述儿童体重与身高的关系。

操作步骤:

(1)从 Graphs 菜单中选择 Chart Builder,在下级菜单中选择 Gallery 选项卡,进一步选择其中的 Scatter/Dots 图。

(2)在 Basic Elements 选项卡中选择坐标轴格式(Choose Axes),在 Groups/Point ID 选项卡中将分组变量取消。

(3)从 Variables 选项卡中定义 X 轴和 Y 轴的变量以及分组变量。本例将“身高”和“体重”变量分别拖入 X 轴和 Y 轴框,如图 13-2-13。

(4)点击 OK 按钮,结果见图 13-2-14。

SPSS 中保留了传统的统计图,也同时提供了图表构建程序。与图 13-2-10 相比,图表构建程序的数据表现能力要远优于常规方式绘制的图形。图表构建程序可以提供绘制回归趋势线,同时还给出了相关系数,使整个图形的表达更加完整。同样,用户也可以在结

果窗口双击生成的图形来激活所生成图形的编辑界面,对交互图进行修饰。

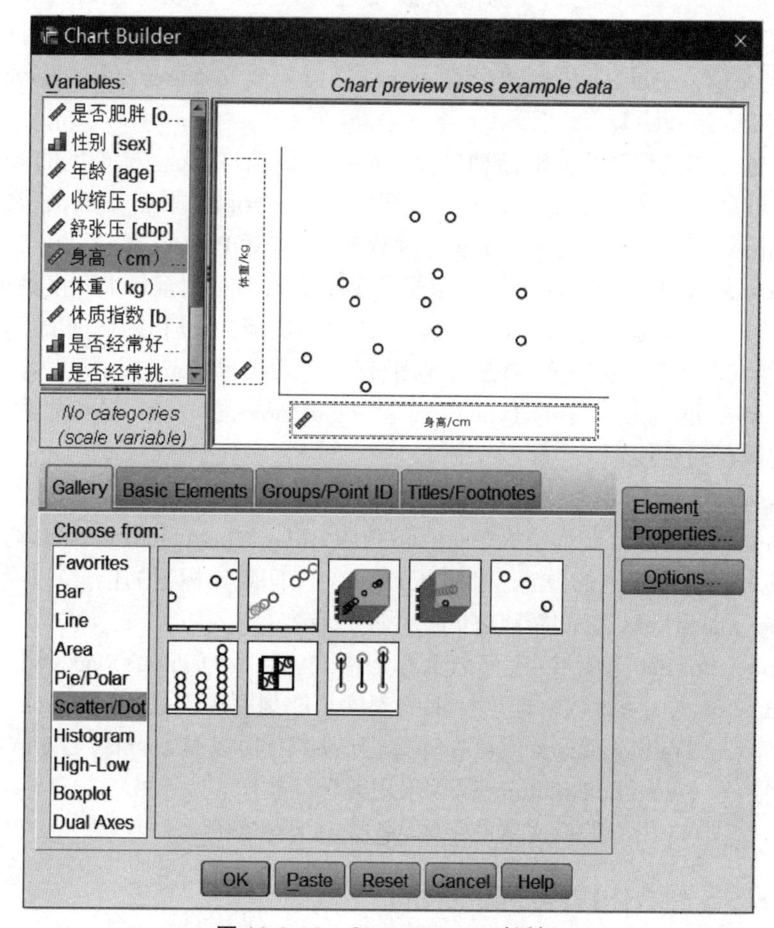

图 13-2-13　Chart Builder 对话框

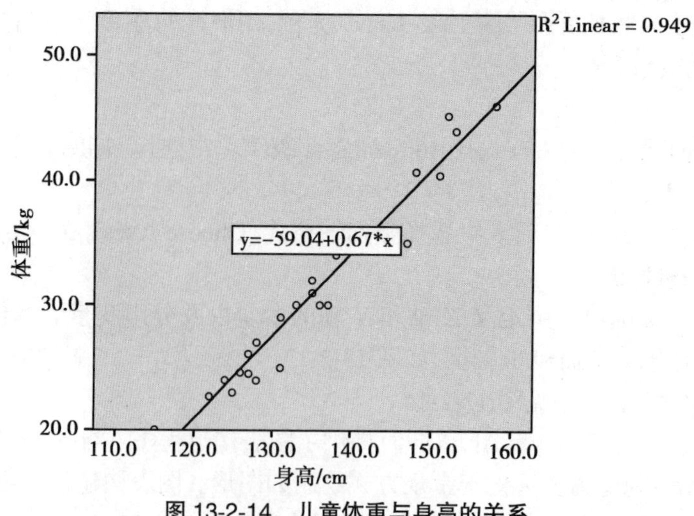

图 13-2-14　儿童体重与身高的关系

第三节　Excel 软件统计图形

一、概述

Excel 软件中有不同的图表类型可供选择，根据一个特定的数据文件，可以做出若干个不同的统计图，从不同的角度表现数据间的关系。

Excel 可根据用户选定的数据类型推荐适合的图表，也允许用户按照需求于“所有图表”选项中自主选择插入图表类型，包括柱形图、折线图、饼图、条形图、面积图、XY (散点图)、股价图、曲面图、雷达图，用户亦可自由创建图表组合和保存自定义模板(图 13-3-1)。

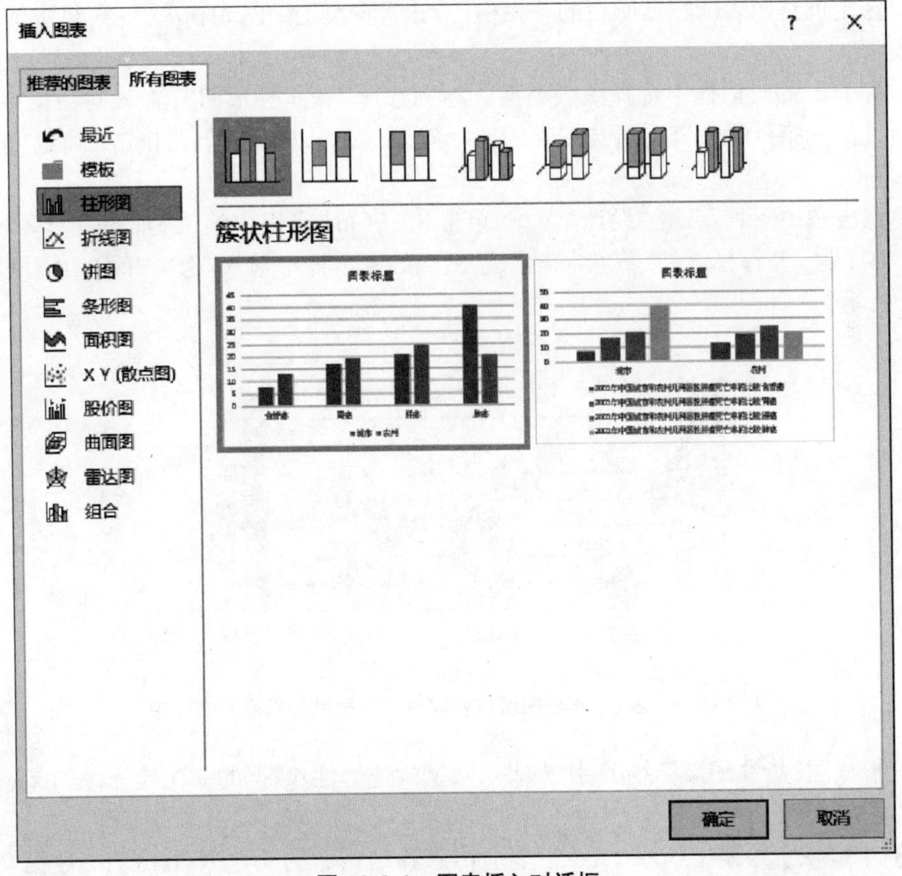

图 13-3-1　图表插入对话框

本节将重点介绍如何运用 Excel 软件创建、编辑和修饰医学上常用的统计图形。

二、创建 Excel 统计图

1. 常用统计图的制作

(1) 柱形图

【例 13-3-1】2001 年全国城市、农村几种恶性肿瘤死亡率比较，数据见表 13-3-1。

表 13-3-1　2001 年全国城市、农村几种恶性肿瘤死亡率比较　单位：1/10 万

	食管癌	胃癌	肝癌	肺癌
城市	7.77	17	20.87	40.31
农村	13.08	19.22	24.58	20.23

在绘制图形之前，首先将表 13-3-1 中的数据输入 Excel 工作表。根据工作表中的数据，可以创建柱形图来显示城市和农村几种恶性肿瘤死亡率的比较。

操作步骤：

1) 选定创建图表的数据所在的单元格；点击“插入”菜单，单击“图表”组中的“推荐的图表”。

2) 在弹出的对话框中选择图表类型。本例选择“簇状柱形图”；在该对话框中，用户可以通过鼠标指针悬停查看所选图表的实际效果；做好以上选择后，单击“确定”按钮生成条形图。

3) 点击选中图表，点击“设计”菜单，单击“图表布局”组中的“添加图表元素”按钮，点击“轴标题”并选择“主要纵坐标轴”，于出现的文本框中输入“死亡率(1/10 万)”，如图 13-3-2 所示。

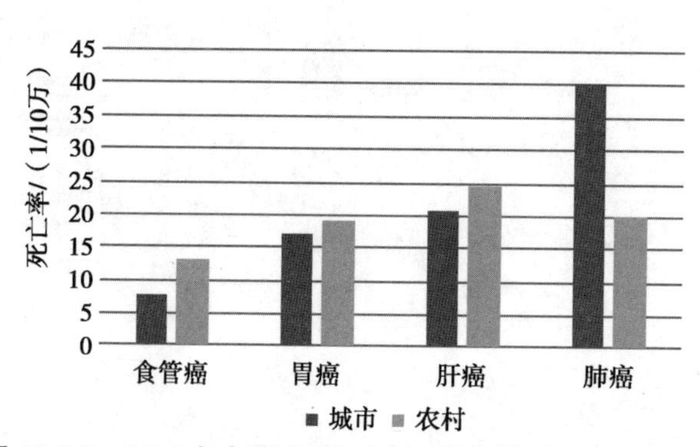

图 13-3-2　2001 年全国城市和农村几种恶性肿瘤死亡率比较

(2) 折线图：折线图又称线图，用来表示数据的连续性、数据的变化趋势，是 Excel 图表中最常见的图形之一。

【例 13-3-2】绘制 1950—1966 年全国伤寒和结核病的死亡率(1/10 万)，数据文件为“例 13-3-2.xls”。

操作步骤：

1) 选定创建图表的数据所在的单元格；点击“插入”菜单，单击“图表”组中的折线图按钮。

2）在弹出的下拉菜单中选择图表类型，用户可以通过鼠标指针悬停查看所选图表的实际效果。本例选择“带数据标记的折线图”。

3）点击选中图表，单击图表右上角⊞，在图表元素中勾选坐标轴、坐标轴标题、网格线及图例，再勾选坐标轴标题中的主要纵坐标轴和横坐标轴，在纵坐标标题文本框中输入“死亡率（1/10 万）”，横坐标标题文本框中输入“年代”，如图 13-3-3 所示。

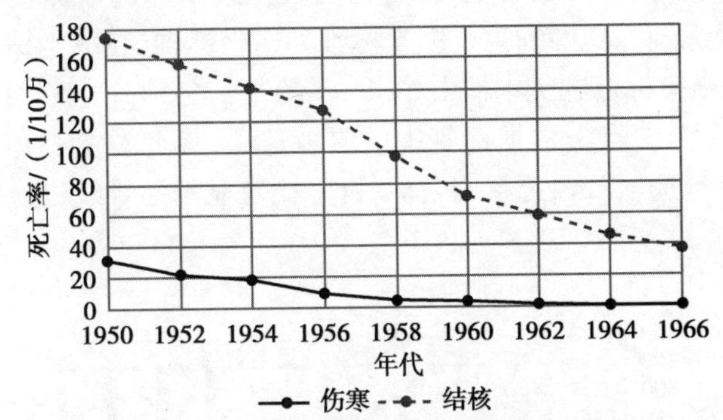

图 13-3-3　1950—1966 年全国伤寒和结核病死亡率（1/10 万）

（3）饼图和圆环图：饼图和圆环图都是显示数据系列各部分百分构成的大小。但是饼图只显示一个数据系列，而圆环图则可显示多个数据系列的百分构成情况。

【例 13-3-3】绘制 2007 年（10 月 31 日截止）全国 HIV/AIDS 传播途径百分构成的饼图，数据文件为“例 13-3-3.xls”。

操作步骤：

1）选定创建图表的数据所在的单元格；点击“插入”菜单，单击“图表”组中的折线图按钮。

2）在弹出的下拉菜单中选择图表类型，本例选择并创建“三维饼图”。

3）点击选中图表，单击图表右上角⊞，点击数据标签中的更多选项，在界面右侧弹出的“设置数据标签格式”窗格中点击标签选项下的最后一项。展开“标签选项”，勾选系列名称、百分比及显示引导线，并选择合适的标签位置，如图 13-3-4 所示。

2. 组合图表的制作　组合图表使用两种或多种图表类型以强调图表中含有不同类型的信息。例如，用户可以将一个数据系列显示为柱形图，另一个数据系列显示为折线图。要创建这样的重叠效果，可以在“所有图表”的“组合”选项中选择簇状柱形图 - 折线图。

【例 13-3-4】绘制 1990—1992 年全国胃癌性别、年龄别死亡率（1/10 万），数据文件为“例 13-3-4.xls”。用折线显示全国胃癌死亡率年龄趋势，用柱形图显示各年龄组男女胃癌年龄组死亡率。

操作步骤：

（1）选定创建图表的数据所在的单元格。先选定“年龄组”“男性”“女性”和“合计”四个单元格，然后在按下 Ctrl 键的同时，继续选择各年龄组男、女以及合计死亡率的单元格。注意，非相邻的选定区域必须能形成

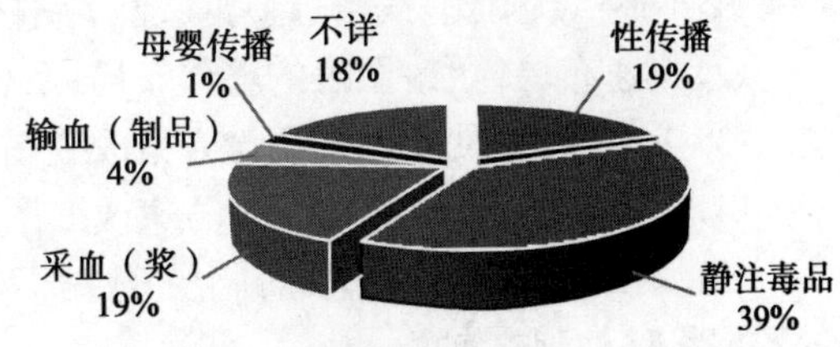

图 13-3-4　2007 年全国 HIV/AIDS 传播途径百分构成

一个矩形。

（2）点击“插入”菜单，单击“图表”组中的◲按钮，调出“插入图表”对话框。

（3）点击“所有图表”，并在“组合”选项中选择图表类型。本例选择“簇状柱形图 - 折线图”；在该对话框中，用户可以通过鼠标指针悬停查看所选图表的实际效果；根据题意在数据系列选择相应的图表类型，做好以上选择后，单击“确定”按钮生成组合图。

（4）点击选中图表，单击图表右上角[+]，在图表元素中勾选坐标轴、坐标轴标题、网格线及图例，再勾选坐标轴标题中的主要纵坐标轴和横坐标轴，在纵坐标标题文本框中输入“死亡率（1/10 万）”，横坐标标题文本框中输入“年龄”。

（5）在“图表元素”中点击数据标签中的更多选项，界面右侧弹出“设置数据标签格式”窗格。展开“标签选项”，勾选系列名称、百分比及显示引导线，选择合适的标签位置，如图 13-3-5 所示。

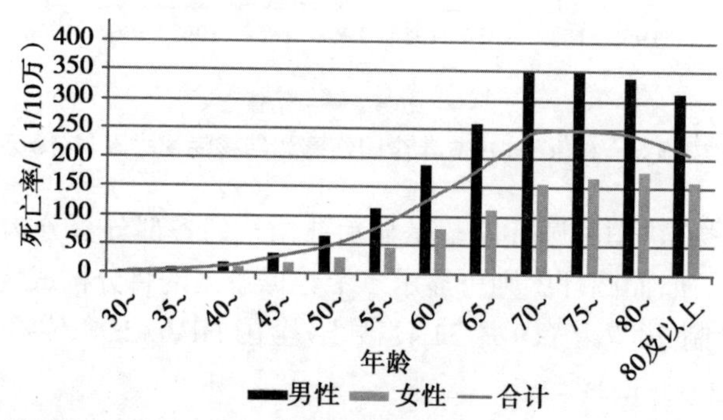

图 13-3-5　1990—1992 年全国胃癌性别、年龄别死亡率（1/10 万）

三、Excel 图表的编辑和修饰

1.“设计”菜单介绍　创建好的图表往往不尽如人意，用户可以在选中图表后，使用“设计”菜单中的功能对生成的图表进一步编辑和修饰，使其满足自己的要求，如图 13-3-6。

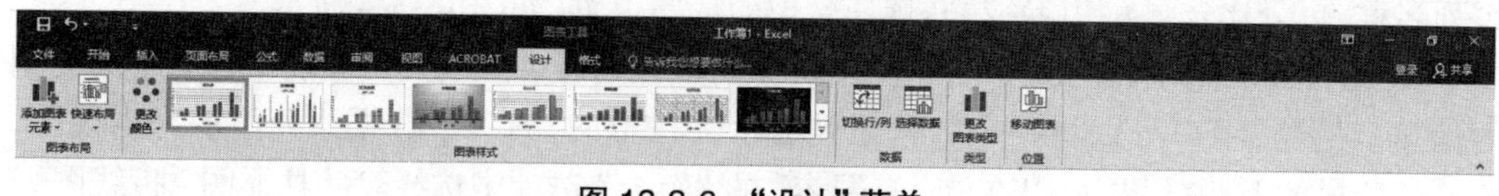

图 13-3-6　“设计”菜单

（1）添加图表元素：用于对目标图表的坐标轴、轴标题、图表标题、数据标签、数据表、误差线、网格线、图例、线条、趋势线、涨 / 跌柱线等项目进行增删或编辑。

（2）快速布局：更改图表的整体布局，系统提供几种常见布局供选择。

（3）更改颜色：使用系统预设方案改变图表的配色。

（4）更改样式：使用系统预设方案改变图表的设计样式。

（5）切换行 / 列：交换坐标轴上的数据，即标在 X 轴上的数据将移到 Y 轴上，而 Y 轴上的数据将移动到 X 轴上。

（6）选择数据：更改图表所包含的数据区域。

(7) 更改图表类型：更改为其他类型的图表。

(8) 移动图表：将图表移至工作簿的其他工作表或标签。

2. 几种常用的图表修饰方法

(1) 数值轴刻度的修改

【例 13-3-5】利用数据文件“例 13-3-5.xls”中的数据创建 XY 散点图，并对创建好的图形进行修饰。

使用“插入图表”创建散点图的步骤同前，在“推荐的图表”中选择“散点图”，其余操作不再赘述。创建好的散点图见图 13-3-7。

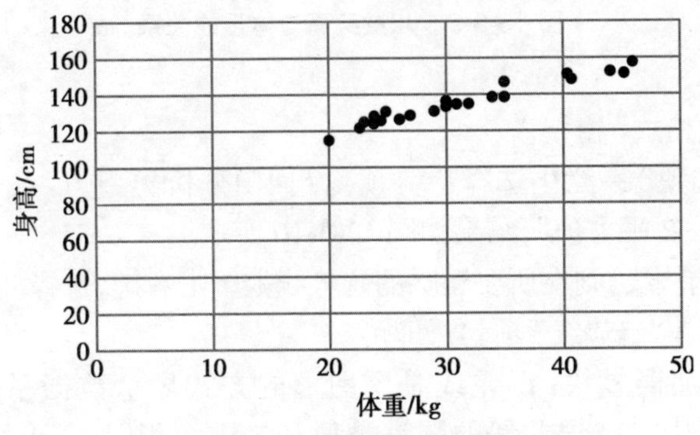

图 13-3-7 儿童身高与体重的关系

从图中散点的起始位置和分布来看，X、Y 数值轴的起始位置太小，刻度数值间的间隔太大，需要重新设置 X、Y 数值轴的格式。

操作步骤：

1) 点击选中图表，于 X 坐标轴刻度处右击，选择“设置坐标轴格式”，右侧弹出“设置坐标轴格式”窗格。

2) 在坐标轴选项一栏中，将边界最大值设置为 50，最小值设置为 15，单位主要刻度设置为 5，次要刻度设置为 1，与纵坐标轴交叉于坐标轴值 15 处，如图 13-3-8 所示。

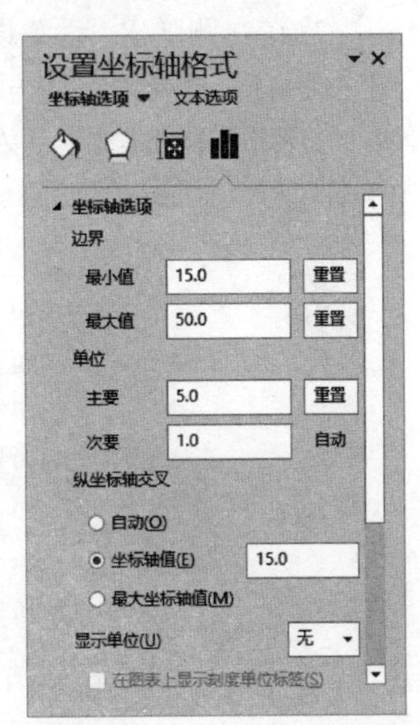

图 13-3-8 设置坐标轴格式对话框

3) 同样于 Y 坐标轴刻度处右击选择“设置坐标轴格式”，在弹出的“坐标轴格式”对话框中将 Y 轴的最小值、主要刻度单位分别重设为 100、10，结果见图 13-3-9。

(2) 在图表中添加趋势线：趋势线是用图形的方式显示数据的预测趋势并可用于预测分析。在 Excel 支持趋势线的图表类型有条形图、柱形图、折线图、XY 散点图、股价图、气泡图以及非堆积型二位面积图，不能向饼图、圆环图、三维图表、堆积型图表或雷达图的数据系列添加趋势线。

【例 13-3-6】对图 13-3-9 添加趋势线。

操作步骤：

1) 在 Excel 中打开图 13-3-9；点击选中图表，单击图表右上角[+]，在图表元素中勾选“趋势线”，并点击“更多选项”，右

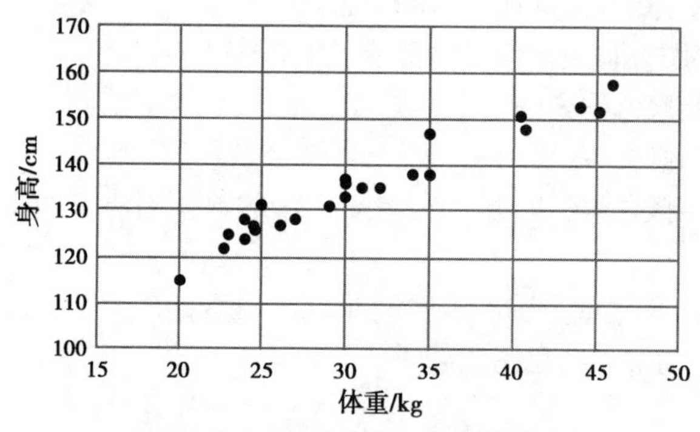

图 13-3-9　儿童身高与体重的关系

侧弹出“设置趋势线格式”窗格。

2）在“趋势线选项”一栏中选择趋势预测 / 回归分析类型为“线性（L）”，并勾选底端“显示公式”与“显示 R 平方值”，结果如图 13-3-10 所示。

如果想要删除趋势线，则在所要删除的趋势线上单击右键，选择“清除”；或者点击＋，在“图表元素”中取消“趋势线”项勾选即可。

3）在图表中添加误差线：误差线是用图形的方式显示数据系列中每列数据的潜在误差。Excel 图表中支持误差线的图表类型有二维面积图、条形图、柱形图、折线图、XY 散点图和气泡图等，在 XY 散点图和气泡图中，可以为 X 值、Y 值或两者同时显示误差线。

【例 13-3-7】对例 13-3-1 中生成的柱形图添加误差线。

操作步骤：

1）点击选中图表，单击图表右上角＋，在图表元素中勾选“误差线”，并点击“更多选项”，选择要添加误差线的数据系列“城市”。

2）在右侧弹出“设置误差线格式”窗格中点击第三项，进行“误差线选项”设置，如图 13-3-11。选择误差线方向与样式，并定义误差量。

3）用同样的步骤为“农村”数据系列添加误差线，经过适当的编辑、修饰后，结果见图 13-3-12。

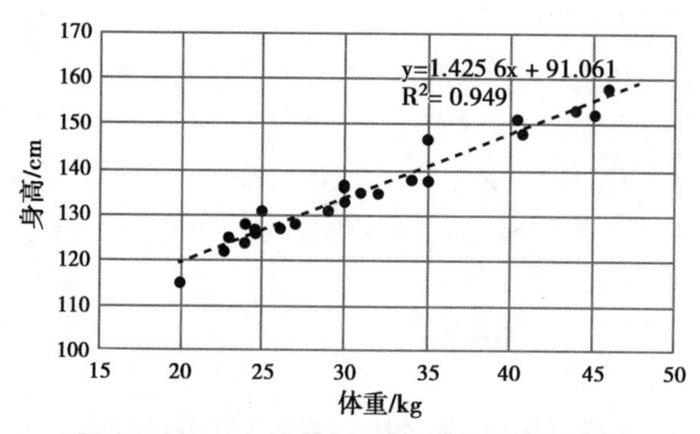

图 13-3-10　儿童身高与体重的直线回归关系

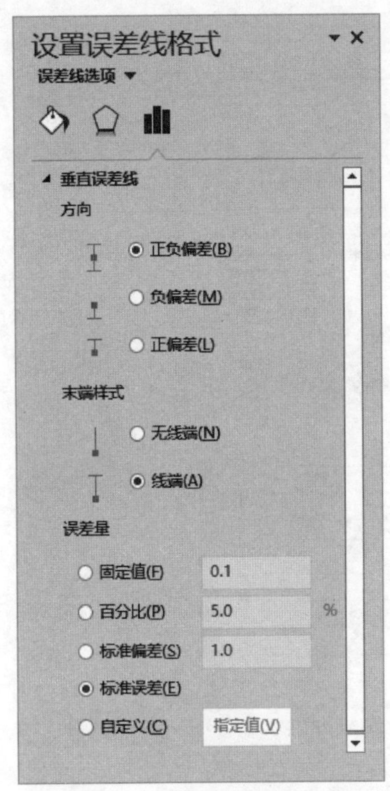

图 13-3-11　数据系列格式对话框

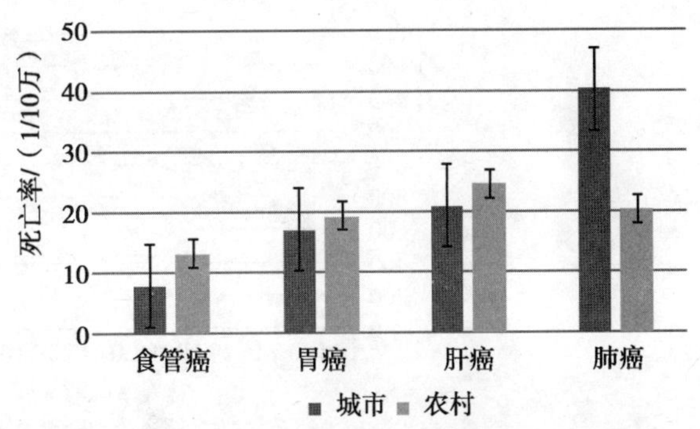

图 13-3-12　2001 年全国城市、农村几种恶性肿瘤死亡率的比较

(3) 绘制双坐标轴图：当不同数据系列的平均值差异很大或者在同一图表中绘制不同单位的数据类型时，可以利用次数值(y)坐标轴在相同的数值轴(x)上绘制多个数据系列。

【例 13-3-8】绘制胎儿受精龄(周)与不同的外形指标(身长和体重)的折线图，数据文件为“例 13-3-8.xls”。

为了充分描述体重、身长与受精龄(周)的关系，可以对体重或身长之一使用次数值轴。

操作步骤：

1) 创建折线图，操作步骤同前，不再赘述，须注意将“受精龄(周)”项选作“水平(分类)轴标签”。生成的图表如图 13-3-13 所示，可以看出由于体重与身长的数值相差较大，无法使用同一坐标轴显示，尤其是身长折线图，为了能充分描述身长与受精龄(周)的关系，可以对身长折线使用次数值轴。

2) 点击选中图表中的“身长”折线，右击选择“设置数据系列格式”，右侧弹出“设置数据系列格式”窗格，于系列选项一栏中选择设置“身长”系列绘制在“次坐标轴”，结果见图 13-3-14。

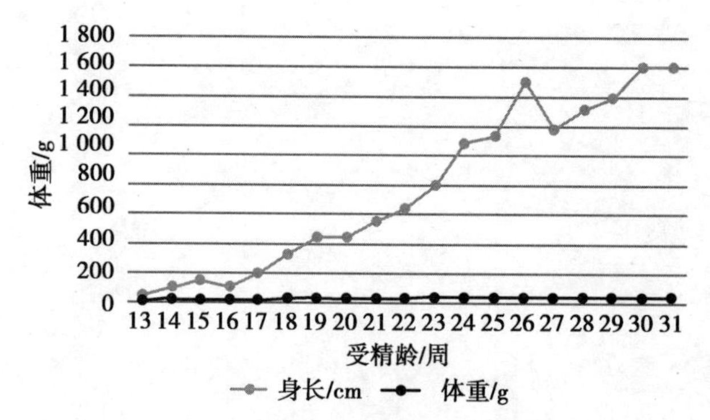

图 13-3-13　胎儿受精龄(周)与身长和体重的关系

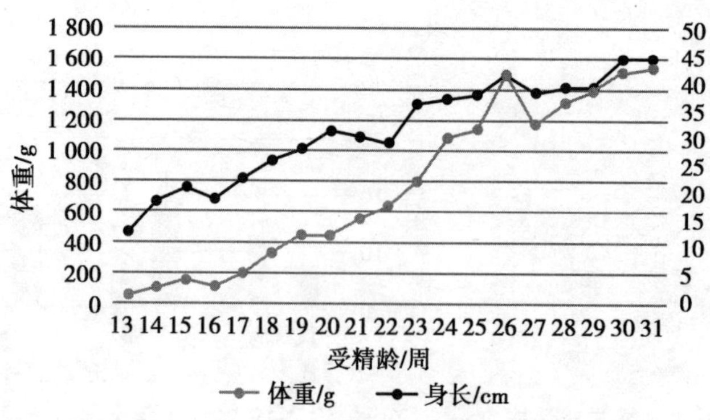

图 13-3-14　胎儿受精龄(周)与身长和体重的关系

第四节　GraphPad Prism 统计图形

一、概述

GraphPad Prism 软件是一款集数据分析和作图于一体的数据处理软件，它可以直接输入原始数据，自动进行基本的生物统计，如计算均数、标准差、标准误和 *P* 值等，同时产生高质量的统计图形。虽然 GraphPad Prism 是一个集统计分析、图形绘制于一体的综合性软件，但软件编写者并没有对使用人员提出统计学基础的要求，使用者不需要具有强大的统计知识，只需要关注自己的研究数据和研究目的，按照软件提示就可以迅速完成数据分析和图形绘制，非常适合统计学理论并不是特别深厚的临床科研工作者。

由于 GraphPad Prism 体积小，运算非常灵活，所制图形精美，越来越多的医学、生物学科研人员选择使用其绘制统计图。本节将介绍如何运用 GraphPad Prism 5.0 绘制常用的统计图形。

二、绘制统计图

GraphPad Prism 制图功能完善，可以根据制图者所提供的数据资料及需求，制作条图、折线图、直方图、散点图、生存分析图等多种常用统计图形，也可供制图者对图形进行编辑、修饰。GraphPad Prism 软件提供了 5 种模块的数据表(table)和图(graph)的基本类型供选择：XY 资料图(XY)、分列资料图(Column)，成组资料图(Grouped)、列联表图(Contingency)和生存分析图(Survival)。选择不同类型的数据表/图后，进一步根据资料提示使用哪些统计分析(Available analyses)方法，并可以看到代表各种类型图的亚类别的小图片，制图者可以从中选择所需要的图形(choose a graph)，这些图形示例的下方有一些选项供制图者设定(图 13-4-1)。

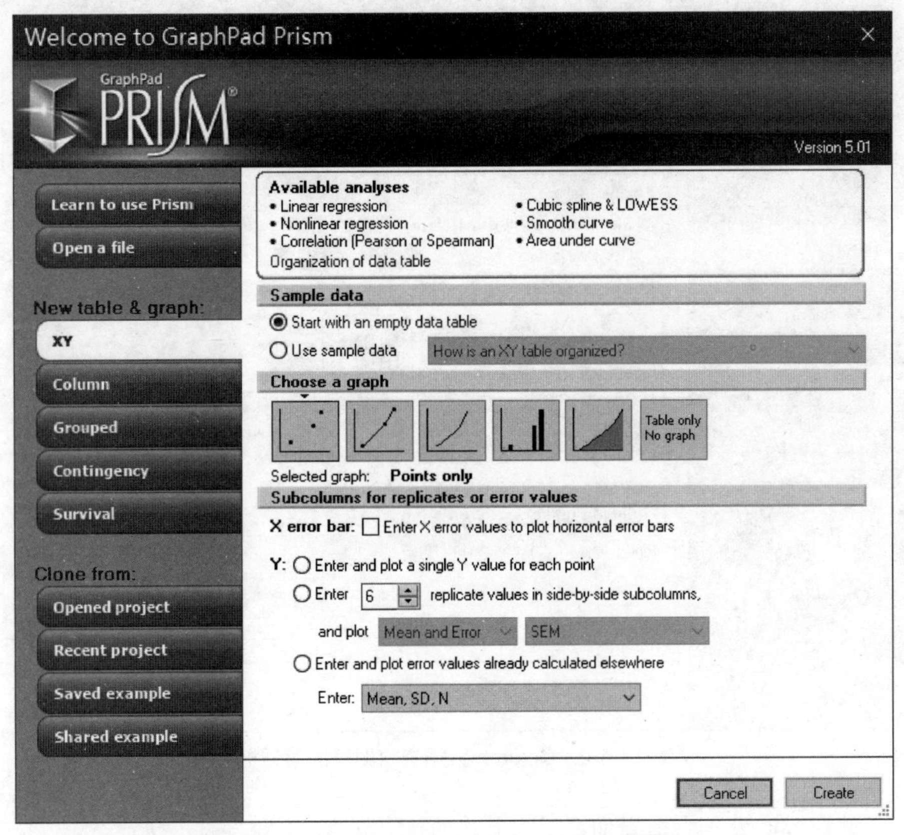

图 13-4-1　GraphPad Prism 软件主界面

1. **条图**　GraphPad Prism 5.0 软件所提供的 5 种不同类型的数据资料形式绘制图形，其中有 4 种可以用来绘制条图，其中最常用的有 Column 图和 Grouped 图。在绘制之前，应当根据自己的数据资料，选择好数据的形式，再绘制出相应的条图。

(1)不同组别平均水平的单一条图

【例 13-4-1】以 GraphPad Prism 自带文件为例，采用条图的形式显示不同种动物的体形资料，数据文件为“例 13-4-1.xls”。

操作步骤：

1）打开主界面，在空白处点击，在 New table & graph 里选择 Column，从 Sample data 选项里选择 Start with an empty data table，进一步从 Choose a graph 所提供的多种图形里需选择条图，当选择时，此所选择的条图上方可有黑色的三角符号，表明已设立选择。进一步在下方的 Graphing replicates or error bars 里选择所作图的形式，包括均数、均数和标准误、中位数等选择（图 13-4-2）。

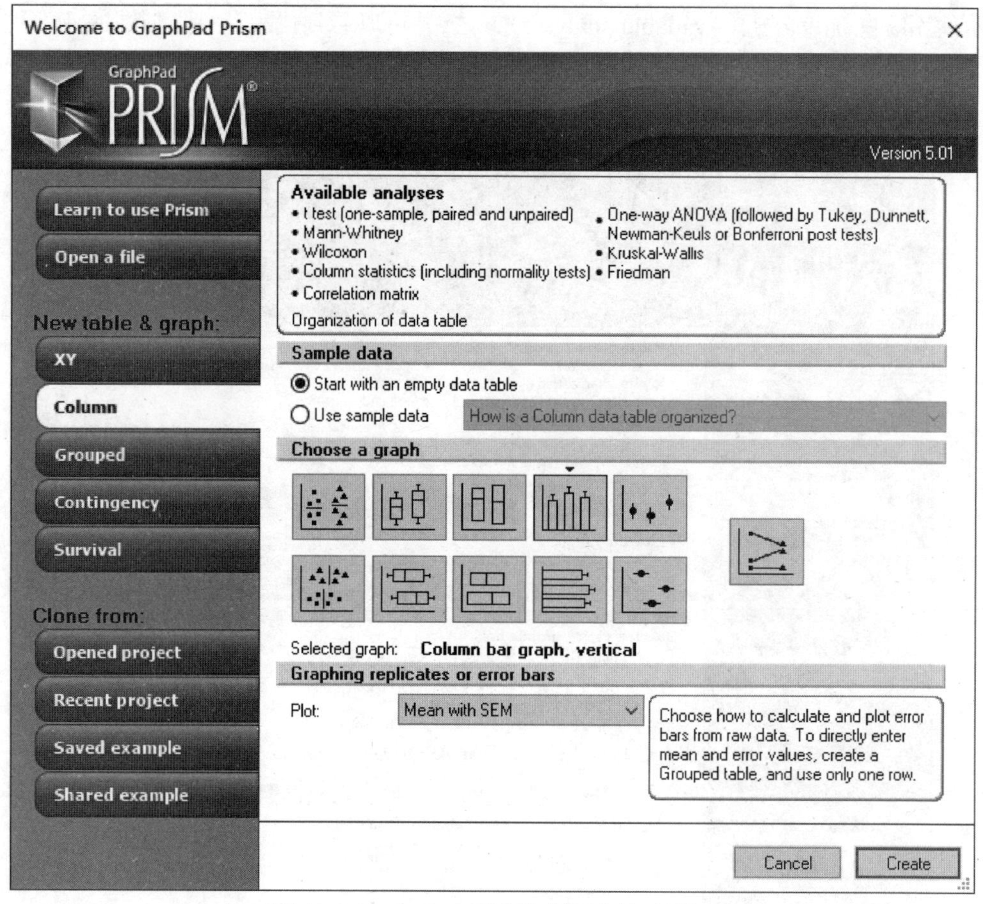

图 13-4-2　Column 数据资料图表的对话框

2）点击 Create 进入表格界面。可见右边有一张数据录入表格，同时在左边列出一系列文件夹，包含 Family、Data table、Info、Graphs 及 Layouts。每列表示一组，按图 13-4-3 所示形式录入三列（Cats、Dogs 及 Hamsters）数据资料，每组数据点的个数可不相同。

	A	B	C
	Cats	Dogs	Hamsters
	Y	Y	Y
1	12	13	22
2	11	12	12
3	15	15	24
4	16	19	26

图 13-4-3　三种不同动物的体形资料

3）点击左边 Graphs 下的 data1，就可以查看软件自动生成的图形（图 13-4-4）。

⑵不同组别的成组条图

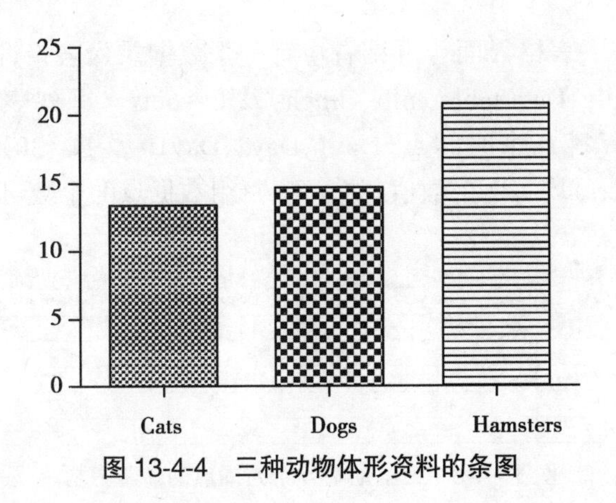

图 13-4-4　三种动物体形资料的条图

【例 13-4-2】以 GraphPad Prism 自带数据为例，采用成组条图的形式显示不同种动物的体重资料，数据文件为“例 13-4-2.xls”。

操作步骤：

1）打开主界面，在空白处点击，在 New table&graph 里选择 Grouped，从 Sample data 选项里选择 Start with an empty data table，进一步从 Choose a graph 所提供的多种图形里选择条图，当选择时，此所选择的条图上方可有黑色的三角符号，表明已设立选择。进一步在下方的 Y subcolumns for replicates or errors bars 里选择数据录入和绘图的格式（图 13-4-5）。

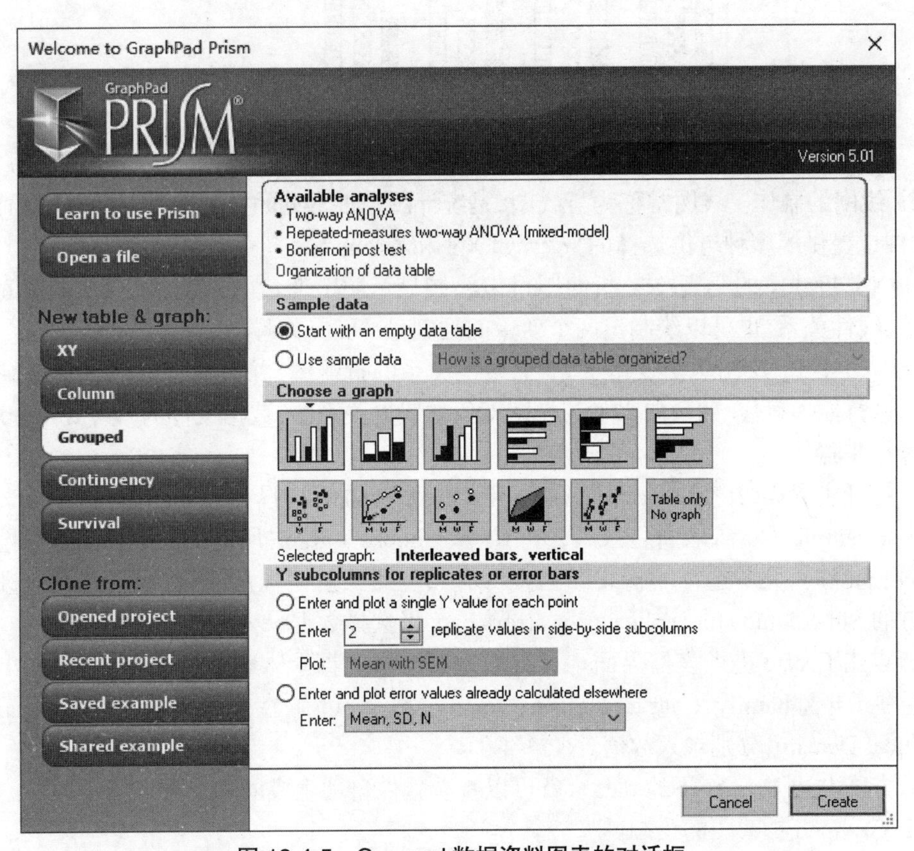

图 13-4-5　Grouped 数据资料图表的对话框

2）点击 Create 进入表格界面。可见右边有一张数据录入表格，同时在左边列出一系列文件夹，包含 Family、Data table、Info、Graphs 及 Layouts。每列表示一组，按图 13-4-6 所示形式录入数据资料，4 个时间点（Day1、Day2、Day10 及 Day30），每个时间点的动物（Cats、Dogs 及 Hamsters）均有 2 个数值，共 6 列，每组数据点的个数可不相同。

Table format: Grouped		A		B		C	
		Cats		Dogs		Hamsters	
	☒	A:Y1	A:Y2	B:Y1	B:Y2	C:Y1	C:Y2
1	Day1	12	13	14	13	21	22
2	Day2	11	7	16	17	19	23
3	Day10	15	16	9	12	23	19
4	Day30	16	17	20	18	26	28

图 13-4-6　三组动物 4 个时间点的体重资料

3）点击左边 Graphs 下的 data1，就可以查看软件自动生成的图形（图 13-4-7）。

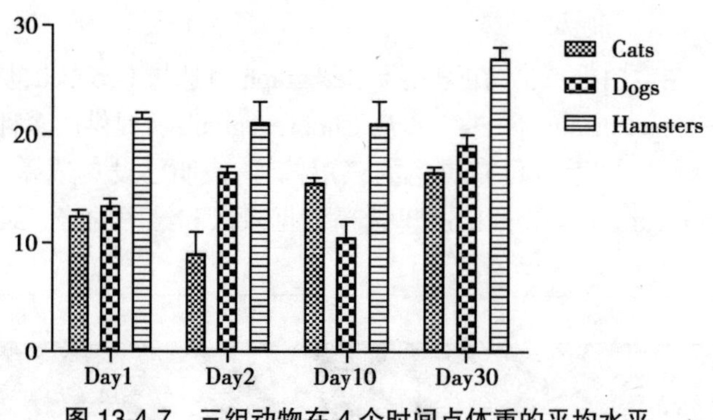

图 13-4-7　三组动物在 4 个时间点体重的平均水平

2. 线图的制作　线图常称为折线图，是统计图中很常见的一类图型。GraphPad Prism 5.0 软件也提供了多种可供选择的方案，如 XY 和 Group 图表。

（1）XY 折线图的绘制：XY 折线图可以绘制显示两个变量间关系，如两个变量间的相关关系、线性关系，也可以绘制出两个变量间的剂量 - 反应关系图。

【例 13-4-3】绘制两个变量 X 和 Y 线性关系的折线图，并按照标准曲线对所缺失的数据点进行插入替代，如蛋白水平与光密度值的线性关系图，数据文件为“例 13-4-3.xls”。

操作步骤：

1）打开主界面，在空白处点击，在 New table&graph 里选择 XY，从 Sample data 选项里选择 Use sample data 或者自行录入，进一步从 Choose a graph 所提供的多种图形里选择折线图，当选择时，此所选择的折线图上方可有黑色的三角符号，表明已设立选择。进一步在下方的 Subcolumns for replicates or errors bars 里选择数据录入和绘图的格式。

2）点击 Create 进入表格界面。可见右边有一张数据录入表格，同时在左边列出一系列文件夹，包含 Family、Data table、Info、Graphs 及 Layouts。在表格中 X 为 micrograms，Y 为 Optical Density，分别录入数值（图 13-4-8）。

3）点击左边 Graphs 下的 data1，就可以查看软件自动生成的图形（图 13-4-9）。

（2）Grouped 折线图的绘制

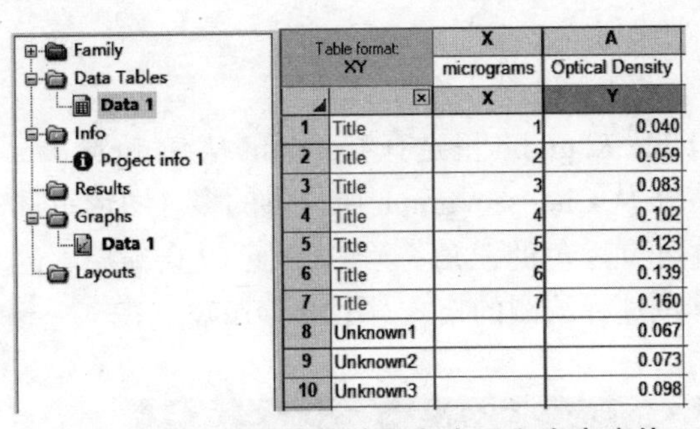

Family
Data Tables
Data 1
Info
Project info 1
Results
Graphs
Data 1
Layouts

Table format: XY	X	A
	micrograms	Optical Density
	X	Y
1 Title	1	0.040
2 Title	2	0.059
3 Title	3	0.083
4 Title	4	0.102
5 Title	5	0.123
6 Title	6	0.139
7 Title	7	0.160
8 Unknown1		0.067
9 Unknown2		0.073
10 Unknown3		0.098

图 13-4-8　不同样品的蛋白水平和光密度值

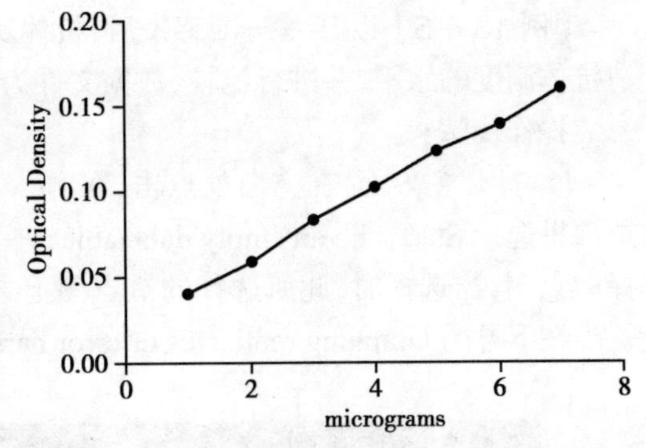

图 13-4-9　不同样品的蛋白水平和光密度值的关系

【例 13-4-4】在 GraphPad Prism 软件里也可以利用 Group 的资料制作折线图,比如利用折线图显示和比较伤寒和结核病的死亡率变化趋势,数据文件为“例 13-4-4.xls”。

操作步骤:

1)打开主界面,在空白处点击,在 New table&graph 里选择 Grouped,从 Sample data 选项里选择 Start with an empty data table,进一步从 Choose a graph 所提供的多种图形里选择折线图,当选择时,此所选择的折线图上方可有黑色的三角符号,表明已设立选择。进一步在下方的 Y subcolumns for replicates or errors bars 里选择数据录入和绘图的格式。

2)点击 Create 进入表格界面。可见右边有一张数据录入表格,供输入数据。同时在左边列出一系列文件夹,包含 Family、Data table、Info、Graphs 及 Layouts。表格的左侧为不同的时间(从 1950—1966 年),右侧 AB 两列为不同年份中伤寒和结核的死亡率。按图 13-4-10 所示形式录入数据资料。

3)点击左边 Graphs 下的 data1,就可以查看软件自动生成的图形,可见伤寒和结核的死亡率呈现逐年下降的趋势,且结核病的死亡率下降趋势更加明显(图 13-4-11)。

3. 散点图　GraphPad Prism 软件可以绘制多种散点图,主要包括 XY 图表里反映两个变量关系的散点图、Column 图表里显示不同组别间分布情况的散点图以及 Grouped 图表里分组的散点图。其中以 Column 图表中的散点图应用较为广泛,常常在临床研究工作中涉及,这里以此类数据为例进行简要介绍。

Table format: Grouped	A	B
	伤寒	结核
	Y	Y
1 1950	31.3	174.5
2 1952	22.4	157.1
3 1954	18.0	142.0
4 1956	9.2	127.2
5 1958	5.0	97.7
6 1960	3.8	71.3
7 1962	1.6	59.2
8 1964	0.8	46.0
9 1966	0.3	37.5

图 13-4-10　1950—1966 年间全国伤寒和结核病的死亡率资料

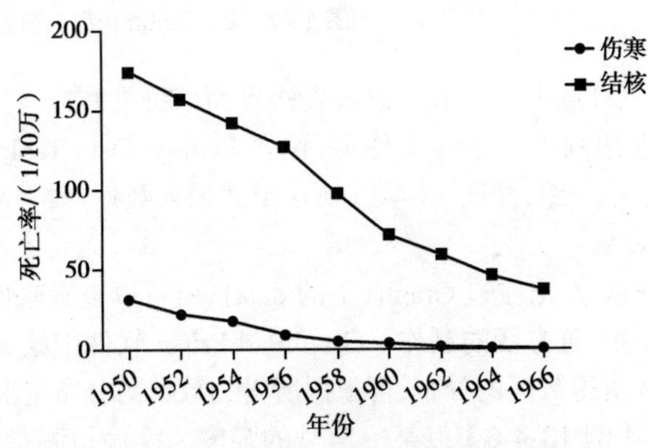

图 13-4-11　1950—1966 年间全国伤寒和结核病的死亡率

【例 13-4-5】以某一病毒感染后，机体免疫水平产生变化为例。可检测出男、女性血清抗体滴度的水平，并进行比较，数据文件为“例 13-4-5.xls”。

操作步骤：

(1)打开主界面，在空白处点击，在 New table & graph 里选择 Column，从 Sample data 选项里选择 Start with an empty data table，进一步从 Choose a graph 所提供的多种图形里选择散点图，当选择时，此所选择的散点图上方可有黑色的三角符号，表明已设立选择。进一步在下方的 Graphing replicates or error bars 里选择绘图的格式(图 13-4-12)。

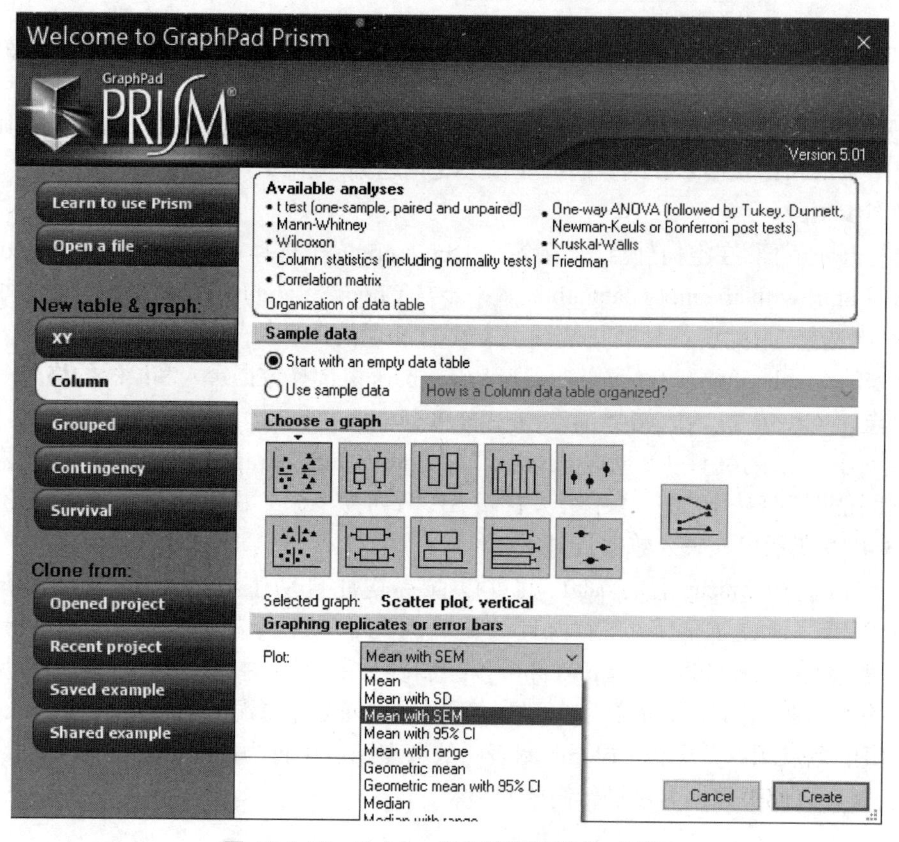

图 13-4-12　Column 数据资料图表的对话框

(2)点击“Create”进入表格界面。可见右边有一张数据录入表格，供输入数据。同时在左边列出一系列文件夹，包含 Family、Data Tables、Info、Graphs、Results 及 Layouts。每列表示一组，按图 13-4-13 所示形式录入数据资料，AB 两列为男性和女性的血清 IgG 抗体水平。

(3)点击左边 Graphs 下的 data1，就可以查看软件自动生成的散点图(图 13-4-14)。

4. 直方图的制作　GraphPad Prism 软件中绘制直方图可通过两步完成图形的制作。首先求得数据的分布，再根据所得到数据的分布情况进行直方图的绘制。

【例 13-4-6】以某一信号的强度为疾病检测指标，描述检测信号的分布情况，以直方图显示，数据文件为“例 13-4-6.xls”。

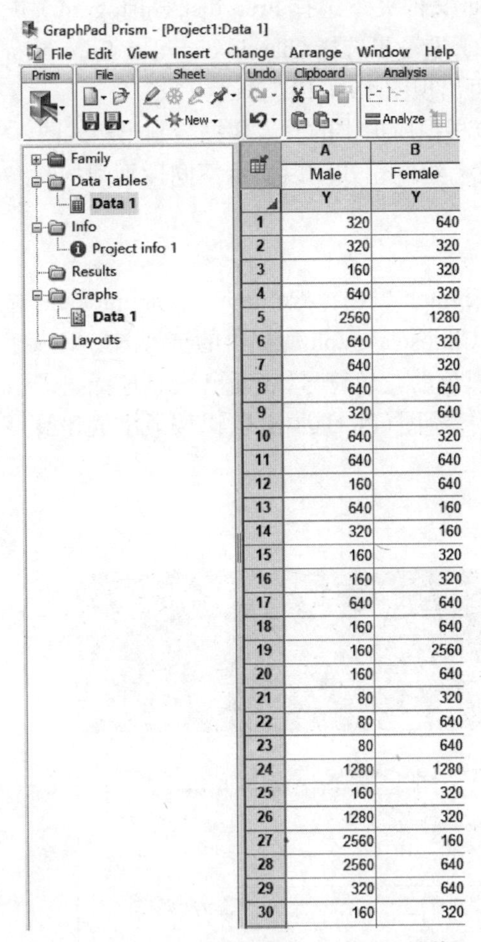

	A	B
	Male	Female
	Y	Y
1	320	640
2	320	320
3	160	320
4	640	320
5	2560	1280
6	640	320
7	640	320
8	640	640
9	320	640
10	640	320
11	640	640
12	160	640
13	640	160
14	320	160
15	160	320
16	160	320
17	640	640
18	160	640
19	160	2560
20	160	640
21	80	320
22	80	640
23	80	640
24	1280	1280
25	160	320
26	1280	320
27	2560	160
28	2560	640
29	320	640
30	160	320

图 13-4-13　男性和女性的血清 IgG 抗体水平资料

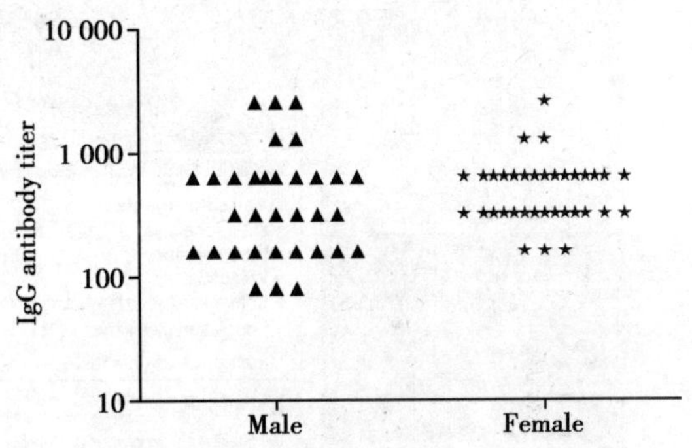

图 13-4-14　男性和女性的血清 IgG 抗体水平分布

操作步骤：

(1) 打开主界面，在空白处点击，在 New table & graph 里选择 Column，从 Sample data 选项里选择 Start with an empty data table，进一步从 Choose a graph 所提供的多种图形里选择所需要的图形，当选择时，此所选择的图形上方可有黑色的三角符号，表明已设立选择。进一步在下方的 Graphing replicates or error bars 里选择绘图的格式(图 13-4-15)。

(2) 点击 "Create" 进入表格界面。可见右边有一张数据录入表格，供输入数据。同时在左边列出一系列文件夹，包含 Family、Data Tables、Info、Graphs、Results 及 Layouts。点击 Data Tables 文件夹下面的 Data 1，可在右侧的表格中进行数据的录入与整理，按图 13-4-16 中所示形式录入数据资料。

(3) 点击左边 Graphs 下的 data1，就可以查看软件自动生成的散点图(图 13-4-17)。

(4) 点击 Results，软件显示数据分析选项，选择 column anayses 目录下，frequency distribution，点击 OK。在 New graph 里选择 XY graph Histogram spike。可出现图 13-4-18 直方图。

(5)如需添加平滑曲线,则还进一步在 Results 文件夹下选择 Freq dist.(histogram),进行 Analyze(数据分析)中的 XY analyses(curve fit),进一步选择 Classic equation from prior version of Prism,再选择 Gaussian distribution,则可出现图 13-4-19。

5. 箱式图的制作　GraphPad Prism 软件可以根据所提供的分组数据绘制出箱式图。

【例 13-4-7】以数据文件“例 13-4-7.xls”为例,绘制箱式图以显示不同性别间的收缩压分布情况。

操作步骤:

(1)打开主界面,在空白处点击,在 New table&graph 里选择 Column,从 Sample data 选项里选择 Start with an empty data table,进一步从 Choose a graph 所提供的多种图形里选择箱式图,当选择时,此所选择的箱式图上方可有黑色的三角符号,表明已设立选择。进一步在下方的 Graphing replicates or error bars 里选择绘图(Plot)的格式,以按最小值和最大值绘制出箱式图。

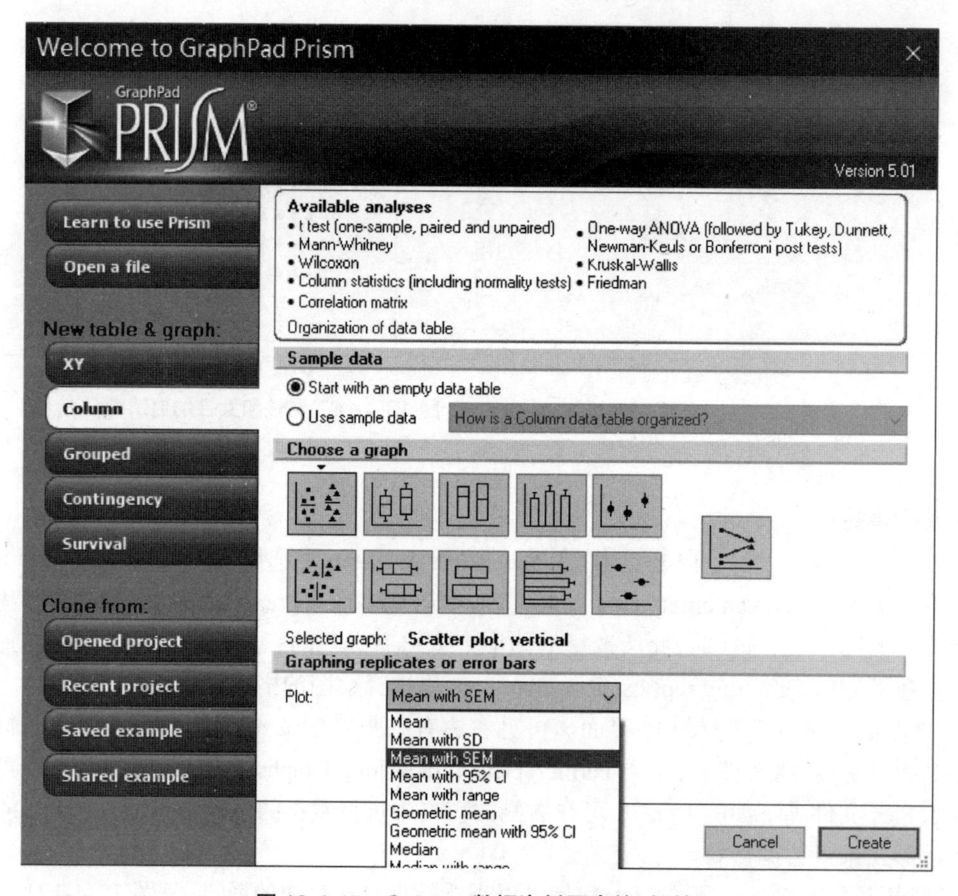

图 13-4-15　Column 数据资料图表的对话框

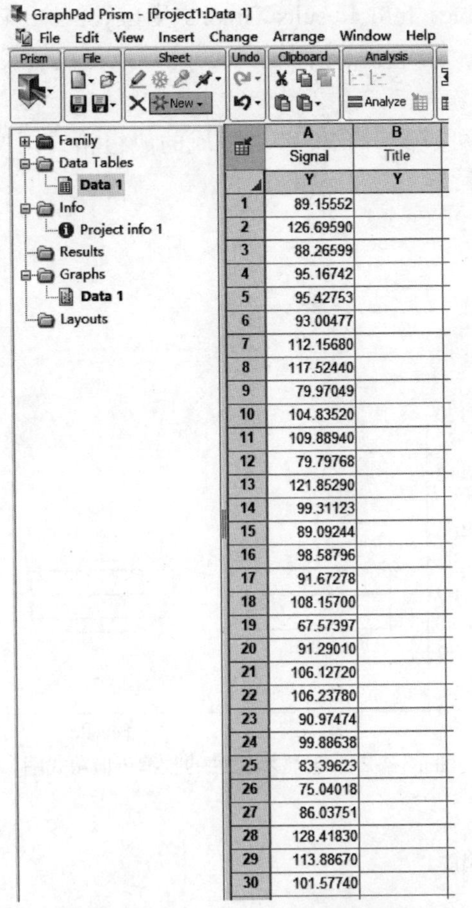

	A	B
	Signal	Title
	Y	Y
1	89.15552	
2	126.69590	
3	88.26599	
4	95.16742	
5	95.42753	
6	93.00477	
7	112.15680	
8	117.52440	
9	79.97049	
10	104.83520	
11	109.88940	
12	79.79768	
13	121.85290	
14	99.31123	
15	89.09244	
16	98.58796	
17	91.67278	
18	108.15700	
19	67.57397	
20	91.29010	
21	106.12720	
22	106.23780	
23	90.97474	
24	99.88638	
25	83.39623	
26	75.04018	
27	86.03751	
28	128.41830	
29	113.88670	
30	101.57740	

图 13-4-16　某一信号强度资料结果

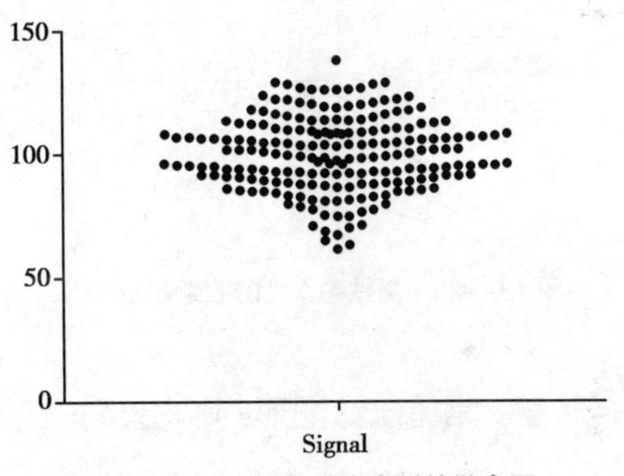

图 13-4-17　信号强度资料的散点图

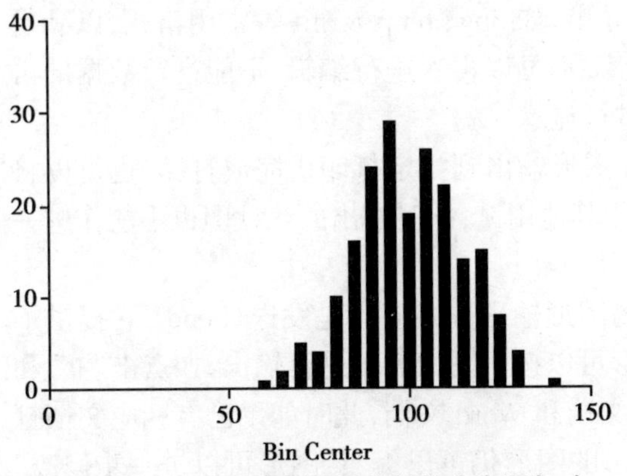

图 13-4-18　信号资料结果的频数分布图(一)

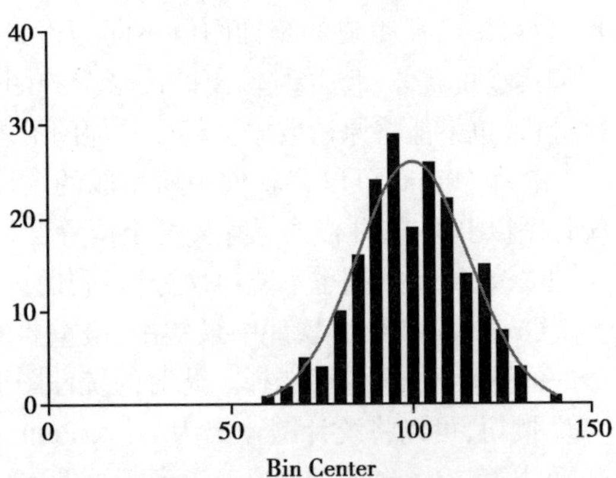

图 13-4-19　信号资料结果的频数分布图(二)

(2)点击 Create 进入表格界面。可见右边有一张数据录入表格,供输入数据。同时在左边列出一系列文件夹,包含 Family、Data Tables、Info、Results、Graphs 及 Layouts。点击 Data Tables 文件夹下面的 Data 1 进行数据的录入与整理,按图 13-4-20 中所示形式录入数据资料,AB 两列为男性和女性的收缩压值。

(3)点击 Graphs 文件夹下面的 Data 1,就可以查看软件自动生成的成组箱式图(图 13-4-21)。

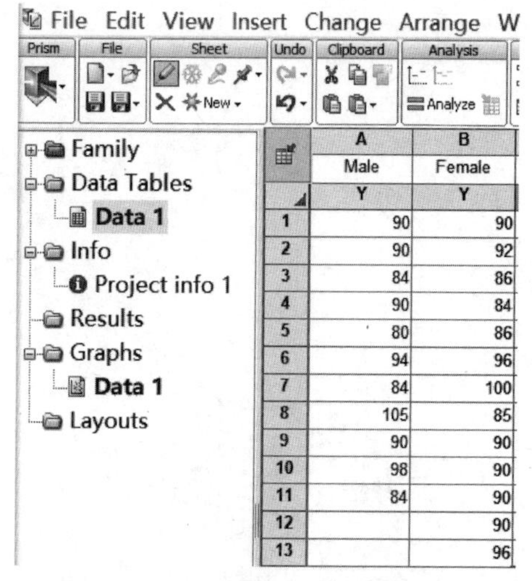

	A	B
	Male	Female
	Y	Y
1	90	90
2	90	92
3	84	86
4	90	84
5	80	86
6	94	96
7	84	100
8	105	85
9	90	90
10	98	90
11	84	90
12		90
13		96

图 13-4-20 男性和女性的收缩压值

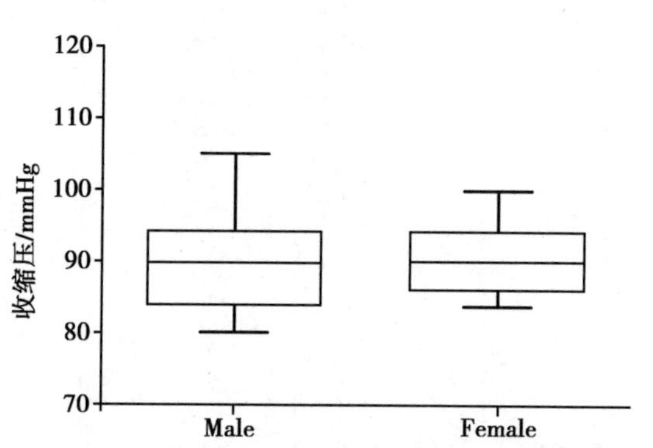

图 13-4-21 男性和女性的收缩压值箱式图

三、常见统计图形的输出、编辑与修饰

1. 统计图形的输出 GraphPad Prism 中所绘制的图形可以非常灵活地输出,图 13-4-22 至图 13-4-24 列出了菜单栏常用的 3 种方法:导出(Export)、打印(Print)和发送(Send)。导出(Export)可以将软件中所生成的统计图形保存到指定的位置,选择彩色或者黑白的图形,也可以将所生成的统计图以不同的格式导出,如 .jpg、.bmp 及 .tif 等常用格式,以满足不同用途的需求,但此时输出的图形为纯图片,不可以再次进行编辑,不能进行数据的再次分析,也不能将原始数据资料以其他图形进行显示。

打印(Print)可以将软件中所生成的统计图形输出到指定打印机完成打印,也可以将统计图以 PDF 文件格式保存到指定位置,以作其他用途,此时输出的统计图也不能作进一步的修改,原始数据也不能再次分析、利用。

GraphPad Prism 软件中最常用、最重要的图形输出方式应当是发送(Send),它提供了最好的图形输出、保存选择。此时的统计图形可以按不同的需求进行输出,如点击“P”和“W”按钮,可以将统计图输出为 PowerPoint 文档和 Word 文档,此时如果已有相应文档打开,可以完成图形的即时插入。而且此时输出的图形仍可以编辑,图形可以进一步修改、润色。制图者也可以对原始资料进行再次分析、重新制图。

2. 统计图形的编辑与修饰 GraphPad Prism 软件是一个非常友好的制图软件,它不仅自动为制图者生成了所需要图形,还提供了方便的图形修饰选项,便于进一步对所生成

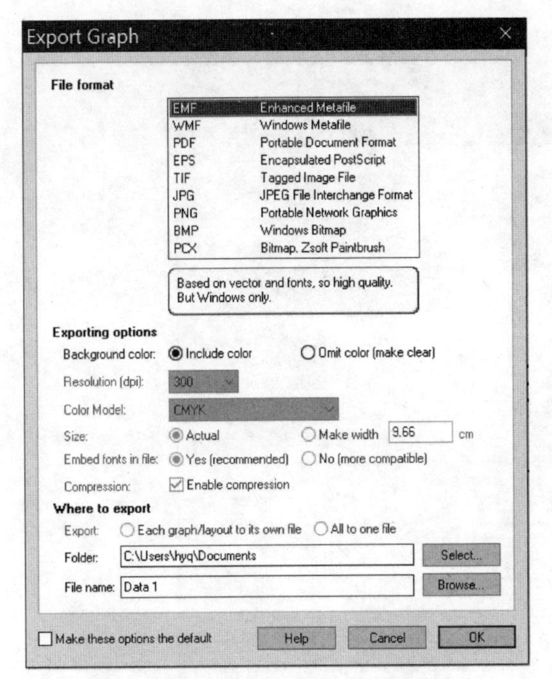

图 13-4-22　统计图形导出的对话框

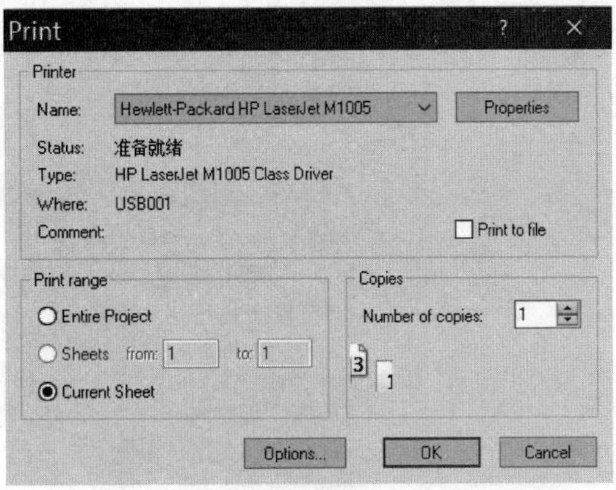

图 13-4-23　统计图形打印的对话框

的图形进行润色。

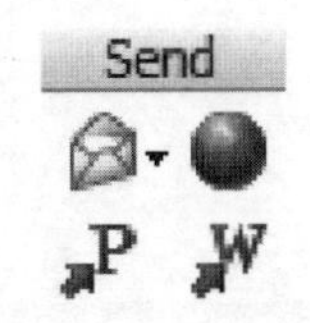

图 13-4-24　统计图形发送的菜单功能键

编辑与修饰所需要修改的图形，可以首先在 Graphs 文件夹下，选中图形 Data，双击图形，可出现图 13-4-25 所示的 Format Graph 的对话框。Format Graph 中有 3 个模块可供选择：Appearance、Data Sets on Graph 及 Graph Settings。各模块所提供的编辑菜单，将依据各自特点而有所不同。

(1) 在 Appearance 部分可以指定绘图数据（Data Set）的来源、制图和风格（Style）、所作箱式图里的填充色彩、误差线（Error bars）。如果是其他的图形，如线图还可设定线条的色彩。也可进一步对图形的坐标轴、图例等进行设定。

(2) Data Sets on Graph 部分可让制图者选择所使用的制图数据，以及所用的数据在图中的次序。

(3) Graph Settings 部分制图者可设定图形的方向是纵向还是横向，不同组别在图形中的距离等。

【例 13-4-8】 以例 13-4-7 统计图为例，使统计图仅列出男性对象的结果，并以彩色显示。

操作步骤：

(1) 同例 13-4-7 操作步骤，在 Graphs 文件夹下，选中图形 Data，双击图形，弹出 Format Graph 对话框。

(2) 在 Appearance 里面 Bars and boxes 的 Fill 项所提供的色彩中选择。

(3) 在 Data set on graph 里面选择中 female，进一步选择 remove。

(4) 在 Graph Settings 里面，选择 Horizontal，点击 OK（图 13-4-26）。

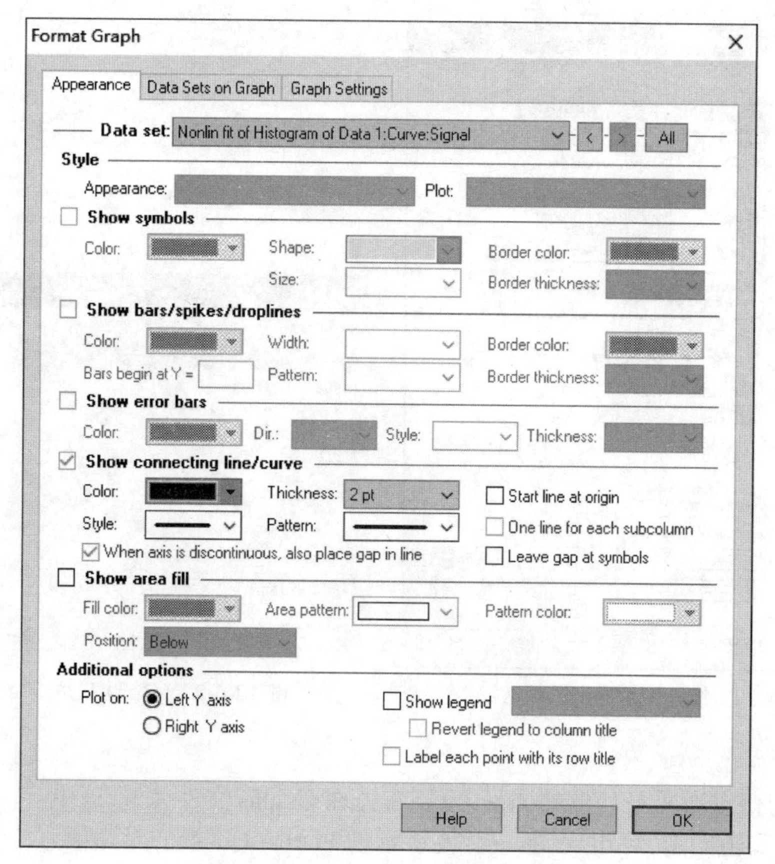

图 13-4-25　统计图形格式的对话框

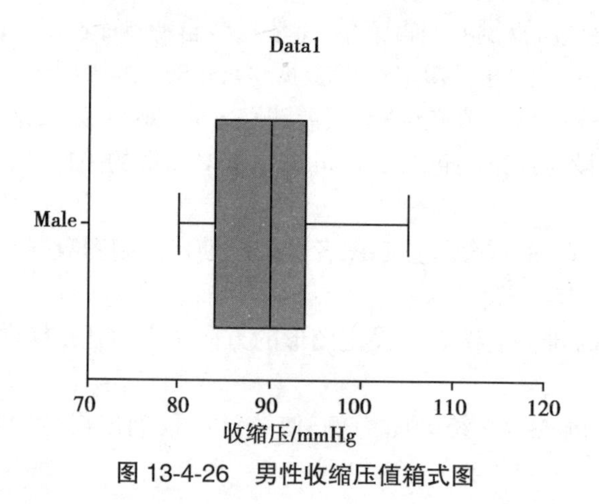

图 13-4-26　男性收缩压值箱式图

值得提及的是，GraphPad Prism 软件提供了丰富的方法便于制图者对图形进行修饰，例如使用鼠标“右键”功能菜单对图形进行润色。更便利之处在于，制图者可以进一步依据绘图的原始数据，重新选择更为合理的图形进行展示，实现条图、线图、散点图等形式间的直接转换，非常方便。

（张铁军）

第十四章 EpiCalc 软件应用

第一节 EpiCalc 软件简介

在医学研究中，经常遇到一些表格数据。如已知两个或多个均数、标准差、样本含量，进行它们之间差异的显著性检验（t 检验或方差分析），或已知 R×C 表格数据，进行它们之间构成差异的显著性检验（χ^2 检验），或在研究设计阶段估计样本含量等。通常参考相关的统计学或流行病学书籍上的公式，用计算器进行计算，但稍显复杂并容易出错。备受推崇的流行病学计算器（EpiCalc 2000）则能满足计算表格数据的要求，且方便、快捷、准确。

流行病学计算器（Epidemiological Calculato，EpiCalc），是由英国的 Joseph G. 和 Mark M. 共同设计的用于流行病学表格数据处理的统计分析软件。不同于 DOS 版本 Epi Info 软件中的 EpiTable 模块，EpiCalc 能够将所分析的结果按照树状结构式文件进行保存。EpiCalc 和 EpiTable 的功能基本相同，只是处理数据与输出结果的方式不同。

一、EpiCalc 软件的下载、安装

先下载 EpiCalc 2000 软件，运行所下载的安装文件时，EpiCalc 2000 将被自动安装。如果使用 Windows 7 或 Windows 8 操作系统请查看相关安装说明。

二、EpiCalc 软件的功能及应用

1. EpiCalc 软件的功能 EpiCalc 2000（Version 1.02）的主要功能包括以下几个方面：

（1）统计描述：根据样本量来计算百分比、率、中位数和均数等指标的 95% CI。

（2）比较：两样本构成比的比较、多个样本构成比的比较、构成比的趋势性检验、似然比、率的比较和均数的比较。

（3）表格数据的计算：R×C 表格数据的计算、2×2 不分层表格数据的计算和 2×2 分层表格数据的计算。

（4）样本的估计：不同设计的样本大小估算，包括单个样本均数、单个样本率、单个构成比的抽样，以及两样本均数比较、两样本率的比较、两个构成比的比较和病例 - 对照研究设计。

（5）样本的精确度计算：包括单个样本均数、单个样本率、单个构成比、两样本均数比较、两样本率的比较和两构成比的比较。

（6）抽样的随机数字：包括产生简单随机数字、成组随机数字和随机数字表。

（7）概率的计算：包括计算 χ^2 值、Student t 值和 Z 值所对应的概率。

2. EpiCalc 软件的应用　EpiCalc 软件被广泛应用于医学研究，尤其是流行病学研究领域。其应用特点可归纳为：该软件为免费软件，可任意分发；窗口操作，直观简便；分析结果以树状结构式文件保存，便于修改与查找；尤其适用于表格数据的快速统计分析；可作为一个统计功能齐全的计算器使用。

三、EpiCalc 软件的运行及窗口

运行 EpiCalc 程序时，运行窗口如图 14-1-1 所示，包括标题栏、菜单栏、工具栏和主窗口。主窗口分成左右两部分，左侧为树状计算列表窗口，右侧为结果输出窗口。

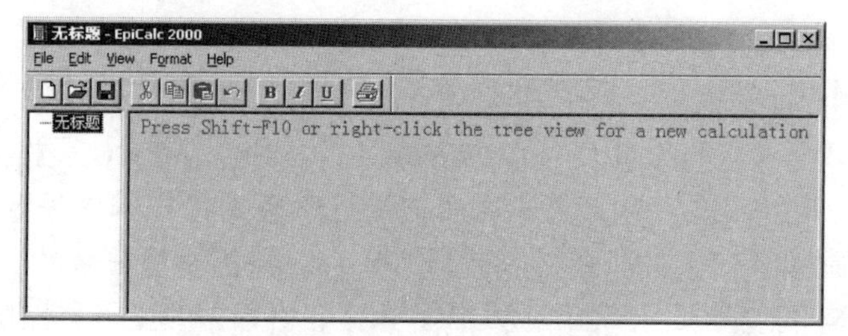

图 14-1-1　EpiCalc 2000 主窗口

树状计算列表窗口顶端显示标题，标题也是树状计算列表的主节点，标题名即为计算结果保存后的文件名。未做任何数据分析时，左侧窗口只显示树状计算列表主节点“无标题”或“untitled”；开始计算后，从主节点向下逐个建立计算列表标签。

结果输出窗口在系统运行后，呈未激活状态，窗口中文字提示“按 Shift+F10 或鼠标右击树状节点可开始一个新的计算过程”。此时，用鼠标选中主节点（“无标题”或“untitled”），点击右键，弹出计算过程列表快捷菜单（图 14-1-2），即可开始计算，计算结果显示在结果输出窗口。

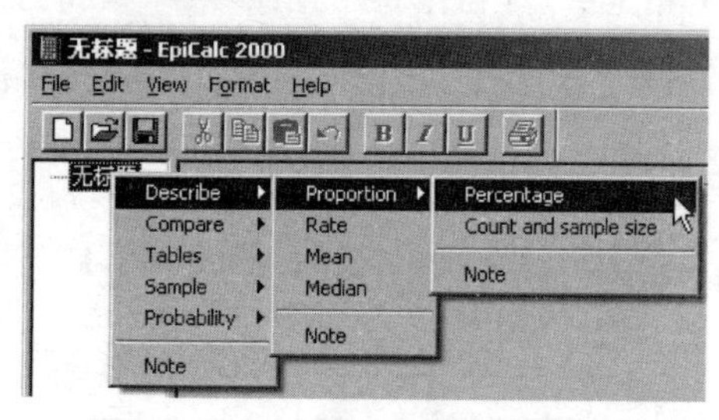

图 14-1-2　计算过程列表快捷菜单

四、EpiCalc 软件的文件保存和编辑

1. 文件保存和打开　运行 EpiCalc 软件后，左侧树状计算列表窗口显示“无标题”，此时或进行统计分析过程中，可通过“File/Save”菜单或点击工具图标保存文件。EpiCalc 结果文件的后缀为 .eca，文件内容为树状计算列表标签和对应的计算结果，该文件只能通过 EpiCalc 软件打开、编辑。

EpiCalc 软件的计算结果也可以输出为文本格式，可通过“File/Export…”菜单，输出计算结果为以.txt 为后缀的文本文件。

2. 计算结果的编辑　EpiCalc 软件的结果输出窗口的文本编辑功能被限制，只能选择性地将文本设置为粗体、斜体或下划线的形式。用户可以通过鼠标选择、复制、粘贴等步骤，将计算结果复制至其他文本编辑软件进行编辑；或对输出的文本文件（.txt）进行编辑。

第二节　EpiCalc 软件计算过程简介

在左侧树状计算列表窗口，选中主节点，按 Shift+F10 或鼠标右击，即弹出计算过程列表快捷菜单，每一项还包括下一级的子菜单，列出了 EpiCalc 软件的所有计算过程。具体子菜单过程如下。

1. 描述过程　包括构成比、率、均数、中位数的描述（图 14-2-1）。

2. 比较过程　包括构成比、趋势性检验、拟合优度检验、率和均数的比较（图 14-2-2、图 14-2-3）。

3. 表格计算过程　包括 R×C 的计算、2×2 表分层和不分层统计分析，计算结果包括 χ^2 值、OR 值、灵敏度、特异度等项目（图 14-2-4）。

4. 抽样计算过程　包括单个均数、单个率、构成比及两个均数、率和构成比的样本量的计算，并按要求产生随机数字表（图 14-2-5 至图 14-2-7）。

5. 概率计算过程　可根据给定的 χ^2 值、t 值和 Z 值，计算相应的概率值（图 14-2-8）。

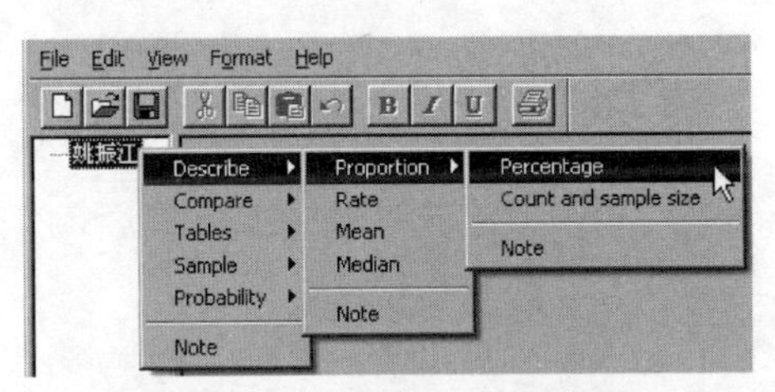

图 14-2-1　描述过程菜单

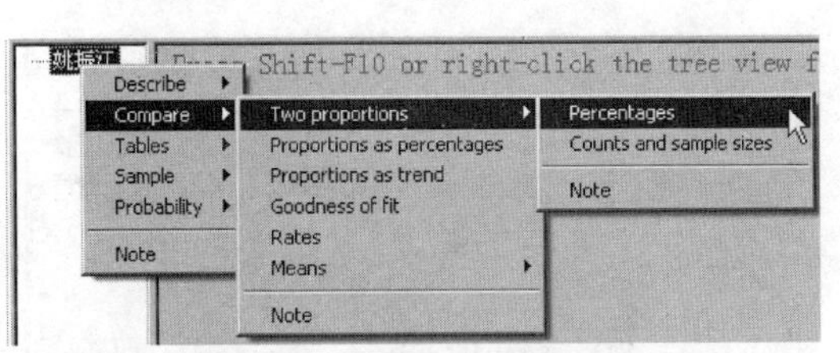

图 14-2-2　两个百分比比较过程菜单

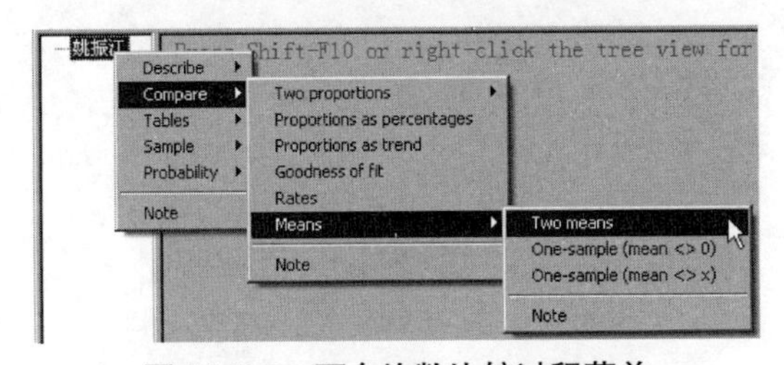

图 14-2-3　两个均数比较过程菜单

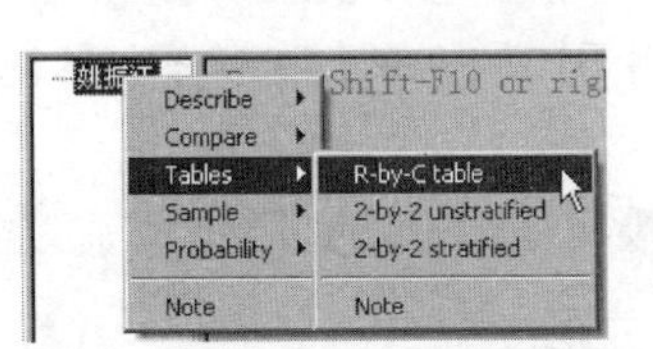

图 14-2-4　表格计算过程菜单

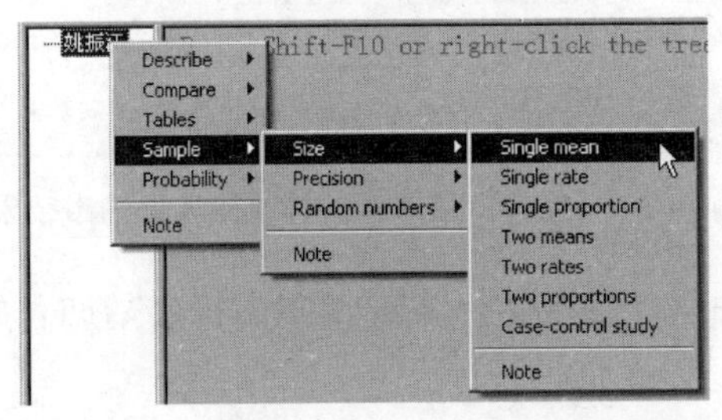

图 14-2-5　抽样计算过程——样本大小菜单

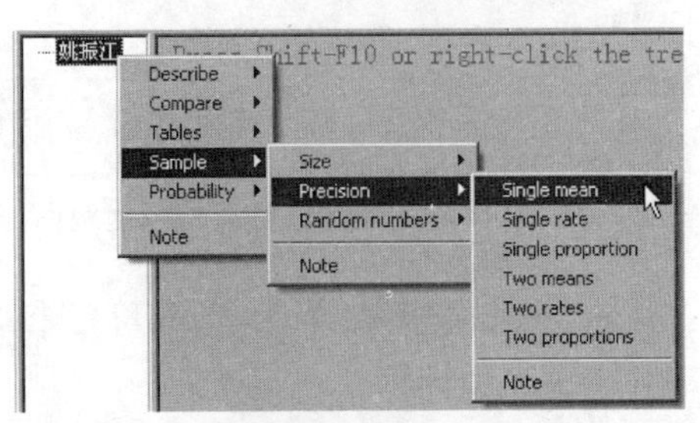

图 14-2-6　抽样计算过程——按精确度计算样本大小菜单

Describe
Compare
Tables
Sample
Probability
Note
Size
Precision
Random numbers
Note
List
Groups
Grouped list
Table
Note

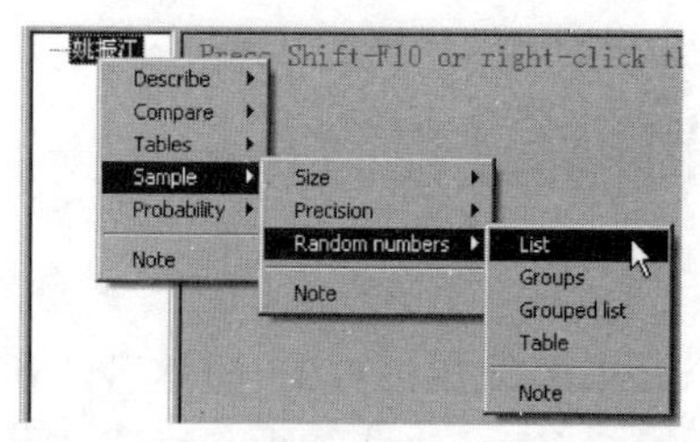

图 14-2-7　抽样计算过程——随机数字表菜单

Describe
Compare
Tables
Sample
Probability
Note
Chi-square
Student's t
Z
Note

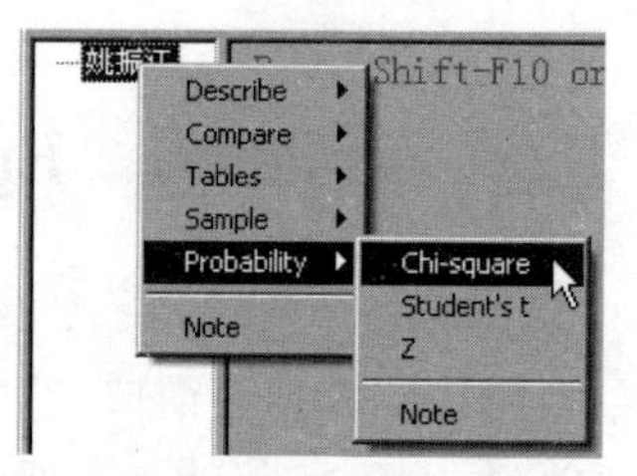

图 14-2-8　概率计算过程菜单

第三节　EpiCalc 软件表格数据的计算

一、描述过程

1. 构成比——百分比(图 14-3-1、图 14-3-2)

Describe - Proportion - Percentage
Title:
11:29:56, 2008-1-20
Confidence level
95%
99%
Proportion (%):
50
Sample size:
1000
OK
Cancel

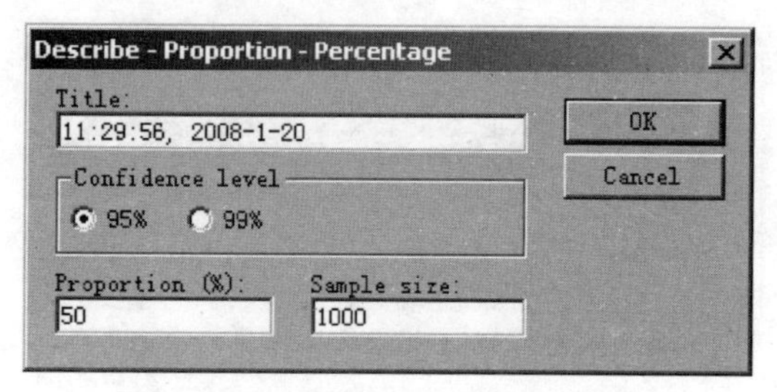

图 14-3-1　构成比——百分比对话框

Describe - Proportion - Percentage
11:29:56, 2008-1-20
Sample size : 1000
Proportion [95% CI] : 50.00% [46.86, 53.14]

图 14-3-2　构成比——百分比输出结果

注解：根据已知的百分比和样本量，计算 95% CI。

2. 构成比——计数和样本量(图 14-3-3、图 14-3-4)

Describe - Proportion - Count and sample size
tle:
11:42:10, 2008-1-20
Confidence level
95%
99%
Count:
888
Sample size:
4567
OK
Cancel

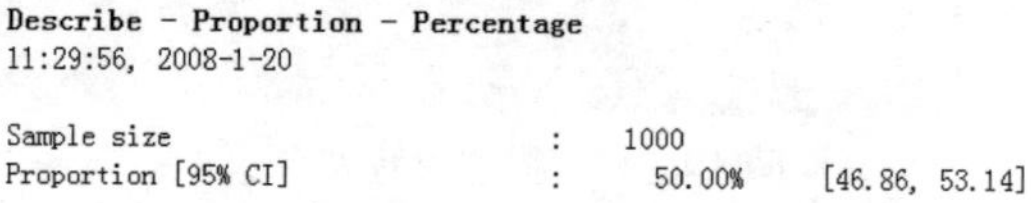

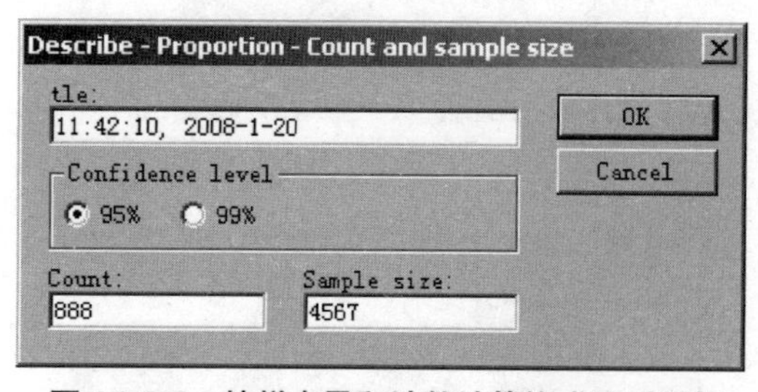

图 14-3-3　按样本量和计数计算构成比对话框

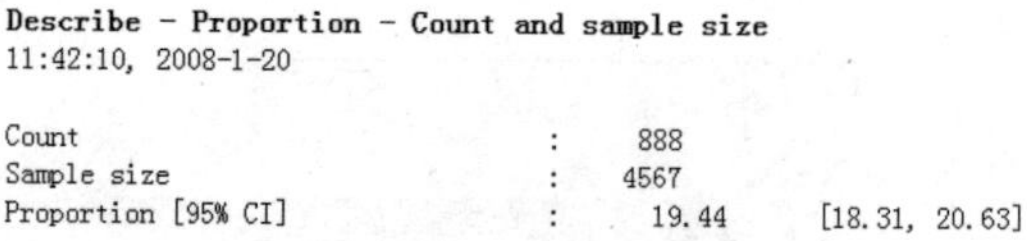

Describe - Proportion - Count and sample size
11:42:10, 2008-1-20
Count : 888
Sample size : 4567
Proportion [95% CI] : 19.44 [18.31, 20.63]

图 14-3-4　按样本量和计数计算构成比输出结果

注解：已知分子和样本量(分母)，计算构成比及其 95%CI；一般用于流行病学调查发病率和患病率的计算。

3. 率(图 14-3-5、图 14-3-6)

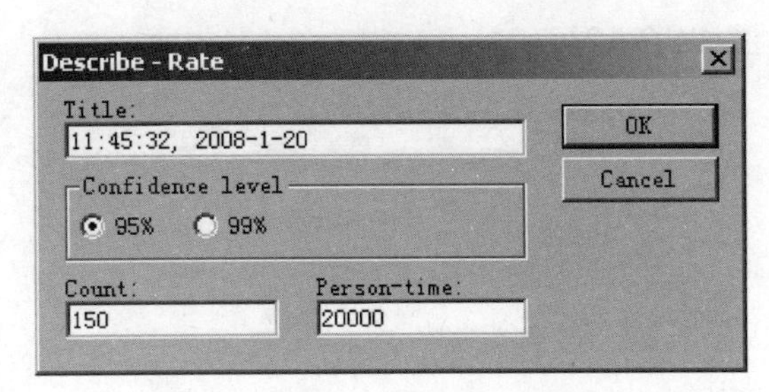

图 14-3-5 单个率的描述对话框

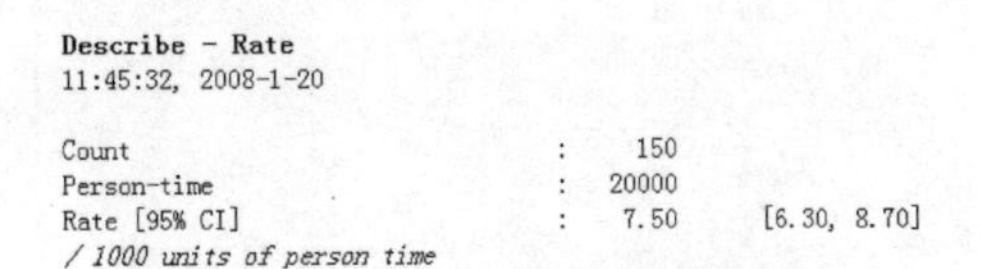

Describe - Rate
11:45:32, 2008-1-20

Count	:	150	
Person-time	:	20000	
Rate [95% CI]	:	7.50	[6.30, 8.70]

/ 1000 units of person time

图 14-3-6 单个率的描述输出结果

注解:已知分子计数和暴露人时,计算率及其 95% CI。用于队列研究发病密度的计算。

4. 均数(图 14-3-7、图 14-3-8)

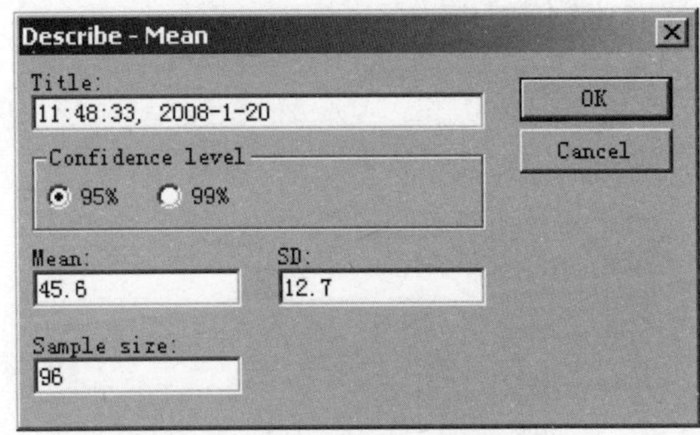

图 14-3-7 单个均数描述对话框

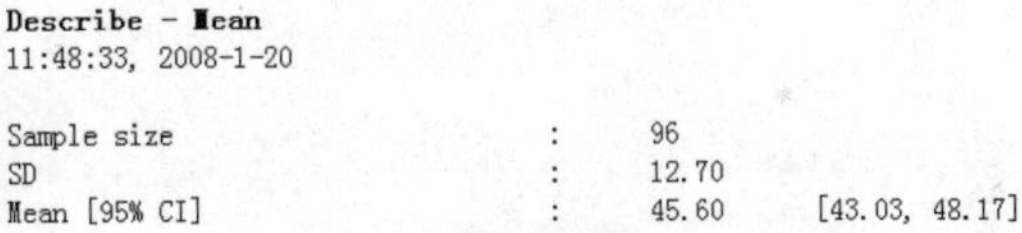

Describe - Mean
11:48:33, 2008-1-20

Sample size	:	96	
SD	:	12.70	
Mean [95% CI]	:	45.60	[43.03, 48.17]

图 14-3-8 单个均数描述输出结果

注解:已知均数、标准差和样本量,计算均数的 95% CI。一般用于均数的描述。

5. 中位数(图 14-3-9、图 14-3-10)

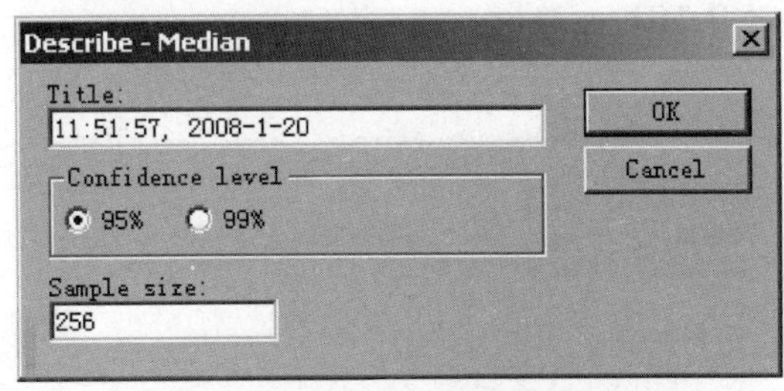

图 14-3-9 中位数描述对话框

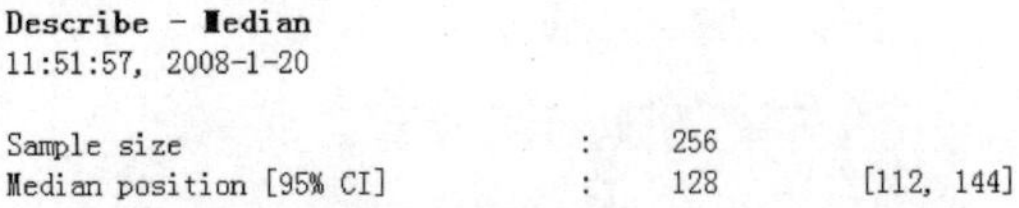

Describe - Median
11:51:57, 2008-1-20

Sample size	:	256	
Median position [95% CI]	:	128	[112, 144]

图 14-3-10 中位数描述输出结果

二、比较过程

1. 两个构成比——百分比（图 14-3-11、图 14-3-12）

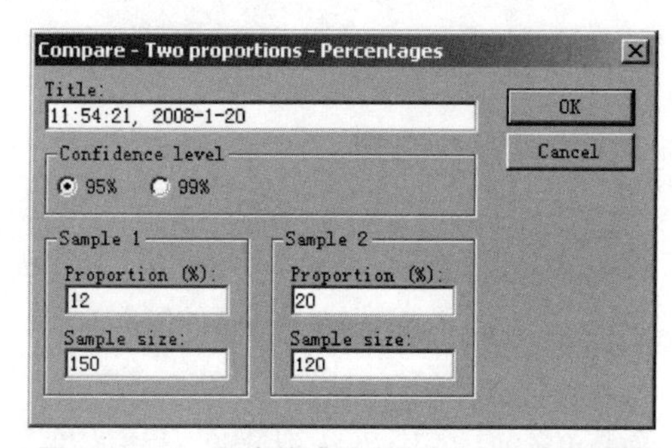

图 14-3-11　两个构成比（百分比）比较对话框

```
Compare - Two proportions - Percentages
11:54:21, 2008-1-20

Sample 1
Proportion                 :    12.00%
Sample size                :    150

Sample 2
Proportion                 :    20.00%
Sample size                :    120

Difference
Difference [95% CI]        :    8.00%    [-1.60, 17.60]
Z                          :    1.63
One-sided p-value          :    0.051204
Two-sided p-value          :    0.102407
```

图 14-3-12　两个构成比（百分比）比较输出结果

注解：已知两个百分率和样本量，进行两者之间差异的显著性检验（*Z* 检验，即 *U* 检验）。*Z* 值（即 *U* 值）为检验统计量，*P* 值（p-value）为对应的单侧和双侧概率。

2. 两个构成比——计数和样本量（图 14-3-13、图 14-3-14）

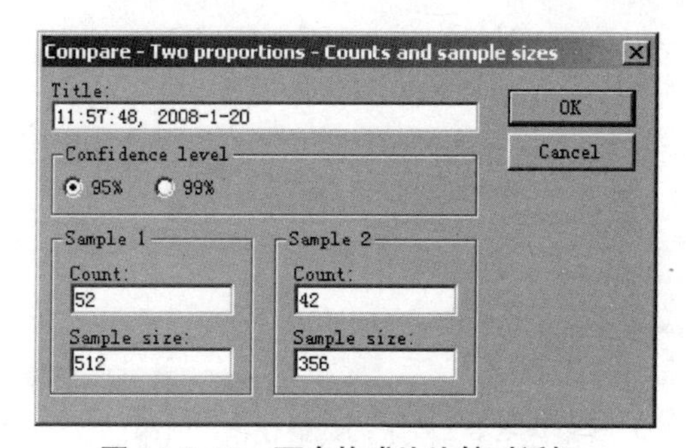

图 14-3-13　两个构成比比较对话框

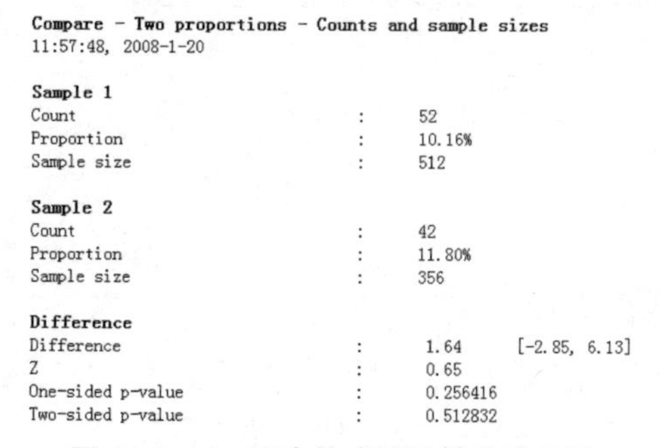

```
Compare - Two proportions - Counts and sample sizes
11:57:48, 2008-1-20

Sample 1
Count                      :    52
Proportion                 :    10.16%
Sample size                :    512

Sample 2
Count                      :    42
Proportion                 :    11.80%
Sample size                :    356

Difference
Difference                 :    1.64     [-2.85, 6.13]
Z                          :    0.65
One-sided p-value          :    0.256416
Two-sided p-value          :    0.512832
```

图 14-3-14　两个构成比比较输出结果

注解：根据已知的两个分子和样本量（分母），计算两个率或构成比的大小，并进行差异的显著性检验。此例两个样本率分别为 10.16% 和 11.80%，差异检验统计量 *Z* 值为 0.65，*P*=0.51（双侧检验），表明两组构成比差异无显著性。

3. 以百分比作为构成比（图 14-3-15、图 14-3-16）

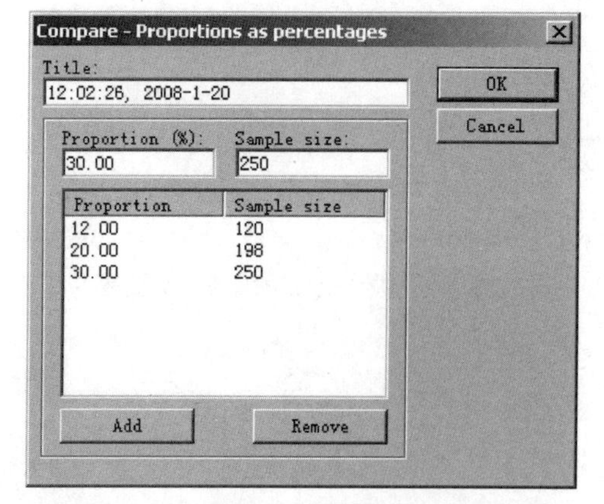

图 14-3-15　两组以上百分比构成比对话框

```
Compare - Proportions as percentages
12:02:26, 2008-1-20

        Proportion       Sample size
        ----------       -----------
          12.00%             120
          20.00%             198
          30.00%             250

Uncorrected chi-square     :    16.24
DF                         :    2
p-value                    :    0.000298

Cells with expected < 5    :    0.00%
```

图 14-3-16　两组以上百分比构成比输出结果

注解：此过程可进行两组及两组以上构成比（百分比）之间的差异显著性检验（χ^2 检验）；在数据输入框里，可通过下方的 Add 和 Remove 来增减数据。该例 χ^2 值（未校正）为 16.24，自由度（*df*）为 2，$P=0.000\ 298$，表明三组构成比差异具有显著性。

4. 构成比的趋势性检验（图 14-3-17、图 14-3-18）

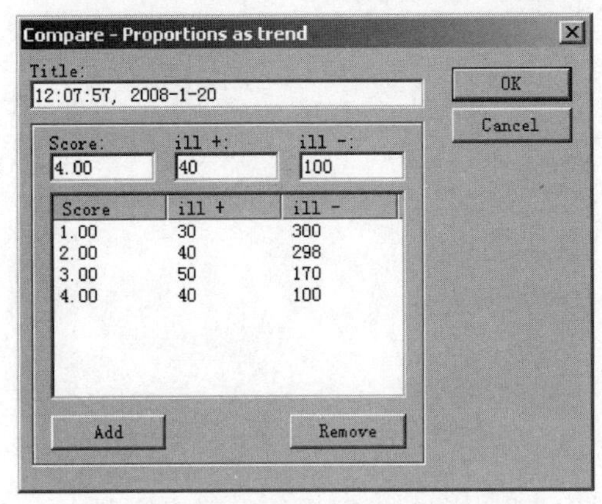

图 14-3-17　构成比趋势性检验对话框

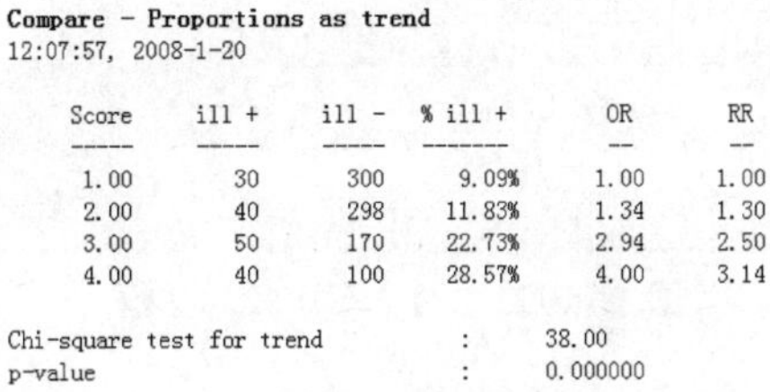

Compare - Proportions as trend
12:07:57, 2008-1-20

Score	ill +	ill -	% ill +	OR	RR
1.00	30	300	9.09%	1.00	1.00
2.00	40	298	11.83%	1.34	1.30
3.00	50	170	22.73%	2.94	2.50
4.00	40	100	28.57%	4.00	3.14

Chi-square test for trend : 38.00
p-value : 0.000000

图 14-3-18　构成比趋势性检验输出结果

注解：此过程可进行 χ^2 趋势性检验。Score 为暴露等级，可取 1、2、3、4 等；ill+ 和 ill– 为病例数和对照数，OR 为比值比（odds ratio），RR 为相对危险度（relative risk）；此例中可看出随着暴露等级的增加，发病的危险性（OR）增大，趋势性 $\chi^2=38.00$，$df=3$，$P<0.001$，说明该趋势具有统计学意义。

5. 拟合优度（图 14-3-19、图 14-3-20）

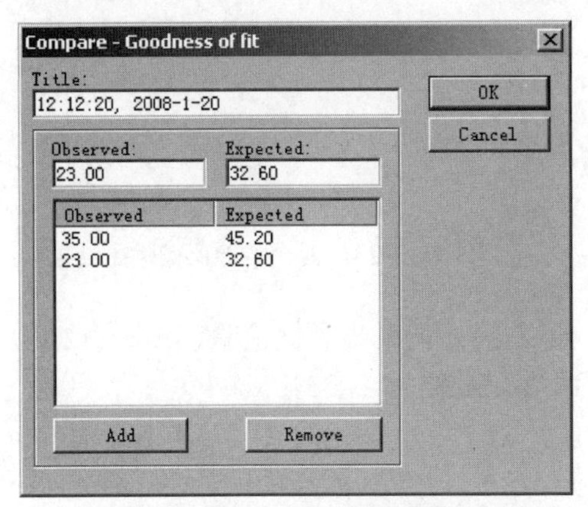

图 14-3-19　拟合优度检验对话框

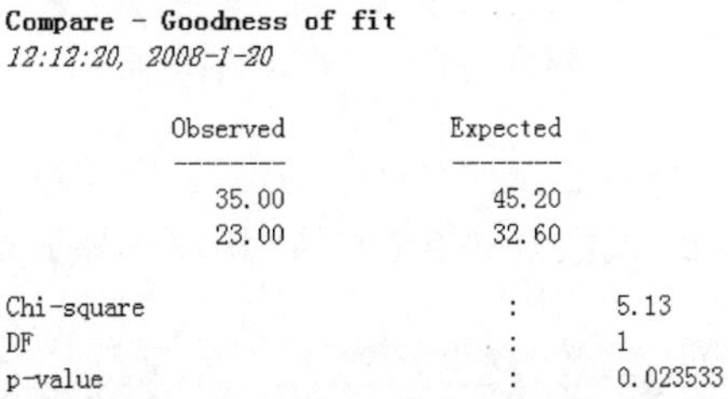

Compare - Goodness of fit
12:12:20, 2008-1-20

Observed	Expected
35.00	45.20
23.00	32.60

Chi-square : 5.13
DF : 1
p-value : 0.023533

图 14-3-20　拟合优度检验输出结果

注解：已知观察值（observed，即实际值）和期望值（expected，即理论值），进行拟合优度的 χ^2 检验。

6. 率(图 14-3-21、图 14-3-22)

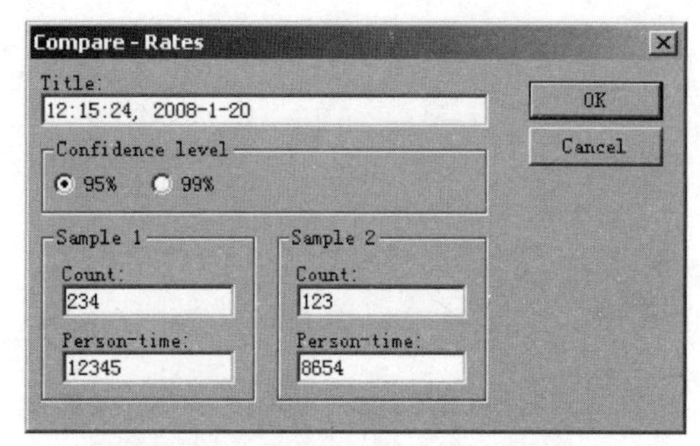

图 14-3-21　两个率比较对话框

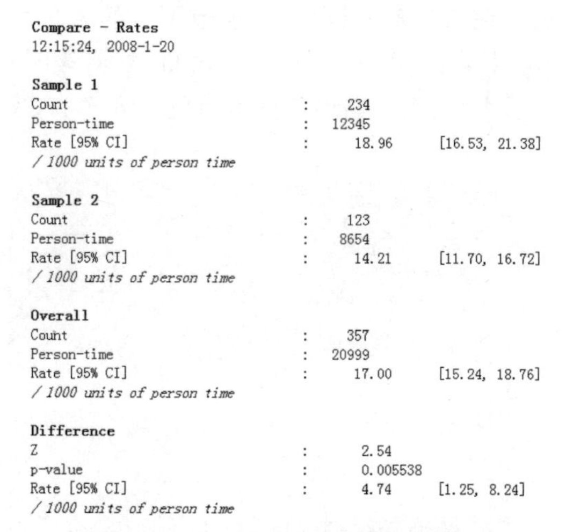

Compare - Rates
12:15:24, 2008-1-20

Sample 1
Count : 234
Person-time : 12345
Rate [95% CI] : 18.96 [16.53, 21.38]
/ 1000 units of person time

Sample 2
Count : 123
Person-time : 8654
Rate [95% CI] : 14.21 [11.70, 16.72]
/ 1000 units of person time

Overall
Count : 357
Person-time : 20999
Rate [95% CI] : 17.00 [15.24, 18.76]
/ 1000 units of person time

Difference
Z : 2.54
p-value : 0.005538
Rate [95% CI] : 4.74 [1.25, 8.24]
/ 1000 units of person time

图 14-3-22　两个率比较输出结果

注解：已知两个样本的计数(分子)和暴露人时(分母)，计算两组发病密度和 95% CI 并进行差异的显著性检验(*Z* 检验)，此过程一般用于队列研究中率的计算及两组率比较。

7. 均数——两个均数(图 14-3-23、图 14-3-24)

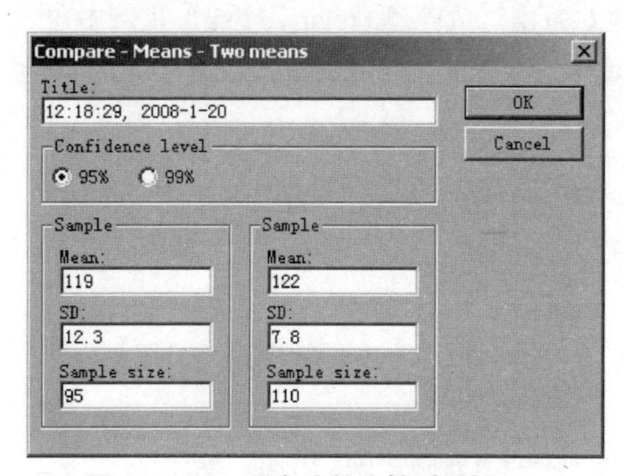

图 14-3-23　两个均数比较对话框

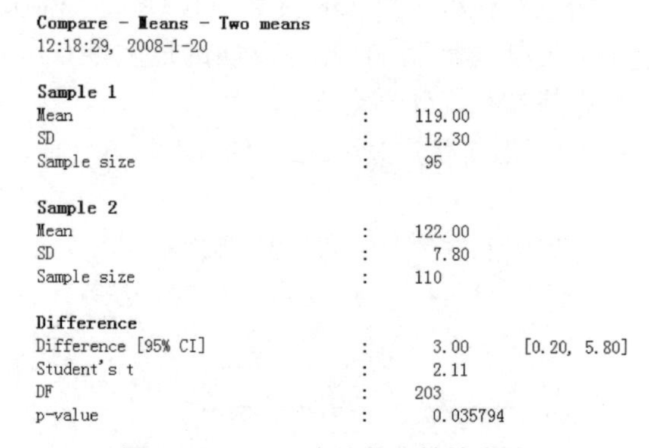

Compare - Means - Two means
12:18:29, 2008-1-20

Sample 1
Mean : 119.00
SD : 12.30
Sample size : 95

Sample 2
Mean : 122.00
SD : 7.80
Sample size : 110

Difference
Difference [95% CI] : 3.00 [0.20, 5.80]
Student's t : 2.11
DF : 203
p-value : 0.035794

图 14-3-24　两个均数比较输出结果

注解：已知两个样本的均数、标准差和样本量，进行差异的显著性检验(Student *t* 检验)。

8. 均数——单个样本(均数不等于 0，图 14-3-25、图 14-3-26)

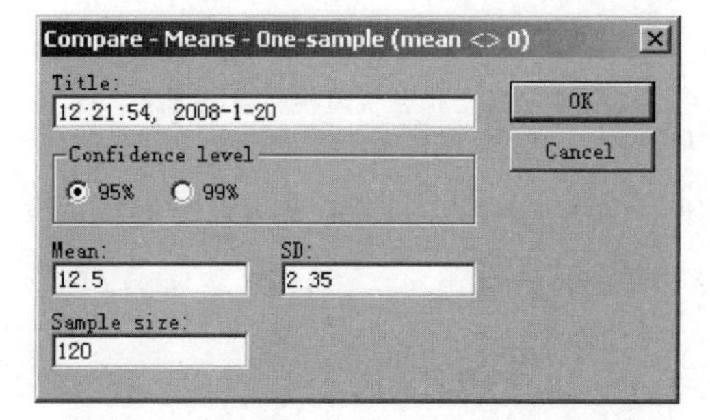

图 14-3-25　单个均数与零比较对话框

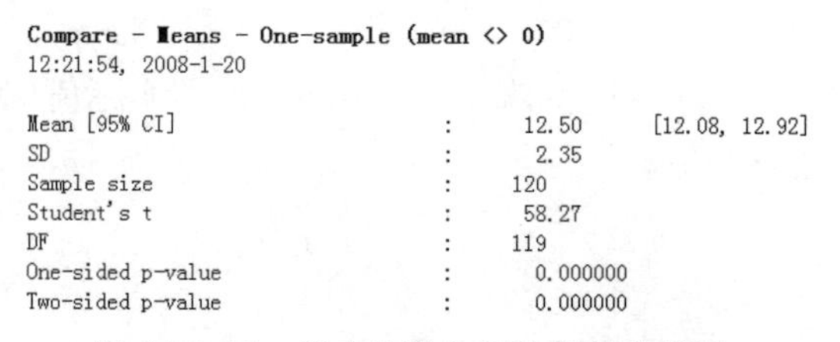

Compare - Means - One-sample (mean <> 0)
12:21:54, 2008-1-20

Mean [95% CI] : 12.50 [12.08, 12.92]
SD : 2.35
Sample size : 120
Student's t : 58.27
DF : 119
One-sided p-value : 0.000000
Two-sided p-value : 0.000000

图 14-3-26　单个均数与零比较输出结果

注解：已知单个样本的均数、标准差和样本量，进行和零（假定总体均数）之间差异的显著性检验（Student *t* 检验）。

9. 均数——单个样本（均数与不等于零的参考值，图 14-3-27、图 14-3-28）

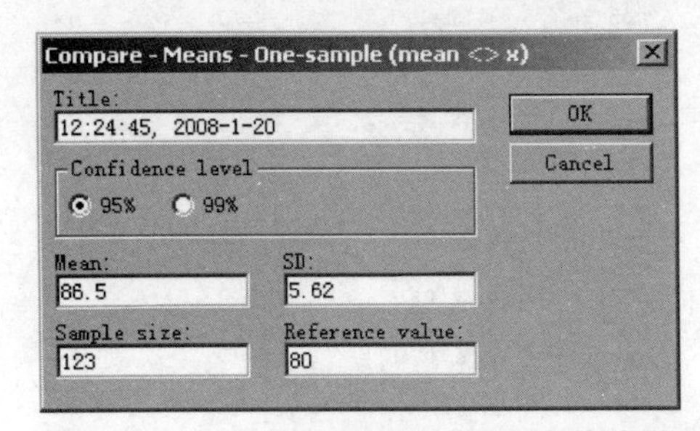

图 14-3-27　单个均数与不等于零的参考值比较对话框

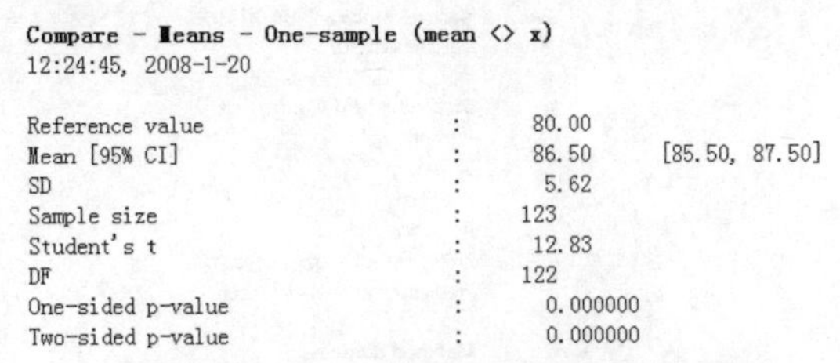

Compare - Means - One-sample (mean <> x)
12:24:45, 2008-1-20

Reference value	:	80.00	
Mean [95% CI]	:	86.50	[85.50, 87.50]
SD	:	5.62	
Sample size	:	123	
Student's t	:	12.83	
DF	:	122	
One-sided p-value	:	0.000000	
Two-sided p-value	:	0.000000	

图 14-3-28　单个均数与不等于零的参考值比较输出结果

注解：此过程与上一例相似，只不过参考值（Reference value）是给定的不等于零的数值。

三、表格计算过程

1. R×C 表（图 14-3-29、图 14-3-30）

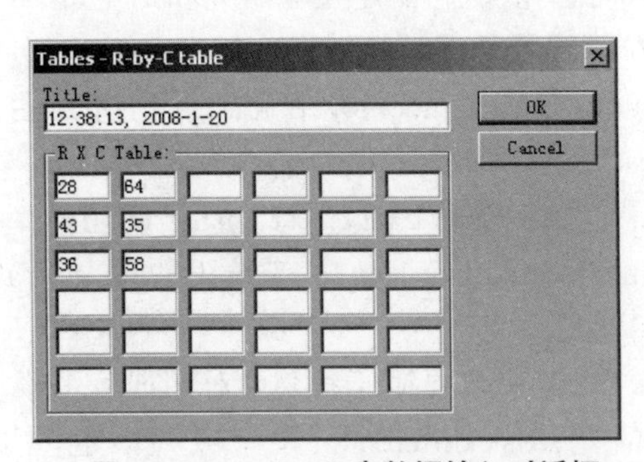

图 14-3-29　R×C 表数据输入对话框

Tables - R-by-C table
12:38:13, 2008-1-20

			Total
	28	64	92
	43	35	78
	36	58	94
Total	107	157	264

Chi-square	:	10.98
DF	:	2
p-value	:	0.004127
Cells with expected < 5	:	0.00%

图 14-3-30　R×C 表数据计算输出结果

注解：此例是一个 3×2 表数据的 χ^2 检验。

2. 2×2 不分层表格（图 14-3-31 至图 14-3-33）

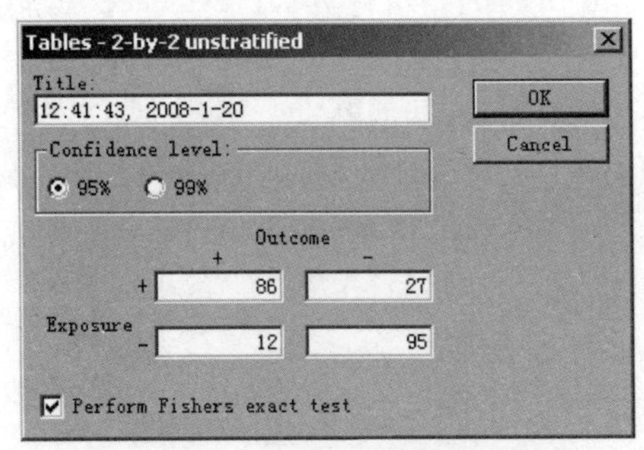

图 14-3-31　2×2 不分层表格数据计算对话框

Tables - 2-by-2 unstratified
12:41:43, 2008-1-20

	+	-	Total
+	86	27	113
-	12	95	107
Total	98	122	220

Tests of significance

Fisher exact test (one tailed)	:	0.000000
Fisher exact test (two tailed)	:	0.000000
Uncorrected chi-square	:	93.69
p-value	:	0.000001
Yates corrected Chi-square	:	91.08
p-value	:	0.000001

图 14-3-32　2×2 不分层表格数据显著性检验输出结果

Measures of exposure effect [95% CI]			
Risk ratio	:	6.79	[3.94, 11.68]
Odds ratio	:	25.22	[12.03, 52.85]
Risk difference	:	0.65	[0.55, 0.75]
Proportional attributable risk	:	0.85	[0.75, 0.91]
Population proportional attr. Risk	:	0.75	[0.60, 0.85]
Vaccine efficacy [95% CI]			
Vaccine efficacy	:	-5.79	[-10.68, -2.94]
Screening [95% CI]			
Prevalence	:	0.45	[0.38, 0.51]
Sensitivity	:	0.88	[0.79, 0.93]
Specificity	:	0.78	[0.69, 0.85]
Accuracy	:	0.82	[0.76, 0.87]
Predictive value of +ve result	:	0.76	[0.67, 0.83]
Predictive value of -ve result	:	0.89	[0.81, 0.94]
Matched data			
Z	:	2.24	
One-side p-value	:	0.012487	
Two-side p-value	:	0.024975	
McNemar Chi-square	:	5.03	
p-value	:	0.024975	
McNemar odds ratio [95% CI]	:	2.25	[1.10, 4.70]
Difference in proportions [95% CI]	:	0.07	[0.01, 0.12]

图 14-3-33　2×2 不分层表格数据关联强度指标等计算输出结果

注解：此过程主要用于病例-对照研究、队列研究、流行病学实验研究和筛检、诊断试验评价的计算。计算结果项目比较多，用户可根据需要选择计算结果。

（1）对话框中，输入四格表数据。Exposure，暴露；Outcome，结局。可勾选是否作 Fisher 确切概率检验（Performs Fisher's exact test）。

（2）Tests of significance（显著性检验）：结果包括 Fisher Exact Test，Fisher 确切概率检验，包括单侧和双侧检验结果，可酌情选择；Uncorrected Chi-square，未校正的 χ^2 值；Yates corrected Chi-square，Yates 校正的 χ^2 值。

（3）Measures of exposure effect（暴露效应的测量）：主要用于病例-对照研究和队列研究。Risk ratio，相对危险度；Odds ratio，比值比；Risk difference，率差或归因危险度；Proportional attributable risk，归因危险度百分比；Population proportional attr.Risk，人群归因危险度百分比。

（4）Vaccine efficacy（疫苗接种效率）：主要用于免疫接种效果的流行病学评价的计算。

（5）Screening（筛检评价）：主要用于筛检和诊断试验的评价计算。Prevalence，患病率；Sensitivity，灵敏度；Specificity，特异度；Accuracy，精确性；Predictive value of +ve result，阳性预测值，即 PPV；Predictive value of-ve result，阴性预测值，即 NPV。

（6）Matched data（配对数据的分析）：如果四格表为配对设计数据，则选用此结果。Z 值，即 U 值，等于 $\sqrt{\chi^2}$；One-sided P-value 和 Two-sided P-value，单侧和双侧 P 值；McNemar Chi-square，配对 χ^2 值；McNemar odds ratio，配对的比值比。

3. 2×2 分层表格

(1)第一层数据的输入(图 14-3-34)。

(2)第二层数据的输入(图 14-3-35),可通过 Add 选项,依次输入第三层、第四层等数据。

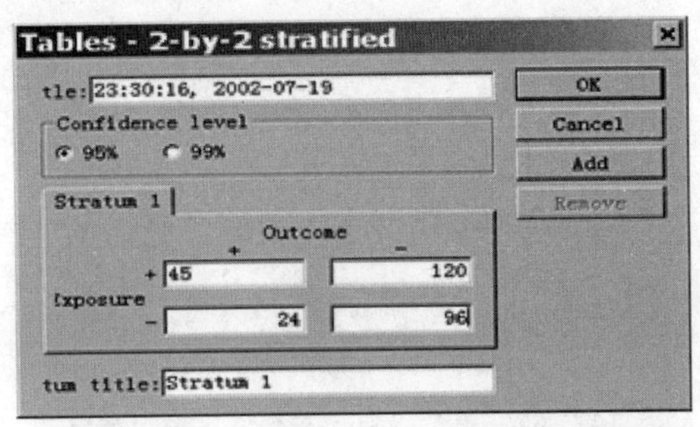

图 14-3-34　分层分析第一层数据输入对话框

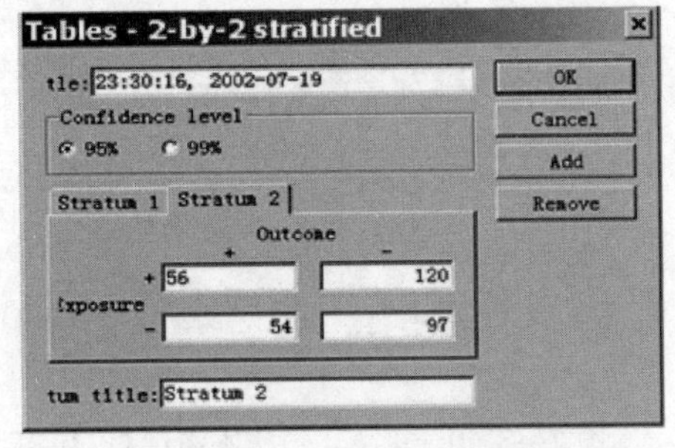

图 14-3-35　分层分析第二层数据输入对话框

注解:第一层数据的分析,计算 OR 值、RR 值及 χ^2 值、P 值(图 14-3-36);第二层数据的分析,计算 OR 值、RR 值及 χ^2 值、P 值(图 14-3-37);两层数据的合并粗 OR 值、RR 值及 χ^2 值、P 值(图 14-3-38);两层数据的 Mantel-Haenszel 分层分析,计算校正(adjusted)后 OR_{MH} 值、RR_{MH} 值和 P 值。此分层过程主要用于病例 - 对照研究和队列研究的混杂因素的分析,上述 OR_{MH} 值、RR_{MH} 值及 $\chi^2{}_{MH}$ 值为调整了混杂因素影响后的结果(图 14-3-39)。

Tables - 2-by-2 stratified
23:30:16, 2002-07-19

Stratum 1

	+	-	Total
+	45	120	165
-	24	96	120
Total	69	216	285

Risk ratio [95% CI]	:	1.36	[0.88, 2.11]
Odds ratio [95% CI]	:	1.50	[0.85, 2.64]
Yates corrected Chi-square	:	1.63	
p-value	:	0.202272	

图 14-3-36　第一层数据分析结果

Stratum 2

	+	-	Total
+	56	120	176
-	54	97	151
Total	110	217	327

Risk ratio [95% CI]	:	0.89	[0.66, 1.21]
Odds ratio [95% CI]	:	0.84	[0.53, 1.33]
Yates corrected Chi-square	:	0.40	
p-value	:	0.525403	

图 14-3-37　第二层数据分析结果

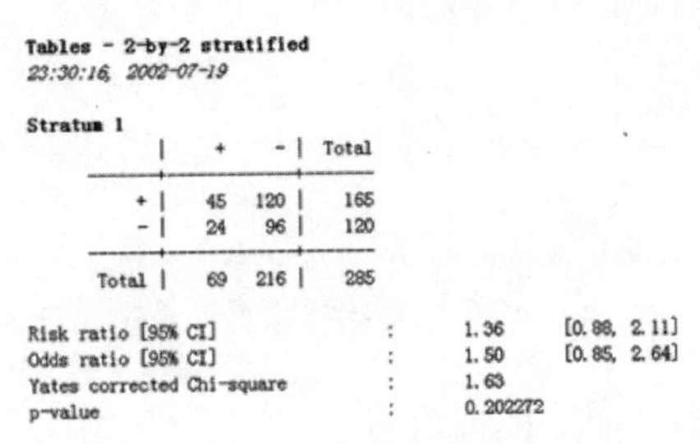

Crude

	+	-	Total
+	101	240	341
-	78	193	271
Total	179	433	612

Risk ratio [95% CI]	:	1.03	[0.80, 1.32]
Odds ratio [95% CI]	:	1.04	[0.73, 1.48]
Yates corrected Chi-square	:	0.02	
p-value	:	0.891419	

图 14-3-38　未分层数据分析结果

Summary [95% CI]

Mantel-Haenszel risk ratio	:	1.04	[0.81, 1.34]
Mantel-Haenszel odds ratio	:	1.06	[0.75, 1.51]
Mantel-Haenszel Chi-square	:	0.06	
p-value	:	0.808705	

图 14-3-39　分层分析结果

四、样本过程

1. 大小——单个均数(图 14-3-40、图 14-3-41)

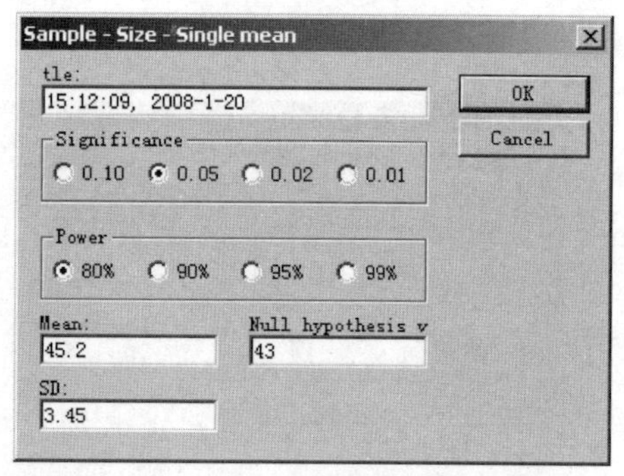

图 14-3-40　单个均数样本量计算对话框

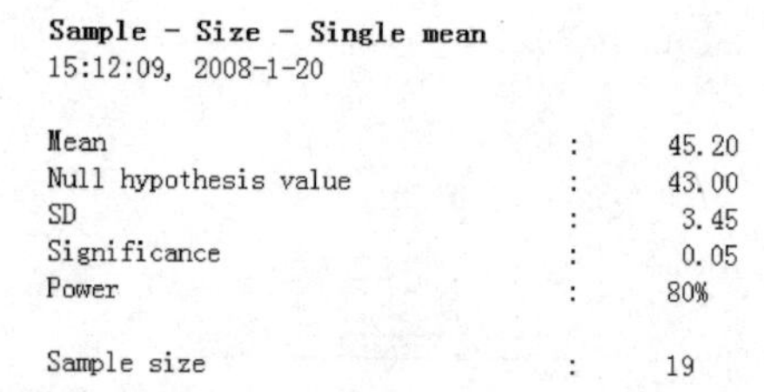

Sample - Size - Single mean
15:12:09, 2008-1-20

Mean	:	45.20
Null hypothesis value	:	43.00
SD	:	3.45
Significance	:	0.05
Power	:	80%
Sample size	:	19

图 14-3-41　单个均数样本量计算输出结果

注解：此过程根据估计的均数、标准差和无效假设来计算调查或研究所需的样本量。Significance，即第一类错误 α，通常取值 0.05；Power，即把握度 $(1-\beta)$，通常取值 80%。

2. 大小——单个率(图 14-3-42、图 14-3-43)

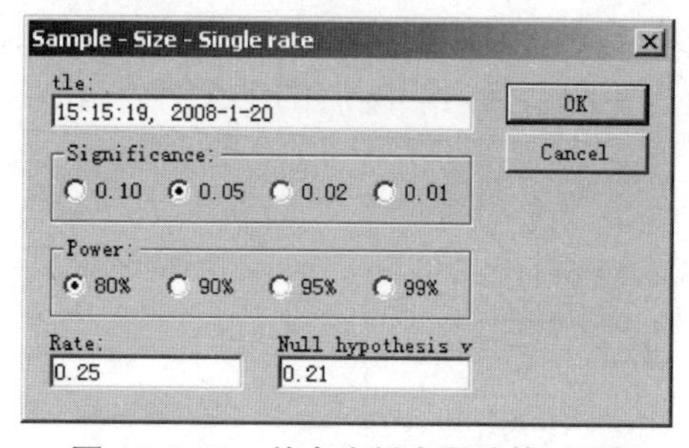

图 14-3-42　单个率样本量计算对话框

Sample - Size - Single rate
15:15:19, 2008-1-20

Rate	:	0.25
Null hypothesis value	:	0.21
Significance	:	0.05
Power	:	80%
Sample size	:	1224

图 14-3-43　单个率样本量计算输出结果

注解：根据估计的率和无效假设值来计算调查或研究的样本量。

3. 大小——两个均数(图 14-3-44、图 14-3-45)

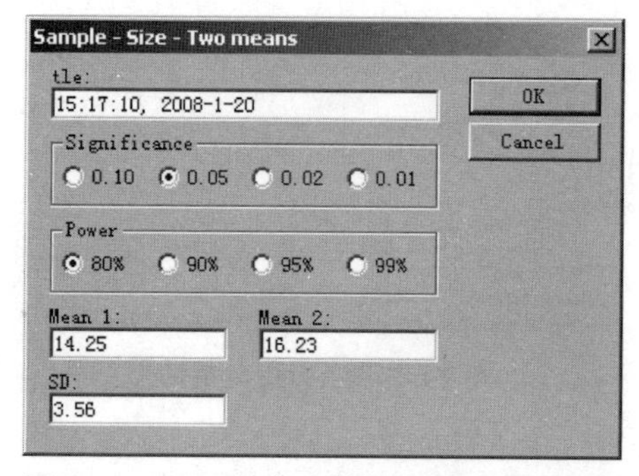

图 14-3-44　两均数比较样本量计算对话框

Sample - Size - Two means
15:17:10, 2008-1-20

Mean 1	:	14.25	
Mean 2	:	16.23	
SD	:	3.56	
Significance	:	0.05	
Power	:	80%	
Sample size	:	50	(each group)
	:	100	(overall)

图 14-3-45　两均数比较样本量计算输出结果

注解：根据已知的两个样本的均数和标准差，推算调查研究所需的样本量。

4. 大小——两个率(图 14-3-46、图 14-3-47)

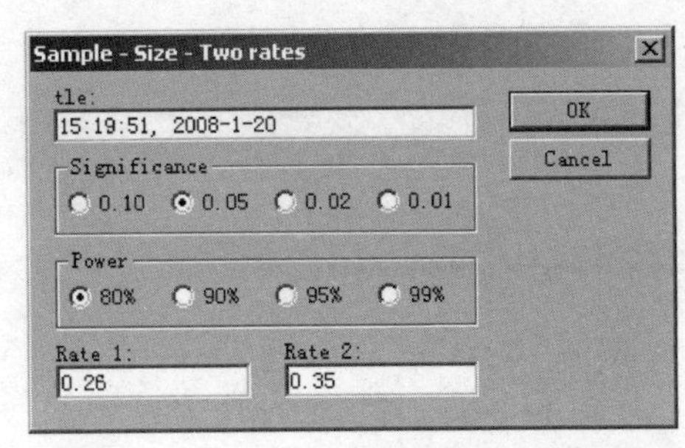

图 14-3-46　两个率比较样本量计算对话框

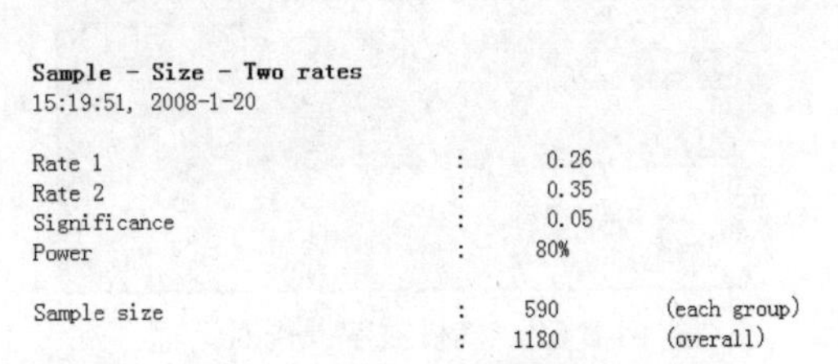

Sample - Size - Two rates
15:19:51, 2008-1-20

Rate 1	:	0.26	
Rate 2	:	0.35	
Significance	:	0.05	
Power	:	80%	
Sample size	:	590	(each group)
	:	1180	(overall)

图 14-3-47　两个率比较样本量计算输出结果

注解:根据已知两个率的大小,推算调查研究所需的样本量。用于队列研究和横断面调查所需样本量的计算。

5. 大小——两个构成比(图 14-3-48、图 14-3-49)

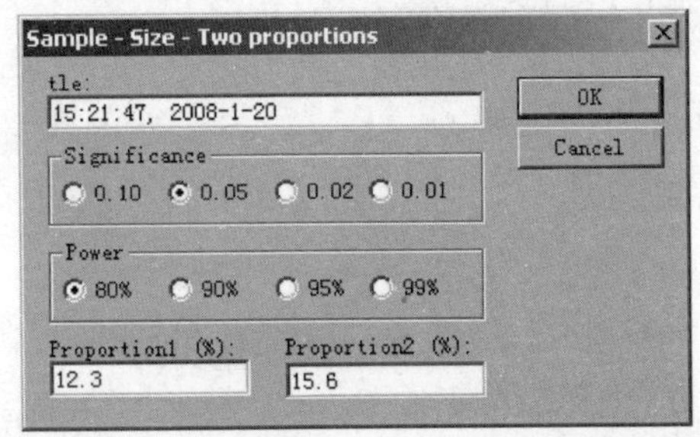

图 14-3-48　两个构成比资料样本量的计算对话框

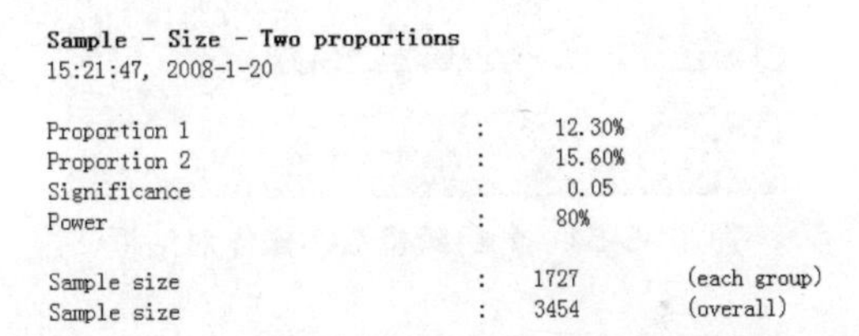

Sample - Size - Two proportions
15:21:47, 2008-1-20

Proportion 1	:	12.30%	
Proportion 2	:	15.60%	
Significance	:	0.05	
Power	:	80%	
Sample size	:	1727	(each group)
Sample size	:	3454	(overall)

图 14-3-49　两个构成比资料样本量的计算输出结果

注解:根据已知的两个构成比,推算调查研究所需的样本量。

6. 大小——病例 - 对照研究(图 14-3-50、图 14-3-51)

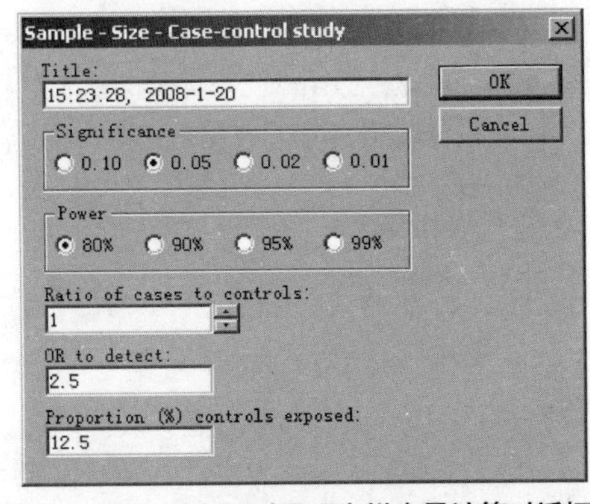

图 14-3-50　病例 - 对照研究样本量计算对话框

Sample - Size - Case-control study
15:23:28, 2008-1-20

Ratio of cases to controls	:	1	
OR to detect	:	2.50	
Proportion (%) controls exposed	:	12.50%	
Significance	:	0.05	
Power	:	80%	
Sample size	:	127	(cases)
	:	127	(controls)
	:	254	(overall)

图 14-3-51　病例 - 对照研究样本量计算输出结果

注解:此过程适用于病例 - 对照研究样本量的估算。Ratio of cases to controls,病例和对照的样本含量比;OR to detect,估计的暴露和疾病之间的关联强度(比值比);Proportion (%) controls exposed,对照组具有暴露的比例。

7. 随机数字——List(图 14-3-52、图 14-3-53)

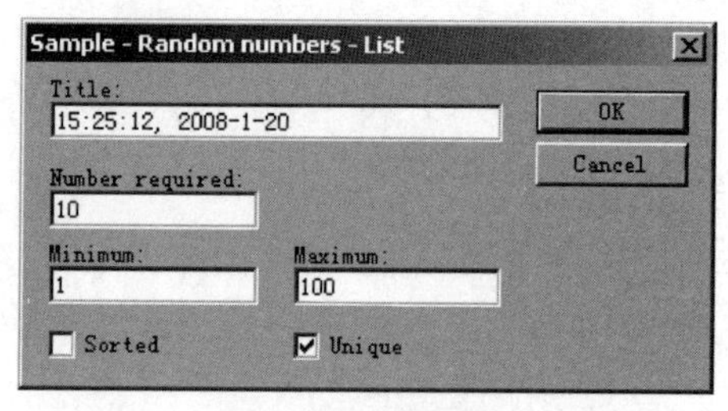

图 14-3-52 随机数字操作对话框

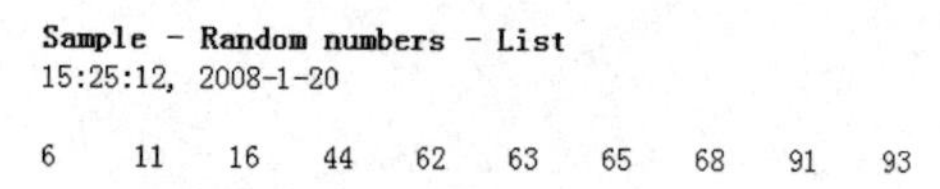
Sample - Random numbers - List
15:25:12, 2008-1-20

6 11 16 44 62 63 65 68 91 93

图 14-3-53 随机数字输出结果

注解:此例是从 1~100 里产生 10 个随机数字,按顺序排列(Sorted)且每个数字是唯一的(Unique)。

8. 随机数字——Group List(图 14-3-54、图 14-3-55)

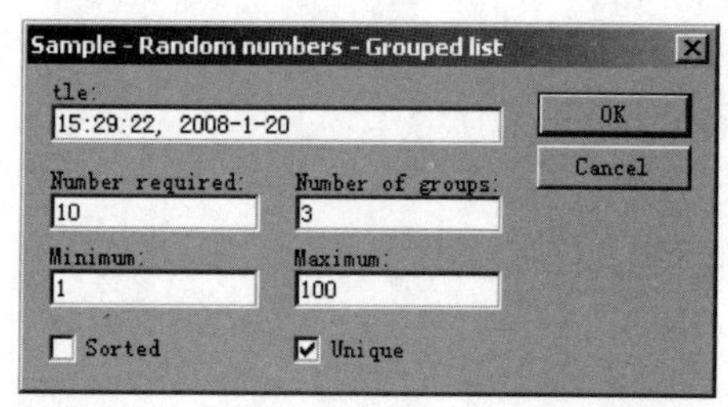

图 14-3-54 分组随机数字操作对话框

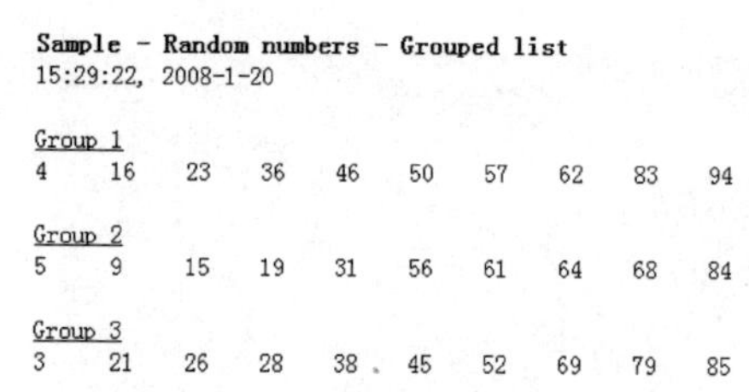
Sample - Random numbers - Grouped list
15:29:22, 2008-1-20

Group 1
4 16 23 36 46 50 57 62 83 94

Group 2
5 9 15 19 31 56 61 64 68 84

Group 3
3 21 26 28 38 45 52 69 79 85

图 14-3-55 分组随机数字输出结果

注解:此例从 1~100 里产生三组随机数字,每组 10 个。

9. 随机数字——Table(图 14-3-56、图 14-3-57)

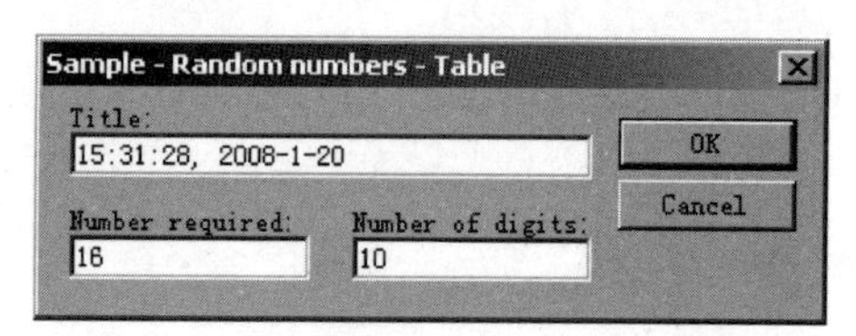

图 14-3-56 随机数字表产生操作对话框

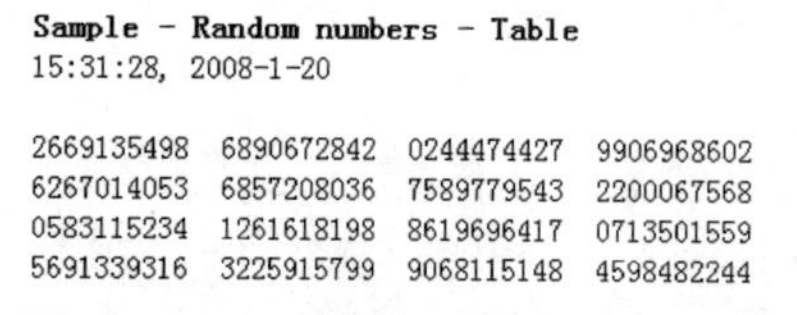
Sample - Random numbers - Table
15:31:28, 2008-1-20

2669135498 6890672842 0244474427 9906968602
6267014053 6857208036 7589779543 2200067568
0583115234 1261618198 8619696417 0713501559
5691339316 3225915799 9068115148 4598482244

图 14-3-57 随机数字表产生输出结果

注解:此例指定产生 16 组随机数字表,每组 10 个 0~9 的数字。

五、概率的过程

1. χ^2 值(图 14-3-58、图 14-3-59)

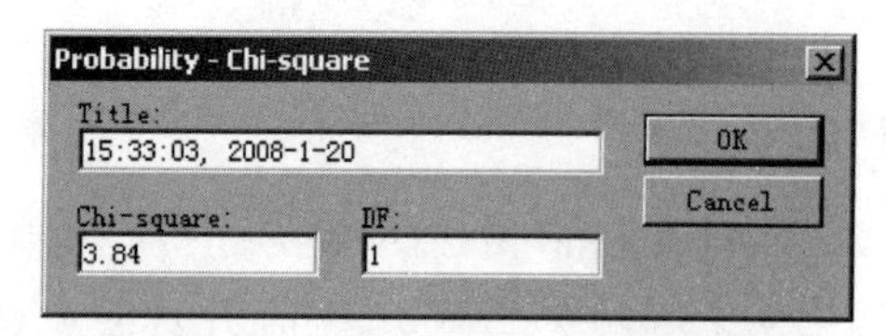

图 14-3-58 χ^2 值的概率计算对话框

Probability - Chi-square
15:33:03, 2008-1-20

Chi-square : 3.84
DF : 1
p-value : 0.050044

图 14-3-59 χ^2 值的概率计算输出结果

注解：根据已知的统计量χ^2值，求出对应的概率P值，可省去查表的麻烦。

2. Student *t* 值（图 14-3-60、图 14-3-61）

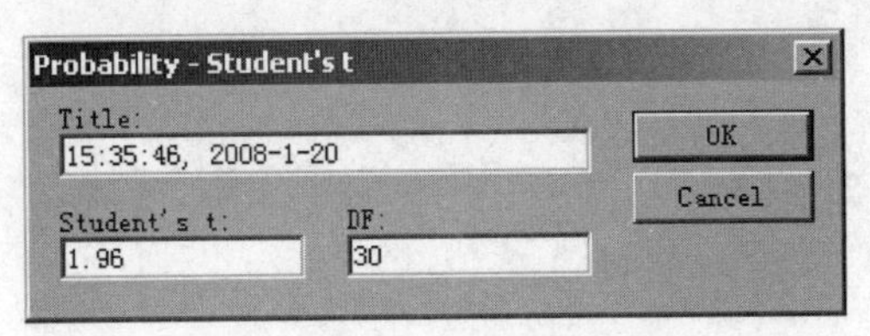

图 14-3-60　Student *t* 值的概率计算对话框

```
Probability - Student's t
15:35:46, 2008-1-20

Student's t          :    1.96
DF                   :    30
One-sided p-value    :    0.029671
Two-sided p-value    :    0.059342
```

图 14-3-61　Student *t* 值的概率计算输出结果

注解：根据已知的t值，计算对应的概率P值。计算时的自由度（df）只能在 1~250 内取值。

3. *Z* 值（图 14-3-62、图 14-3-63）

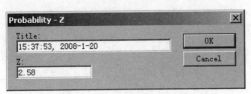

图 14-3-62　*Z* 值的概率计算对话框

```
Probability - Z
15:37:53, 2008-1-20

Z                    :    2.58
One-sided p-value    :    0.004940
Two-sided p-value    :    0.009880
```

图 14-3-63　*Z* 值的概率计算输出结果

注解：根据已知的统计量Z值（即U值），计算对应的概率P值。

（姚振江）

第十五章　Epi Info 软件应用

Epi Info 软件是由美国疾病预防控制中心（CDC）和世界卫生组织（WHO）为公共卫生专业人士开发的一系列应用程序，该软件充分考虑了疾病调查数据的特点，能方便地对数据进行录入、存储、核对和连接，所产生的数据文件可与其他类型数据文件相互转换，并具有常用的数据统计分析功能。本章将首先对 Epi Info 3.5.4 版作一简介，然后重点介绍 Epi Info 的数据录入和统计分析功能，并简要介绍其组件 Epi Map 模块绘制流行病学地图功能。

第一节　Epi Info 软件简介

一、概述

1990 年美国 CDC 和 WHO 共同研制出 Epi Info 5.00 版，1995 年推出 6.00 版，2001 年又推出最后一个 DOS 版 6.04d。2000 年 6 月美国 CDC 研制出 Windows 版本 Epi Info 2000；Windows 版本既保留了 DOS 版的诸多特点，同时又具备了视窗操作的优点。本节基于 Epi Info 3.5.4（2012 年 7 月）版本，Epi Info 为免费软件，可以被自由拷贝、分发、安装。

二、Epi Info 软件的安装

Epi Info 软件的安装程序为压缩文件，安装时自解压缩。用户按照系统提示即可在默认的路径下安装。安装完毕，程序在桌面上自动添加快捷方式。

Epi Info 软件的主要程序文件见表 15-1-1，可以单独或者组合安装，在安装任何组件时，Visualize Data 程序模块都将自行安装。

表 15-1-1　Epi Info 软件的主要程序文件

程序文件	说明	程序文件	说明
MakeView	创建视图程序	StatCalc	统计计算器
Enter	数据管理程序	Data Compare	数据文件比较程序
Analysis	数据分析程序	Table To View	依据数据表生成视图
Epi Map	作图程序	Visualize Data	可视化数据
Epi Report	报告程序	Epi Lock	数据文件加密
NutStat	儿童生长发育测量程序	Compact	数据文件压缩

三、Epi Info 软件的主程序窗口

运行 Epi Info 后，弹出主程序窗口（图 15-1-1），包括主菜单、程序按钮。

主菜单包括程序菜单（Programs）、编辑菜单（Edit）、背景设置菜单（Settings）、应用程序菜单（Utilities）和帮助菜单（Help），主菜单及其子菜单涵盖了 Epi Info 的主要功能模块。

程序按钮包括创建视图（Make View）、录入数据（Enter Data）、分析数据（Analyze Data）、创建地图（Create Maps）、创建报告（Create Reports）、Epi Info 网址（Epi Info Website）和退出（Exit）等按钮，使用程序按钮可使操作变得更快捷。

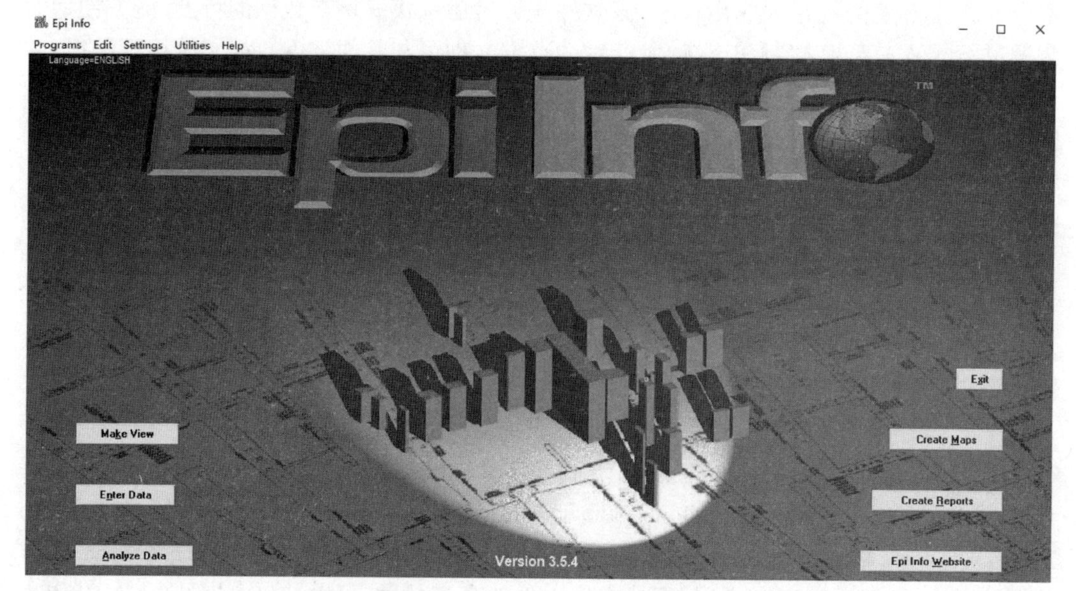

图 15-1-1 Epi Info 主程序窗口

四、Epi Info 3.5.4 的主要特征

Epi Info 3.5.4 的数据库容量大，只要磁盘存储空间允许，一个数据文件可存放达 20 亿条记录；最大限度地与其他数据库兼容，包括 Microsoft Access、SQL、ODBC 数据库、Visual Basic 6.0 和 HTML 等不同类型的数据文件；适用于微软 Windows 95/98/2000/XP；可扩展性强，使得美国 CDC 以外的组织可以开发附加模块；内含一种与 AcrView® 兼容的地理信息系统（GIS）——Epi Map；可进行 Logistic 回归和 Kaplan-Meier 生存分析等较复杂的统计分析。

第二节 Epi Info 软件数据录入

在 Epi Info 2000 及以上版本中，调查表或调查问卷（questionnaires）被称为视图（Views），视图是关系数据库的专用名词，是一个虚表，没有自己的存储空间，而录入数据实际存放

在数据表(Table)中,数据表则是输入数据后的视图集合。视图和数据表构成了 Epi Info 的数据库文件,其后缀名为 .mdb,一个数据库文件可以存放多个视图和数据表。

采用 Epi Info 软件录入数据,其基本步骤为:创建视图,即建立调查表文件,定义数据文件结构(包括字段或变量名、类型和长度等);设置变量录入条件、数据核对和录入控制规则;建立数据表并录入数据。

一、创建视图

MakeView(创建视图)模块专门用来创建视图。在 MakeView 窗口任意处单击鼠标右键可激活字段定义(Field Definition)对话框,可设置字段(变量)名、类型和长度,并可同时建立字段(变量)的合法值、自动编码等规则。

1. 创建视图

【例 15-2-1】以第七章第二节中图 7-2-1 "糖尿病流行病学调查例表截图"为例,在 Epi Info 中新建一个名为 Diabetes 的视图。

操作步骤:

(1)运行 MakeView:在 Epi Info 的程序主界面,单击 MakeView 按钮激活 MakeView 模块,或者从主菜单 Program → MakeView,打开 MakeView 模块。

(2)新建视图命名:在 MakeView 模块中,依次点击主菜单 File → New,弹出 Create or Open Project(创建或者打开数据库)对话框,为新建的数据库命名(如 Jia.mdb),再点击"打开"按钮,系统弹出新建视图命名对话框,为将要编制的表 15-2-1 命名为 Diabetes,单击 OK(图 15-2-1),系统就在 Jia.mdb 数据文件里新建一个名为 Diabetes 的视图。

(3)添加和定义新变量:在 MakeView 视窗内任意处单击鼠标右键,弹出字段定义(Field Definition)对话框(图 15-2-2),依次点击相关按钮或选项,设置新变量属性特征,包括变量名、类型、长度、变量标签等。如"编号",变量名定义为 No,类型为数值型(Number),长度为 4 位整数(####),变量标签为"编号"。根据表 15-2-1 中的设定依次定义各变量的属性特征。

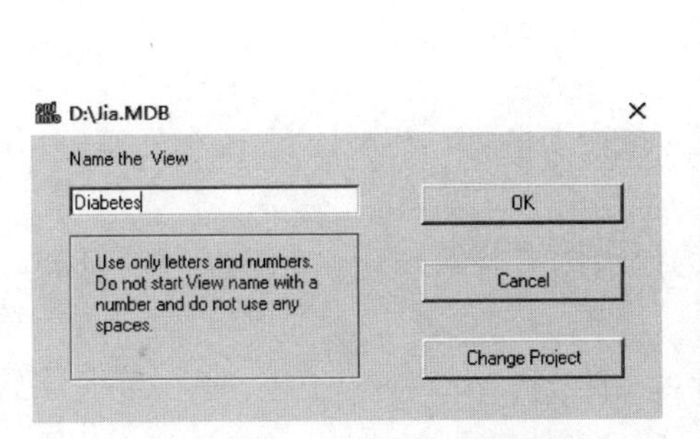

图 15-2-1　新视图命名对话框

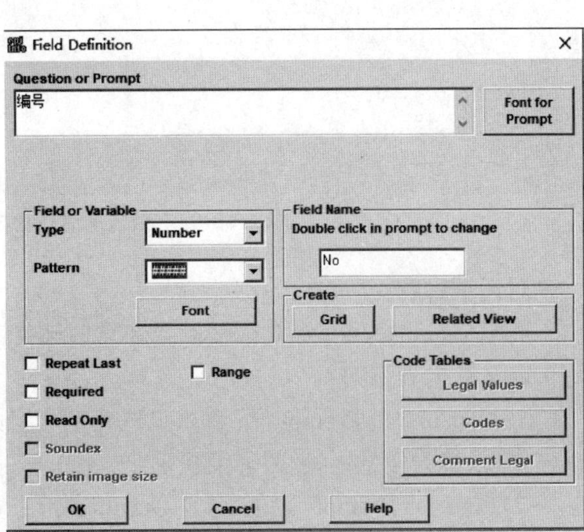

图 15-2-2　Field Definition 对话框

表 15-2-1 “糖尿病流行病学调查例表”变量属性设定

变量标签(变量名)	变量类型(长度)	变量标签(变量名)	变量类型(长度)
标题	标题字段	控制膳食(B4a)	数值型(1)
编号(No)	数值型(5)	运动(B4b)	数值型(1)
姓名(A1)	字符型(20)	服降糖药(B4c)	数值型(1)
性别(A2)	字符型(1)	胰岛素(B4d)	数值型(1)
出生日期(A3)	<MM-DD-YYYY>	中药(B4e)	数值型(1)
文化程度(A4)	数值型(1)	父亲(C1)	数值型(1)
年龄(Age)	数值型(4,##.#)	母亲(C2)	数值型(1)
糖尿病诊断(B1)	逻辑型字段	子女(C3)	数值型(1)
病程(B2)	数值型(2)	兄弟姐妹(C4)	数值型(1)
诊断医院(B3)	数值型(1)	调查日期(D)	<MM-DD-YYYY>

注:为了后续论述的需要,在图 7-2-1 基础上增加了变量 Age(年龄)。

(4)新创建视图 Diabetes(图 15-2-3):该视图定义了数据表的结构,可用于录入“糖尿病流行病学调查例表”数据。

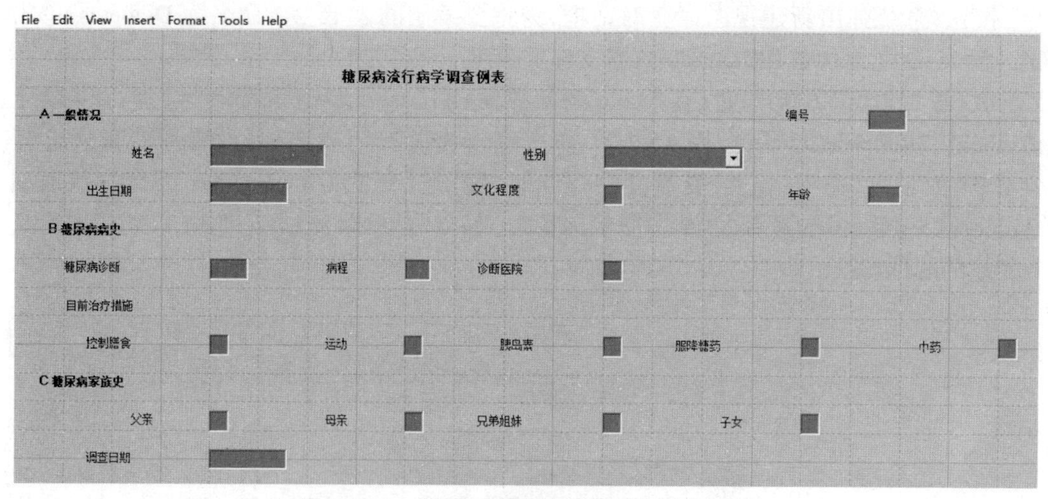

图 15-2-3 “糖尿病流行病学调查例表”视图

对话框详解:

通过 Field Definition 对话框设置变量属性特征,包括变量名、类型、长度、变量标签等,用于定义数据表结构。

(1)Question or Prompt 框:输入描述变量含义的提示性文本(如编号),用来描述变量的具体含义,称为变量标签,并非变量名。

(2)Font for Prompt 按钮:定义 Question or Prompt 框中输入文本的字体、字形与字号大小。

(3) Field or Variable 框：设置变量类型(Type)和长度(Size)。Epi Info 3.5.4 共有 17 种预设变量类型，包括字符型字段(Text)、标签 / 标题字段(Label/Title)、大写字符型字段(Text [Uppercase])、多行字段(Multiline)、数值型字段(Number)、电话号码型字段(PhoneNumber)、日期型字段(Date)、时间型字段(Time)、日期 - 时间型字段(Date/Time)、核对型字段(CheckBox)、逻辑型字段(Yes/No)、选项型字段(Option)、命令按钮型字段(CommandButton)、图像字段(Image)、镜像字段(Mirror)、嵌入表格式字段(Grid)和关联字段(Relate)。

(4) Font 按钮：设置变量值的输出字体、字形与字号。

(5) Field Name 框：输入变量名，供数据管理与统计分析使用。双击变量的提示性文本可以更改变量名。一旦根据视图产生了数据表(Table)，则 Field Name 对话框不被激活，也即无法再更改变量名。

(6) Code Tables 框：设置变量合法值、变量代码和合法代码说明。Legal Values 按钮：设置变量合法值。Comment Legal 按钮：设置变量合法值的标签和注释，注释语句和变量合法值之间用连字符分开。

2. 通过 Field Definition 对话框设置变量值的录入条件　Epi Info 软件允许用户根据调查表项目之间的逻辑关系、字段特征(类型、长度)等设置数据录入条件，保证录入质量。例如，定义变量合法值、最小和最大值、必须输入、重复输入、字段连接和自动编码等规则。可通过 Field Definition 对话框下半部分的选项或按钮设置变量值录入条件。

(1) 合法输入值——Legal Values：合法输入值是指能够被该字段接受的变量值。如“疾病史”的合法值限定为 1(有)、0(无)、9(不清楚)，则变量“疾病史”在数据录入时只能接受这三个数值，除回车键外，其他任何数值均被视为非法值而不能录入。双击该变量名称提示符，弹出 Field Definition 对话框，单击 Code Tables 框中的 Legal Values 按钮，在弹出的 Set Up Code/Legal Links 框中设置合法值(如 1、0、9)。

(2) 最小和最大值——Range：任何字段都可预先限定录入数据值的范围。如变量“年龄”范围限定在 18~25 岁，则录入时只能接受 18~25 区间段数值，除回车键外，其他任何数值都被视为非法值而不能录入。在 Field Definition 对话框中，选中 Range 复选框，在弹出的 Lower 和 Upper 输入框中设置该变量的取值范围，最小值(18)和最大值(25)。

(3) 必须输入——Required：若某变量设置了必须输入，则必须输入合法数值或字符，不允许存在缺失(如使用回车键)。在 Field Definition 对话框中，选中 Required 复选框即可，不选中则取消之。

(4) 重复输入——Repeat Last：设置此功能可使录入数据时上一个记录的同样变量值自动赋值给已设置重复输入功能的变量，可节省时间并能保证录入质量。在 Field Definition 对话框中，选中 Repeat Last 复选框即可，不选中则取消之。

(5) 字段只读——Read Only：此功能禁止用户将光标置于该字段或其变量值录入框。例如，某字段的变量值是通过其他字段值计算或自动编码赋值时，可设置此功能。在 Field Definition 对话框中，选中 Read Only 复选框即可，不选中则取消之。

(6) 字段联结和自动编码——Codes：字段联结和自动编码一样，如果某字段设置了自动编码功能，输入的数值将按编码表自动转换成与之相应的代码内容，然后显示在该字段中，或者显示在用联结命令指定的字段上。

3. MakeView 视窗的其他操作

(1)变量的剪切、复制和粘贴：先用左键选定变量，在 Edit 菜单中选择剪切(Cut)、复制(Copy)和粘贴(Paste)等进行操作。

(2)变量提示符、名称和类型的修改：若仅创建了视图，还没有生成相应的数据表或者仅为空白数据表，双击或右击待修改变量的提示符，弹出 Field Definition 对话框，即可进行相应操作。

(3)设置背景图像或页面颜色：单击主菜单 Format → Background，弹出 Background 对话框，单击 Change color 或 Choose image 按钮，弹出颜色或 Background Image 对话框，设置页面颜色或背景图像。

(4)设置变量录入顺序——Order of Field Entry(Taborder)：单击主菜单上 Edit → Order of Field Entry(Taborder)，弹出 Order of Field Entry 对话框，单击右侧 Up 或 Down 按钮定义变量录入顺序。

二、数据核对与录入控制

通过单击 MakeView 视窗左侧的 Program 按钮，弹出核对程序对话框(Make/Eidt View：Check Commands)，可设置数据核对和录入控制规则。此时，屏幕上方出现 Choose field where action will occur 字段列表框，下方显示核对命令编辑窗口(Program Editor)，在字段列表框选择某个字段后，列表框下方即显示出核对命令按钮。

1. 变量赋值——Assign

【例 15-2-2】在视图文件 Diabetes 中已有变量出生日期(A3)和调查日期(D，MM-DD-YYYY)，试用 Assign 命令设定：在录入出生日期和调查日期后，调查对象的年龄(Age，##.#)被自动赋值。

操作步骤：

(1)打开 Make/Edit View：Check Commands 对话框，在 Choose field where action will occur 变量列表框选择变量 D，在 Before or After 单选框点选 After，单击 Variables(字段)选项卡，点击 Assign 命令按钮(图 15-2-4)。

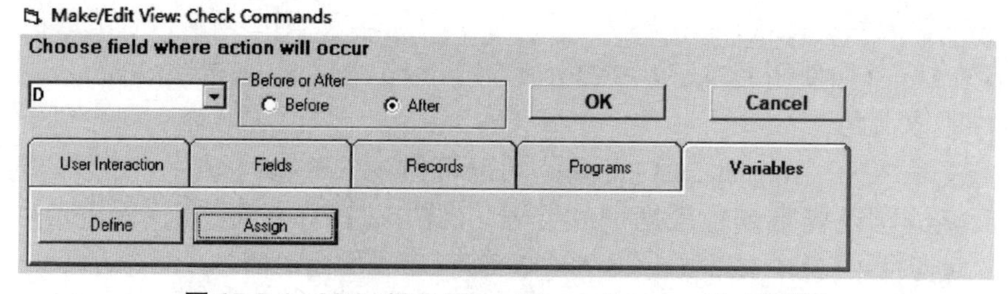

图 15-2-4　Make/Edit View：Check Commands 对话框

(2)弹出 Assign 对话框，在 Assign Variable 列表框中选择变量 Age，然后在“=Expression”框中输入表达式“years(A3，D)”，点击 OK 完成操作(图 15-2-5)，下方的 Program Editor 窗口显示命令语句——ASSIGN Age=years(A3，D)。点击 Functions 按钮可通过帮助文件了解各种数学表达式的使用说明。

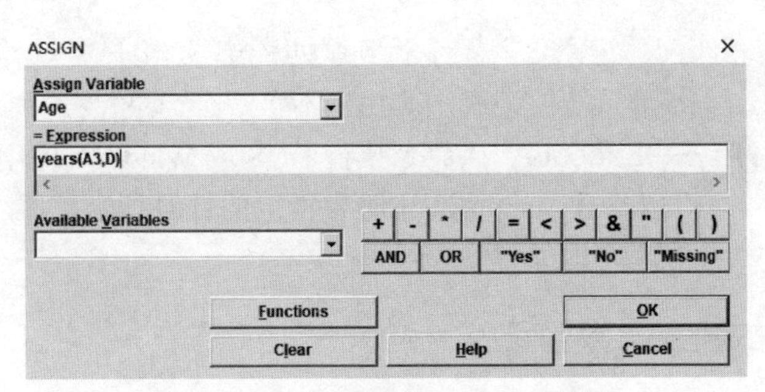

图 15-2-5　变量赋值 Assign 对话框

2. 设置运算条件和跳转——IF 和 GoTo

【例 15-2-3】在视图文件 Diabetes 中，设置如果变量 B1（糖尿病诊断）输入 “N”，则光标自动跳至变量 C1（糖尿病家族史：父亲）。

操作步骤：

（1）打开 Make/Edit View：Check Commands 对话框，在 Choose field where action will occur 变量列表框中选择变量 B1，在 Before or After 单选框中点选 After，单击 Records 选项卡，再单击 IF 按钮。

（2）弹出 IF 对话框，通过点击变量列表（Available Variables）及其右侧的数学符号或者直接在 If Condition 框键入 “B1=（–）”；其后，点击下方 Then 按钮→ Fields 选项卡→ GoTo 按钮，在 GoTo 对话框变量列表中选择变量 C1，单击 OK 完成操作（图 15-2-6），此时 Program Editor 窗口显示命令语句——IF B1=（1）THEN GOTO C1 END。

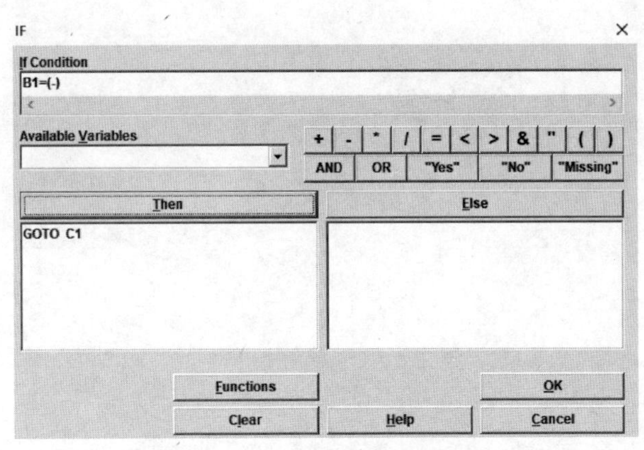

图 15-2-6　IF 语句定义跳转对话框

3. 定义新变量——Define　打开 Make/Edit View：Check Commands 对话框，单击 Variables 按钮→ Define 命令，在 Variable Name 框中键入新定义变量名称，在 Scope 单选框设定新变量类型。用 Define 命令可以生成 Global（全局变量）、Standard（标准变量）、Permanent（永久变量）。

4. 隐藏 / 显示字段——Hide/Unhide　Hide 命令可以把视图中的一个字段隐藏起来，不出现在视图中。Unhide 可以把一个隐藏的字段重新显示出来，恢复至被隐藏前的状态。

5. 自动搜索——Autosearch　该命令在数据录入过程中，可以自动搜寻一个或多个与当前记录变量值相匹配的记录。若系统找到了匹配记录,用户可对其进行显示或编辑,也可忽略原有记录而直接进入当前记录。若找到不止一个记录,将以列表方式显示。

6. 执行应用程序——Execute 该命令执行 DOS 或 Windows 应用程序,既可以是在命令中命名的程序,也可以是在 Windows 注册表指定的针对指定扩展名文件的程序。应用程序名还可以是一个互联网地址。

三、数据表的建立与数据录入

1. 根据视图创建一个新的数据表 视图仅仅定义了数据文件的结构,也即建立了数据录入的“蓝图”。在录入数据前,必须根据视图产生一个新的数据表(Table)存放数据,也即创建一个存放数据的表格。例如,根据 Jia.mdb 数据文件里“糖尿病流行病学调查例表”视图(Diabetes),产生一个数据表以便录入数据。常用两种方法:

(1) 通过 MakeView 模块新建数据表:在 MakeView 视窗中打开 Jia.mdb 数据文件里的视图 Diabetes,点击主菜单 File → Enter Data,弹出 New Table Data 对话框,在 Data Table Name 框中键入数据表文件名称“Diabetes”,点击 Yes(图 15-2-7),系统将自动根据视图产生一个新的数据表 Jia.mdb:Diabetes(图 15-2-8)。系统默认数据表和视图同名。

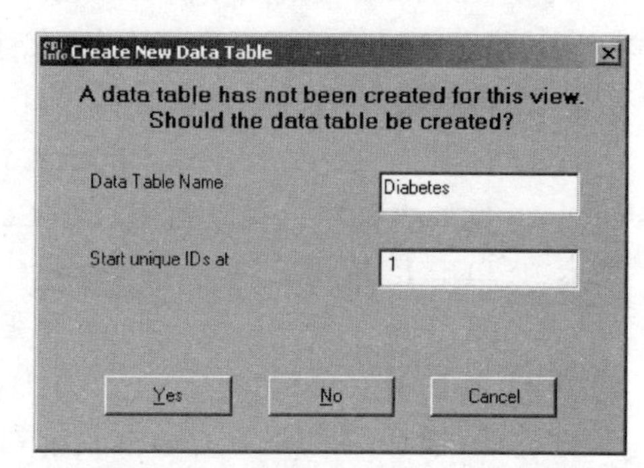

图 15-2-7 New Table Data 对话框

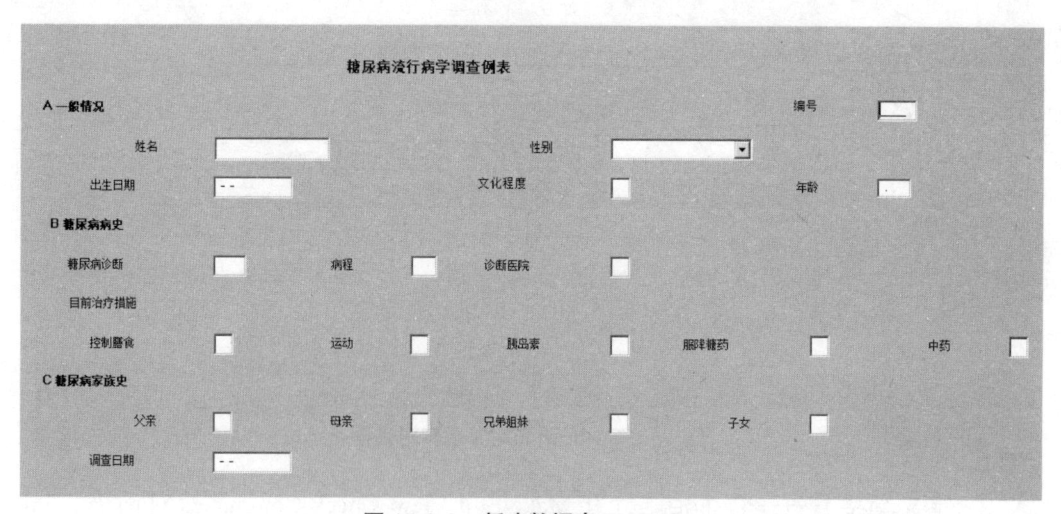

图 15-2-8 新建数据表 Diabetes

(2) 通过 Enter 模块新建数据表:在 Epi Info 主界面单击 Enter Data 按钮,弹出 Enter 模块主窗口,单击 File → Open → Select the Project 对话框,选择所建的数据库(如 Jia.mdb),弹出 Select a Table(选择数据表)对话框,选取数据文件(如 Diabetes),弹出提示信息“There is no Data table for this View.A new Data table will be create.”,点击确定按钮,弹出 New Table Data 对话框后即可建立一个新的数据表。

2. 数据录入　通过 Enter 模块打开新建数据表，即可录入调查表数据。在每一页视图输完以后，系统会自动保存。直接点击屏幕左侧 New 按钮可保存当前记录，并自动开始一条新的空白记录的录入。Enter 模块窗口屏幕的左下角显示录入记录号。

3. 记录切换　利用屏幕左下角 Record 文本框控制面板中 4 个箭头按钮（≪、<、>、≫）可在记录间切换。单击双箭头按钮回到首条或末条记录；单箭头每次只能翻看一条记录。双击右向双箭头直接翻到新记录而继续数据录入。按 F7/F8 键可向前 / 向后翻动一条记录。

4. 记录删除——Delete　在 Enter 窗口，打开数据文件，选择欲删除的记录，点击 Edit → Delete，屏幕的左下方该条记录编号框的上方显示删除标记 Deleted Record。若要取消删除操作，点击 Edit → Undelete。也可直接单击屏幕左侧 Mark record as deleted 按钮删除当前记录。此删除类似于 dBase 数据库管理系统中的逻辑删除，在 Enter 程序环境下，删除数据依然可见，但在运行 Analysis 程序时不纳入分析。在 Analysis 程序中，WRITE 命令可以产生一个不包括删除记录的数据文件，即永久性地删除（物理删除）这些记录。

5. 改变逻辑型字段显示值——Yes/No　Fields 用户在 Enter 窗口看到的逻辑型字段（“是 / 否”）的变量值 Yes、No、Unknown，实际上在数据表文件中分别是以 1、0、2 来存储，可以通过主菜单 Options 设定 Yes 和 No 的显示值。单击菜单 Options → Yes/No Fields，弹出 Setting for Yes/No Fields 对话框，在 Represent 框中选择新的显示值 True（Yes）和 False（No）。

6. 录入窗口切换——FullScreen　Enter 窗口有全屏幕和标准窗口两种。单击主菜单 Options → FullScreen，弹出全屏幕窗口录入，此时屏幕左下方显示光标所在字段的变量名、类型、长度以及当前数据文件名称；单击全屏幕窗口的主菜单 Options → Standard Screen，又回到标准窗口。

7. 记录和页面保存——Record 和 Page　通过点击 Enter 窗口左上侧 Page 控制板上的 Save data 或 New 按钮保存记录。当用户光标移到下一条记录时，当前记录会自动保存。数据文件中的每一页都可以自动保存。每当用户移至下一页或下一条记录时，当前页自动保存。

第三节　Epi Info 软件数据统计分析

Analysis 是 Epi Info 软件主要的数据管理和统计分析模块。Analysis 程序可以读取 Epi Info、FoxPro、Excel、Access 等格式的数据文件，进行记录显示、频数和列联表、均数比较等一般统计分析，以及线性回归、Logistic 回归、Kaplan-Meier 生存分析、Cox 比例风险模型等高级统计分析，并可以用于统计作图、制表等。

一、Analysis 程序运行和功能分类

1. Analysis 程序运行　打开 Epi Info 3.5.4 主程序，在主程序窗口点击 Analyze Data 按

钮，打开 Analysis 程序窗口；或在桌面上单击“开始”菜单→程序→ Epi Info → Analysis，打开 Analysis 程序窗口。

2. Analysis 程序窗口 Analysis 程序窗口共分三部分。屏幕左侧为全部 Analysis 命令的树状结构视图（Analysis）；屏幕右上方为分析结果输出窗口（Analysis Output），分析结果以简化微软浏览器格式存储；屏幕右下方为命令编辑窗口（Program Editor），用户可在此窗口中直接编辑正确的命令语句或通过点击视窗屏幕左侧树状结构视图中的命令打开相应对话框，以便生成命令程序语句。

3. Analysis 命令的功能分类 Analysis 命令树状结构视图中的命令按功能可分为九类（图 15-3-1）。

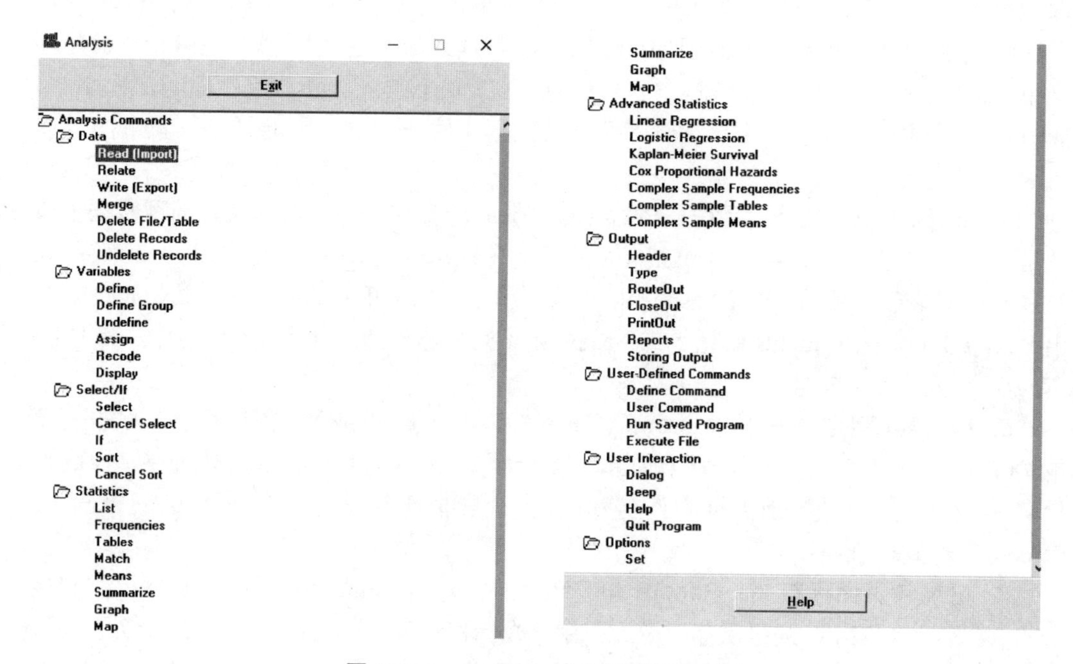

图 15-3-1 Analysis 命令树状结构视图

（1）数据库处理（Data）：包括 Read（Import）（读取或输入数据文件）、Relate（关联数据文件）、Write（Export）（重写或输出数据文件）、Merge（连接数据文件）、Delete File/Table（删除数据文件 / 数据表）、Delete Records（删除记录）和 Undelete Records（恢复删除记录）。

（2）变量处理（Variables）：包括 Define（定义新变量）、Undefine（删除新变量）、Assign（变量赋值）、Recode（变量重新编码）和 Display（显示变量 / 视图 / 数据表）等。

（3）记录处理（Select/If）：包括 Select（记录选择）、Cancel Select（取消选择条件）、If（设置运算条件）、Sort（记录排序）和 Cancel Sort（取消记录排序）。

（4）统计分析（Statistics）：包括 List（显示数据文件）、Frequencies（频数描述）、Tables（列联表分析）、Match（匹配分析）、Means（均数比较）、Summarize（汇总分析）、Graph（作图）和 Map（绘制地图）。

（5）高级统计分析（Advanced Statistics）：包括 Linear Regression（线性回归）、Logistic Regression（Logistic 回归）、Kaplan-Meier Survival（Kaplan-Meier 生存分析）、Cox Proportional

Hazards（Cox 比例风险模型）、Complex Sample Frequencies（复杂抽样数据的频数分析）、Complex Sample Tables（复杂抽样数据的列联表分析）和 Complex Sample Means（复杂抽样数据的均数分析）。

(6) 输出格式（Output）：包括 Header（标题）、Type（类型）、RouteOut（输出结果至文件）、CloseOut（关闭当前输出文件）、PrintOut（输出至打印机）、Reports（报表）和 Storing Output（结果存储）。

(7) 用户自定义命令（User-Defined Commands）：包括 Define Command（定义命令）、User Command（用户命令）、Run Saved Program（运行已保存程序）和 Execute File（执行程序文件）。

此外，还有用户交互操作（User Interaction）和选项设定（Options）功能两类命令。

二、数据库管理

1. 读取数据文件——READ　单击 READ 命令，弹出 READ 对话框（图 15-3-2）。选择 Epi Info 自带数据文件 Sample.mdb 中的视图 viewOswego 后点击 OK 按钮，READ 命令语法（READ'D:\Epi_Info\Sample.mdb':viewOswego）出现在程序窗口中。同时，结果输出窗口显示当前所读取数据库的位置（Current View:D:\Epi_Info\Sample.mdb:viewOswego），以及该数据文件记录数[Record Count:75（Deleted records excluded）]和读取时间信息（Date:2008-4-1316 :06 :36）。

Epi Info 软件可读取 Access、dBase、Excel、FoxPro、HTML、ODBC、Paradox、Text（Fixed）等 20 种格式的数据文件。

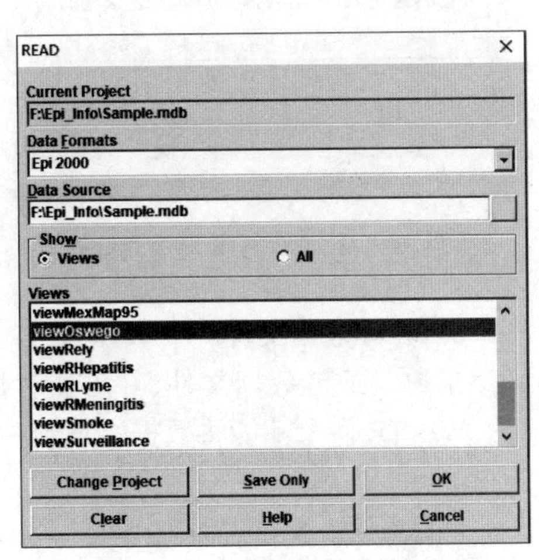

图 15-3-2　READ 命令对话框

2. 显示数据文件——LIST　单击 LIST 命令，弹出 LIST 对话框，在 Variables（变量）列表框选择一个或者多个变量，也可选择“*”代表选取所有变量。All(*) Except 复选框用来显示除选中变量外的所有其他变量（例如，LIST*EXCEPT AGE SEX GRIDTABLE）。Display Mode 单选框用来定义结果输出格式：Web（HTML）、Grid 和 Allow Update（数据更新），选取 Grid 单选框，点击 OK 按钮完成。若选择 Allow Update，在浏览数据的同时可对数据进行修改，修改后系统自动保存。

3. 删除记录——DELETE RECORDS　单击 DELETE RECORDS 命令，弹出 DELETE RECORDS 对话框。用户可选择 Permanent Deletion（永久删除）和 Mark for Deletion（仅作删除标识）两种方式。在 Records Affected（*for all）文本框用来输入记录删除的条件，其下方 Available Variables 列表框供用户选取记录中的具体变量，然后针对选中的变量设置条件（例如，DELETE AGE=25），凡符合该条件的记录都将被删除。删除条件可以是具体的变量值，也可以某个函数表达式。恢复删除记录可用 Undelete Records 命令。

4. 删除数据文件 / 数据表——DELETE FILE/TABLE　单击 DELETE FILE/TABLE 命令，弹出 DELETE 对话框。用户在 Delete 选项卡中可选择删除 Files（数据文件）、Table

(数据表)、View(数据表的视图文件)三种形式。File Name(数据文件)文本框用来键入数据文件的路径和文件名。

5. 关联数据文件——RELATE　单击RELATE命令,弹出RELATE对话框(图15-3-3)。下方Key(关联字段)文本框用于键入标识数据库匹配或关联的一个或多个表达式或者通过单击Build Key按钮完成(图15-3-4)。表达式格式:< 当前数据库中的表达式 >: :< 连接数据库中的表达式 >,例如:

READ'D:\Epi_Info\Refugee.MDB':viewFamily

RELATE viewPatientFAMIDNUM::FAMIDNUM

表示通过关联字段FAMIDNUM将视图Family和Patient定义成关联视图。

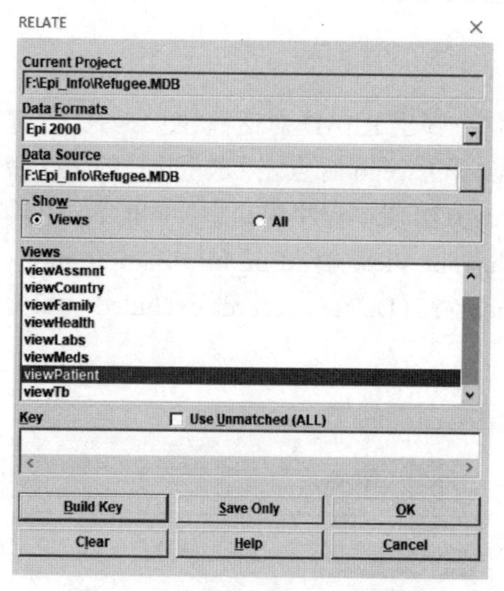

图15-3-3　RELATE命令对话框

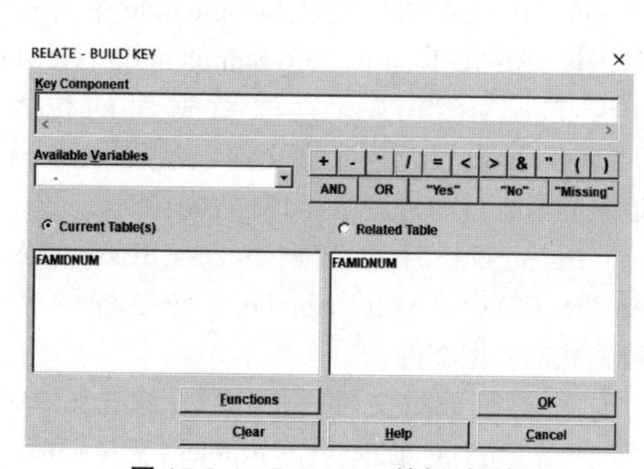

图15-3-4　Build Key按钮对话框

6. 重写数据文件——WRITE　WRITE命令可将记录按照用户指定的格式输出到结果窗口或者数据文件,并可任意指定输出变量的数目、排列顺序以及输出文件类型。WRITE命令不能将数据追加到一个视图中,仅能将数据附加到一个无视图的数据表中。

操作方法:单击WRITE命令,弹出WRITE对话框。该对话框界面与READ对话框相似,Output Formats选择结果输出文件的类型,File Name用于键入源数据文件存储路径及名称,Data Table键入数据表名称。

7. 数据文件的连接——MERGE　MERGE命令通过一个或几个标识变量将一个数据库中的记录同另一个数据库中的记录相连接。第二个数据库中的记录能够附加在第一个数据库的末尾,通常用来对主数据库中的记录进行修改,或者是与第一个数据库进行横向连接。

操作方法:单击MERGE命令,弹出MERGE对话框(图15-3-5),下方Key(关联字段)文本框用于键入标识数据库配对或连接的一个或多个表达式,或者通过Build Key按钮完成。

三、变量处理

1. 定义新变量——DEFINE　DEFINE 命令生成一个新变量，变量类型可为全局变量、永久变量或标准变量。在 Epi Info 2000 及以上版本中不能预定义变量类型，新定义变量可通过 ASSIGN（赋值）命令赋予各种类型的数据，然而一旦数据类型确定后就不能更改。

取消定义新变量可采用 UNDEFINE 命令。

2. 变量赋值——ASSIGN　ASSIGN 命令将某个表达式赋值给数据表中的变量以及用 DEFINE 命令定义的新变量。

3. 变量重新编码——RECODE　RECODE 命令可以对变量值进行重新分组和代码转换。重新编码时应注意：文本必须加引号；数值区域以一个空格，一个连字符，再加一个空格分开（例如 3-7，-9—-8）。LOVALUE 和 HIVALUE 表示数据库中的最小值和最大值，ELSE 用来指明不在以前设定数据范围内的值。

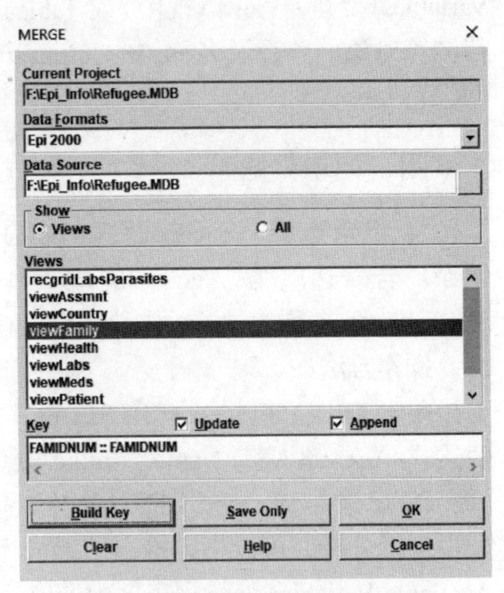

图 15-3-5　MERGE 命令对话框

操作方法：点击 RECODE 命令，弹出 RECODE 对话框（图 15-3-6）。现要对年龄（变量名 Age，数值型）的变量值重新分组，并将其赋值给字段年龄组（变量名 Group，数值型）。在 From 变量列表框选择要重新编码的源变量 Age，在 To 变量列表框选择将要接受新代码的目标变量 Group，然后在下方编码表格中键入新旧代码值，点击 OK 完成。还可点击 Fill Ranges 按钮，在弹出的 RECODE 对话框键入变量值的起始范围，按一定组距进行重新分组与代码转换。

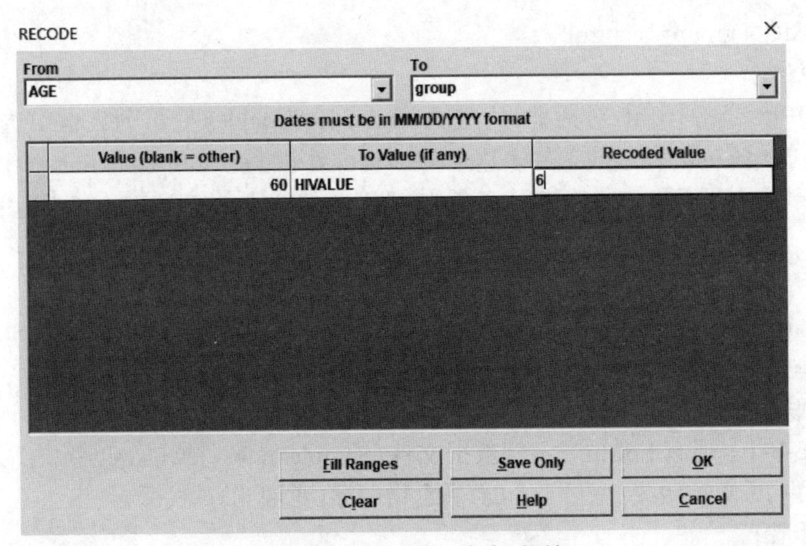

图 15-3-6　RECODE 命令对话框

4. 一览表方式浏览——DISPLAY　DISPLAY 命令以一览表的方式浏览变量、视图、数据表。单击 DISPLAY 命令，弹出 DISPLAY 对话框，在 Information for 框选择显示内容 Variables（变量）、Views（视图）或 Tables（数据表），在 Database（Blank for current）框中键入待浏览对象的路径及名称，在 Output to Table 框中键入存储显示结果的数据表名称，点击 OK 完成。

四、记录处理

1. 记录选择——SELECT　SELECT 命令通过一个条件表达式选定将要分析的记录。若表达式为 "Age > 35"，表示只选择 "Age > 35" 的记录进行统计；若单独使用 SELECT 命令（无表达式），取消所有选择。

操作方法：

单击 SELECT 命令，弹出 SELECT 对话框。在 Select Criteria 框键入选择记录的条件表达式：Age > 8 AND Name = "mike"，点击 OK 完成。

2. 记录排序——SORT　SORT 命令是指当使用 LIST、GRAPH 和 WRITE 命令对数据进行分析时可以指定输出结果的序列。单击 SORT 命令，弹出 SORT 对话框，在左侧 Available Variables 变量列表框中选取一个或多个变量至右侧的 Sort Order 排序变量框，点击 OK 完成。

取消前一次记录排序和选择可采用 Cancel SORT/SELECT 命令。

3. 设置运算条件——IF Then ELSE　运用 IF 语句可指定运算条件，并在当前数据文件中判别满足这些条件的每一条记录，以确定执行 THEN 还是 ELSE 后的赋值（ASSIGN）命令语句。例如：

```
DEFINE group
IF(Age>5)AND(Age<10)OR(Sex="female")THEN
  ASSIGN group="case"
ELSE
  ASSIGN group="control"
```

操作方法：

单击 IF 命令，弹出 IF 对话框，从左侧 Available Variables 变量列表框中选取一个或多个变量到 If Condition 组成条件表达式，在 Then 文本框键入 If Condition 框中的条件为 "真" 时的赋值命令语句，Else 框键入条件为 "假" 时的赋值命令语句，点击 OK 完成。

五、统计分析

Analysis 模块具有一般统计分析（Statistics）和高级统计分析（Advanced Statistics）功能。下面举例介绍几种常用的统计分析命令：

1. 列联表分析——TABLES

【例 15-3-1】现有 Epi Info 示例数据文件（Sample.mdb：viewOswego），试显示数据文件并分析食用香草冰激凌（变量 vanilla）和食物中毒（变量 ill）的关系。

操作步骤：

（1）打开数据文件（READ'D:\Epi_Info\Sample.mdb'：viewOswego），单击 LIST 命令，弹

出 LIST 对话框,点选 All(*)Except 和 Allow Updates,点击 OK,在 Analysis Output 窗口显示出数据文件(图 15-3-7)。

AGE	SEX	ILL	BAKEDHAM	SPINACH	MASHEDPOTA	CABBAGESAL	JELLO	ROLLS	BROWNBREAD	MILK	COFFEE	WATER	CAKES	VANILLA	CHOCOLATE	FRU
25	Male	1	1	0	1	0	0	1	1	0	0	1	1	1	1	
11	Female	0	0	0	0	0	0	0	0	0	0	0	0	0	1	
74	Male	1	1	1	1	1	1	1	1	0	1	0	1	1	0	
12	Female	1	0	0	0	0	0	0	0	0	0	0	1	1	1	
44	Female	1	1	1	1	0	0	1	0	0	0	1	1	0	1	
53	Female	1	1	1	1	1	1	0	1	0	1	1	1	1	1	
37	Male	0	0	0	0	0	0	0	0	0	0	0	0	0	1	
24	Female	0	1	1	1	0	0	1	0	0	1	0	0	0	0	
69	Female	0	0	1	1	0	1	0	1	0	0	1	1	0	1	
7	Male	0	1	1	1	1	1	1	0	0	0	1	1	0	1	
17	Female	1	0	0	0	0	0	0	0	0	0	0	1	1	1	
8	Female	1	1	0	1	1	1	0	0	0	0	0	1	1	1	
11	Female	0	1	1	1	1	0	1	0	0	1	1	0	0	1	
17	Male	0	1	1	1	1	0	1	0	0	1	0	1	1	0	
36	Female	0	0	0	0	0	0	0	0	0	0	0	0	0	1	
21	Female	1	1	0	0	1	1	0	0	0	0	0	1	1	0	

图 15-3-7　LIST 命令查看 Sample.mdb:viewOswego 视图文件

(2)点击 TABLES 命令,弹出 TABLES 对话框,在 Exposure Variable(暴露变量)列表框中选择变量 VANILLA,在 Outcome Variable(结局变量)列表框中选择变量 ILL,点击 OK(图 15-3-8)。

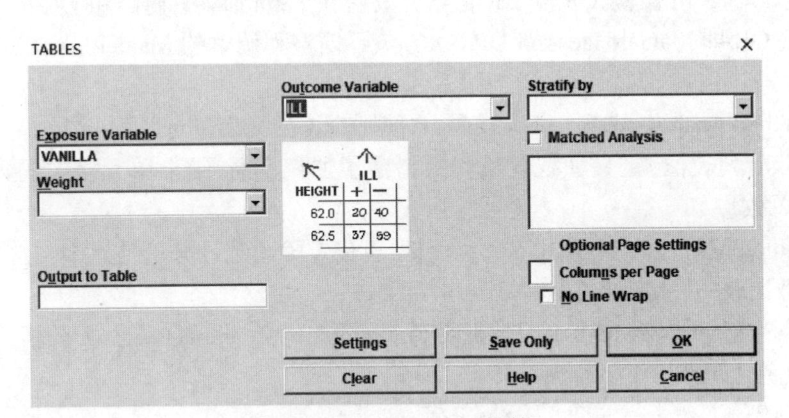

图 15-3-8　TABLES 对话框

结果解释:

(1)首先输出交叉表格和频数分析结果(图 15-3-9),结果显示食物中毒者食用香草冰激凌的比例为 93.5%,高于非食物中毒者(37.9%)。

(2)其次输出单个表格分析结果(Single Table Analysis),包括比值比(Odds Ratio, OR)、率比(Risk Ratio, RR)和率差(Risk Difference, RD),其中 OR 值又包括交叉乘积(cross product)计算出的 OR 值和最大似然比估计(MLE)OR 值。本例摄入香草冰激凌和食物中毒之间的关联强度 OR=23.45,95% CI 5.84~94.18。同时,输出交叉表统计学检验(即 χ^2 检验)结果,包括不校正 χ^2、Mantel-Haenszel χ^2、Yates 校正 χ^2 和 Fisher 确切概率值(图 15-3-10)。本例结果显示,摄入香草冰激凌和食物中毒之间的关联有统计学意义(P=0.000)。

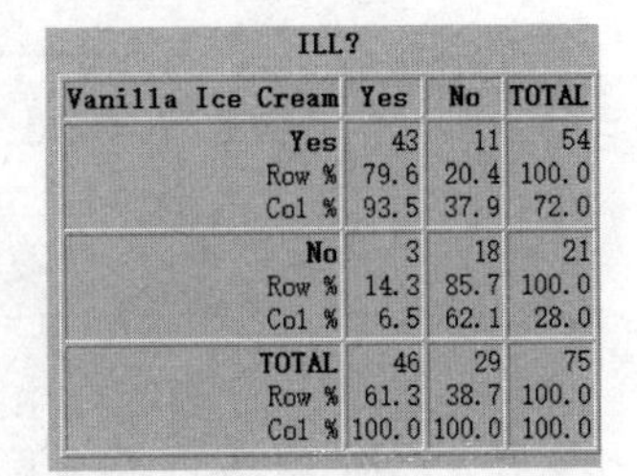

ILL?				
Vanilla Ice Cream		Yes	No	TOTAL
Yes		43	11	54
	Row %	79.6	20.4	100.0
	Col %	93.5	37.9	72.0
No		3	18	21
	Row %	14.3	85.7	100.0
	Col %	6.5	62.1	28.0
TOTAL		46	29	75
	Row %	61.3	38.7	100.0
	Col %	100.0	100.0	100.0

图 15-3-9　交叉表格和频数分析结果

```
                         Single Table Analysis

                                    Point     95% Confidence Interval
                                    Estimate      Lower        Upper
PARAMETERS: Odds-based
Odds Ratio (cross product)          23.4545       5.8410   94.1811 (T)
Odds Ratio (MLE)                    22.1490       5.9280  109.1473 (M)
                                                  5.2153  138.3935 (F)
PARAMETERS: Risk-based
Risk Ratio (RR)                      5.5741       1.9383   16.0296 (T)
Risk Difference (RD%)               65.3439      46.9212   83.7666 (T)

      (T=Taylor series; C=Cornfield; M=Mid-P; F=Fisher Exact)

STATISTICAL TESTS                 Chi-square 1-tailed p   2-tailed p
Chi-square - uncorrected            27.2225                0.0000013505
Chi-square - Mantel-Haenszel        26.8596                0.0000013880
Chi-square - corrected (Yates)      24.5370                0.0000018982
Mid-p exact                                   0.0000001349
Fisher exact                                  0.0000002597
```

图 15-3-10　Single Table Analysis 结果

对话框详解：

(1) Exposure 和 Outcome Variable 列表框：分别定义暴露变量和结局变量。

(2) Stratify by 列表框：定义分层变量。若设定了分层变量，系统将首先输出每一层统计分析结果(交叉表、χ^2 检验、OR 和 RR 值等)，最后在 Summary 中输出粗 OR/RR(Crude OR or RR)、调整 OR 即 Mantel-Haenszel OR(OR_{MH})、不调整和调整的 Mantel-Haenszel χ^2 检验结果等。

(3) Matched Analysis 选项：点选该项，系统则对该交叉表进行匹配分析。

(4) Weight 列表框：定义加权变量。若指定了加权变量，结果单元格中的数值为记录的求和数(总数)。

(5) Settings 按钮：点击后弹出 Set 对话框，可设定输出统计分析结果中包含的内容等。

2. 均数比较——MEANS

【例 15-3-2】利用例 15-3-1 中数据文件(Sample.mdb：viewOswego)，分析食物中毒和非食物中毒者之间平均年龄有无差异。

操作步骤：

(1) 打开数据文件(READ'D：\Epi_Info\Sample.mdb'：viewOswego)。

(2) 单击 MEANS 命令，弹出 MEANS 对话框，在 Means of 列表框中选择变量 AGE(年龄)，在 Cross-tabulate by Value of 列表框中选择分组变量 ILL，点击 OK(图 15-3-11)。

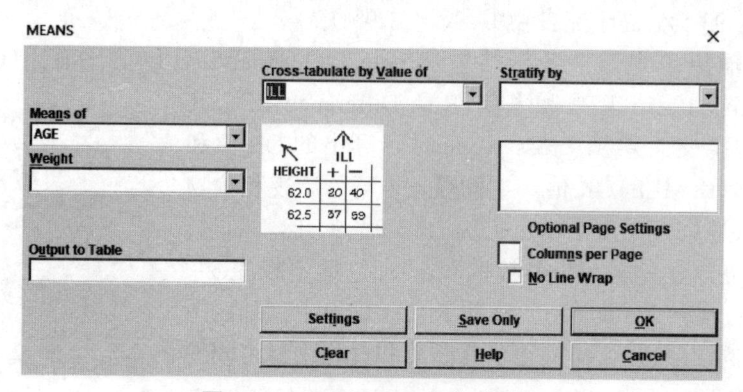

图 15-3-11　MEANS 命令对话框

结果解释：

(1)首先按分组变量的类别给出每组观察对象例数(Obs)、数值型变量的变量值总和(Total)、均数(Mean)、方差(Variance)、标准差(Std Dev)、最小值(Minimum)、25%百分位数、中位数(Median)、75%百分位数、最大值(Maximum)、众数(Mode)等描述性统计量。

(2)其次输出数据方差齐性检验结果(Bartlett's Test for Inequality of Population Variances)。若数据分布呈正态、方差齐，则采用方差分析结果(ANOVA，a Parametric Test for Inequality of Population Means)；若数据分布非正态，方差不齐，则选择Kruskal-Wallis分析(Mann-Whitney/Wilcoxon Two-Sample Test)，进行两个样本或多个样本均数比较等。本例Bartlett χ^2=0.119 3，P=0.729 8，方差齐，应选择ANOVA结果，P=0.215 6，两组之间年龄差异无统计学意义(图15-3-12)。

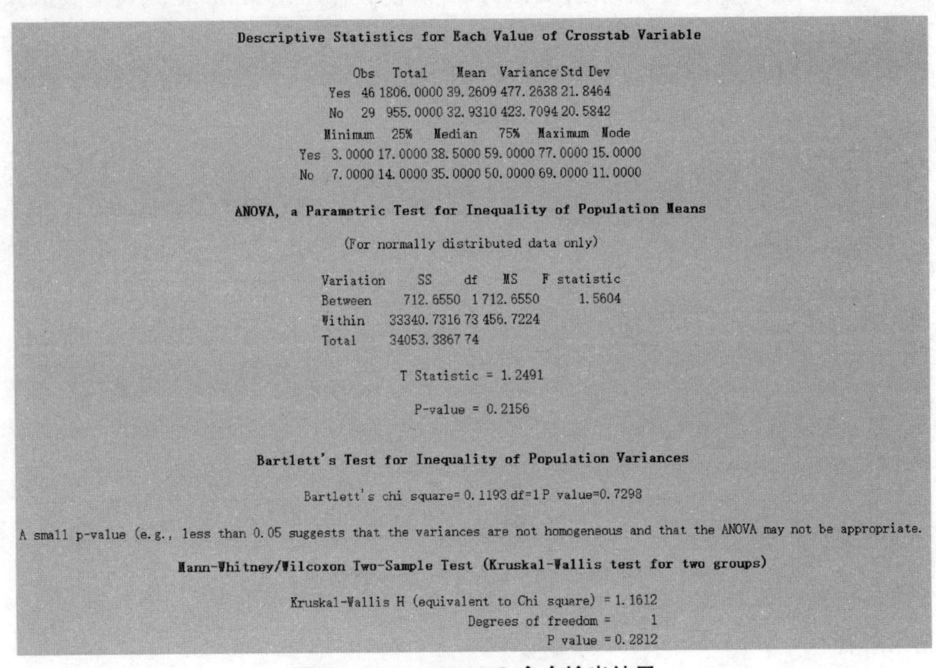

图15-3-12　MEANS命令输出结果

对话框详解：

(1)Means of列表框：指定需要比较均数的定量变量。

(2)Cross-tabulate by Value of列表框：设定分组变量，可以是二分类或是多分类。三组以上比较时，系统只输出ANOVA结果，不作两两之间差异比较。

(3)Stratify by列表框：设置分层变量。

3. 匹配分析——MATCH　匹配是控制混杂因素的常用设计形式。采用MATCH命令进行匹配分析的原理与TABLES命令中Mantel-Haenszel分层分析相同。它是根据匹配字段(Match Variable)对每一病例及其对照进行分层。MATCH命令可对病例-对照匹配的调查数据进行分析，完成一项有关特殊暴露与研究结局的关联分析，并且要求结局变量为二分变量，即Yes/No变量。MATCH命令要求数据文件中配对组的各记录应具有相同的识别变量值。

【例 15-3-3】在 Epi Info 自带数据库中，有一项关于中毒性休克综合征（TSS）的匹配病例 - 对照研究结果视图（Sample.mdb：viewRely）。每一个 TSS 女性病例按照年龄相似匹配 3 个邻居作为对照，病例和对照不仅在年龄上匹配，而且在一般的社会经济状况方面可比。数据中，匹配变量为 ID，赋予每个病例及其 3 个对照唯一值，即“对子编号”（图 15-3-13）。试分析是否使用过 Rely 月经棉（变量 rely）和 TSS（变量 case）之间的关系。

Analysis Output

ID	CASE	RELY	UniqueKey	RecStatus
1	1	1	1	1
1	0	1	2	1
1	0	1	3	1
1	0	1	4	1
2	1	1	5	1
2	0	0	6	1
2	0	1	7	1
2	0	1	8	1
3	1	0	9	1
3	0	0	10	1
3	0	1	11	1
3	0	1	12	1

图 15-3-13　LIST 命令显示数据 Sample.mdb：viewRely 视图

操作步骤：

（1）打开数据文件（READ'D:\Epi_Info\Sample.mdb'：viewRely）。

（2）单击 MATCH 命令，弹出 MATCH 对话框，在 Exposure Variable 列表框选取暴露变量 rely，在 Outcome Variable 列表框选取结局变量 case，在 Match Variables 列表框选择匹配变量 ID，勾选 Matched Analysis，点击 OK（图 15-3-14）。

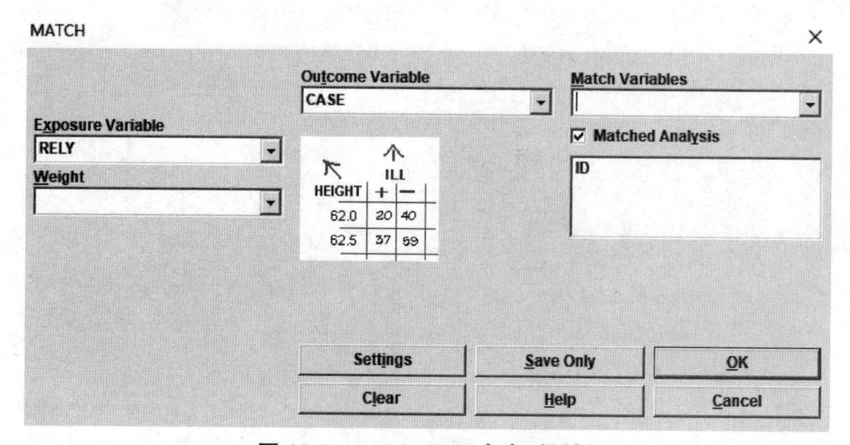

图 15-3-14　MATCH 命令对话框

结果解释：

（1）首先，系统显示无零边界值表格的匹配结果的基本情况（图 15-3-15），包括匹配集（Matched Sets）、观察数（Observations），在本数据集中每个病例配有 3 个对照（Cases：1 Controls：3）。配对组中每一对数据将记录在一个表格中，表格的左面是第一个变量（行变量），从零开始记录配对组的对子数；表格的顶端是第二个变量（列变量），将从零开始记录配对组的对子数。表格包含配对组的数目，将显示暴露与结局之间的联系与 TABLES 命令所产生的结果表格类似。在每个病例配有不同对照数的研究中需要数个表格来反映暴露与病例的组合情况。

（2）其次，输出匹配分析的总体信息（SUMMARY INFORMATION），包括粗 OR（Crude OR，cross product），粗 OR（MLE 最大似然估计），调整 OR［Adjusted OR（MH）］，调整 OR（MLE 最大似然估计），调整 RR（MH），Robin/Greenland 和 Breslow 配对 OR 及其 95% CI（95% Confidence Interval），以及校正 Mantel-Haenszel 合并 χ^2 值（MH Chi square-corrected）和 P 值，精确 Mid-p 法和精确 Fisher 概率法 P 值（图 15-3-16）。本例结果显示，调整

OR_{MH}=7.666 7。95% CI 1.606 1~36.597 8，χ^2_{MH}=7.714 3，P=0.005 5，使用过 Rely 月经棉（变量 rely）和 TSS（变量 case）之间的关联有统计学意义，使用 Rely 月经棉可增大罹患 TSS 的风险。

若记录数据若以 1：1 配对方式排列，则合并 χ^2 值等于 McNemar χ^2 值。

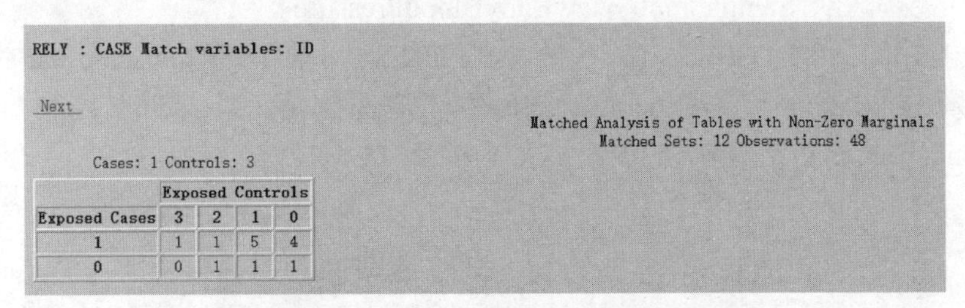

RELY : CASE Match variables: ID

Next

Matched Analysis of Tables with Non-Zero Marginals
Matched Sets: 12 Observations: 48

Cases: 1 Controls: 3

	Exposed Controls			
Exposed Cases	3	2	1	0
1	1	1	5	4
0	0	1	1	1

图 15-3-15　MATCH 匹配分析输出结果（一）

SUMMARY INFORMATION

Parameters	Point Estimate	95%Confidence Interval Lower	Upper
Odds Ratio Estimates			
Crude OR (cross product)	13.0000	2.4125,	70.0530 (T)
Crude (MLE)	12.2196	2.4762,	94.3799 (M)
		2.0935,	133.9356 (F)
Adjusted OR (MH)	7.6667	1.6061,	36.5973 (R)
Adjusted OR (MLE)	8.3589	1.9281,	58.2541 (M)
		1.6672,	81.7998 (F)
Risk Ratios (RR)			
Crude Risk Ratio (RR)	7.0000	1.7166,	28.5455
Adjusted RR (MH)	7.6667	1.6615,	35.3767

(T=Taylor series; R=RGB; M=Exact mid-P; F=Fisher exact)

STATISTICAL TESTS (overall association)	Chi-square	1-tailed p	2-tailed p
MH Chi-square - uncorrected	9.5238		0.0020
MH Chi-square - corrected	7.7143		0.0055
Mid-p exact		0.0014	
Fisher exact		0.0026	

图 15-3-16　MATCH 匹配分析输出结果（二）

4. 绘图命令——GRAPH　通过 GRAPH 命令可绘制的统计图包括 Line（线图）、Bar（条图）、Rotated Bar（旋转条图）、Histogram（直方图）、Spline（活动曲线规图）、Points（点图）、Pie（饼图）、Area（面积图）、Pareto（帕累托图）、Scatter XY（散点图）、Stacked Bar（堆积式条图）、Hi-Low（高低图）、Moving Average（移动平均模型图）、Polar（极坐标图）、Stacked Histogram（堆积式直方图）、Scatter 3D（三维散点图）、Pyramid（人口金字塔图）和 Step（步阶图）等，具体用法参见帮助文件。

六、高级统计分析

1. 线性回归——LINEAR REGRESS　LINEAR REGRESS 命令可用来进行简单线性回归、多元线性回归分析，也可对 2 个连续型变量进行相关分析。

【例 15-3-4】以 Epi Info 软件数据文件 Sample.mdb：viewBabyBloodPressure 为例，试分析婴儿收缩压（systolicblood）和出生天数（ageindays）、出生体重（birthweight）之间的关系。

操作步骤：

（1）打开数据文件 Sample.mdb：viewBabyBloodPressure。

（2）单击 LINEAR REGRESS 命令，弹出 REGRESS 对话框，在 Outcome Variable 列表框选定因变量 systolicblood，在 Other Variables 列表框选择自变量 ageindays 和 birthweight，在 Confidence Limits 列表框选择 95%，点击 OK（图 15-3-17）。

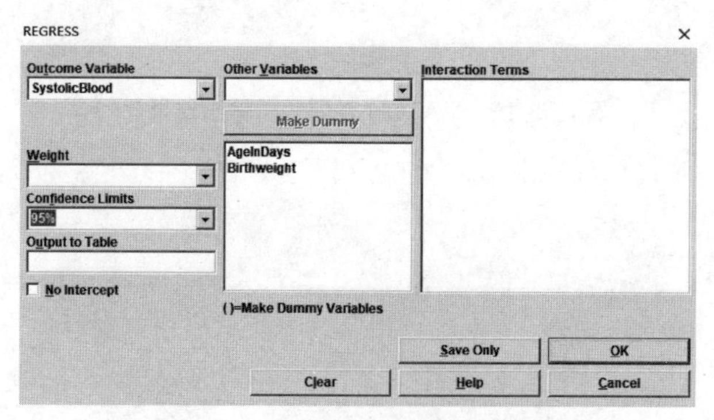

图 15-3-17　REGRESS 命令对话框

结果解释：

REGRESS 命令的结果输出分三部分（图 15-3-18）。

第一部分为回归系数及其假设检验结果，包括 CONSTANT（常数项，即截距）、Coefficient（回归系数），Std Error（回归系数的标准误）、*F*-test（回归系数的假设检验 *F* 值）和 P-Value（假设检验的 *P* 值）。

第二部分为相关系数 *R*（Correlation Coefficient）以及 R^2（决定系数）。

第三部分为线性回归的方差分析结果。Source 指变异来源，包括 Regression（回归变异）、Residuals（残差）和 Total（总变异），以及回归和残差所对应的自由度（df）、离均差平方和（Sum of Squares）、均方（Mean Square）和 *F* 统计值（*F*-statistic）。

本例结果显示，该回归方程有统计学意义，ageindays 和 birthweight 两个变量均进入回归方程（F=48.081，P<0.05），决定系数 R^2=0.88，表明两个自变量和因变量 systolicblood 之间回归依存关系较好，回归方程可表示为：

$$\text{systolicblood}=53.450+5.888\times\text{ageindays}+0.126\times\text{birthweight}$$

对话框详解：

在 REGRESS 对话框中，Interaction Terms 框定义交互作用项，Output to Table 定义存储输出结果的数据表名称，Weight 列表框设定加权变量，Confidence Limits 框选择决定系数的可信区间，Make Dummy 按钮用于设置哑变量，No Intercept 复选框设定不包括截距。

2. Logistic 回归分析——LOGISTIC REGRESS　Logistic 回归描述分类结局变量和自变量（分类或连续型解释变量）之间的关系，目的是建立一个回归方程，将结局事件发生概率与危险因素变量特定取值联系起来，适用于病例 - 对照研究、随访研究和横断面研究

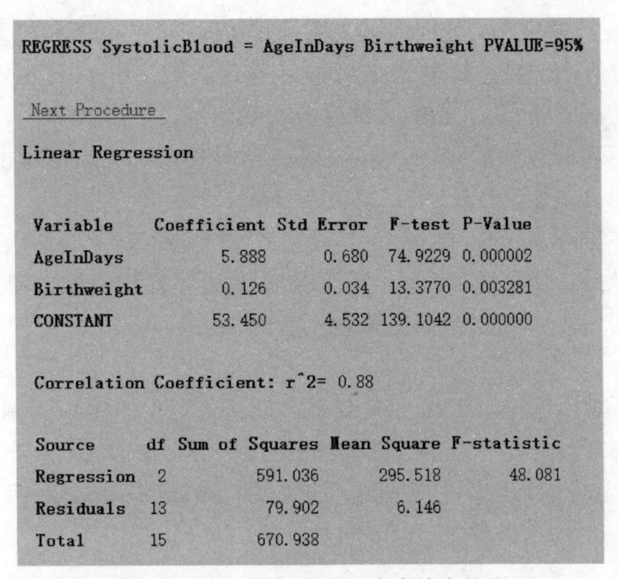
REGRESS SystolicBlood = AgeInDays Birthweight PVALUE=95%

Next Procedure

Linear Regression

Variable	Coefficient	Std Error	F-test	P-Value
AgeInDays	5.888	0.680	74.9229	0.000002
Birthweight	0.126	0.034	13.3770	0.003281
CONSTANT	53.450	4.532	139.1042	0.000000

Correlation Coefficient: r^2= 0.88

Source	df	Sum of Squares	Mean Square	F-statistic
Regression	2	591.036	295.518	48.081
Residuals	13	79.902	6.146	
Total	15	670.938		

图 15-3-18　REGRESS 命令输出结果

资料。所有类型的自变量（分类和连续型）都能引入 Logistic 回归模型，但编码成等级变量可使结果的解释更为容易。

【例 15-3-5】利用例 15-3-1 中数据文件（Sample.mdb：viewOswego），试进行食物中毒（结局变量 ill）危险因素的多因素非条件 Logistic 回归分析。

操作步骤：

（1）打开数据文件（READ'D：\Epi_Info\Sample.mdb'：viewOswego）。

（2）单击 LOGISTIC REGRESS 命令，弹出 LOGISTIC 对话框。在 Outcome Variable 列表框选取结局变量 ill，在 Other Variables 列表框选择自变量 brownbread、cabbagesal、water、milk、chocolate 和 vanilla，在 Confidence Limits 列表框选择 95%，点击 OK（图 15-3-19）。

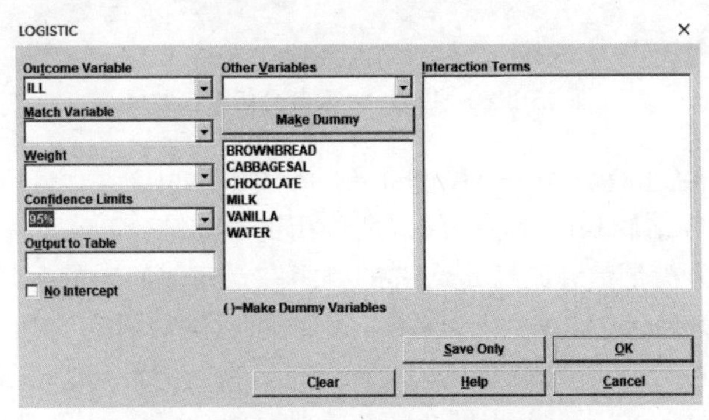

图 15-3-19　LOGISTIC 命令对话框

结果解释：

LOGISTIC 命令的输出结果见图 15-3-20。

第一部分为引入模型的自变量及常数项参数值，包括 Odds Ratio（比值比）、95% CI（OR 95% 可信区间）、Coefficient（回归系数）、S.E.（回归系数的标准误）、CONSTANT（常数项)、Z-Statistic(*Z* 统计量)和 P-Value 假设检验的 *P* 值。

第二部分为似然比检验。其中,Iterations 为迭代次数,Final-2*Log-Likelihood 为 -2 倍的似然比对数值,Cases included 为纳入统计分析的病例数。

第三部分为模型假设检验结果,包括 Score 比分检验和 Likelihood Ratio 似然比检验的统计量(Statistic)、自由度(D.F.)和 *P* 值(P-Value)。

本例中,只有变量 vanilla 在模型中具有统计学意义(*P*=0.00),OR=26.00,95% CI 5.47~123.58,即调整其他因素影响后,食用香草冰激凌和食物中毒之间关联仍有统计学意义,食用者发生本次食物中毒的风险是未食用者的 26 倍。

对话框详解:

在 LOGISTIC 对话框中,Interaction Terms 框定义交互作用项,Weight 列表框定义加权变量,Confidence Limits 框设定回归系数的可信限,Make Dummy 按钮设定哑变量,No Intercept 复选框设定输出结果不包括截距(常数)项。Match Variable 列表框用于定义病例与对照的匹配变量,适用于条件 Logistic 回归分析。

Unconditional Logistic Regression

Term	Odds Ratio	95%	C.I.	Coefficient	S. E.	Z-Statistic	P-Value
BROWNBREAD (Yes/No)	1.7803	0.3932	8.0614	0.5768	0.7706	0.7485	0.4542
CABBAGESAL (Yes/No)	1.1342	0.2818	4.5647	0.1259	0.7104	0.1772	0.8593
CHOCOLATE (Yes/No)	1.0975	0.3024	3.9829	0.0930	0.6577	0.1415	0.8875
MILK (Yes/No)	0.1342	0.0068	2.6635	-2.0086	1.5246	-1.3174	0.1877
VANILLA (Yes/No)	26.0016	5.4707	123.5817	3.2582	0.7953	4.0968	0.0000
WATER (Yes/No)	1.1122	0.2670	4.6326	0.1063	0.7280	0.1460	0.8839
CONSTANT	*	*	*	-2.1277	0.9733	-2.1861	0.0288

Convergence:	Converged
Iterations:	5
Final -2*Log-Likelihood:	69.2504
Cases included:	74

Test	Statistic	D.F.	P-Value
Score	28.0180	6	0.0001
Likelihood Ratio	29.8484	6	0.0000

图 15-3-20　Logistic 回归分析输出结果

3. Kaplan-Meier 生存分析——Kaplan-Meier Survival　生存分析(survival analysis)是将研究对象的观察结局和出现这一结局所经历的时间结合起来的一种统计分析方法。Kaplan-Meier 生存分析是估计某特定人群的群组在指定时间内的生存概率(条件概率)。采用 Kaplan-Meier Survival(KMSURVIVAL)命令,可对随访研究的一组或几组受试者进行 Kaplan-Meier 生存分析、作图以及相关统计分析。在随访研究中,在任意给定一段时间内,一些随访对象可能会“删失”,也即在随访这段时间结束时,不知其生存与死亡的具体情况,Kaplan-Meier 生存分析尤其适用于处理这种情况。

Kaplan-Meier 生存分析主要基于一组随访对象的非参数生存函数,也即这些患者在某时刻 *t* 后的生存概率,故无须对生存分布进行假定。“生存”指预期事件没有发生。事件可以是死亡、治疗并发症或其他负性事件。因此,KMSURVIVAL 命令可得出在时刻 *t* 未发生事件的概率估计值;相反,“1- 时刻 *t* 未发生事件的概率”即代表时刻 *t* 发生预期事件的概率。

在 Kaplan-Meier 生存分析中必须指定截尾变量、时间变量、时间单位以及研究对象所属的组别（如研究某治疗措施的作用）。时间变量为数值型，截尾变量编码应遵循：若患者经历了预期事件（非截尾资料）编码为“1”，若预期研究事件没有发生（截尾资料）编码为“0”。

【例 15-3-6】利用 Epi Info 软件自带数据 Sample.mdb：Addicts，该数据为某一戒毒所美沙酮维持治疗（MMT）的吸毒者随访资料，利用 List 命令显示数据如图 15-3-21，其中 clinic 为分组变量（1= 对照组，2= 治疗组），status 为截尾变量，survival_time_days 为生存时间变量，单位为天数。试对吸毒者进行 Kaplan-Meier 生存分析。

操作步骤：

（1）打开数据文件（'D:\Epi_Info\Sample.mdb'：Addicts）。

（2）单击 Kaplan-Meier Survival 命令，弹出 Kaplan-Meier Survival 对话框，在 Censored Variable 列表框选择截尾变量 Status，在 Value for Uncensored 框设定非截尾数据值为“1”，在 Time Variable 框选择生存时间变量 Survival_Time_Days，在 Time Unit 列表框定义生存时间变量的单位为 Days（天），在 Group Variable 框选择组别变量（即结局变量）Clinic，在 Graph Type 框选择 Survival Probability（生存概率），点击 OK（图 15-3-22）。

Analysis Output

Clinic	Status	Survival_Time_Days	Prison_Record	Methadone_dose__mg_day_
1	1	428	0	50
1	1	275	1	55
1	1	262	0	55
1	1	183	0	30
1	1	259	1	65
1	1	714	0	55
1	1	438	1	65
1	0	796	1	60
1	1	892	0	50
1	1	393	1	65
1	0	161	1	80

图 15-3-21　List 命令显示数据文件 Sample.mdb：Addicts

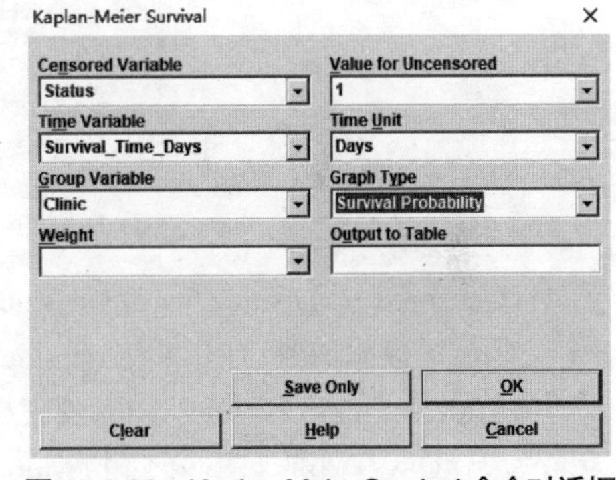

图 15-3-22　Kaplan-Meier Survival 命令对话框

结果解释：

Kaplan-Meier Survival 分析输出结果包括两部分。

第一部分输出生存率曲线图，横轴为生存时间，纵轴为生存概率（Survival Probability）（图 15-3-23）。

第二部分为两组病例整体上的生存情况比较。Log-Rank 是指对数—秩和检验，属于非参数法，所比较的是整个生存时间的分布，而非仅仅比较某个特定时间点的生存概率，检验统计量（对数—秩和）系根据代表不同结果单元格的观察值与期望值之比来计算。Wilcoxon 是指非参数广义 Wilcoxon 检验，该方法假定死亡率不随时间变化（系统对生存曲线进行了对数转换），若对数—秩和检验的 $P<0.05$，提示两个组别之间的生存状况存在差异。本例 Log-Rank 和 Wilcoxon 检验的 P 值均小于 0.05，表明两组之间生存情况差异有统计学意义，治疗组患者总体生存时间更长（图 15-3-24）。

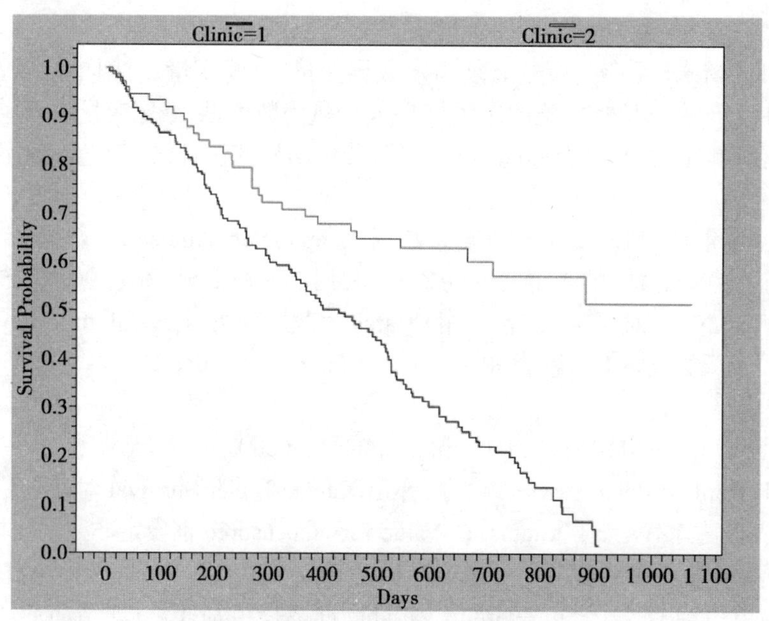

图 15-3-23　Kaplan-Meier 生存率曲线图

Test	Statistic	D. F.	P-Value
Log-Rank	27.2477	1	0.0
Wilcoxon	11.6304	1	0.0007

图 15-3-24　两组对象生存情况比较结果

对话框详解:

(1) Censored Variable 和 Value for Uncensored 列表框：前者用于定义截尾变量；后者用于定义非截尾数据的值，有 0、1 和 missing（缺失）三个选项，一般定义为 1，即“1”表示存活。

(2) Time Variable 和 Time Unit 列表框：前者用于设定生存时间变量，后者定义时间单位，可为天（Days）、小时（Hours）、月（Months）、周（Weeks）和年（Years）。

(3) Group Variable 列表框：用于设定分组变量，该变量可将研究对象分为实验组和对照组、暴露组和非暴露组等。

(4) Graph Type 列表框：设置输出图形类型，可设定为 None（不输出）、Log-Log Survival（Log-Log 生存曲线）和 Survival Probability（生存概率曲线）。

4. Cox 比例风险模型分析——Cox Proportional Hazards　Cox Proportional Hazards 模型，即 Cox 比例风险模型，系一种半参数模型，与基于参数模型的方法不同，可以在不对生存时间分布进行假设的情况下评价影响因子的效果，大大降低了生存分析的烦琐性。Cox 模型不能给出各时点的风险率，但对生存时间分布无要求，可估计出各研究因素对风险率的影响，应用范围广泛。

【例 15-3-7】利用例 15-3-6 数据文件 Sample.mdb：Addicts，试分析吸毒者生存时间的影响因素。

操作步骤:

(1) 打开数据文件（READ'D：\Epi_Info\Sample.mdb'：Addicts）。

(2) 单击 Cox Proportional Hazards 命令，弹出对话框，在 Censored Variable 列表框定义截尾变量 Status，在 Value for Uncensored 列表框设定非截尾数据取值为“1”，在 Time Variable 框选择生存时间变量 Survival_Time_Days，在 Time Unit 列表框设置生存时间变量的单位为 Days(天)，在 Group Variable 列表框选择组别变量(即结局变量)Clinic，在 Confidence Limits 列表框选择 95%，在 Other Variables 框选择协变量 Methadone_dose_mg_day(每日美沙酮服用剂量)和 Prison_Record，点击 OK(图 15-3-25)。

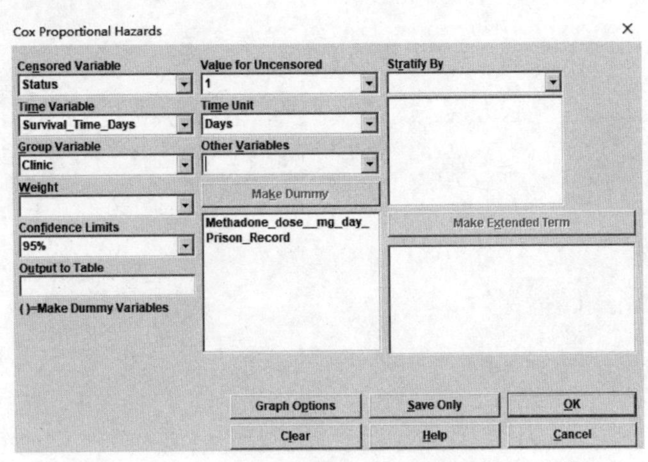

图 15-3-25　Cox Proportional Hazards 命令对话框

结果解释：

输出结果包括生存率函数曲线图和生存曲线比较两部分。

第一部分为两组研究对象基于各协变量平均水平的生存曲线，对照组(Clinic=1)的累积生存概率较实验组(Clinic=2)下降更快，至 900d 时生存概率即降为 0(图 15-3-26)。

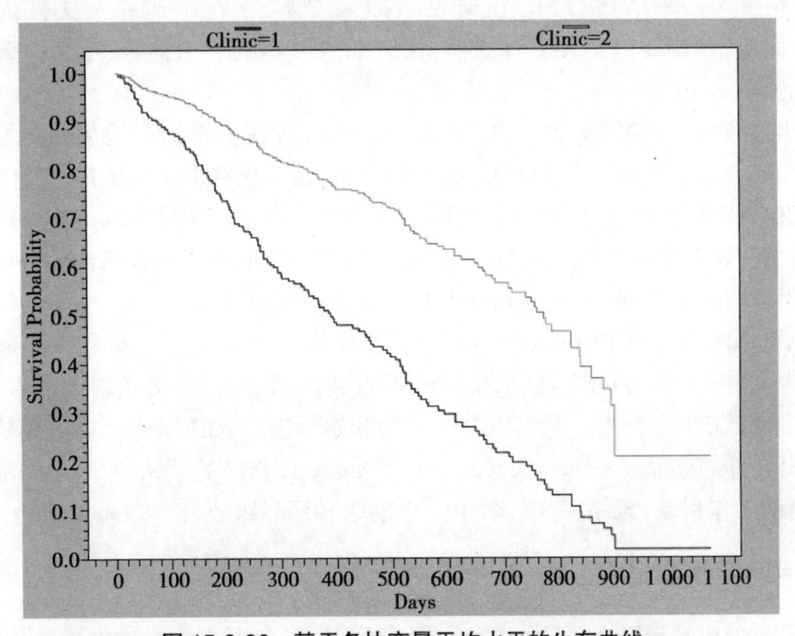

图 15-3-26　基于各协变量平均水平的生存曲线

第二部分为Cox Proportional Hazards分析结果，包括每个协变量的风险比（Hazard Ratio，HR）及其95% CI、回归系数（Coefficient）及其标准误（S.E.）、*Z*检验统计量及其*P*值，并输出Cox模型Score和似然比（Likelihood Ratio）检验统计量及其*P*值（图15-3-27）。HR的意义类似于相对危险度（relative risk，RR）、危险比（risk ratio，RR）。本例结果显示，模型具有统计学意义，美沙酮维持治疗和增加每日美沙酮服用剂量，均可降低吸毒者死亡风险，HR分别为0.372 4（95% CI 0.246 0~0.563 6）和0.965 6（95% CI 0.953 5~0.977 8）。

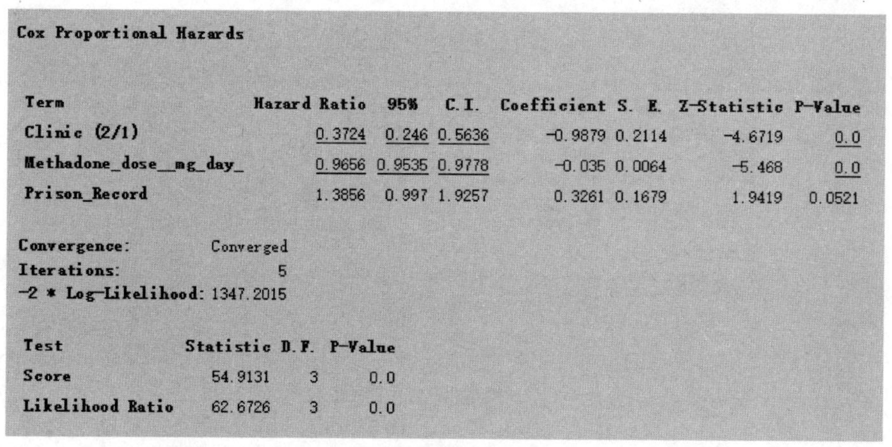
Cox Proportional Hazards

Term	Hazard Ratio	95%	C.I.	Coefficient	S. E.	Z-Statistic	P-Value
Clinic (2/1)	0.3724	0.246	0.5636	-0.9879	0.2114	-4.6719	0.0
Methadone_dose__mg_day_	0.9656	0.9535	0.9778	-0.035	0.0064	-5.468	0.0
Prison_Record	1.3856	0.997	1.9257	0.3261	0.1679	1.9419	0.0521

Convergence: Converged
Iterations: 5
-2 * Log-Likelihood: 1347.2015

Test	Statistic	D.F.	P-Value
Score	54.9131	3	0.0
Likelihood Ratio	62.6726	3	0.0

图15-3-27　Cox Proportional Hazards模型分析结果

七、输出格式设置命令

（1）标题——HEADER：HEADER命令为输出结果设置标题。单击HEADER命令，弹出HEADER对话框，设定标题文字的内容及格式。

（2）文本插入——TYPEOUT：在结果中插入文本、字符串或一个文件内容。单击TYPEOUT命令，弹出TYPEOUT对话框，设定插入文本的文字内容、字体、字体属性、字号、字体颜色等。

（3）输出文件——ROUTEOUT：可将ANALYSIS程序分析结果输出到屏幕、打印机、指定磁盘文件。若磁盘文件已经存在，ROUTEOUT命令仅在旧文件的尾部追加新的分析结果。用CLOSEOUT命令结束分析过程后，该命令可以指定将结果输出到一个已命名的文件中。FREQ和LIST命令的结果都可在输出文件产生时加入到该输出文件中。

（4）关闭当前输出文件——CLOSEOUT：关闭当前输出文件。

（5）打印输出结果——PRINTOUT：打印输出结果。

（6）报告文件——REPORT：读取指定的报告文件，并按一定格式制作报告文件（扩展名为.RPT），REPORT命令由一系列以“#”号为起始标志的REPORT子命令组成。

（7）输出文件的存储——Storing Output：为Analysis程序的默认命令，可将输出结果文件存储至当前工作目录，该结果文件名由一个前缀和序号组成，例如Out27.htm。

八、用户自定义命令

（1）定义命令块——Define User Command：CMD命令定义一个命令块，使之作为一个整体运行。单击 Define Command 命令，弹出 Define User Command 对话框，在 Command Name 键入命令块名称，在 List 框键入（或用命令生成器 Get Command）命令集，选择保存（Save Only）或者单击 OK 完成操作。

（2）调用命令块——User Command（CMD）：调用运行 CMD 命令块。

（3）执行命令程序文件——RUNPGM：RUNPGM 命令位于其他命令之后，可以控制将第二个程序（用 RUN 命令执行的程序）自动地转回到第一个程序，RUNPGM 命令执行的程序可认为是另一个系统的一个包含文件或是子程序。

（4）执行应用程序——EXECUTE：执行 DOS 或 Windows 应用程序。单击 Execute File 命令，弹出 EXECUTE 对话框，在 Filename or Command 文本框键入应用程序文件所在路径及名称，单击 OK 完成。

九、用户交互式操作

（1）对话框——DIALOG：用户通过 DIALOG 对话框可对应用程序进行交互操作。DIALOG 命令可显示信息、要求和接受输入，并可以显示一个列表清单供用户选择。

（2）声音——BEEP：BEEP 命令可产生声音，起提示作用。

（3）求助——HELP：通过 Epi Info 提供的默认浏览器打开 .htm 或 .chm 格式的帮助文件。

（4）退出程序——QUIT：关闭当前数据文件，终止执行当前程序，退出 Analysis 程序。

（5）设置系统环境——SET：SET 命令包括在 Analysis 程序中，在 SET 命令对话框中进行的设置将会影响 Analysis 分析过程以及结果输出。

第四节 Epi Map 软件应用

Epi Map 是以 ESRI 的 MapObjects 软件为核心研发而成，可以显示、编辑图形文件，用户可以使用互联网上大量与 ESRI 格式兼容的地图边界数据和地理数据资源制作统计地图。

一、概述

统计地图（statistical map）系一类用途特殊的统计图，它以地理或行政区划（如县市或乡镇）为基本单位，将某个指标（如发病率、病例数）按照大小分级，并采用图形化元素（如不同的点、线条、颜色）绘制在地图上，用来描述该指标在数量上的地域分布特征。

Epi Map 软件通过将 Epi Info 数据文件中的字段和包含了地理边界数据的 Shape 文件相关联，而在地图中显示疾病数据信息。Shape 文件（后缀为 .shp），也称地图边界文件，是地理信息系统（GIS）格式文件。Shape 文件中可包括人口数量等变量，因此它也可在地图上显示数字、某些代号或标识等，并以不同颜色或图案、不同密度、散点等形式显示数值大小。

地图中点的位置可以自动根据包含纵横坐标值的文件中的数据而确定，以各种不同的标记、颜色、大小来区分相应的点。Shape 文件中可以包含线或者是点，以用来表示街道或者地点，这些点就可以放在地图的首层，用来表示病例发生的家庭或者是用户所关心的地理位置。

地理数据可通过手绘和描点，或者直接采用专业部门提供的地图文件。在 Epi Info 主程序界面点击 Epi InfoWebsite 链接 Epi Info 网页就可下载一些相关地图文件。

Epi Map 模块中的工作是在地图管理器（Map Manager）中完成的，在地图管理器中可以根据 Shape 文件和相关的数据变量建立地图的不同层次。地图中的每一层都可以根据用户需要确定其所在层次，可放在地图的第一层，也可放在最后一层。许多有关地图特点的设置可以在 Map Manager 中完成，例如设置地图的颜色、形状、更改数据分组、设置显示类型等。地图完成后可以存储为模板或者是 MAP 文件，以便以后调出使用或者重新生成原始地图。

二、工具栏和菜单功能简介

1. 常用工具栏

（1）查找功能——FIND：运用 FIND 命令，从特定的地图边界文件（.shp）中快速查找某个字符串（如地名），可方便编辑地图。从 Epi Map 模块主菜单上点击 View → Find，弹出 Find Features 对话框，或者单击主菜单工具栏上的双筒望远镜快捷按钮，然后在 Enter a search string 框键入待查找的字符串，点击 Find 按钮，在 Pick a feature 框出现提示信息，显示在地图边界文件中是否查找到符合条件的字符串。

（2）放大或者缩小地图——Zoom In 和 Zoom Out：分别和带有“+”和“–”标志的放大镜相对应，用来放大或缩小地图。单击带有“+”号的放大镜，然后用鼠标拉选（点击鼠标左键后按住，拖出一块由虚框包围的矩形）一块待放大显示的地图，该部分就会显示在整个显示框中。

（3）移动地图——Pan：对应于以白手套为标记的快捷键，用来移动地图。

（4）全幅显示地图——Full Extent：对应于“地球”图标的快捷按钮。

（5）确认——Identify：对应于标志“i”，点击该快捷键按钮后，再在地图上点击某个行政区，用户将看到关于这个地区的数据。这些数据可以来自地图边界文件的 .dbf 数据表，也可以来自 .mdb 数据文件中的相关数据表。

2. 保存地图 单击 File → Save as Bitmap File，将当前地图保存为 .bmp 格式文件。若点击 Edit → Copy Bitmap to Clipboard 选择项，可将地图复制到“剪贴板”中，通过“粘贴”按钮将地图粘贴到其他软件的文件中（如 Word 文档）。此外，点击 File → Save Map File，存储为 .map 地图文件。

3. 移动图例 按住鼠标左键，拖动图例到适当的位置后松开鼠标。

4. 改变颜色和图案 在 Map Manager 窗口，点击 General 选项卡，在 Set background color 中设定地图的背景颜色，在 Map border style 框设定地图边界的样式；在 Scrollbars on map 复选框设置在地图上显示滚动条；在 3D appearance 复选框组设定 3D 显示地图。

（郝加虎）

第十六章　R 软件简介

统计分析是医学科学研究的重要内容之一，科研数据分析离不开统计分析软件。当前，常用统计软件有 SAS、SPSS 和 Stata 等，但由于具有商业版权的专业软件大都比较昂贵，一定程度上阻碍其推广和应用。相对而言，R 软件作为一款免费的统计软件，能够完成绝大部分数据处理工作。且在经过不断地发展和完善后，越来越受到医学科研工作者的青睐，R 软件已成为现阶段非常流行的数据分析软件之一。本章主要介绍 R 软件下载安装、R 软件基础以及统计分析等。

第一节　R 软件概述

一、R 软件简介

R 软件是一个自由、免费、开源的统计编程软件，具有强大统计分析功能、优秀统计制图功能及数据挖掘功能。最初由新西兰奥克兰大学 Ross Ihaka 和 Robert Gentleman 两位学者建立，通过计算机网络在通用性公开许可证（General Public License，GPL）下自由发行，如今的开发及维护由 R 开发核心小组（R Development Core Team）具体负责。近年来，R 软件在全世界范围内得到了广泛应用和发展，现已是国内外众多统计学者喜爱的数据分析工具。在我国，R 软件在医学、生态学、金融以及信息安全等领域得到了广泛应用。

R 软件系统功能强大，支持数据存储和处理、数组运算以及可操纵数据输入和输出等操作。数据分析、作图功能、建模能力丝毫不逊于昂贵的 SAS、SPSS 等商业化软件。R 软件为完全免费软件，可以免费传播和使用，更重要的是开源，更新速度快。该软件还为用户提供了一个很好的计算平台，可以满足不同使用者的个人要求。通过编程来实现个人的想法，使用命令行方式处理数据，语法简洁灵活，而不是局限于软件菜单中的内容。此外，R 软件可在多种操作系统下运行，方便用户在不同系统下转换，提高软件分析的运行效率。

二、R 软件下载安装

R 软件有 Unix、Linux、Mac OS 和 Windows 版本。官方网站上均可免费下载相应的 R 安装程序、各种外挂程序和文档。在 R 安装程序中只包含 8 个基础模块，其他外在模块可以通过 CRAN 获得。CRAN 是 Comprehensive R Archive Network（R 综合典藏网）的简称，除了收藏了 R 的执行档下载版、源代码和说明文件以外，它也收录了各种用户撰写的软件包。现时，全球有超过一百个 CRAN 镜像站。

1. R 软件下载　在 R 软件官方网站（图 16-1-1）点击 download R，选择中国镜像点（CRAN Mirrors），China 下面任意一个网址均可，目前中国有 9 个镜像点。点击网址进入页面后可见 Download R for Linux、Download R for（Mac）OS X 以及 Download R for Windows 等三种操作系统版本。依次点击 "Download R for Windows" "base" 或 "install R for the first time" "Download R 3.5.1 for Windows（62 megabytes，32/64 bit）" 就可进行 Windows 版软件的下载，目前最新版本为 R-3.5.1。

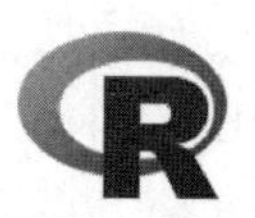
The R Project for Statistical Computing
[Home]
Download
CRAN
R Project
About R
Logo
Contributors
What's New?
Reporting Bugs
Conferences
Search
Get Involved: Mailing Lists
Developer Pages
R Blog
R Foundation
Foundation
Board
Members
Donors
Donate
Getting Started
R is a free software environment for statistical computing and graphics. It compiles and runs on a wide variety of UNIX platforms, Windows and MacOS. To download R, please choose your preferred CRAN mirror.
If you have questions about R like how to download and install the software, or what the license terms are, please read our answers to frequently asked questions before you send an email.
News
R version 4.0.2 (Taking Off Again) has been released on 2020-06-22.
useR! 2020 in Saint Louis has been cancelled. The European hub planned in Munich will not be an in-person conference. Both organizing committees are working on the best course of action.
R version 3.6.3 (Holding the Windsock) has been released on 2020-02-29.
You can support the R Foundation with a renewable subscription as a supporting member
News via Twitter
News from the R Foundation

图 16-1-1　R 软件网站

2. R 软件的安装　运行下载程序 R-3.5.1-win.exe，按照提示进行安装。开始安装后，选择安装的语言（根据个人意愿选择中文、英文或其他语言），接受安装协议，选择安装目录并选择安装组件，选择在桌面创建 R 快捷方式。安装完成后，桌面出现 R 快捷方式图标，双击即可打开软件，R 主窗口如图 16-1-2。

R 软件界面是由菜单和快捷按钮组成。快捷按钮下面的窗口即为命令输入窗口，也是部分运算结果的输出窗口。主窗口上方的一些文字（若是中文操作系统，则显示中文）是刚开始运行 R 时出现的一些说明和指引。文字下方 ">" 符号是 R 命令提示符，在其后直接输入 R 语言命令，回车后便会输出计算结果或图形。

启动 R 将看到 RGUI（graphic user's interface）主窗口，由主菜单、工具条和 R console（R 的运行窗口）三部分组成。主要操作都是在 R console 中通过发布命令来完成，包括数据集的建立、数据分析和作图等。同时，该软件也提供了在线帮助功能，如用 "demo( )" 来看一些示范程序，"help( )" 来阅读在线帮助文件，或用 "help.start( )" 表示使用 HTML 浏览器来看帮助文件，用 "q( )" 退出 R，用键盘方向的上下键可以重现以前的命令。

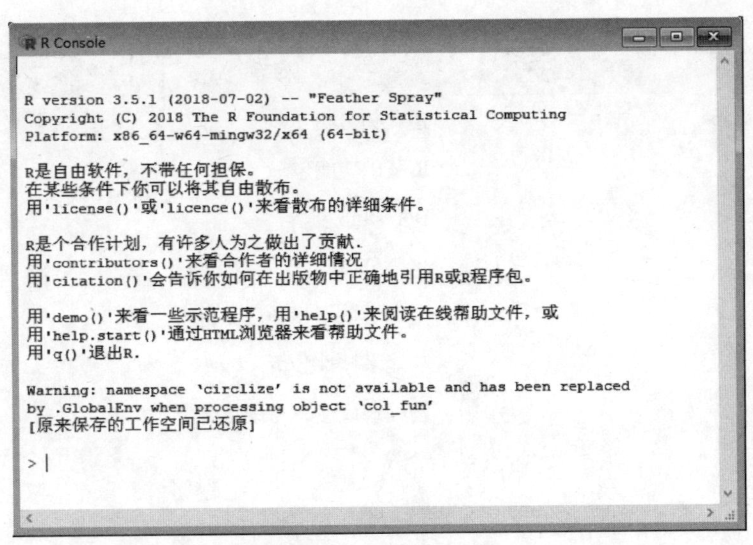

图 16-1-2　R 软件主窗口

三、R 软件程序包安装与加载

R 语言的使用很大程度上借助了各种各样 R 程序包的辅助。R 程序包是多个函数的集合，具有详细的说明和示例，也是 R 功能的扩展。特定的分析功能需要用相应的程序包实现。Windows 环境下 R 程序包是已经编译好的 zip 文件，每个程序包包含 R 函数、数据、帮助文件和描述文件等。在（Mac）OS X 环境下为 .tgz 文件，Linux 环境下为 tar.gz 文件。

1. R 程序包安装

（1）通过选择菜单：打开 RGui 程序窗口→程序包→安装程序包→在弹出的对话框中，选择你要安装的程序包，确定即可。

（2）使用命令

install.packages（“package_name”，“dir”）

package_name：是指定要安装的包名，请注意大小写。

dir：包安装的路径。默认情况下是安装在 ..\library 文件夹中的。可以通过本参数来进行修改，选择安装的文件夹。

（3）本地安装：如果已下载相应程序包的压缩文件，则可在本地来进行安装。

查询程序包可通过菜单帮助 >html 帮助、查看 PDF 帮助文档完成。

2. R 软件常用程序包（表 16-1-1）

表 16-1-1　R 软件常用程序包

程序包名称	程序包功能
ade4	利用欧几里得方法进行生态学数据分析
adephylo	系统进化数据挖掘与比较方法
ape	系统发育与进化分析

续表

程序包名称	程序包功能
apTreeshape	进化树分析
base	R 基础功能包
boot	Bootstrap 检验
cluster	聚类分析
ecodist	生态学数据相异性分析
FD	功能多样性分析
geiger	物种形成速率与进化分析
graphics	绘图
lattice	栅格图
maptools	空间对象的读取和处理
mefa	生态学和生物地理学多元数据处理
mgcv	广义加性模型相关
mvpart	多变量分解
nlme	线性及非线性混合效应模型
ouch	系统发育比较
pgirmess	生态学数据分析
phangorn	系统发育分析
picante	群落系统发育多样性分析
raster	栅格数据分析与处理
seqinr	DNA 序列分析
sp	空间数据处理
spatstat	空间点格局分析,模型拟合与检验
splancs	空间与时空点格局分析
states	统计学包

第二节 R软件基础

R 语言是 S 语言的一种实现。S 语言中最基本的数据是预先定义好的数据类型,如向量、矩阵和列表等。本节简要介绍 R 的语法、向量、矩阵等内容,为进一步学习 R 软件实现统计分析打下基础。

一、R 的语法

R 语法非常简单，但是注意大小写。符号 “>” 表示命令或运算提示符，符号 “+” 表示续行符，“#” 表示后面文字为注释文字。基本运算符号有 +、–、*、/、** 或 ^、%*%、%%、%/%，分别表示加法、减法、乘法、除法、乘方、矩阵乘法、求余、整除。赋值符号用 =、<-、-> 表示；求助符为？或 help( )。

二、向量

向量是 R 中最基本数据类型，一个向量中元素的类型必须相同，包括数值型、逻辑型和字符型向量。定义向量最常用的办法是使用函数 c( )。

1. 向量赋值　R 软件中最简单的运算是向量赋值，有三种形式：

(1) >x<-c(35.6,12.6,10.1,28.4,25.7,28.8)

(2) >assign(“x”,c(35.6,12.6,10.1,28.4,25.7,28.8))

(3) >c(35.6,12.6,10.1,28.4,25.7,28.8)->x

2. 向量运算

(1) 数学运算：就是对向量的每一个元素进行加、减、乘、除等运算，运算后给出计算结果。

(2) 比较运算：运算后给出判别结果(TRUE,FLASE)，运算符有 >、<、>=、<=、==(相等)、! =(不等)。

(3) 逻辑运算：与、或、非，运算符有 &、|、!、&&、||。

(4) 常用函数(表 16-2-1)

表 16-2-1　向量运算常用函数

函数名称	函数功能
abs(x)	表示绝对值函数
ln(x), exp(x)	表示对向量的每个元素取指数函数 e^x
log(x)	表示对向量 x 以自然数为底的对数
numeric(n)	表示长度为 n 的零向量
sin(x), cos(x), tan(x)	分别表示向量的正弦，余弦，正切函数
sort(x, decreasing=FALSE)	表示对向量 x 从小到大排列
sqrt(x)	表示求向量 x 的平方根

(5) 常用统计函数

1) 常用分布函数(表 16-2-2)

2) 统计分析常用函数(表 16-2-3)

表 16-2-2 常用分布函数

分布名称	R中函数名称	参数
二项分布	binom	size, prob
泊松分布	pois	lambda
几何分布	geom	shape, scale
超几何分布	hyper	M, n, k
均匀分布	unif	min, max
指数分布	exp	rate
正态分布	norm	mean, sd
学生 t 分布	t	df, ncp
卡方分布	chisq	df, ncp
F 分布	f	df1, df2, ncp
Logistic 分布	logis	location, scale

表 16-2-3 统计分析常用函数

函数名称	函数功能
sum(x)	求和
prod(x)	连乘积
max(x)	最大值
min(x)	最小值
length(x)	元素个数
mean(x)	均值
median(x)	中位数
sd(x) var(x)	标准差方差
shapiro.test(x)	正态性检验
t.test( )	t 检验
chisq.test( )	χ^2 检验
var(x,y) or cov(x,y)	协方差矩阵
cor(x,y)	相关系数或者相关系数矩阵

(6)建立向量的函数:sep( )用于建立具有较为简单规律的向量,rep( )用于建立具有较为复杂规律的向量,c( )用于建立没有规律的向量。

三、数据框(data.frame)

数据框通常是许多数据集的出现形式,是将向量组合起来的对象,通常数据框每列是一个变量，每行是一个观测值或样本。在 R 中建立向量并生成数据框，如：>d=data.frame（name=c（"钱均"，"赵伟"，"李超"），age=c（16，23，20），weight=c（55，70，50））

```
>d
    name  age  weight
1   钱均   16    55
2   赵伟   23    70
3   李超   20    50
```

四、矩阵

在 R 中用函数 matrix（）来创建矩阵，应用时需要输入必要的参数值。矩阵函数格式 matrix（data=NA，nrow=1，ncol=1，byrow=FALSE，dimnames=NULL）。

data 项为数据向量，nrow 为行数，ncol 为列数，注意 nrow 与 ncol 的乘积应为矩阵元素个数，byrow 项控制排列元素时是否按行进行，byrow=TRUE 表示按行方式写成矩阵，否则按列排，默认是按列组成矩阵。dimnames 给定行和列的名称。例如：

```
>A=matrix（1 :9，ncol=3，byrow=T）  # 表示生成 3 行 3 列的矩阵，只需指定列数就行
> A
        [ ,1]  [ ,2]  [ ,3]
[1, ]    1      2      3
[2, ]    4      5      6
[3, ]    7      8      9
```

五、列表（list）

进行复杂数据分析时，仅有向量与数据框还不够，有时需要生成包含不同类型的对象，而 R 列表就是包含任何类型的对象。列表是一种特别的对象集合，它的元素由序号（下标）区分，各元素的类型可以是任意对象，不同元素不必是同一类型。例如：

```
> rec <-list（name ="王一鸣"，age=28，scores=c（75，80，93））
> rec
  $name
  [1]"王一鸣"
  $age
  [1]28
  $scores
  [1]75 80 93
```

六、程序控制结构

1. if 表达式写法

if（条件）表达式 1　else 表达式 2

```
如：if（p<=0.05）print（“p<=0.05！”）
   else print（“p>0.05 ！”）
```

2. 循环语句

(1) for 循环：循环结构中常用 for 循环，是对一个向量或列表的逐次处理，格式为 for（变量 in 向量）表达式，for（a in 1 : 5）　print（a）。

(2) while 循环：其循环结构为 while（条件）表达式，当条件成立，则执行后面的表达式。

```
    while(条件)表达式
a<-1
  while(a<5)
  {
  print(a)
  a<-a+1
  }
```

七、R 程序设计

R 软件可以灵活地编写程序，其内嵌统计函数还可以编制自己的函数。在进行统计分析时，用户可根据需要自己编写程序并直接调用来完成复杂的数据分析。一次编写程序可以重复使用，并且容易修改。R 语言编程时不需声明变量类型。

基本格式为

```
function.name<-function(x,y)
  {
    表达式
  }
```

函数内部可用 # 添加注释。

第三节　R 软件数据统计分析

R 软件具有强大的统计功能，本节通过实例简要介绍 R 软件实现正态性检验、方差齐性检验、t 检验、方差分析、χ^2 检验及秩和检验的过程。

一、正态性检验（W 检验法）

【例 16-3-1】某研究者随机测定 10 例健康人的血磷值（mg/dl），检测结果如下，172，156，147，135，185，145，131，148，125，144。问该资料是否符合正态分布？

在 R 中输入命令

```
>xlz=c(172,156,147,135,185,145,131,148,125,144)
>shapiro.test(xlz)
```

输出结果：

Shapiro-Wilk normality test

data:xlz

W = 0.930 9, p-value = 0.456 8

输出结果显示:w=0.930 9, P=0.456 8>0.05,不拒绝零假设,还不能认为这组数据不符合正态分布。

二、t检验

1. 单样本 t 检验

【例 16-3-2】由既往资料可知某地 20 岁男子的平均身高约为 1.67 米,今随机抽取当地 10 名 20 岁男子,测得身高结果如下:1.70,1.72,1.69,1.70,1.68,1.75,1.71,1.70,1.73,1.78。问当地现在 20 岁男子身高是否与以往不同?(资料满足正态分布)

在 R 窗口输入

```
>sg.yb <-c(1.70,1.72,1.69,1.70,1.68,1.75,1.71,1.70,1.73,1.78)
>t.test(sg.yb,mu=1.67)
```

输出结果:

```
One Sample t-test
data:   sg.yb
t = 3.0763, df = 9, p-value = 0.01322
alternative hypothesis: true mean is not equal to 1.67
95 percent confidence interval:
1.679263   1.730737
sample estimates:
mean of x
1.705
```

输出结果显示:t=3.076 3,自由度为 9,P=0.013 22<0.05,拒绝零假设,接受备择假设,当地现在 20 岁男子身高与以往不同。总体均数的 95% CI 1.679 263~1.730 737,样本均值为 1.705。

2. 配对 t 检验

【例 16-3-3】为比较甲、乙两种方法对正常成年男子血钙测定结果是否不同,随机抽取 15 名正常成年男子,分别用甲、乙两种方法测定。检测结果见表 16-3-1。问两种方法测定结果是否不同?(资料满足正态分布)

表 16-3-1　两种方法测定 10 份样品的血钙含量　　单位:μg/L

	1	2	3	4	5	6	7	8	9	10
甲方法	2.60	2.45	2.38	2.36	2.40	2.60	2.37	2.92	2.41	2.37
乙方法	3.12	2.90	2.57	2.71	3.04	3.41	2.62	3.81	2.74	2.89

在 R 窗口输入

```
>jff<-c(2.60,2.45,2.38,2.36,2.40,2.60,2.37,2.92,2.41,2.37)
>yff<-c(3.12,2.90,2.57,2.71,3.04,3.41,2.62,3.81,2.74,2.89)
```

```
>t.test(jff,yff,paired=T)
```

输出结果：

```
Paired t-test
data:   jff and yff
t =-6.7721,df = 9,p-value = 8.159e-05
alternative hypothesis:true difference in means is not equal to 0
95 percent confidence interval:
-0.6603508 -0.3296492
sample estimates:
mean of the differences
-0.495
```

输出结果显示：$t=-6.772\ 1$，自由度为9，P=8.159e-05<0.05，拒绝零假设，接受备择假设。差值总体均数的95% CI为-0.660 350 8~-0.329 649 2，样本均值为-0.495。

3. 成组*t*检验

【例16-3-4】某医生为探讨肝硬化患者血清中甲胎蛋白的临床意义，选取10例肝硬化患者作为病例组，选取12例健康者作为对照组。测定其血清甲胎蛋白含量(μg/L)。结果见表16-3-2。问病例组与对照组血清甲胎蛋白是否存在差别？（资料满足正态分布）

表16-3-2 病例组与对照组血清甲胎蛋白含量 单位：μg/L

	1	2	3	4	5	6	7	8	9	10	11	12
病例组	14.66	15.14	14.09	13.71	14.87	13.62	13.90	12.49	14.48	13.91		
对照组	3.26	2.44	5.03	2.87	3.15	2.81	2.95	4.61	4.34	4.18	3.61	2.72

在R窗口输入

```
>blz=c(14.66,15.14,14.09,13.71,14.87,13.62,13.90,12.49,14.48,13.91)
>dzz=c(3.26,2.44,5.03,2.87,3.15,2.81,2.95,4.61,4.34,4.18,3.61,2.72)
>var.test(blz,dzz)# 方差齐性检验
>t.test(blz,dzz,var.equal=TRUE)# 方差齐 t 检验
>t.test(blz,dzz)# 方差不齐 t 检验
```

输出结果：

```
F test to compare two variances
data:   blz and dzz
F = 0.80773,num df =9,denom df = 11,p-value = 0.7606
alternative hypothesis:true ratio of variances is not equal to 1
95 percent confidence interval:
0.2251252 3.1598854
sample estimates:
ratio of variances
0.8077263
```

此部分输出结果显示 P=0.760 6>0.05，不拒绝零假设，还不能认为两组方差不齐。

Two Sample t-test

data： blz and dzz

t = 30.65，df = 20，p-value < 2.2e-16

alternative hypothesis：true difference in means is not equal to 0

95 percent confidence interval：

9.868799 11.310201

sample estimates：

mean of x mean of y

14.0870　3.4975

此部分输出结果显示：t 统计量值为 30.65，自由度为 20，P=2.2e-16<0.05，拒绝零假设，接受备择假设。差值总体均数 95% CI 9.868 799~11.310 201，两样本均值为 14.087 0，3.497 5。

Welch Two Sample t-test

data： blz and dzz

t = 30.962，df = 19.857，p-value < 2.2e-16

alternative hypothesis：true difference in means is not equal to 0

95 percent confidence interval：

9.875747 11.303253

sample estimates：

mean of x mean of y

14.0870　3.4975

此部分输出结果显示：t 统计量的值为 30.962，自由度为 19.857，P=2.2e-16<0.05，拒绝零假设，接受备择假设。

三、方差分析

1. 完全随机设计方差分析

【例 16-3-5】为研究甲、乙、丙、丁四种药物的抑癌作用，建立小白鼠动物模型，随机分为四组，分别接受不同的处理。经一定时间以后，测定四组小白鼠的肿瘤重量(g)，结果见表 16-3-3。问不同药物的抑癌作用有无差别？

表 16-3-3　四种药物对小白鼠抑癌作用（肿瘤重量）的实验结果　　单位：g

甲	乙	丙	丁
3.79	2.37	2.35	2.00
4.66	2.06	2.08	2.29
4.42	3.04	2.82	1.63
4.34	2.17	2.27	1.92
3.37	2.33	2.35	1.79

续表

甲	乙	丙	丁
2.93	1.82	2.77	1.92
4.38	1.92	2.28	1.69
4.33	2.88	2.25	2.31
4.51	2.78	2.57	2.37
4.38	2.72	2.05	1.67

在R中输入命令

```
>X<-c(3.79,4.66,4.42,4.34,3.37,2.93,4.38,4.33,4.51,4.38,2.37,2.06,3.04,2.17,2.33,
1.82,1.92,2.88,2.78,2.72,2.35,2.08,2.82,2.27,2.35,2.77,2.28,2.25,2.57,2.05,2.00,2.29,
1.63,1.92,1.79,1.92,1.69,2.31,2.37,1.67)
>A<-factor(rep(1:4,each=10))
>m<-data.frame(X,A)
>bartlett.test(X~A,data=m)
>aov.gc<-aov(X~A,data=m)
>summary(aov.gc)
>pairwise.t.test(X,A,p.adjust.method ="none")
>TukeyHSD(aov(X~A,m))
```

输出结果：

```
Bartlett test of homogeneity of variances
data:  X by A
Bartlett's K-squared = 6.7395, df = 3, p-value = 0.08068
```

此部分结果显示P = 0.080 68>0.05，不拒绝零假设，可认为方差齐。

```
            Df    Sum Sq    Mean Sq    F value    Pr(>F)
A            3    27.269    9.090      56.46      1.09e-13***
Residuals   36    5.796     0.161
---
Signif.codes:  0'***'0.001'**'0.01'*'0.05'.'0.1''1
```

此部分结果为方差分析结果，*P*=1.09e-13<0.05，拒绝零假设，接受备择假设，可认为不同药物的抑癌作用有差别（表16-3-4）。

表16-3-4　不同药物的抑癌作用方差分析结果

变异来源	自由度 (Df)	离均差平方和 (Sum Sq)	均方 (Mean Sq)	*F*值 (F value)	*P*值 [Pr(>F)]
组间变异（A）	3	27.269	9.090	56.46	1.09e-13
组内变异（Residuals）	36	5.796	0.161		
总变异	39				

```
Pairwise comparisons using t tests with pooled SD
data:   X and A
     1          2         3
2    2.5e-11    -         -
3    1.6e-11    0.868     -
4    3.9e-14    0.017     0.025
P value adjustment method:none
```

此部分结果显示,第一组与其他三组均有差别,第二组、第三组与第四组均有差别,第二组与第三组无差别。

```
Tukey multiple comparisons of means
95% family-wise confidence level
Fit:aov(formula = X ~ A,data = m)
$A
       diff     lwrupr       p adj
2-1   -1.702   -2.1852723   -1.21872767   0.0000000
3-1   -1.732   -2.2152723   -1.24872767   0.0000000
4-1   -2.152   -2.6352723   -1.66872767   0.0000000
3-2   -0.030   -0.5132723   0.45327233    0.9983062
4-2   -0.450   -0.9332723   0.03327233    0.0756407
4-3   -0.420   -0.9032723   0.06327233    0.1076726
```

此部分结果显示,第一组与其他三组均有差别,其他三组任意两组间均无差别。

2. 随机区组设计方差分析

【例 16-3-6】为研究甲、乙两种药物治疗肝炎的效果,某医生将 15 只大白鼠感染肝炎后,按性别相同、体重接近的条件配成 5 个配伍组,然后将各配伍组中 3 只大白鼠随机分配到各组:对照组不给药物,其余两组分别给予甲、乙两种药物治疗。一定时间后,测定大白鼠血清谷丙转氨酶浓度(IU/L),结果见表 16-3-5。问三组大白鼠的血清谷丙转氨酶是否相同。

表 16-3-5　三组大白鼠血清谷丙转氨酶浓度　　单位:IU/L

区组	对照组	甲药	乙药
1	735.34	463.54	554.85
2	785.63	487.73	473.57
3	771.90	426.30	691.38
4	767.01	497.84	529.36
5	680.87	521.56	552.22

在 R 中输入命令

```
>m<-data.frame(X=c(735.34,463.54,554.85,785.63,487.73,473.57,771.90,426.30,
691.38,767.01,497.84,529.36,680.87,521.56,552.22),A=gl(3,5),B=gl(3,1,15))
>m.aov<-aov(X~A+B,data=m)
```

```
>bartlett.test(X~A,data=m)
>bartlett.test(X~B,data=m)
>summary(m.aov)
```

输出结果：

```
Bartlett test of homogeneity of variances
data:   X by A
Bartlett's K-squared = 2.3089, df = 2, p-value = 0.3152
```

此部分结果显示 P=0.315 2>0.05，不拒绝零假设，可认为方差齐。

```
Bartlett test of homogeneity of variances
data:   X by B
Bartlett's K-squared = 2.7459, df = 2, p-value = 0.2534
```

此部分结果显示 P=0.253 4>0.05，不拒绝零假设，可认为方差齐。

```
            Df    Sum Sq    Mean Sq    F value    Pr(>F)
A            2     12806       6403      1.715    0.228830
B            2    178010      89005     23.844    0.000157***
Residuals   10     37327       3733
---
Signif.codes:   0'***'0.001'**'0.01'*'0.05'.'0.1''1
```

此部分结果为方差分析结果，不同处理因素有差别 P=0.000 157<0.05，不同区组间无差别，P=0.228 830>0.05（表 16-3-6）。

表 16-3-6 不同药物的抑癌作用方差分析结果

变异来源	自由度(Df)	离均差平方和(Sum Sq)	均方(Mean Sq)	*F*值(F value)	*P*值[Pr(>F)]
区组(A)	2	12 806	6 403	1.715	0.228 830
处理因素(B)	2	178 010	89 005	23.844	0.000 157
误差(Residuals)	10	37 327	3 733		
总变异	14	228 143			

四、χ^2 检验

1. 四格表资料 χ^2 检验

【例 16-3-7】某医生欲研究甲、乙两种口服液治疗慢性咽炎的效果，将 90 名慢性咽炎患者随机分成两组。甲口服液治疗 48 例，有效 40 例，无效 8 例；乙口服液治疗 42 例，有效 29 例，无效 13 例。问两种药物治疗慢性咽炎的有效率有无差别？

在 R 窗口输入

```
yw<-matrix(c(40,8,29,13),ncol=2,byrow=TRUE)
chisq.test(yw,correct=FALSE)  #不需要校正
chisq.test(yw)                #需要校正
```

输出结果：

```
Pearson's Chi-squared test
data:  yw
X-squared = 2.5555, df = 1, p-value = 0.1099
Pearson's Chi-squared test with Yates'continuity correction
data:  yw
X-squared = 1.8193, df = 1, p-value = 0.1774
```

输出结果显示 χ^2=2.555 5，自由度为 1，P=0.109 9>0.05，不拒绝零假设，还不能认为两种药物治疗慢性咽炎的有效率有差别。

2. 配对四格表资料 χ^2 检验

【例 16-3-8】某医生为比较 A、B 两种方法的诊断效果，随机抽查 132 名乳腺癌患者，同时用 A、B 两种方法对每位患者进行检查，结果见表 16-3-7。试分析 A、B 两种方法检出率有无差别？

表 16-3-7　甲乙两种方法检查乳腺癌患者的情况

A 方法	B 方法		合计
	检出	未检出	
检出	62	10	72
未检出	33	27	60
合计	95	37	132

在 R 窗口输入

```
FF <-matrix(c(62,10,33,27),ncol=2,byrow=TRUE)
mcnemar.test(FF,correct=FALSE)
```

输出结果：

```
McNemar's Chi-squared test
data:  FF
McNemar's chi-squared = 12.3023, df = 1, p-value=0.000 452 4
```

输出结果显示 χ^2=12.302 3，自由度为 1，P=0.000 452 4 <0.05，拒绝零假设，接受备择假设，A、B 两种方法检出率有差别。

3. 行列表资料 χ^2 检验

【例 16-3-9】某医生欲研究 A、B、C 三种疗法治疗胃溃疡的疗效，将受试对象随机分成三组，分别给予三种疗法治疗，结果见表 16-3-8。试问三种疗法的治愈率有无差别？

表 16-3-8　三种疗法对胃溃疡病的治愈率

	有效	无效	合计
A 疗法	50	42	92
B 疗法	38	40	78
C 疗法	44	17	61
合计	132	99	231

在 R 窗口输入

```
>LF <-matrix(c(50,38,44,42,40,17),ncol=3,byrow=TRUE)
>chisq.test(LF,correct=FALSE)
```

输出结果：

```
Pearson's Chi-squared test
data:  LF
X-squared = 8.1498,df = 2,p-value = 0.01699
```

输出结果显示 χ^2=8.149 8 自由度为 2，P=0.016 99<0.05，拒绝零假设，接受备择假设，A、B、C 三种疗法治愈率有差别。

五、秩和检验

1. 配对设计资料符号秩和检验

【例 16-3-10】采用甲、乙两种方法测定 10 份样品的铅含量，结果见表 16-3-9，试问两种方法测定结果是否有差别？

表 16-3-9　两种方法测定 10 份样品的铅含量　　单位：μg/L

样品	1	2	3	4	5	6	7	8	9	10
甲方法	3.6	3.9	3.7	4.0	4.1	3.2	3.6	4.1	4.0	3.2
乙方法	3.8	4.0	4.1	3.7	4.3	3.5	3.6	4.5	4.4	3.6

在 R 窗口输入

```
>JFF<-c(3.6,3.9,3.7,4.0,4.1,3.2,3.6,4.1,4.0,3.2)
>YFF<-c(3.8,4.0,4.1,3.7,4.3,3.5,3.6,4.5,4.4,3.6)
>wilcox.test(JFF,YFF,paired=TRUE,exact=FALSE)
```

输出结果：

```
Wilcoxon signed rank test with continuity correction
data:  JFF and YFF
V = 4.5,p-value = 0.03781
alternative hypothesis:true location shift is not equal to 0
```

输出结果显示 P=0.037 81<0.05，拒绝零假设，接受备择假设，两种方法测定结果有差别。

2. 完全随机设计两组独立样本比较的秩和检验

【例 16-3-11】某实验室为观察局部温热治疗小鼠移植肿瘤的疗效，将造模成功的小鼠随机分为实验组和对照组，实验组给予温热治疗，以生存日数作为观察指标，实验结果见表 16-3-10，问局部温热治疗小鼠移植肿瘤是否可延长小鼠生存日数？

表 16-3-10　两组小鼠的生存日数

实验组	10	12	15	16	17	18	20	23	50			
对照组	2	3	4	5	6	7	8	9	10	11	12	13

在 R 窗口输入

```
>SYZ<-c(10,12,15,16,17,18,20,23,50)
>DZZ<-c(2,3,4,5,6,7,8,9,10,11,12,13)
>wilcox.test(SYZ,DZZ,exact=FALSE)
```

输出结果：

```
Wilcoxon rank sum test with continuity correction
data:   SYZ and DZZ
W = 103, p-value = 0.0005627
alternative hypothesis: true location shift is not equal to 0
```

输出结果显示 P=0.000 562 7<0.05，拒绝零假设，接受备择假设，实验组和对照组小鼠生存日数有差别。

3. 完全随机设计多组独立样本比较的秩和检验

【例 16-3-12】某研究者监测甲、乙、丙、丁四个地区大气中的 SO_2 浓度，结果见表 16-3-11，问四个地区 SO_2 的日平均浓度有无差别？

表 16-3-11　四个地区 SO_2 日平均浓度　　单位：μg/m²

甲地区	乙地区	丙地区	丁地区
60	128	264	394
47	234	602	364
81	321	512	492
36	290	310	566
14	365	668	703

在 R 窗口输入

```
> a = c(60,47,81,36,14)
> b = c(128,234,321,290,365)
> c = c(264,602,512,310,668)
> d = c(264,602,512,310,668)
>ND = list(g1=a,g2=b,g3=c,g4=c)
>kruskal.test(ND)
```

输出结果：

```
Kruskal-Wallis rank sum test
data:   ND
Kruskal-Wallis chi-squared = 12.6906, df = 3, p-value = 0.005356
```

输出结果显示 χ^2=12.690 6，P=0.005 356<0.05，拒绝零假设，接受备择假设，四个地区 SO_2 的日平均浓度有差别。

（李兴洲）

第十七章　SAS 软件简介

第一节　SAS 软件概述

统计分析系统（Statistical Analysis System，SAS）是美国 SAS 公司于 1966 年开始研制，并于 1976 年正式推出，为当今国际上著名的数据分析软件之一。SAS 系统是一个集大型数据管理、统计分析、报表图形、数据探索分析等多种功能于一体的大型软件系统，已广泛应用于医学、社会学、市场学、经济学和自然科学各个领域的信息处理、定量研究和科研数据分析中，是国际上公认的标准软件。该软件一直在不断更新版本，本书介绍的为 9.1.3 版。

一、SAS 软件的结构

SAS 软件是模块式结构，整个系统由三十多个专用模块组成。下面简要介绍 SAS 软件的几个主要模块。

1. BASE 模块　BASE 模块是 SAS 系统的核心，承担着主要的数据管理任务，并管理用户使用环境，进行用户语言的处理，调用其他 SAS 模块和产品。其他所有模块必须与之结合起来才能使用，在 BASE/SAS 模块的基础上，可通过增加不同的模块而增加相应的功能。

2. STAT 模块　STAT 模块主要承担统计分析功能，包括回归分析、方差分析、定性数据分析、多变量分析、判别分析、聚类分析、生存分析、心理测验分析和非参数统计分析等。此外，SAS/STAT 模块还为主成分分析、典型相关分析、判别分析和因子分析提供了许多专用过程。

3. GRAPH 模块　GRAPH 模块能够完成各种绘图功能，如直方图、圆饼图、星形图、散点图、线图、曲线图、等高线图和地理图等，这些图形可以非常形象、直观地表现各变量之间的关系及数据的分布状态，对解决各种实际问题起着重要的辅助作用。

4. INSIGHT 模块　INSIGHT 模块为交互数据分析模块，其显著优点是具有强大的绘图、拟合常见分布类型和进行拟合优度检验等功能。用户借助其拟合分布曲线和绘图功能，运用系统提供的下拉菜单，可以同时打开多个窗口对数据和图像进行探索、比较和分析。

5. ASSIST 模块　ASSIST 模块集成了 SAS 软件其他模块的各种功能，提供了一个菜单驱动、任务导向的用户界面。ASSIST 菜单驱动模块是非编程 SAS 软件中最详细的一个模块，能够完成各种数据管理、报表生成、统计图形绘制、统计分析和多因素实验设计等功能。

6. Analyst 模块　Analyst 模块，也称分析员应用模块，是最常用的一个 SAS 非编程模块，其绘图和统计分析功能较 SAS/INSIGHT 和 SAS/ASSIST 模块更为强大，增添了绘制概率图、等高线图和曲面图，以及样本大小估计或检验效能计算等功能。

除以上主要模块外，还有 ACCESS 数据库接口模块、ETS 经济计量学和时间序列分析模块、OR 运筹学模块、IML 交互式矩阵程序设计语言模块、FSP 快速数据处理的交互式菜单系统模块、AF 交互式全屏幕软件应用系统模块等。

二、SAS 软件的功能

SAS 软件的功能非常强大，其最大特点就是将数据管理和数据分析融为一体，完成以数据为中心的操作。主要包括以下几个方面：

1. 数据交换　SAS 可以读入任何格式的数据值，然后将数据转换成 SAS 数据集。它具有很强的与外部文件交换信息的功能，可以用文件操作管理方法把不同数据库的数据组合在一起，供 SAS 分析处理；也可以将 SAS 数据集的数据转换成其他格式的数据文件，供其他软件处理。

2. 数据管理　SAS 为用户提供了很强的数据管理能力，尤其表现在可对输入的数据进行计算、子集选择、更新、合并、拆分等操作。

3. 数据分析　SAS 可以进行各种统计分析，包括计算简单的描述统计量；计算概率分布函数、分位数和产生随机数；对数据进行标准化、编秩及计算其统计量；产生并分析列联表；进行方差分析、相关与回归分析、线形模型拟合、属性数据分析、多变量数据的判别和聚类分析、非参数统计分析、生存分析、时间序列分析、实用预测、质量控制、运筹学统计分析等过程；绘制二维与三维的基本统计图，从数据中获得有价值的信息，为进一步分析或研究提供线索。

4. 数据呈现　SAS 不仅可以将数据集中的数据和统计分析结果打印输出，还可以将某个过程产生的数据输出到另外的数据集中，用另一个过程进行处理；还可以将多个过程产生的数据组合成新的数据集，归纳总结后一起输出或再分析。分析结果可以通过列表报告和汇总报告输出，还可以根据用户自定义的报表输出。

三、SAS 的运行环境

1. 操作系统要求　Windows 2003 以上、Windows 2000 非服务器版以及 Windows XP。

2. 硬件要求　CPU：Pentium 100 以上；内存：16Mb 以上；显示器：SVGA；硬盘：350Mb 空闲硬盘；其他：光驱、鼠标等。

四、SAS 界面简介

在 Windows 环境下，从开始菜单或双击桌面上的 SAS 图标可启动 SAS 系统。SAS 运行界面的主窗口中包含若干个子窗口，并有菜单栏、工具栏、状态栏、命令框(图 17-1-1)。现简介六个 SAS 常用窗口的功能如下。

1. Program Editor 窗口　程序编辑窗口，也称 PGM 窗口。可在该窗口编辑新的程序语句或增删、修改程序，也可打开“文件”菜单，读入一个 SAS 用户程序。

2. Log 窗口　运行过程日志窗口。该窗口显示程序运行后的有关信息，内容包括：所

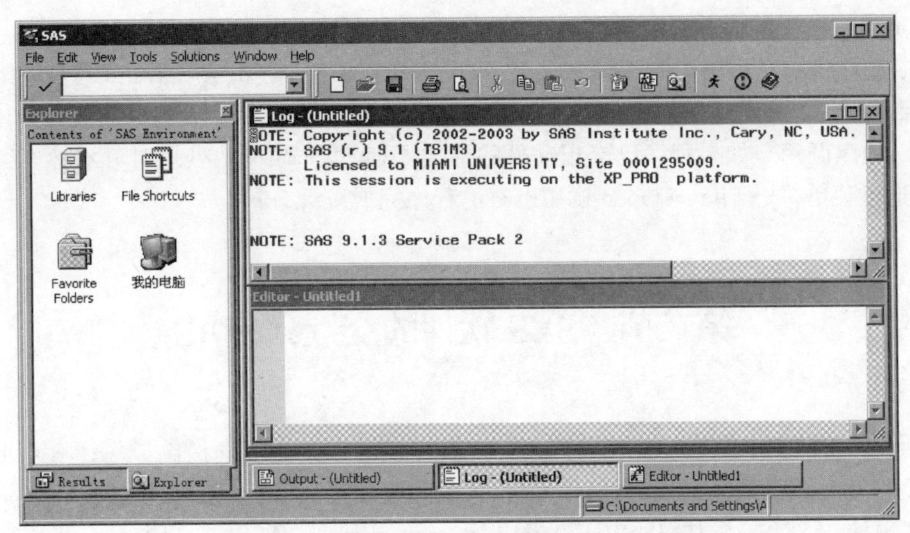

图 17-1-1 SAS 9.1.3 软件运行界面的主窗口

建立的数据集名称、数据集所包括变量和观测值、执行过程名称、执行过程花费时间、运行错误语句等。

3. Output 窗口 结果输出窗口。如果程序正确无误，该窗口则显示出运行结果。

4. Enhanced Editor 窗口 增强型程序编辑窗口。可在该窗口编辑 SAS 程序语句，并可用不同的颜色显示语句，同时进行逻辑检查。

5. Explorer 窗口 资源管理器窗口。在 Explorer 窗口，用户能够浏览和管理 SAS 文件，创建非 SAS 文件路径。该窗口中的 Libraries 为逻辑数据库，包含了系统自动生成的和用户自定义的数据库，进入数据库可以浏览和修改数据库中的数据集。

6. Results 窗口 结果管理窗口。用来浏览和管理结果输出窗口中 SAS 程序运行后的输出结果，该窗口以树状结构管理各个输出结果，双击内容、名称可浏览输出结果，并对输出结果进行保存、删除或打印等操作。

窗口之间的切换可以点击下部的图标来完成，也可通过 View 菜单来实现。

五、SAS 程序

SAS 程序是在 Editor 窗口中编辑的一段 SAS 语句，执行该程序后可以在 Log 窗口中显示有关信息和提示，在 Output 窗口中显示程序运行的结果。

1. 程序结构 一个完整的 SAS 程序一般由数据步（DATA STEP）、过程步（PROC STEP）和结束语句（RUN）三部分组成。数据步以 DATA 语句开始，用于建立 SAS 数据集，指定数据集的名称，定义数据集的变量和读入原始数据；过程步以 PROC 语句开始，调用各种 SAS 过程对指定的数据集进行处理和统计分析。整个程序的最后必须要有 RUN 语句结束，表示要执行以上全部任务。值得指出的是：每个语句后要使用分号，RUN 语句后使用句号，如果语句后省略分号或句号，程序运行时将出错。

2. 程序运行 当程序语句被确认正确无误后，可以点击 Submit 将程序提交系统运行。

3. 程序修改 通常情况下，在程序运行完毕后，要先检查 Log 窗口中的日志，看程序语句有无错误，如果程序语句编写有误，需要修改程序语句，首先将窗口切换到 Editor 窗口，在原来有错误的地方修改程序语句，然后再提交运行。

4. 程序保存　程序语句编辑无误后，可以选择菜单栏→ File → Save 或点击常用工具条的保存按钮将编辑好的程序以文件的形式保存下来，以备以后检查或修改或直接使用。

5. 程序调用　如果程序已经以文件的形式保存，再作同样的处理时可不必再编写程序，可通过菜单栏→ File → Open 调用已有的程序完成统计分析。

第二节　SAS 软件的交互式应用

随着图形界面、用户友好等程序设计思想的发展，SAS 也逐渐提供了一些不需要学习 SAS 编程就能够实现数据管理、统计分析、报表和绘图等功能。SAS 系统包含三个非编程菜单式模块：ASSIST 模块、INSIGHT 模块及 Analyst 模块。ASSIST 视窗是一些交互式人机对话的程序发生器，可进行数据管理和宏设计等过程。INSIGHT 模块提供了数据交互输入、数据探索、分布研究、相关分析、各种图形绘制等功能。Analyst 模块可以进行数据管理、统计描述、假设检验、回归分析、方差分析，以及数据汇总和各种图形绘制。

对于初学者来说，可以运行 Analyst 模块，利用鼠标点击菜单或按钮，通过对话框实现 SAS 软件的交互式应用，进行数据管理与统计分析。下面简要介绍如何通过 Analyst 模块实现数据管理和基本的统计分析功能。

采用 Analyst 模块进行数据管理和统计分析的基本步骤是：首先启动 SAS 程序，进入主窗口；创建或产生 SAS 数据集，打开用于分析的数据集；依次点击菜单栏→ Solutions → Analysis → Analyst，打开 Analyst 窗口，通过点击主菜单 Statistics 的子过程，对数据进行统计分析（图 17-2-1）。此种操作方法和 SPSS 软件的应用类似。

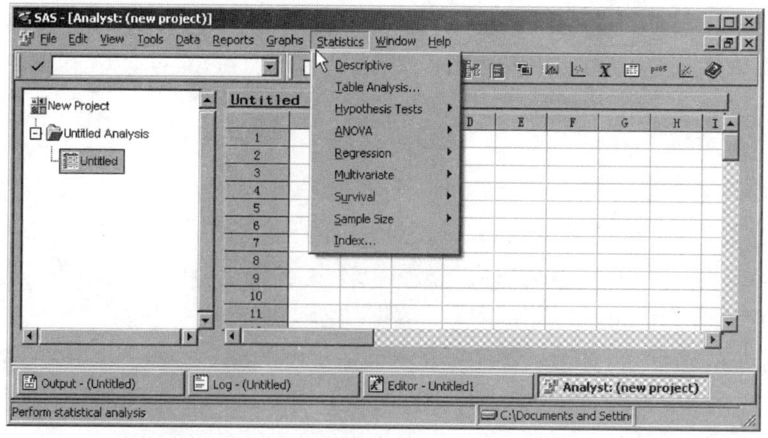

图 17-2-1　Analyst 模块运行界面及其 Statistics 菜单

一、SAS 数据集的建立

SAS 数据集包括临时数据集和永久数据集。临时数据集只保存在缓存里，退出 SAS

程序后不保存；永久数据集需要创建库标记，保存在用户指定的文件夹里。

1. 创建 SAS 永久数据集　在常用工具栏中打开 New Library 对话框，在 Name 框中键入库标记名，在 Path 框中指定相对应的文件夹，也可以按 Browse 查找文件夹，还可以选中 Enable at startup，表示启动 SAS 就建立这个库标记，点击 OK 完成。

2. 建立新 SAS 数据集　依次点击菜单栏→ Solutions → Analysis → Analyst，打开 Analyst 窗口直接读入数据，点击菜单栏→ File → Save，在 Library 框中选择已建立的库标记，选 Work 可建临时数据集，也可在此建立新的库标记，在 Member Name 框中键入数据集文件名，点击 OK 完成。

3. 其他类型的数据文件转换成 SAS 数据集　通过菜单栏→ File → Import 可将其他类型的数据文件转换成 SAS 数据集。在 Analyst 窗口可以直接打开其他格式数据文件，用于建立 SAS 数据集或直接进行统计分析(图 17-2-2)，包括 Microsoft Excel 97、2000、2002 Workbook；Microsoft Excel 5 或 95 Workbook(.xls)；Microsoft Excel 4 Spreadsheet(.xls)；Microsoft Access 2000 或 2002 Database；Microsoft Access 97 Database；dBASE File(.dbf)；Lotus 1-2-3 Spreadsheet(.wk1/3/4)；Delimited File(*.*)；Tab Delimited File(.txt)；Comma Separated Values(.csv)。

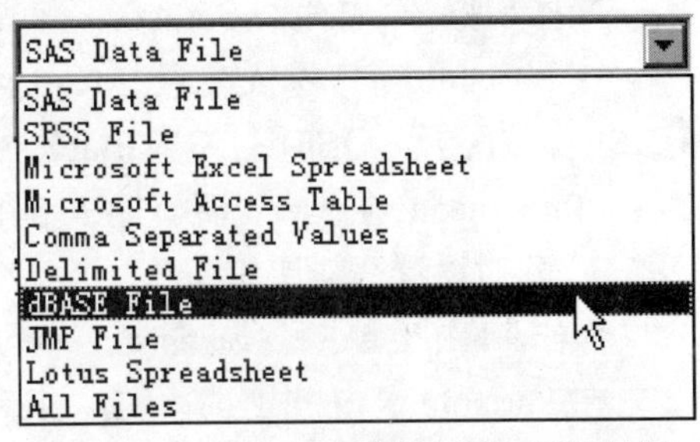

图 17-2-2　Analyst 模块可以打开的数据文件类型

另外，在写字板、记事本、Microsoft Word 或 Excel 中的数据也可直接采用复制、粘贴的方式，通过 PGM 窗口创建 SAS 数据集。

依次点击菜单栏→ File → Export，也可以把 SAS 数据集转换成其他类型数据文件。

二、数据的描述性统计

通过菜单栏→ File → Open → Open by SAS Name 打开已有的 SAS 数据集，再依次点击菜单栏→ Solutions → Analysis → Analyst，打开 Analyst 对话框。

1. 计量资料的描述性统计

(1)简单统计描述

操作步骤：菜单栏→ Statistics → Descriptive → Summary Statistics。

在 Analysis 窗口中选入要分析的变量，在 Classification 窗口选入分组变量，选 Statistics 可以选择所需要的统计分析结果，选 Plots 可以作直方图或箱式图，选 Variables 可以选择分组变量、权重变量及频数变量，点击 OK 完成。

(2)详细统计描述

操作步骤：菜单栏→ Statistics → Descriptive → Distributions。

在 Analysis 窗口选入要分析的变量，在 Classification 窗口选入分组变量，选 Plots 可作箱式图、直方图或概率图或四分位图，选 Fit 可在直方图中加上指定的曲线，选 Variables 可以选择分组变量、权重变量或频数变量，点击 OK 完成。

2. 计数资料的描述性统计

(1)一维频数表

操作步骤：菜单栏→ Statistics → Descriptive → Frequency Counts。

在 Frequencies 窗口选入频数变量，选 Plots 可作条图，选 Variables 可设置计数变量及分组变量，点击 OK 完成。

(2)二维频数表

操作步骤：菜单栏→ Statistics → Table Analysis。

分别把变量选入 Row、Column、Strata 窗口，选 Statistics 可设置统计分析方法，选 Variables 可设置分组变量，点击 OK 完成。

三、计量资料的假设检验

1. 两组完全随机设计资料方差齐性检验

操作步骤：菜单栏→ Statistics → ANOVA → One-Way ANOVA。

在 Dependent 窗口选入要分析的变量，在 Independent 窗口选入分组变量，选 Tests 可设置方差齐性检验的方法，点击 OK 完成。

2. 未知总体与已知总体均数比较

操作步骤：菜单栏→ Statistics → HypothesisTests → One-Sample t-test for a mean。

在 Variable 窗口选入变量，Mean 窗口输入 μ，选 Tests 可计算可信区间，选 Plots 可作箱式图、条图及 *t* 分布图，选 Variables 可设置分组变量。μ 和 σ 已知时可选 One-Sample Z-test for a mean，在 Mean 窗口输入 μ，Std Dev 窗口输入 σ，点击 OK 完成。

3. 配对设计资料比较

操作步骤：菜单栏→ Statistics → HypothesisTests → Two-Sample paired t-test for means。

在 Variable 窗口分别选入第一组和第二组变量，Mean 窗口填入 0，选 Tests 可计算可信区间，选 Plots 可作箱式图、条图及 *t* 分布图等，点击 OK 完成。

4. 完全随机设计两总体均数比较

操作步骤：菜单栏→ Statistics → HypothesisTests → Two-Sample t-test for means。

在 Dependent 窗口选入要分析的变量，在 Group 窗口选入分组变量，Mean 窗口填入 0，选 Tests 可计算可信区间，选 Plots 可作箱式图、条图及 *t* 分布图等，点击 OK 完成。

四、方差分析

1. 单因素方差分析

操作步骤：菜单栏→ Statistics → ANOVA → One-Way ANOVA。

在 Dependent 窗口选入分析变量，在 Independent 窗口选入分组变量，选 Means 时可以作均数间两两比较，在 Comparison Method 窗口中向下箭头选两两比较的方法，在 Main Effects 窗口选分组变量（点击 Add 加入），选 Tests 时可以设置方差齐性检验的方法，点击 OK 完成。

2. 两因素、三因素方差分析

操作步骤：菜单栏→ Statistics → ANOVA → Factorial ANOVA。

在 Dependent 窗口选入分析变量，在 Independent 窗口选入各分组变量，选 Tests 可设置误差项，选 Statistics 可设置假设检验的种类，选 Means 可作均数间两两比较，点击 OK 完成。

3. 析因设计资料的方差分析

操作步骤：菜单栏→ Statistics → ANOVA → Factorial ANOVA。

在 Dependent 窗口选入分析变量，在 Independent 窗口选入各分组变量，选 Model 可作交互作用分析，在 Standard Models 窗口选 Effects up to 2-way interaction 或 Effects up to 3-way interaction 把分组变量和交互项选入 Effects in model，选 Tests 可设置误差项，选 Statistics 可设置假设检验的种类，Means 可作均数间两两比较，点击 OK 完成。

4. 正交试验设计资料的方差分析

操作步骤：菜单栏→ Statistics → ANOVA → Factorial ANOVA。

在 Dependent 窗口选入分析变量，在 Independent 窗口选入各分组变量，选 Model 可作交互作用分析，在 Independent 窗口逐一选中交互作用项；点击 Cross，把主效应和交互效应项选入 Effects in model，选 Tests 可设置误差项，选 Statistics 可设置假设检验的种类，选 Means 可作均数间两两比较，点击 OK 完成。

5. 裂区设计资料的方差分析

操作步骤：菜单栏→ Statistics → ANOVA → Factorial ANOVA。

在 Dependent 窗口选入分析变量，在 Independent 窗口选入分组变量，选 Model 可作交互作用分析，选择 Standard Models 中 Effects up to 2-way interaction，所有主效应和二次交互效应项选入 Effects in model 窗口，将不需分析的交互项 Remove，选 Tests 可以从在 Effects 窗口中设置误差项，点击 OK 完成。

6. 重复测量资料的方差分析

操作步骤：菜单栏→ Statistics → ANOVA → Repeated measures。

在 Dependent 窗口选入分析变量，在 Class 窗口选入处理变量、个体变量及时间变量，选 Model，将 Independent 中个体变量选入 Subjects → Add，处理变量→ Next，在 Standard Models → Effects up to 2-way interaction，将 Effects in model 窗口中不许分析变量 Remove，选择 Repeated，选 Independent 窗口中时间变量→ Add，选 Means 可以设置需要计算的统计量，选 LS Means 可以设置作均数两两比较的方法，在 LS Means 框中选入需要比较的变量，选中 Computer pairwise differences，点击 OK 完成。

7. 协方差分析

(1) 正态性检验

操作步骤：菜单栏→ Statistics → Descriptive → Distributions。

在 Analysis 窗口中选入要分析的变量，在 Class 窗口中选入分组变量，打开 Fit 窗口选 Normal，点击 OK 完成。

(2) 方差齐性检验

操作步骤：菜单栏→ Statistics → ANOVA → One-Way ANOVA。

在 Dependent 窗口选入分析变量，在 Independent 窗口选入分组变量，打开 Tests 窗口，选 Bartlett's test，点击 OK 完成。

(3) 回归系数检验

操作步骤：菜单栏→ Statistics → Regression → Simple。

在 Dependent 框中选入分析变量，在 Explanatory 框中选入协变量，打开 Plots 窗口→ Predicted → Plot observed *vs* independent 可以分组作散点图，选 Statistics 可作参数估

计,打开 Variables 窗口,把分组变量选入 By Group 框,点击 OK 完成。

(4)作回归系数间比较

操作步骤: 菜单栏→ Statistics → ANOVA → Linear Models。

在 Dependent 窗口选入分析变量,在 Class 窗口选入分组变量,在 Quantitative 窗口选入协变量;选 Model 功能,将 Independent 中协变量和分组变量选中,Cross,点击 OK 完成。

(5)作修正均数间比较

选 Model,将 Effects in model 中协变量与分组变量(X*G)选中→ Remove → OK,点击 OK 完成。

(6)修正均数间两两比较

选 Means → LS Means,将分组变量选入 LS Means 框中,选中 Computer pairwise differences,点击 OK 完成。

8. 多元方差分析

操作步骤: 菜单栏→ Statistics → ANOVA → Linear Models。

在 Dependent 窗口选入分析变量,在 Class 窗口选入分组变量,选 Model 功能,在 Effects in model 窗口中选入要分析的效应,Means → Comparisons,单击向下箭头选择 Bonferroni t-test,点击 OK 完成。

五、计数资料的假设检验

1. 样本率与总体率比较

操作步骤: 菜单栏→ Statistics → HypothesisTests → One-Sample Test for a Proportion。

在 Variable 窗口选入变量,在 Level of interest 窗口下箭头选择代表阳性的数值,在 Prop 窗口输入 π,选 Intervia 可计算可信区间,选 Plots 可作条图或正态分布图,选 Variables 可设置分组变量,点击 OK 完成。

2. 两个样本率比较

操作步骤: 菜单栏→ Statistics → HypothesisTests → Two-Sample Test for Proportions。

在 Dependent 窗口选入分析变量,在 Group 窗口选入分组变量,在 Level of interest 窗口下箭头选择代表阳性的数值,在无效假设窗口填入 0,选 Intervia 可计算可信区间,选 Plots 可作条图或正态分布图,选 Variables 可设置分组变量,点击 OK 完成。

3. 样本率之间比较

操作步骤: 菜单栏→ Statistics → Table Analysis。

把行变量选入 Row,列变量选入 Column,频数选入 Cell Counts,打开 Statistics 窗口设置统计分析方法,选 Tables 可设置列联表的输出变量,选 Variables 可设置分组变量,点击 OK 完成。

六、非参数检验

1. 单样本配对设计资料

操作步骤: 菜单栏→ Statistics → Descriptive → Distributions。

在 Analysis 窗口选入分析变量,点击 OK 完成。

2. 完全随机设计资料

操作步骤:菜单栏→ Statistics → ANOVA → Nonparametric One-Way ANOVA。

把分析变量选入 Dependent 窗口,分组变量选入 Independent 窗口,频数表资料打开 Variables 窗口,把频数变量选入 Frequency,打开 Tests 窗口,选 Wilcoxon,点击 OK 完成。

3. 随机区组设计资料

操作步骤:菜单栏→ Statistics → Table Analysis。

把行变量选入 Strata,列变量选入 Row,秩次选入 Column,打开 Statistics 窗口,选中 Mantel-Haenszel Statistics,选中 Print Statistics only(no tables),点击 OK 完成。

七、相关分析和回归分析

1. 相关分析和散点图

操作步骤:菜单栏→ Statistics → Descriptive → Correlations。

在 Correlate 框选入自变量和因变量→ OK,选 Plots → Scatter Plots 可作散点图,选 Options 可设置等级相关系数类型,点击 OK 完成。

2. 回归分析

操作步骤:菜单栏→ Statistics → Regression → Simple。

因变量选入 Dependent 框,自变量选入 Explanatory 框,打开 Plots 窗口作回归线及可信区间图,选 Predicted → Plot observed *vs* independent 作回归线图;Confidence limits 可以作总体回归线可信区间图;Prediction limits 可以作个体 Y 值容许区间图,选 Statistics 可作参数估计,点击 OK 完成。

3. 多元线性回归分析

操作步骤:菜单栏→ Statistics → Regression → Linear。

在 Dependent 框中选入分析变量,在 Explanatory 框中选入自变量,点击 OK 完成。

如需作逐步回归,则在 Model 窗口选择筛选变量的方法,在 Criteria 选项中可改变选入、剔除变量的检验水准,在 Statistics 窗口可选择标准化偏回归系数,在 Test 选项中可选择作共线性诊断。

4. Logistic 回归分析

(1)成组设计——非条件 Logistic 回归

操作步骤:菜单栏→ Statistics → Regression → Logistic。

因变量选入 Dependent,分组变量选入 Class,在 Model Pr 框中选定病例组的水平,自变量选入 Quantitative,在 Model 对话框设置进行逐步回归筛选变量,在 Selection 中选一种筛选变量的方法,在 Criteria 窗口可以改变选入、剔除变量的检验水准,点击 OK 完成。

(2)匹配设计——条件 Logistic 回归

操作步骤:菜单栏→ Statistics → Survival → Proportional Hazards。

时间哑变量选入 Time,对照因变量选入 Censoring,其他自变量选入 Explanatory,点开 Variables 对话框,把对子编号选入 Strata,点开 Methods 对话框可以选作可信区间,在 Model 对话框可以选择逐步筛选变量,在 Criteria 窗口可以改变选入、剔除变量的检验水准。

八、随访资料生存率分析

1. 生存率分析

操作步骤: 菜单栏→ Statistics → Survival → Life tables。

时间变量选入 Time,截尾值选入 Censoring,在 Censoring Values 向下箭头选择截尾值的水平,打开 Method 窗口可以设置估计生存率的方法,大样本资料选 LT 法时在 Variables 窗口选入频数,打开 Plots 窗口可以作生存率曲线的几种图,点击 OK 完成。

2. 生存率比较(Log-rank 法)

操作步骤: 菜单栏→ Statistics → Survival → Life tables。

时间变量选入 Time,截尾值选入 Censoring,在 Censoring Values 向下箭头选择截尾值的水平,分组变量选入 Strata,打开 Method 窗口可以设置估计生存率的方法,大样本资料选 LT 法时在 Variables 窗口选入频数,打开 Plots 窗口可以作几种生存率曲线图,点击 OK 完成。

3. Cox 比例风险模型(Cox 回归)

操作步骤: 菜单栏→ Statistics → Survival → Proportional Hazards。

时间变量选入 Time,截尾值选入 Censoring,在 Censoring Values 向下箭头选择截尾值的水平,其他自变量选入 Explanatory 框中,选 Model 可以设置逐步筛选变量,Criteria 窗口可以改变选入剔除变量的检验水准,选 Methods 可以输出可信区间,选 Plots 可以作生存率曲线图。

第三节　SAS 软件应用示例

在医学研究中,经常需要分析疾病发生与否与多个危险因素之间的定量关系。此时,由于因变量为二分类变量(dichotomic variable),取值 0 和 1,故应采用多元 Logistic 回归模型分析因变量和多个可能的危险因素(自变量)之间的关系。下面简要介绍应用 Analyst 模块进行多元非条件 Logistic 回归分析。

【例 17-3-1】现有数据文件“例 17-3-1.dbf ”,变量包括 diabetes(糖尿病患者 =1,非糖尿病患者 =0)、hishyper(既往高血压史:有 =1,无 =0)、hiscv(既往冠心病史:有 =1,无 =0)、famhisdm(糖尿病家族史:有 =1,无 =0)、occupexe(职业性体力活动:轻度 =1,中度 =2,重度 =3,极重度 =4)、ob(体质指数:≥ 25=1,<25=0)。试采用多元非条件 Logistic 回归模型分析糖尿病的危险因素。

操作步骤:

(1)依次点击 Solutions、Analysis 和 Analyst 菜单,打开 Analyst 窗口(图 17-3-1)。

(2)在 Analyst 窗口依次点击 File、Open 菜单或在快捷工具栏中点击,出现“打开”文件对话框,在选择好存放数据文件的文件夹后,点击对话框下方“文件类型(T)”下拉列表中 dBASE File,选中“例 17-3-1.dbf ”文件后打开;此时,弹出 SAS import:dBASE File Options 对话框,点击 OK,即打开了数据文件,界面如图 17-3-2。

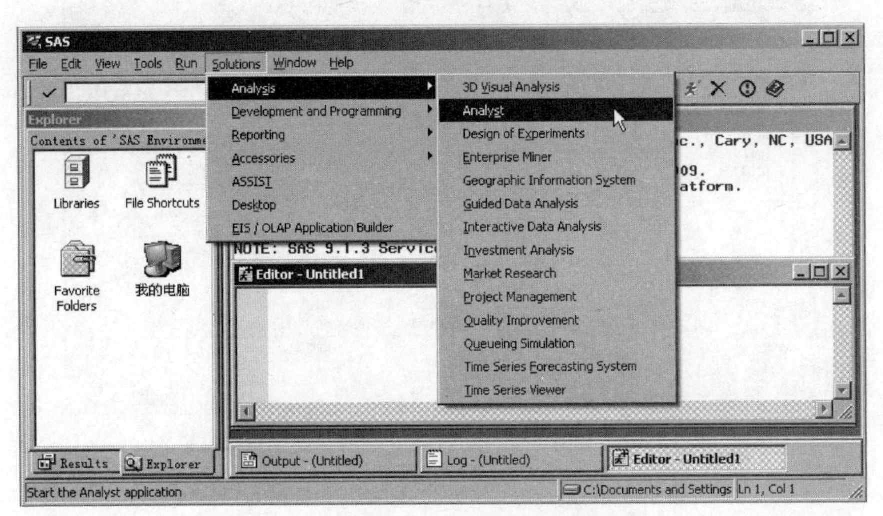

图 17-3-1 通过点击菜单打开 Analyst 窗口

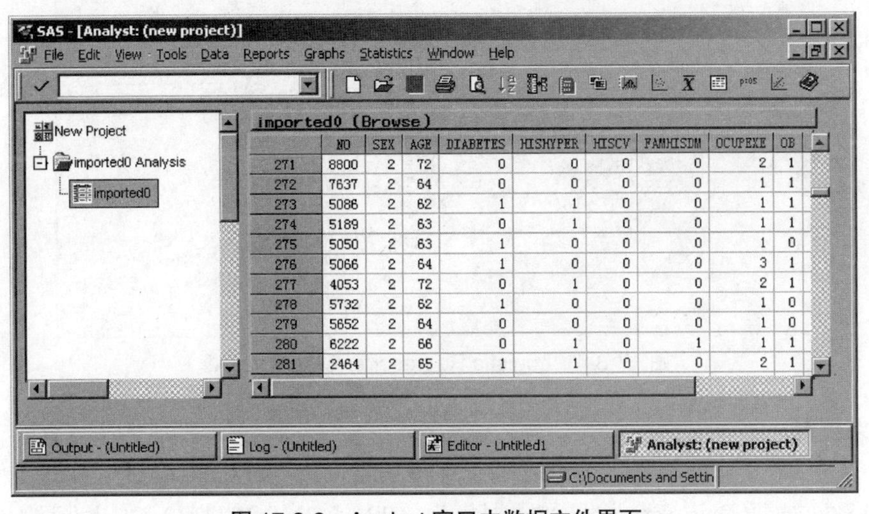

图 17-3-2 Analyst 窗口中数据文件界面

(3) 在 SAS 主菜单中依次点击 Statistics、Regression、Logistic，打开 Logistic Regression 对话框，设置模型中的分析变量；在左侧变量列表中选择 diabetes 后，再点击 Dependent，即可将 diabetes 设置为因变量(dependent variable)；点击 Model Pr{} 框右侧的下箭头，选择 1；将自变量依次选入 Quantitative 框(图 17-3-3)。

(4) 单击 Model，打开 Logistic Regression:Model 对话框，点击 Selection 选项卡，在模型选择方法中点选 Stepwise selection(图 17-3-4)，点击 OK 返回 Logistic Regression 对话框，点击 OK。

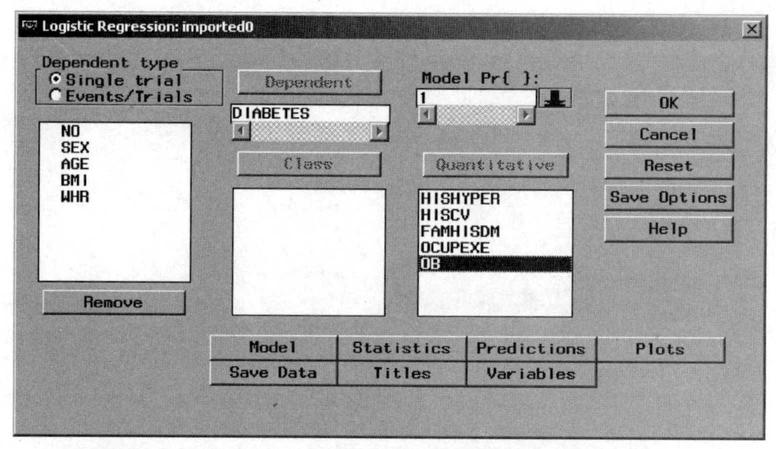

图 17-3-3　Logistic Regression 模型变量设置对话框

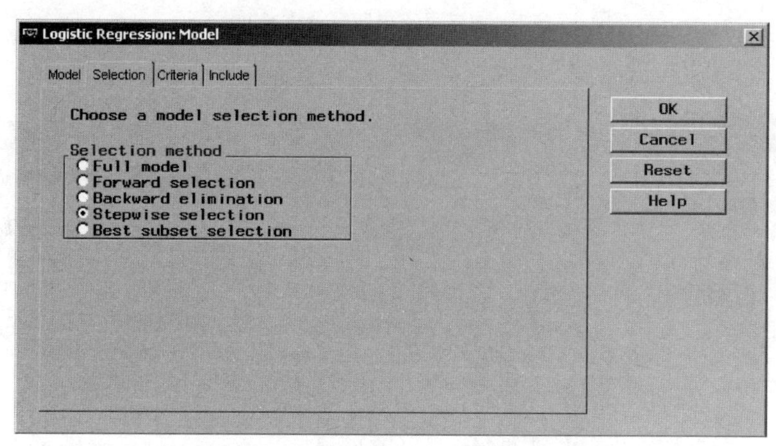

图 17-3-4　Logistic Regression:Model 对话框

结果解释：

(1)首先,系统输出数据集信息。由于本例只是读入“例 17-3-1.dbf ”数据文件,尚未建立 SAS 数据集(Data Set),故显示数据集为:_PROJ_.IMPORTED0；如果读入的是 SAS 数据集,则显示数据集名。本数据文件共 1 500 条记录,糖尿病患者 380 例,非糖尿病患者 1 120 例;反映变量的水平数为 2,病例组为“diabetes=1”(图 17-3-5)。

(2)其次,系统输出模型拟合的结果。由于本例模型选择设置为逐步法(stepwise),故通过“Step 0~Step 4”显示截距(intercept)和自变量进入模型后的统计量。例如,结果显示第四个变量进入(enter)模型后,所拟合模型的 AIC 和 SC 统计量均小于只有截距的模型相应统计量的值,说明所拟合的模型较好;似然比及 Score 的 χ^2 值所对应的 P 值均远小于 0.05,可以认为模型成立(图 17-3-6)。

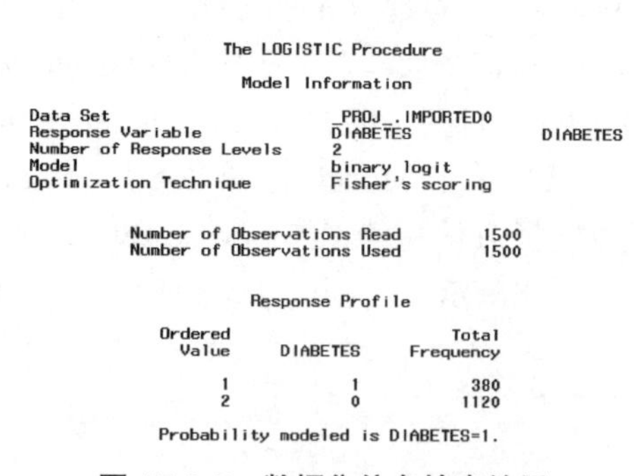

The LOGISTIC Procedure

Model Information

Data Set	_PROJ_.IMPORTED0	
Response Variable	DIABETES	DIABETES
Number of Response Levels	2	
Model	binary logit	
Optimization Technique	Fisher's scoring	

Number of Observations Read	1500
Number of Observations Used	1500

Response Profile

Ordered Value	DIABETES	Total Frequency
1	1	380
2	0	1120

Probability modeled is DIABETES=1.

图 17-3-5　数据集信息输出结果

Step 4. Effect HISCV entered:

Model Convergence Status

Convergence criterion (GCONV=1E-8) satisfied.

Model Fit Statistics

Criterion	Intercept Only	Intercept and Covariates
AIC	1699.903	1634.002
SC	1705.216	1660.568
-2 Log L	1697.903	1624.002

Testing Global Null Hypothesis: BETA=0

Test	Chi-Square	DF	Pr > ChiSq
Likelihood Ratio	73.9012	4	<.0001
Score	79.3996	4	<.0001
Wald	71.0341	4	<.0001

图 17-3-6　模型拟合过程输出结果(第四步)

(3)图 17-3-7 为 Logistic 回归模型最终结果，截距和进入模型的变量经 Wald χ^2 检验，均有统计学意义。

Summary of Stepwise Selection

Step	Effect Entered	Effect Removed	DF	Number In	Score Chi-Square	Wald Chi-Square	Pr > ChiSq	Variable Label
1	FAMHISDM		1	1	33.8609		<.0001	FAMHISDM
2	OB		1	2	30.4935		<.0001	OB
3	HISHYPER		1	3	9.8722		0.0017	HISHYPER
4	HISCV		1	4	5.6485		0.0175	HISCV

19:26 Saturday, May 7, 2005　5

The LOGISTIC Procedure

Analysis of Maximum Likelihood Estimates

Parameter	DF	Estimate	Standard Error	Wald Chi-Square	Pr > ChiSq
Intercept	1	-1.5402	0.0897	294.6701	<.0001
HISHYPER	1	0.3581	0.1417	6.3820	0.0115
HISCV	1	0.4482	0.1894	5.5974	0.0180
FAMHISDM	1	1.3200	0.2765	22.7925	<.0001
OB	1	0.5815	0.1249	21.6919	<.0001

Odds Ratio Estimates

Effect	Point Estimate	95% Wald Confidence Limits	
HISHYPER	1.431	1.084	1.889
HISCV	1.566	1.080	2.269
FAMHISDM	3.743	2.177	6.436
OB	1.789	1.400	2.285

Association of Predicted Probabilities and Observed Responses

Percent Concordant	50.9	Somers' D	0.258
Percent Discordant	25.1	Gamma	0.340
Percent Tied	24.0	Tau-a	0.098
Pairs	425600	c	0.629

图 17-3-7　Logistic 回归模型最终结果

结果显示，在所有 5 个变量中，变量 hishyper(既往高血压史)、hiscv(既往冠心病史)、famhisdm(糖尿病家族史)和 ob(体质指数)进入模型，和糖尿病之间的关联强度(即 odds ratio，OR)及其 95% CI 分别为 1.431(1.084~1.889)、1.566(1.080~2.269)、3.743(2.177~6.436)和 1.789(1.400~2.285)。

(赵景波)

第十八章 Meta 分析及其软件应用

第一节 Meta 分析概述

一、Meta 分析的基本概念

Meta 分析(meta analysis)是对具有相同目的且相互独立的多个研究结果进行系统的综合评价和定量分析的一种研究方法,即 Meta 分析不仅需要搜集目前尽可能多的研究结果,并进行全面、系统的质量评价,而且还需要对符合选择条件(纳入标准)的研究进行定量合并,即一种定量的系统评价方法。

1976 年英国教育心理学家 G.Glass 首次将这种"合并统计量"的文献综合研究方法称为 Meta 分析,并将 Meta 一词从词义上定义为进一步的综合(more comprehensive)。随后 Meta 分析方法在社会科学特别是教育学和心理学中得到广泛的应用,并于 20 世纪 80 年代中期开始,Meta 分析逐步被引入临床试验以及观察性的流行病学研究中。

Meta 分析有广义和狭义两种概念。前者指的是一个科学的临床研究活动,它涉及全面收集所有相关研究,并对它们逐个进行严格的评价和分析,再用定量合成的方法对研究所获得的资料进行统计学处理,进而得出综合结论。后者仅仅是一种单纯的定量合成的统计学方法。目前国内外文献中以广义的概念应用更为普遍,系统评价常和 Meta 分析交叉使用,当系统评价采用了定量合成的方法对资料进行统计学处理时即称为 Meta 分析。因此,系统评价可以采用 Meta 分析,也可以不采用 Meta 分析。

Meta 分析本质上是一种综合运用流行病学、生物统计学原理和方法所进行的观察性研究,因此也遵循科学研究的基本原则,包括提出问题、搜索相关文献、制订文献的纳入和剔除标准、提取资料信息、统计学处理、报告结果等基本过程。与一般研究不同,它是利用已经存在的(发表与未发表)各自独立的研究结果资料,而不需要对各独立研究中的每个观察对象的原始数据进行分析。

Meta 分析的目的主要有以下几个方面:增加统计学检验效能;定量估计研究效应的平均水平;解决或调和各研究结果的不一致性或矛盾,定量综合评价效应大小;发现某些单个研究未阐明的问题,寻找新的假说和研究思路;通过亚组分析,得出一些新的结论。

近年来,Meta 分析在整个医学领域都受到广泛的重视,尤其是 Cochrane 协作网推出 Meta 分析的软件 RevMan 5.3 后,Meta 分析复杂的合并计算过程变得简单。

Meta 分析的基本原理和具体的统计学方法请参见相关专业书籍。

二、Meta 分析的实施

Meta 分析是一项非常严格的统计分析方法，在实施前需要制订详细的研究计划，一般在研究过程中遵循以下步骤(图 18-1-1)。

1. 提出问题，拟定研究计划　Meta 分析是对已有的研究结果的综合，可以视为证据的观察性研究。与开展任何医学研究一样，Meta 分析首先应提出需要解决的问题，然后针对需要解决的问题拟定一个详细的研究计划书。内容包括：阐明本次 Meta 分析的目的、检验假设、目的和意义，特别注意的亚组，确定和选择研究的方法和标准，提取和分析资料的方法和标准，文献质量的评价及敏感性分析等。

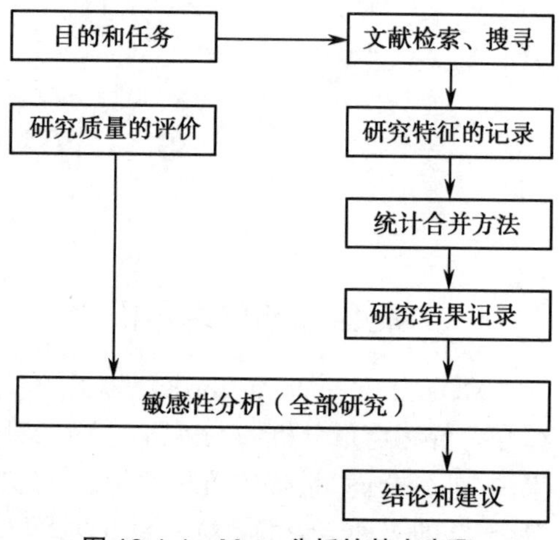

图 18-1-1　Meta 分析的基本步骤

2. 检索文献资料　Meta 分析需要多途径、多渠道、最大限度地收集与研究问题相关的所有文献。文献检索策略一般为：①先进行预检索，大致确定检索范围，根据预检索的结果修改、完善检索策略；②检索时可进行必要的限定，如研究对象、语种、出版年限、出版类型等；③保证较高的查全率最为重要，因为漏检了重要文献可能直接影响 Meta 分析结论的可靠性和真实性；④计算机检索与手工检索相结合，并重视所得文献的参考文献；⑤文献来源包括：计算机检索(Medline、PubMed、CBMDISC 等)、参考文献的追溯、手工检索、灰色文献(会议、学位论文、专著、制药工业报告等)、请教相关领域的专家、再版杂志、Cochrane 协作网 RCT 登记系统等。

3. 选择符合纳入标准的研究　根据研究计划书中提出的文献纳入和剔除标准，对检出的相关文献进行仔细的筛选，选出符合要求的研究进行 Meta 分析。对存有疑问的文献可以先纳入，待联系原文作者获取相关信息或分析评价后再做取舍。

制订文献纳入和剔除的标准是为了保证进入 Meta 分析的各个独立研究具有较好的同质性，因此应该综合考虑研究对象、研究设计类型、暴露或干预措施、研究结局、研究开展的时间或文献发表的年份和语种、样本大小以及随访年限等因素，以尽可能地减少选择偏倚。如考虑研究对象的疾病类型、年龄、性别、病情严重程度均要作出相应的规定。纳入和剔除标准制订得过严或过宽都存在一定的弊端。如果标准很严，尽管进入 Meta 分析的各研究间同质性很好，但可能符合要求的文献很少，失去了作 Meta 分析增加统计学功效、定量估计研究效应平均水平的意义；如果标准太宽，又可能大大降低了 Meta 分析结果的可靠性和有效性。

4. 纳入研究的质量评价　按照临床流行病学的文献质量评价方法，对每个纳入研究的内在真实性、外在真实性和影响结果解释的因素等进行全面评价，其中内在真实性的评价主要是考察各独立研究是否存在偏倚及其影响程度，包括患者是否随机分配、试验组和对照组是否具有可比性、是否采用盲法判断疗效等，这些在文献评价中都非常重要。

目前纳入研究的质量评价方法也比较多，但没有统一的标准，一般采用权重表示，也可以用量表或评分系统进行评分。但各种评分标准的真实性和可靠性如何，还有待在实践中验证和完善。

5. 提取纳入文献的数据信息　一般可以设计表格记录从每个符合纳入要求的文献中摘录用于 Meta 分析的信息，应包括基本信息、研究特征、结果测量等内容，所提取的信息必须可靠。对于缺乏原始数据的文献，在与原作者联系后仍然没有数据的，应该删除。

6. 资料的统计学处理　统计学处理是 Meta 分析最重要的步骤之一，其过程主要包括：

(1) 制订统计分析方案：根据获取的文献资料，制订详细的分析方案来分析效应指标。

(2) 选择适当的效应量指标：效应量（effect size，ES）是指临床上有意义或实际价值的数值或观察指标改变量。当观察指标为计数资料时，可采用相对危险度（relative risk，RR）、比值比（odds ratio，OR）、绝对危险降低率（absolute risk reduction，ARR）、需要治疗的患者数（number needed to treat，NTT）等指标及其 95%CI；当观察指标为计量资料时，可采用加权均数差值（weighted mean difference，WMD）、标准化差值（standardized mean difference，SMD）等来表示效应的大小。

(3) 纳入研究的异质性检验：异质性检验的目的是检查各个独立研究的结果是否具有一致性（可合并性）。由于各独立研究的设计、试验的条件、试验所定义的暴露及测量方法的不同，以及协变量的存在均可能产生异质性。如纳入 Meta 分析的各研究结果是同质的，可以采用固定效应模型（fixed effect model，FEM）计算合并后的综合效应；当各研究结果存在异质性时，应分析其来源及其对效应合并值产生的影响。如果影响较小，可按相同变量进行分层合并分析（亚组分析）或采用随机效应模型（random effect model，REM）进行合并分析；如果各研究间异质性特别大且来源不知，应考虑这些研究结果的可合并性，或放弃 Meta 分析。

(4) 模型选择及统计分析：根据异质性检验的结果，选择固定效应模型或随机效应模型，计算效应合并值的点估计及其区间估计。

(5) 效应合并值的假设检验与统计推断。

(6) 采用图表表示各个独立研究及效应合并值的点估计、区间估计。

7. 敏感性分析

(1) 按不同的研究特征，比如不同的统计方法、研究的方法学质量高低、样本量大小、是否包括未发表的研究等，对纳入的文献进行分层 Meta 分析，比较合并效应间有无显著性差异。

(2) 采用不同模型计算效应合并值的点估计和区间估计，比较合并效应间有无显著性差异。

(3) 从纳入研究中剔除质量相对较差的文献后重新进行 Meta 分析，比较前后合并效应间有无显著性差异。

(4) 改变研究的纳入和剔除标准后，对纳入的研究重新进行 Meta 分析，比较合并效应间有无显著性差异。

8. 形成结果报告　按照论文写作的格式要求写出 Meta 分析的总结报告。

(1) 材料与方法：此部分要写明文献入选和排除标准、资料来源、统计分析方法等。

(2) 结果：此部分一般先要对入选文献的基本情况加以描述，再进行各研究结果的合并。可以采用比较直观的森林图表示 Meta 分析的结果，如采用 Revman 软件分析图。

(3)讨论：此部分可以从以下四个方面进行分析和讨论：①当纳入 Meta 分析的研究结果存在异质性时，讨论异质性的来源及其对效应合并值的影响，为医学研究者提供进一步研究的方向；②如果有些因素对纳入研究的结果或效应大小有影响，是否考虑亚组分析；③对 Meta 分析过程中可能出现的偏倚如何识别和控制；④此次 Meta 分析的实际意义，在此结果的解说时要小心谨慎，不要脱离专业背景。Meta 分析的报告应当详细阐述结果的真实性，以帮助临床医生对疗效作出正确的判断，进一步指导临床实践。

第二节　Review Manager 软件 Meta 分析

Review Manager 简称为 RevMan，由北欧 Cochrane 中心编制用于制作和保存 Cochrane 系统评价的一种软件程序，为目前最常用的循证医学软件。国际 Cochrane 协作网的系统评价人员均使用 RevMan 软件制作系统评价。RevMan 可用来制作和保存 Cochrane 系统评价的计划书或全文，对录入的数据进行 Meta 分析，并且将分析结果以森林图等形式较为直观地进行展示，以及对系统评价进行及时更新。

一、RevMan 软件的下载

RevMan 为免费软件，可从 Cochrane 网站的信息管理系统中(IMS)下载。

二、RevMan 软件的运行

当安装完成后，可通过两种方式运行 RevMan：①双击桌面上的 Review Manager 5.3 的图标；②通过点击开始→程序→ Review Manager → Review Manager 5.3。

三、系统评价

1. 系统评价主界面　主界面最顶端是菜单栏，包括文件(File)、编辑(Edit)、格式(Format)、浏览(View)、工具(Tools)、表格(Table)、窗口(Window)和帮助(Help)。菜单栏下面是工具栏，提供操作文档常用的工具图示按钮。工具栏的许多功能可以通过点击鼠标右键实现。每个系统评价均以单独的窗口展开，分为左右两栏，左侧是大纲栏，以树形结构显示，右侧是内容栏。

2. 建立一个新的系统评价　RevMan 运行后，首先进入到一个 Welcome to Review Manager 5.3 的欢迎界面(图 18-2-1)，关闭欢迎窗口，点击 File → New 菜单或者直接点击新建文件图标(图 18-2-2)。弹出 Welcome to the New Review Wizard 界面(图 18-2-3)，点击 Next，出现一个对话框 Which type of review do you want to create(图 18-2-4)，有五种类型可选：干预实验(Intervention review)、诊断实验(Diagnostic test accuracy review)、方法学评价(Methodology review)、评价概述(Overview of reviews)和系统评价再评价(Flexible review)。选择其中一种，点击 Next，弹出下图，进行命名(图 18-2-5)，一般按照研究题目填写即可或者默认，比如命名为 Prostacyclin in acute stroke，然后再次点击 Next，出现的 Title only、Protocol 和 Full review 分别表示标题阶段（此阶段不可选）、计划书阶段和全文阶段（一般选择）（图 18-2-6）。选择 Full review → Finish，进入 RevMan 主界面（图 18-2-7），完成系统评价创建。

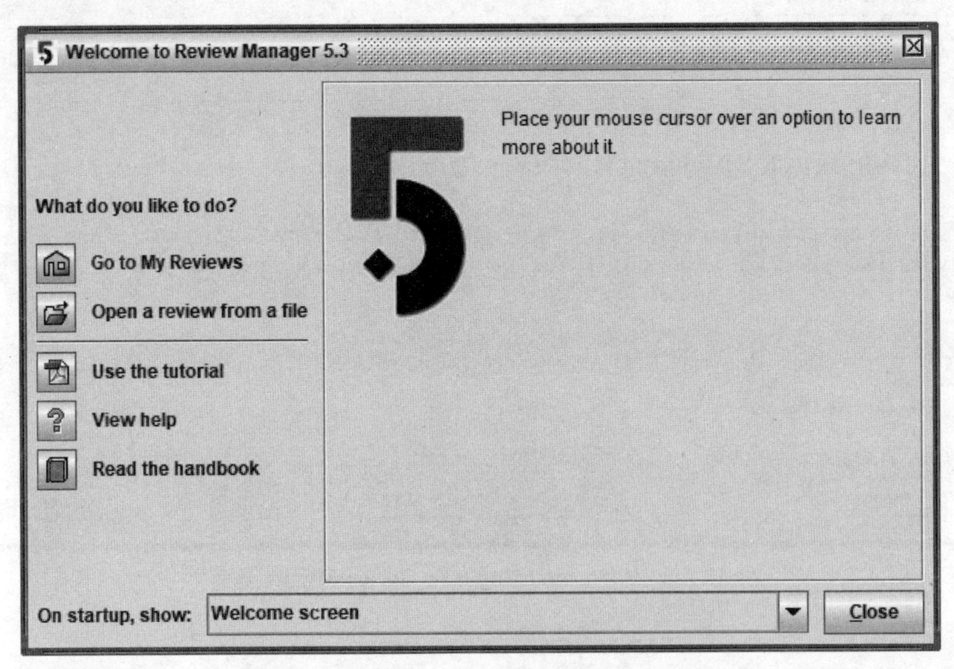

图 18-2-1　Welcome to Review Manager 界面

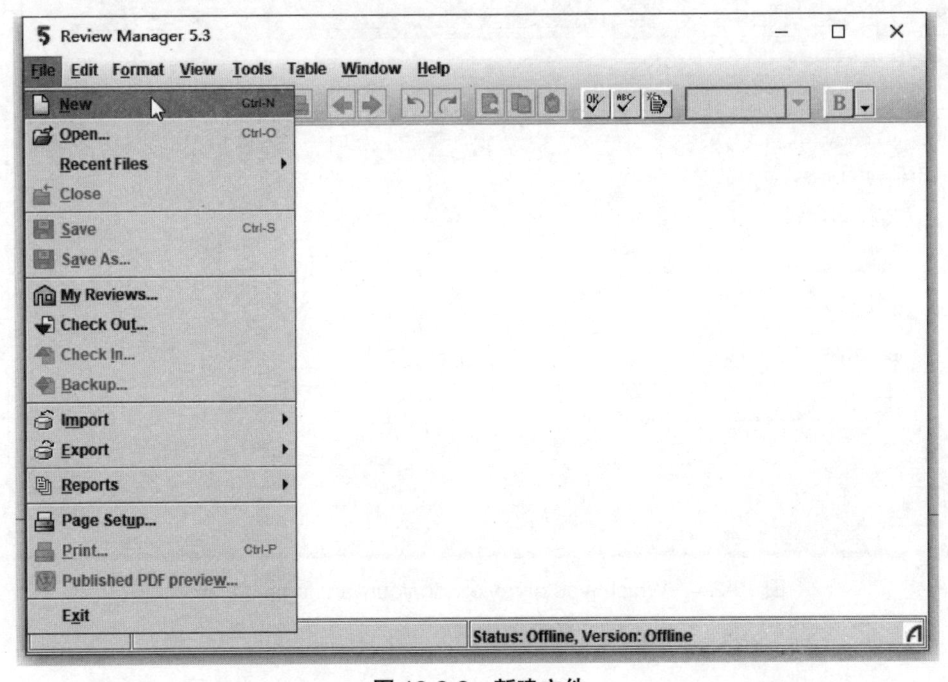

图 18-2-2　新建文件

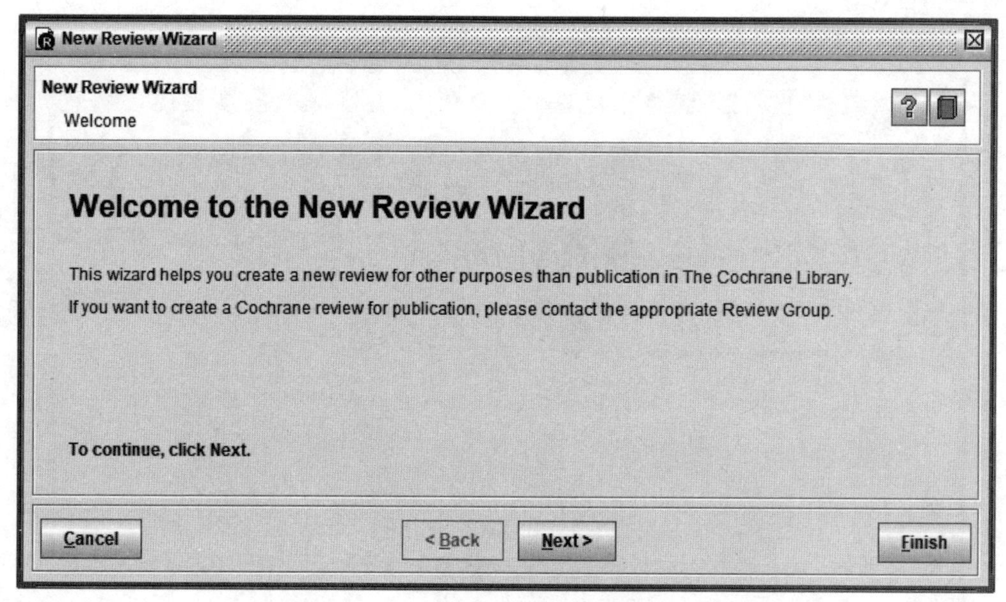

图 18-2-3　Welcome to the New Review Wizard 界面

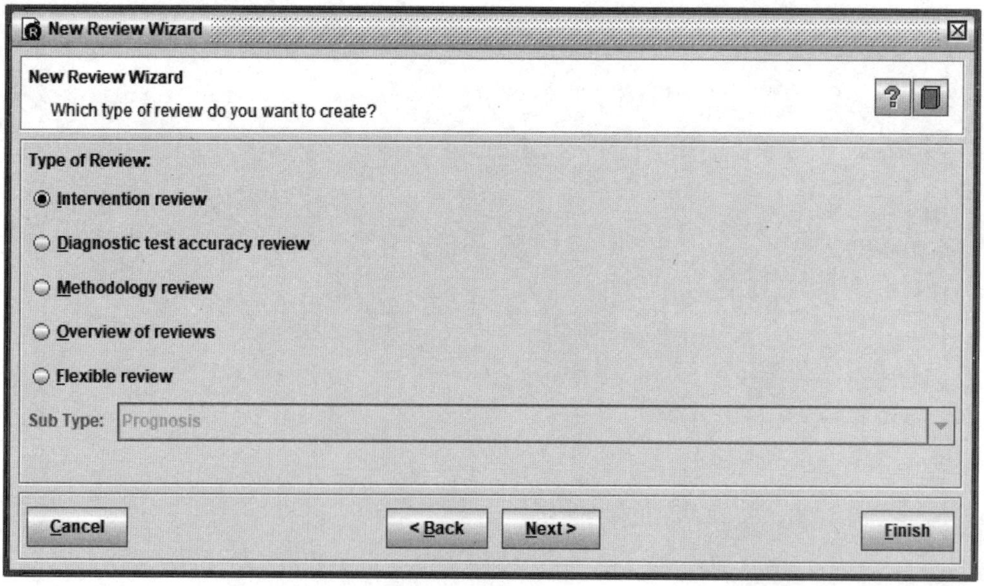

New Review Wizard

New Review Wizard

Which type of review do you want to create?

Type of Review:

◉ Intervention review

○ Diagnostic test accuracy review

○ Methodology review

○ Overview of reviews

○ Flexible review

Sub Type: Prognosis

Cancel　< Back　Next >　Finish

图 18-2-4　Which type of review do you want to create 界面

New Review Wizard
New Review Wizard
What is the title of the review?
Title:
[Intervention]
for
[health problem]
[Intervention A]
versus
[intervention B]
for
[health problem]
[Intervention]
for
[health problem]
in
[participant group/location]
Prostacyclin in acute stroke
Cancel
< Back
Next >
Finish

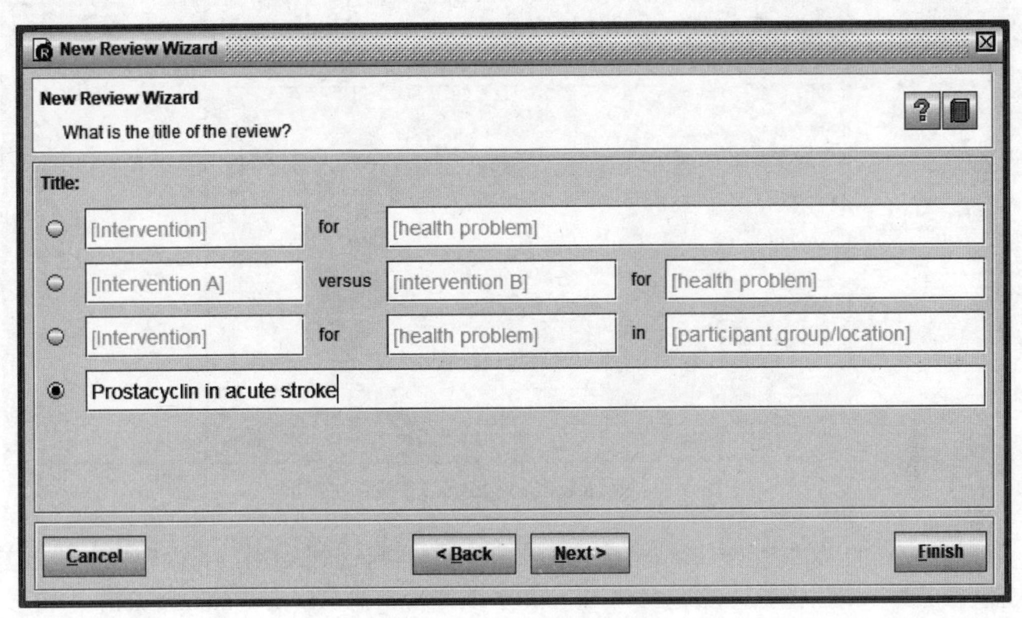

图 18-2-5　Title 命名界面

New Review Wizard
New Review Wizard
Which stage should the review start in?
Stage:
Title only
Protocol
Full review
Cancel
< Back
Next >
Finish

图 18-2-6　Stage 选择界面

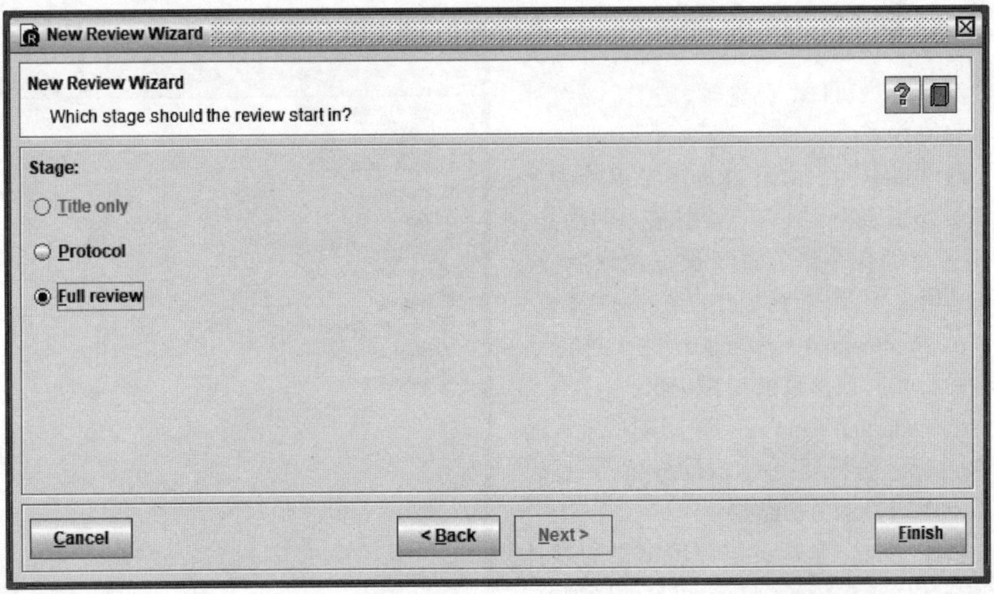

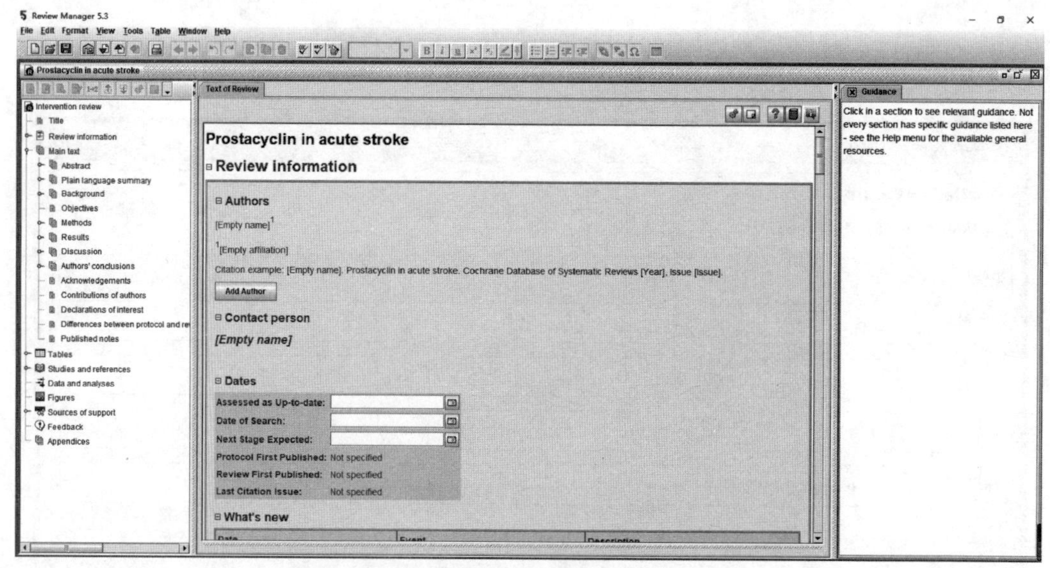

图 18-2-7　Review Manager 5.3.5 操作主界面

图 18-2-8 的大纲栏以树形结构显示系统评价框架，当点击大纲栏时，内容栏字体会变成蓝色，其中大纲栏包括：①题目（Title）；②系统评价信息（Review information）；③正文（Main text）；④表（Tables）；⑤研究和参考文献（Studies and references）；⑥数据与分析（Data and analyses）；⑦图（Figures）；⑧资助来源（Sources of support）；⑨反馈（Feedback）；⑩附件（Appendices）。其中有以下 6 个主要组成部分。

（1）Review information：在这一部分介绍系统评价的作者、文件更新、检索日期等方面内容。

（2）Main text：主要包括系统评价的大纲、摘要、背景、目标、结论等，是整个系统评价的核心内容。

（3）Tables：RevMan 进行系统评价的一个重要组成部分，相当于数据录入的功能，将所选择的各个研究进行数据提取后，在 Tables 中输入，用于下一步的统计分析。

（4）Studies and references：关于进行系统评价分析时所涉及的参考文献。

（5）Data and Analyses：可以对所录入的资料进行综合分析——Meta 分析，并且以表格和图形显示分析结果。

（6）Figures：显示系统评价结果的森林图和描述发表偏倚的倒漏斗图等。

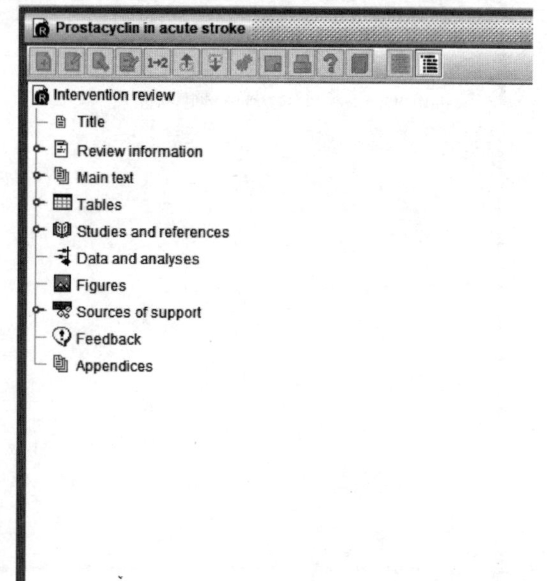

图 18-2-8　Review Manager 5.3.5 操作主界面大纲

四、系统评价的编辑和管理

1. Title、Review information 和 Main text　在进行系统评价时，首先双击 Title，可对

标题进行编写，再依次双击 Review information 和 Main text，可以对各个部分进行编写和删除（图 18-2-9）。

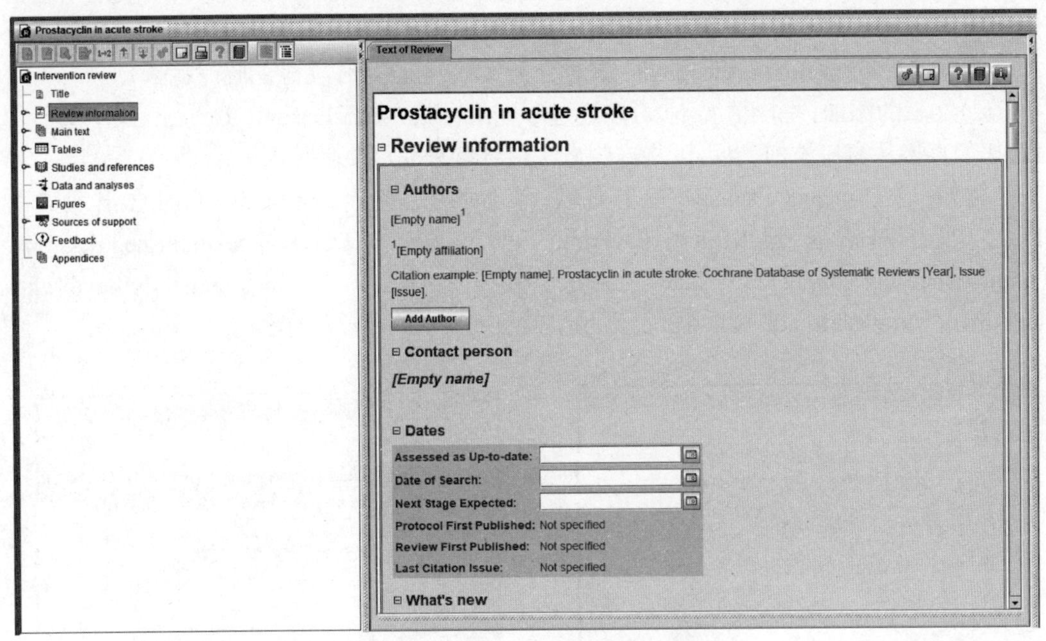

图 18-2-9　Review information 窗口

此部分输入完毕以后，点击菜单 Tools，选择 Check spelling as you tube，打开对话框，对输入的内容进行检查。检查完毕后，系统提示是否保存这些更正，点击“确定”关闭对话框。这样就完成了系统评价的 Title、Review information 和 Main text 部分。

2. Studies 和 references　RevMan 将文献以一种结构化的形式保存，可以方便文献的输入和输出。通常情况下，文献主要存放在两个主标题下面，一个是 References to studies 和 Other references（图 18-2-10）。

（1）文献的种类：包括 References to studies 和 Other references 两类。

1）在 References to studies 标题下，又包括下列四种类型的文献：

Included studies：指文献已达到了本次系统评价的基本入选标准。

Excluded studies：文献已经过选择，没有达到本次系统评价的入选标准。

Studies awaiting assessment：有一些研究需要进一步确认是否可以入选本次系统评价，为一种临时状态，此时所列的文献应当尽快从此处转移到相关类别。

Ongoing studies：有些研究可能会达到本研究的入选标准，但研究工作尚在进行中。

2）在 Other references 标题下，包括下列三种类型的文献：

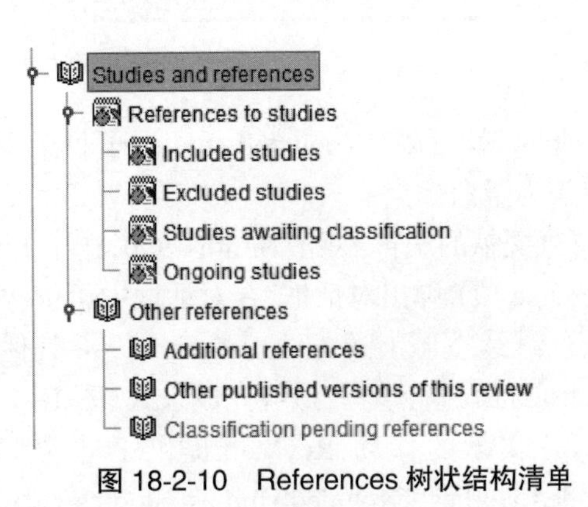

图 18-2-10　References 树状结构清单

Additional references：指在作系统评价的时候可能会用到一些相关背景，但又不能够达到入选标准的文献。

Other published versions of this review：其他一些已经发表的与本次研究有关的系统评价文献。

Classification pending references：临时分类文献，可以用作文献的临时输入。

（2）文献的添加：一般情况下，可以通过不同的方法在 Studies and References 中添加文献，比如直接从窗口添加，也可以将这些方法组合起来完成文献录入。

例如，选中 Included studies，单击右键，弹出菜单，选择 Add Study，此时会出现如图 18-2-11 所示对话框，键入 Study ID：Smith 1990 → Next → Data source：Published data only（unpublished not sought）→ Next → Year：1990 → Next，弹出 Does the study have other identifiers you wish to add 对话框，若无，再点击 Finish，完成研究的添加。

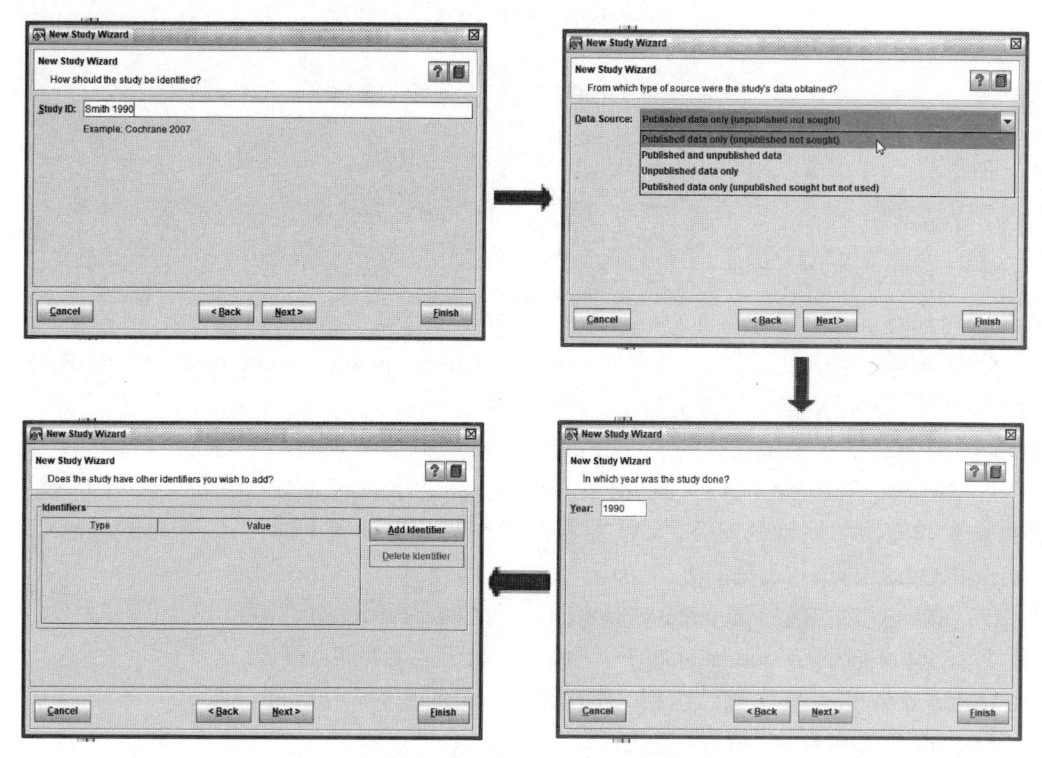

图 18-2-11 Included studies 对话框

此时，就可以在 Included studies 子目录下面，找到一个名为 Smith 1990 的文献，但文献标识为空白。

（3）文献的编辑：双击 Smith 1990，选中 Empty（或者单击鼠标右键，点击工具栏中 Edit Reference 项），弹出对话框，在对话框中可依次输入引用文献的作者、题目、期刊名，发表年份等。继续按照上述方法对 Smith 1990 其他子目录（Characteristics、Risk of bias table 和 Results data）进行填写，最终完成录入（图 18-2-12）。

（4）文献的移动：RevMan 提供了非常好的文献移动功能，比如要将一篇文献在 Included studies、Excluded studies、Studies awaiting assessment、Ongoing studies 之间进行转

换时，可以在选中该文献后，右击鼠标，通过弹出菜单可以自由实现文献编辑、删除，同时也可以利用 Move to 这一功能，将文献移动到所属类别（图 18-2-13）。

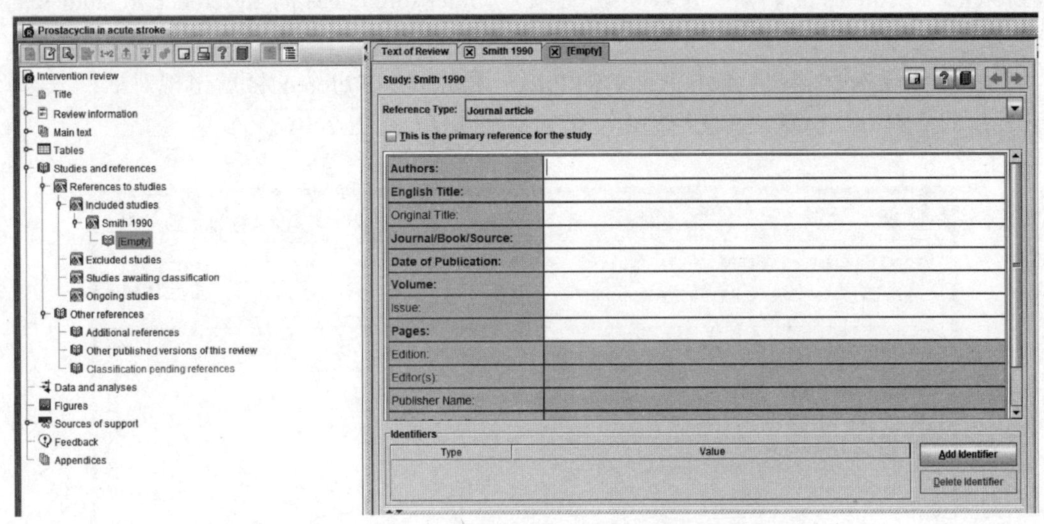

图 18-2-12　Reference to included study 窗口

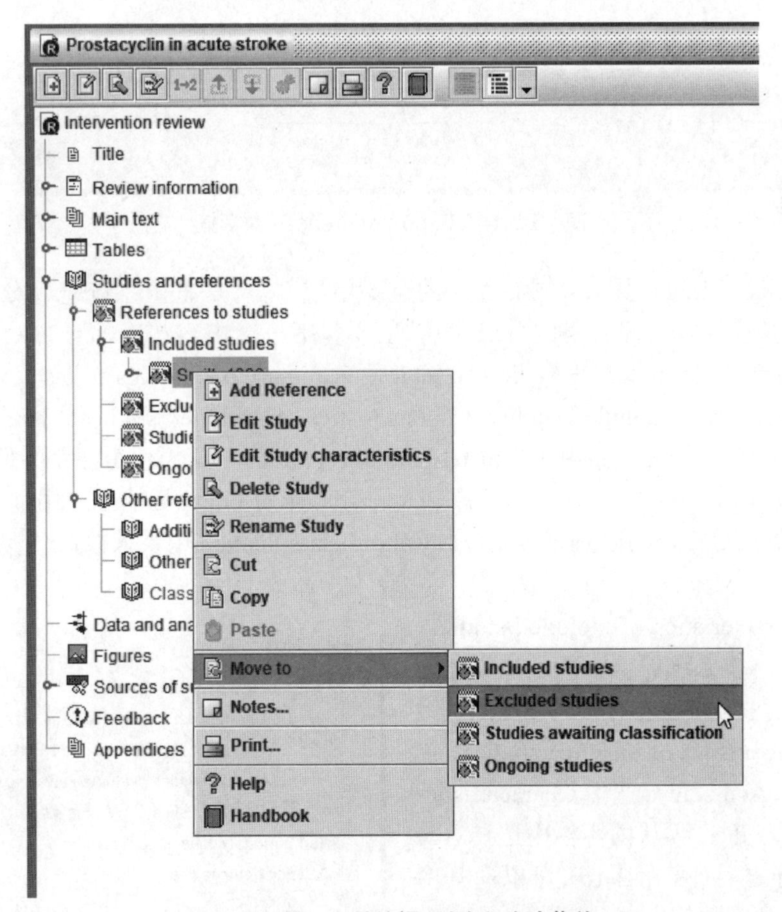

图 18-2-13　文献编辑、删除和移动菜单

在 Other references 中的文献，可以通过菜单（或者使用鼠标右键）进行复制和剪切，实现文献在 Other references 不同类型之间进行转移，也可实现文献从 Other references 向 Reference to studies 的转移，也可实现文献从 Other references 向 Reference to studies 的转移。

（5）参考文献的输出：点击主菜单的 File → Export → References 后出现对话框，选择要输出的文献，点击 OK 后，选择输出文献的保存路径（图 18-2-14）。

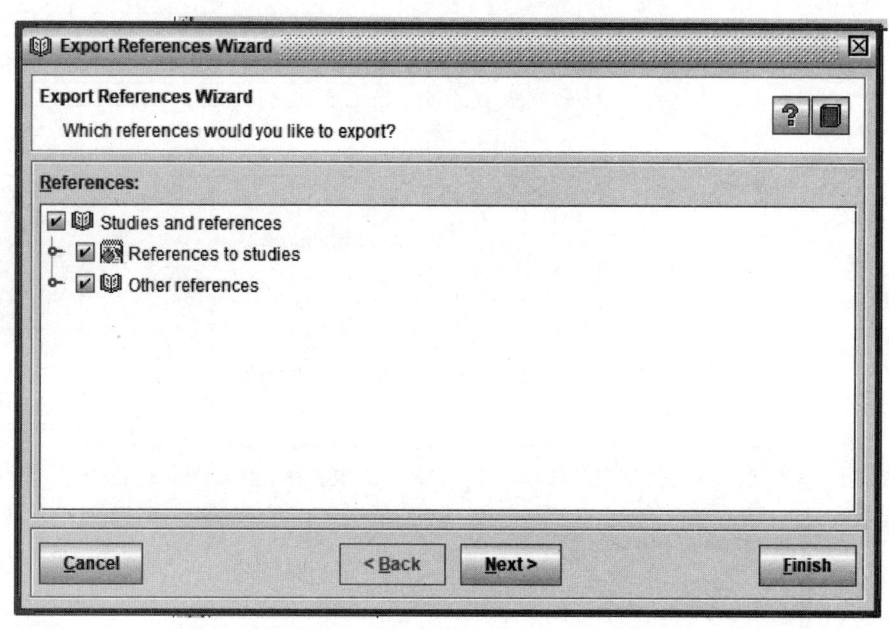

图 18-2-14　Export references 对话框

3. Tables　Tables 是 RevMan 程序的重要组成部分，是整个系统统计分析的基础。单击前面的⊶，可以展开表格的各级菜单，主要包括三个内容：Characteristics of studies、Summary of findings tables 和 Additional tables。Summary of findings tables 又包含四个内容：Characteristics of included studies、Characteristics of excluded studies、Characteristics of studies awaiting classification 和 Characteristics of ongoing studie。值得注意的是，通常只有在 Characteristics of include studies 或者 Characteristics of ongoing studies 中描述研究的特点之后，才能在 Characteristics of studies awaiting classification 中录入数据，进而进行 Meta 分析（图 18-2-15）。

（1）Characteristics of included studies：主要是描述本次系统评价中所入选研究的特点。可通过两种方法打开对话框：右键单击 Characteristics of included studies，在菜单中选择 Add study；选中 Characteristics of included studies，再从内容栏中选择 Add study。打开之后（图 18-2-16），可以向其中输入所纳入研究的信息。

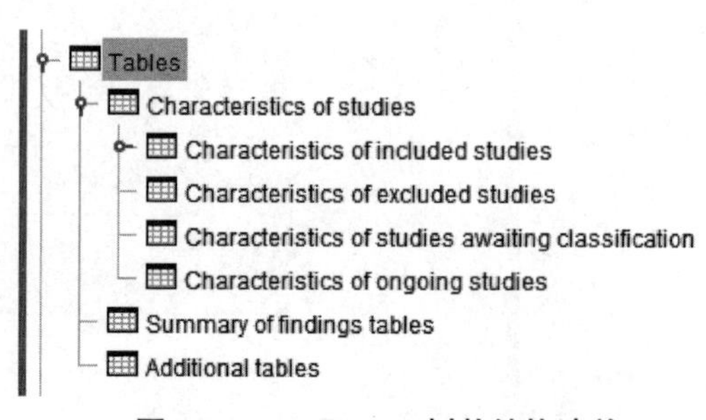

图 18-2-15　Tables 树状结构清单

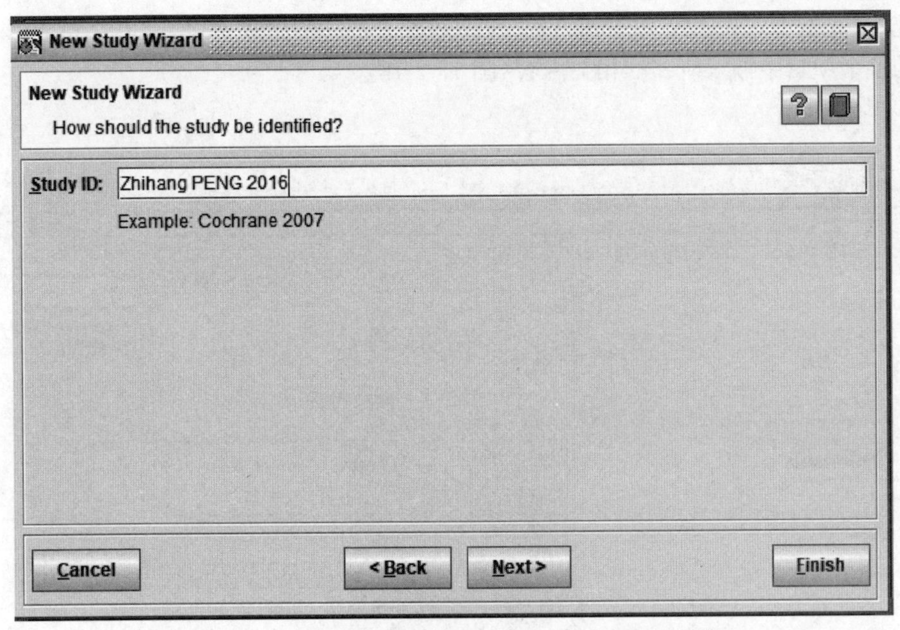

图 18-2-16 Characteristics of include studies 对话框

(2) Characteristics of excluded studies：描述本次系统评价中所排除文献的特点，打开方式同上。单击 Add study，可以依次向其中输入所排除研究的 Study ID、Year，最后点击 Finish 完成对话。并要求在 Reason for exclusion 中注明排除的原因（图 18-2-17）。

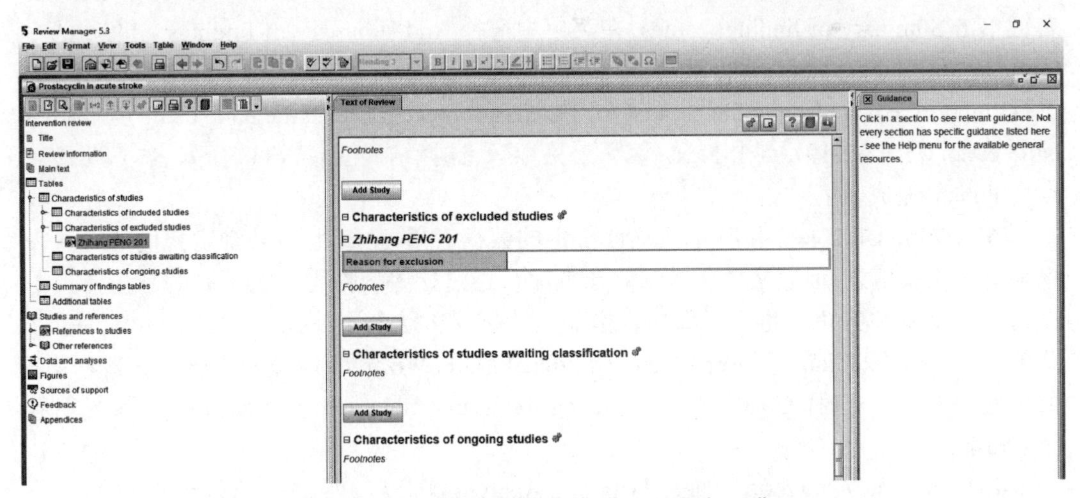

图 18-2-17 Characteristics of excluded studies

(3) Characteristics of studies awaiting classification：用于描述研究的特点，如研究方法、总人数、干预措施和结局变量等。可通过两种方法打开对话框：选中 Characteristics of studies awaiting classification 的工具栏里点击 Add Study；右键单击 Characteristics of studies awaiting classification，在弹出菜单中选择 Add Study。

(4) Characteristics of ongoing studies：有一些研究有可能入选到系统评价，但是其尚处于研究阶段的主要归在此类。双击打开对话框，单击右下角的 Add study，可以向其中输入此研究的Study ID、Year，点击Finish后，Study ID一栏中会出现Zhihang PENG 2014，可在之后的各个项目中输入研究的相关内容（图18-2-18）。

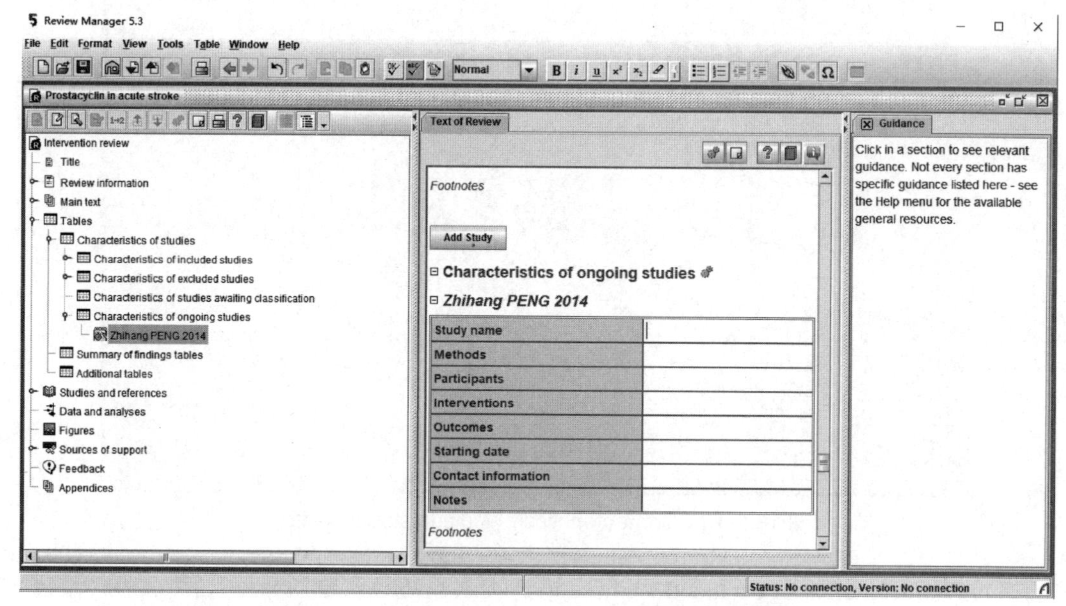

图18-2-18　Characteristics of ongoing studies对话框

（5）Summary of findings tables：主要是描述研究的特点。可通过两种方法打开对话框：右键单击Summary of findings tables，在菜单中选择Add summary of findings tables；选中Summary of findings tables，再从内容栏中选择Add summary of findings tables。打开之后，选择Import the table from a file created in GRADEprofiler或Create the table using RevMan's table editor（图18-2-19），点击Next，填写表格标题，选择结局变量，再选择列表内容，最后点击Finish，完成表格。

（6）Additional tables：和所作系统评价中的数据表格一样，也可以新建其他的一些表格来显示相关信息，但表格数要求不多于99个，通过这些表格可以在不同的系统评价中进行互相复制和剪切。此部分添加表格的具体操作方法如下：点击Additional tables，在菜单栏中选择Add Table，会弹出New Additional Table Wizard对话框（图18-2-20），填写表格标题→Next→选择Create the table using RevMan's table editor→Next→填写行列数→Finish。

4. Data and Analyses　通过Data and Analyses可以对所录入的资料进行综合分析——Meta分析，并且以表格和图形显示分析结果。RevMan 5.3以前的版本是通过MetaView、Analyses来进行分析，但在RevMan 5.3以后的版本中，已被Data and Analyses模块替代，且功能更加完善。

（1）建立数据名称：打开Data and analyses部分→鼠标右键点击Add Comparison→弹出对话框中Name项，输入“实验组与对照组”→Finish，建立一个新的比较内容。双击Data and analyses，再双击“实验组与对照组”，在弹出对话框General页面Group label 1和2项分别输入“实验组”（Treatment）和“对照组”（Control）；在Graphs页面，左侧

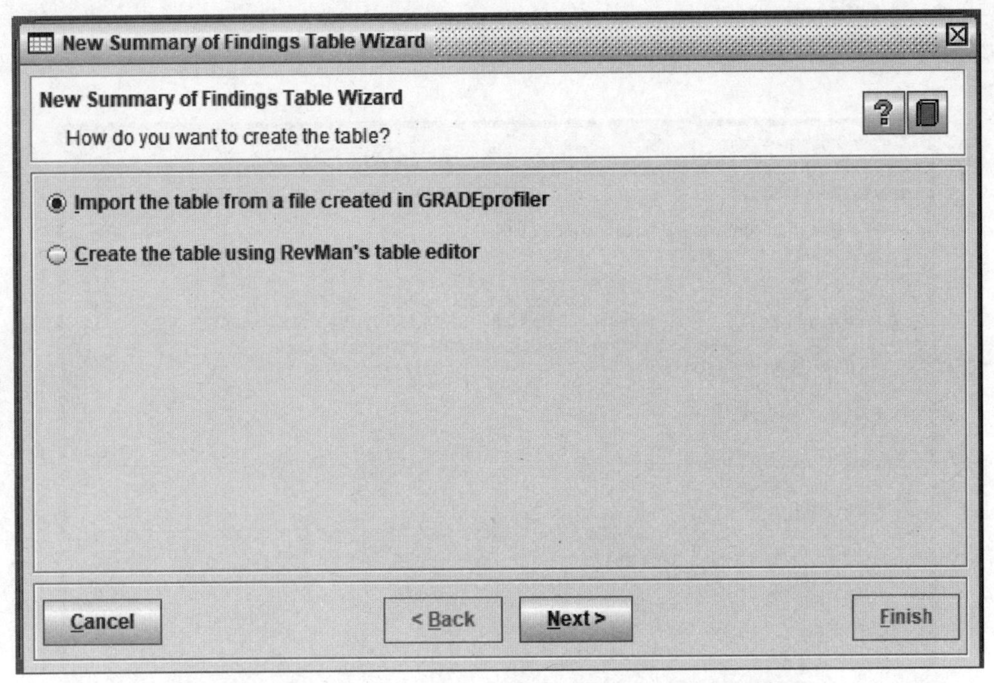

图 18-2-19　New Summary of Findings Table Wizard 对话框

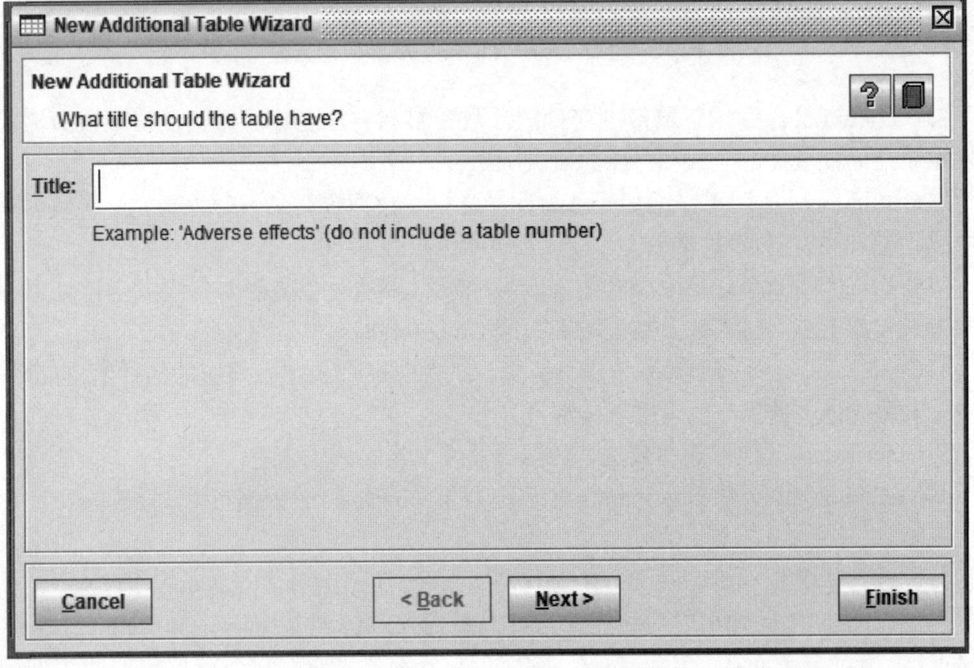

图 18-2-20　Additional table 窗口

输入“Favours 实验组”，右侧输入“Favours 对照组”；点击 OK。右击“实验组与对照组”→ Add Outcome 则会随即弹出一个 New Outcome Wizard 对话框。该对话框提供了 5 种数据类型的选择(图 18-2-21)：

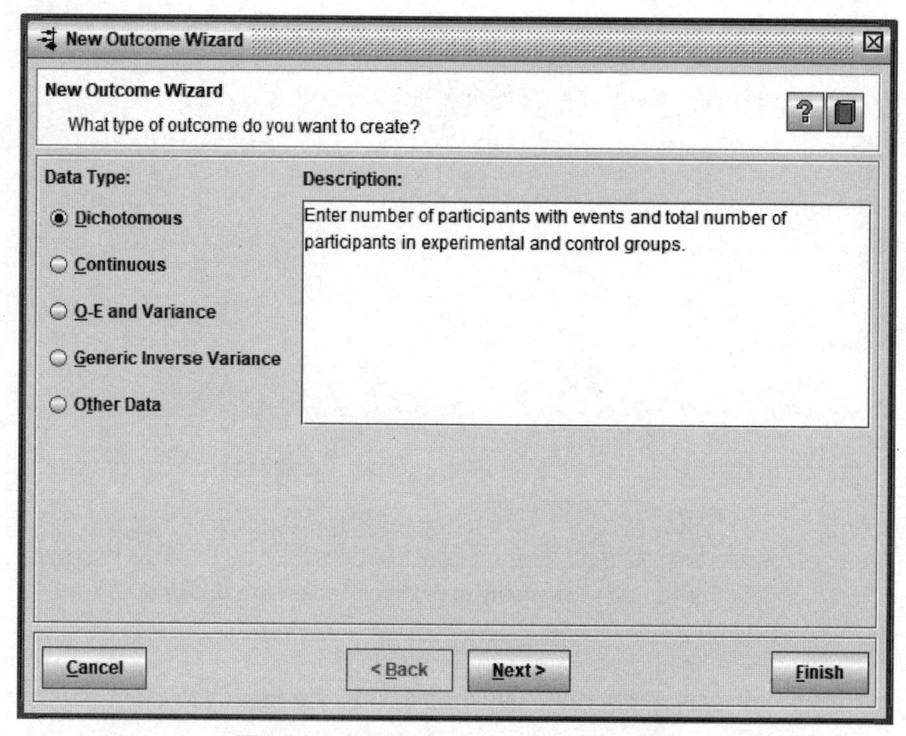

图 18-2-21　New Outcome Wizard 对话框

1)Dichotomous：适用于离散型变量的计数资料和有序变量。数据资料录入时需要各组发生该结局或事件的人数和各组总观察人数。

2)Continuous：适用于连续型变量的计量资料。数据资料录入时为研究中各组的观察例数、结局指标的均数及标准差。

3)Q-E and Variance：单个患者数据。数据资料录入时也是需要各组发生该结局或事件的人数和各组总观察人数。数据输入参照 Dichotomous。

4)Generic Inverse Variance：未经计算提取的数据。需要治疗效应的估计值、标准误和各组总人数。该类数据一般情况较少涉及。

5)Other Data：其他形式的数据。数据通过纯文本格式输入。

其中 Dichotomous 和 Continuous 是系统评价中最常用的数据形式，而其他几种形式较少应用。

假设选择了数据类 Dichotomous →点击 Next →在弹出对话框 Name 项输入“生存情况”→单击 Next，随即弹出的对话框中又可以看到大致包含了 Statistical Method、Analysis Model 和 Effect Measure 三个部分(图 18-2-22)。分别代表着本次系统评价的所用的统计方法、分析所用模型以及效应检验，如果对此不是特别熟悉，除了一些必须改动的地方以外，通常可以选择默认选项。上述的各种选项在最终的结果分析(Analyses)或图形显示

(Figures)中还可以根据不同的情况做出一定的调整。

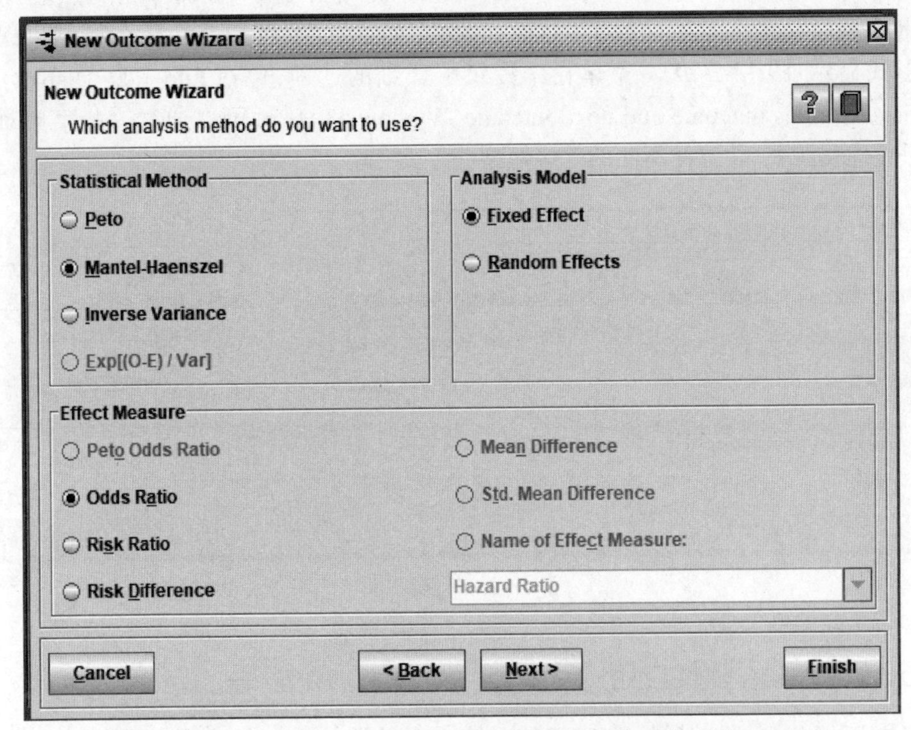

图 18-2-22　Statistical Method、Analysis Model 和 Effect Measure

(2)添加纳入研究和输入数据：表格建立后，即可输入分析数据。右击第一个结果(生存情况)，从弹出菜单中选 Add Study Data，在 New Text Date Wizard 窗口选择纳入的研究，点击 Finish 完成研究的纳入。利用键盘直接输入数据：或者从资料提取表中复制并粘贴数据至数据表中(图 18-2-23)。

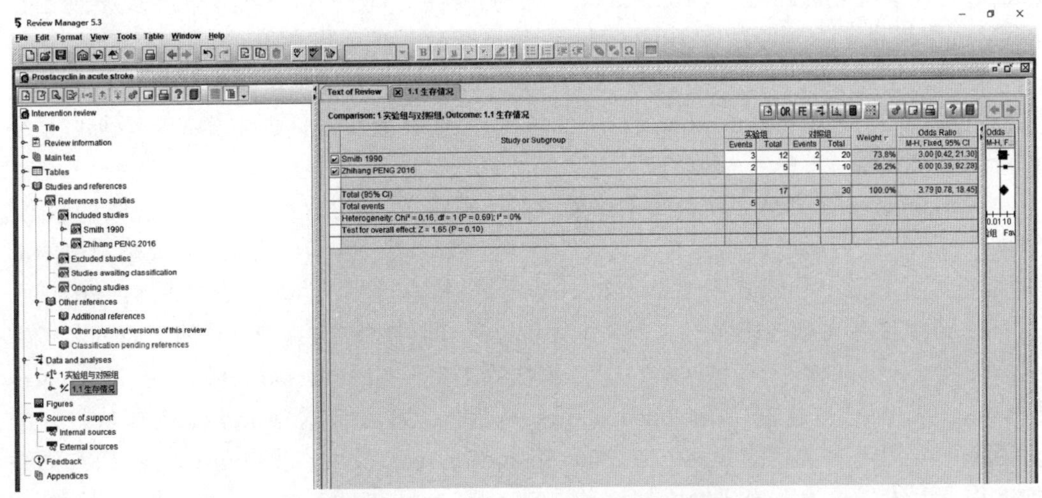

图 18-2-23　添加纳入研究和输入数据

(3)数据分析：在上述 Data and analyses 分析结果的内容栏中点击图标，或者在大纲栏下，右键单击 Figures → Add Figure →在弹出的对话框中选择 Forest plot →点击 Next →在弹出的窗口 Outcome 栏选择 1.1 Death within 4 weeks →点击 Finish，分析结果以森林图的形式显示(图 18-2-24)。菜单栏中提供了详细的选项，包括 File、Edit、Display、Sort、Statistics、Previous outcome and next outcome、Window 和 Help，可以通过这些菜单对输出结果进行优化调整，并选择不同的效应模型。

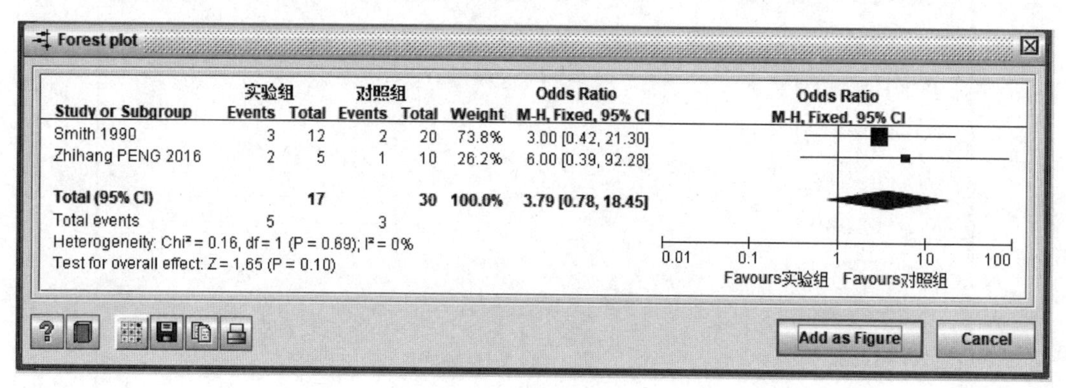

图 18-2-24　森林图

五、RevMan 软件应用

应用 RevMan 软件进行一个完整的系统评价通常包括 6 个步骤，下面通过一个具体的案例来进一步阐述 RevMan 软件的应用。

1. 建立一个新的系统评价　双击桌面 RevMan 5.3 图标，打开软件，点击 File → New 菜单或者直接点击新建文件图标。弹出 Welcome to the new review wizard 界面，点击 Next，出现一个对话框 Which type of review do you want to create，选择所要进行的系统评价，点击 Next，依次填写 Title—Prostacyclin in acute stroke 和 Stage—Full review，最后点击 Finish，完成系统评价创建(图 18-2-25)。大纲界面就会出现一个"R"形的图标，表明已在 RevMan 中新建立一个名为"Prostacyclin in acute stroke"的系统评价。

在建立了系统评价以后，可以在 Review information 中对所作系统评价进行整体介绍，通过单击 Review information 菜单中的各个标题，在弹出对话框中简要介绍所作系统评价的相关内容。

在 Main text 中，录入系统评价的摘要、背景、目标、研究的纳入标准、文献搜索的原则、结果、讨论等，或者通过其他文本编辑软件将上述内容录入后，以"*.txt"或者"*.rtf"的形式保存，通过 File → Import → Text of Review 导入，检查拼写正误后保存(图 18-2-26)。

2. 添加参考文献　建立了一个系统评价以后，即可将本次系统评价所涉及的参考文献添加到 RevMan 软件中。具体方法为：依次双击打开 Studies and references、References to studies 菜单后，鼠标右击 Included studies，从弹出菜单中选择 Add Study，再从打开的对话框中分别输入文献的 Study ID、Data Source 和 Year，最后点击 Finish，完成研究的添加。重复上述步骤为系统评价添加参考文献。此时，可在 Included studies 中看到 3 篇文献的名称，但其内容是 Empty，双击 Empty，在内容框中添加文献的相关作者、篇名、期刊、

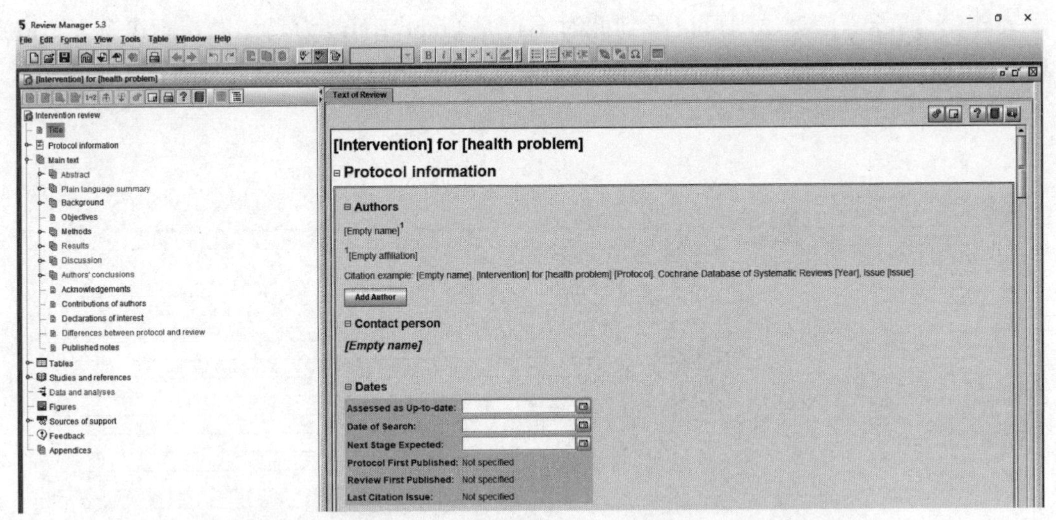

图 18-2-25　建立名为 Prostacyclin in acute stroke 的系统评价

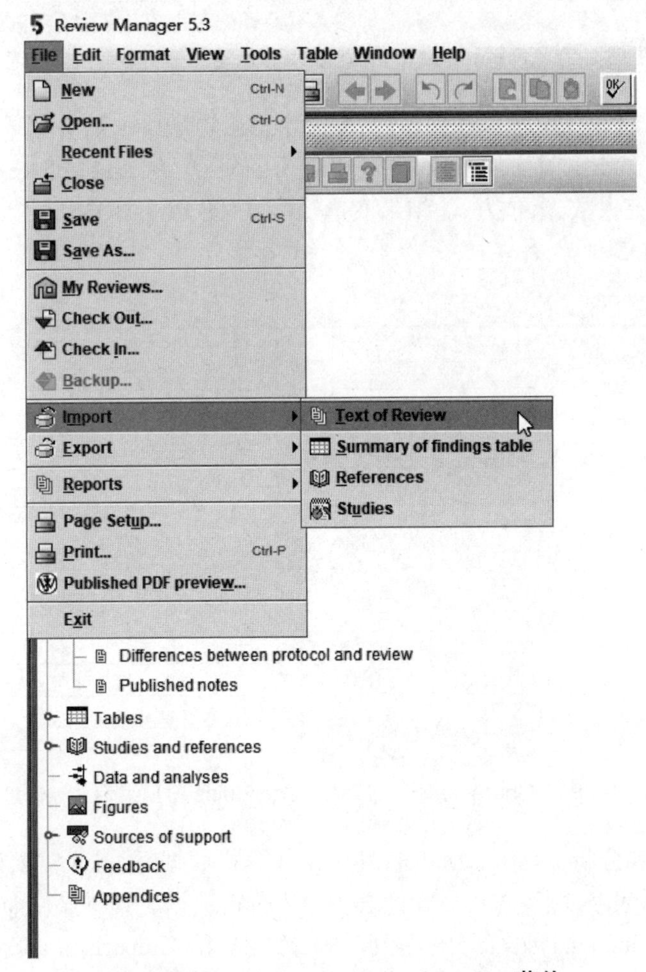

图 18-2-26　File/Import/Text of Review 菜单

发表年份、期卷等信息。则可以看到此时不再是Empty，而改为具体的文献名称了。在References中的其他各类文献的纳入可以参照此方法，同时也可用前文所述方法实现文献在不同种类间的转移(图18-2-27)。

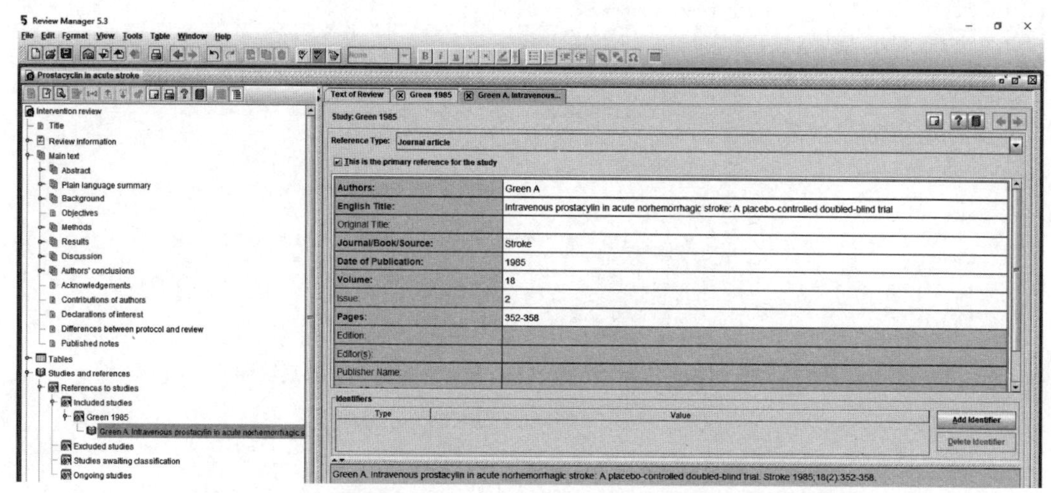

图 18-2-27 Reference to included study 窗口编辑参考文献信息

在完成了系统评价文献标题的编辑后，单击Tables前面的⊶，打开菜单后，单击Characteristic of included studies前面的⊶，双击需要编辑的研究，在Table of Review页面内录入文献研究方法、研究人数、干预方式、结果变量等信息(图18-2-28)。

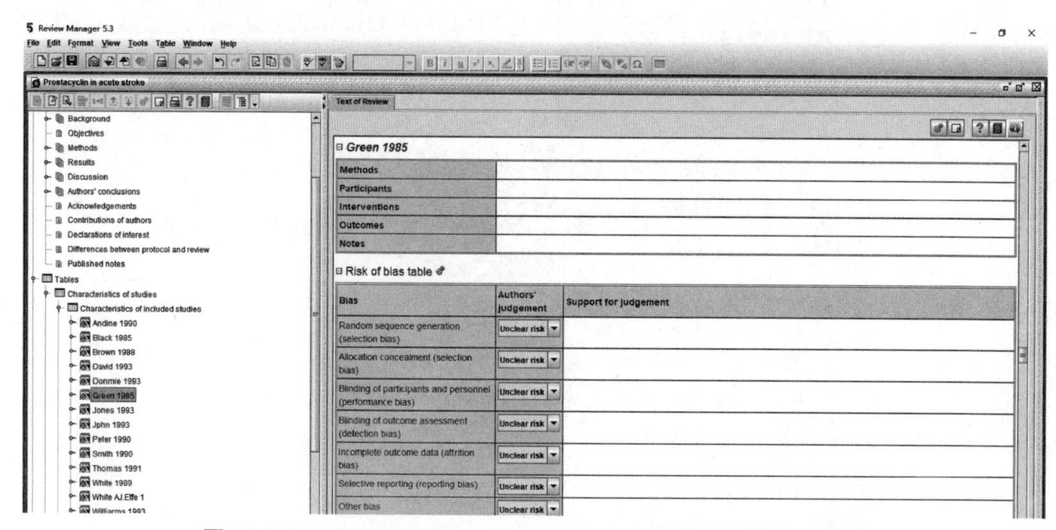

图 18-2-28 Characteristic of included studies 窗口编辑文献信息

3. 数据录入和分析 在RevMan软件中录入分析数据时，首先需要建立一个比较的框架即所谓的对照表格，然后才可以在此表中录入分析数据。具体操作如下：

(1)打开Data and analyses部分→鼠标右键点击Add Comparison and data→弹出对话框中Name项，输入Prostacyclin versus placebo→Finish，建立一个新的比较内容。

(2) 双击 Data and analyses，再双击 Prostacyclin versus placebo，在弹出对话框 General 页面 Group label 1 和 2 项分别输入 Prostacyclin（Treatment）和 Placebo（Control）；在 Graphs 页面，左侧输入 Favours prostacyclin，右侧输入 Favours placebo；点击 OK。右击 Prostacyclin versus placebo → Add Outcome →选择数据类型 Dichotomous →点击 Next →在弹出对话框 Name 项输入 Death within 4 weeks → Finish。

(3) 表格建立后，即可输入分析数据。右击第一个结果（Death within 4 weeks），在接着出现的一个 Add Study Date 对话框（图 18-2-29），按顺序一一选中已纳入的 14 个研究，在图 18-2-30 所示的表格中录入分析数据。

按照类似步骤也可为系统评价的表格中添加连续性变量数据。

4. 统计分析过程 在 RevMan 软件中，完成比较表格的建立和分析数据的录入后，即可进行 Meta 分析。具体操作如下：在上述 Data and analyses 分析结果的内容栏中点击图标，或者在大纲栏下，右键单击 Figures → Add Figure →在弹出的对话框中选择 Forest plot →点击 Next →在弹出的窗口 Outcome 栏选择 1.1 Death within 4 weeks →点击 Finish，内容栏会有 Meta 分析的森林图出现，显示详细结果（图 18-2-31）。

Meta 分析的结果包括森林图（forest plot）、漏斗图（funnel plot）和敏感性分析（sensitivity analyses）。现以 Death within 4 weeks 结果为例，说明两种图中各指标的含义：

(1) 森林图：森林图以单独窗口出现，最后一行是所作系统评价的名称（review）、比较（comparison）、结果（outcome）后所作分析的标示，本例是 Death within 4 weeks。结果以行列表显示。

1) 第一列是研究标号，由数据录入时定义。

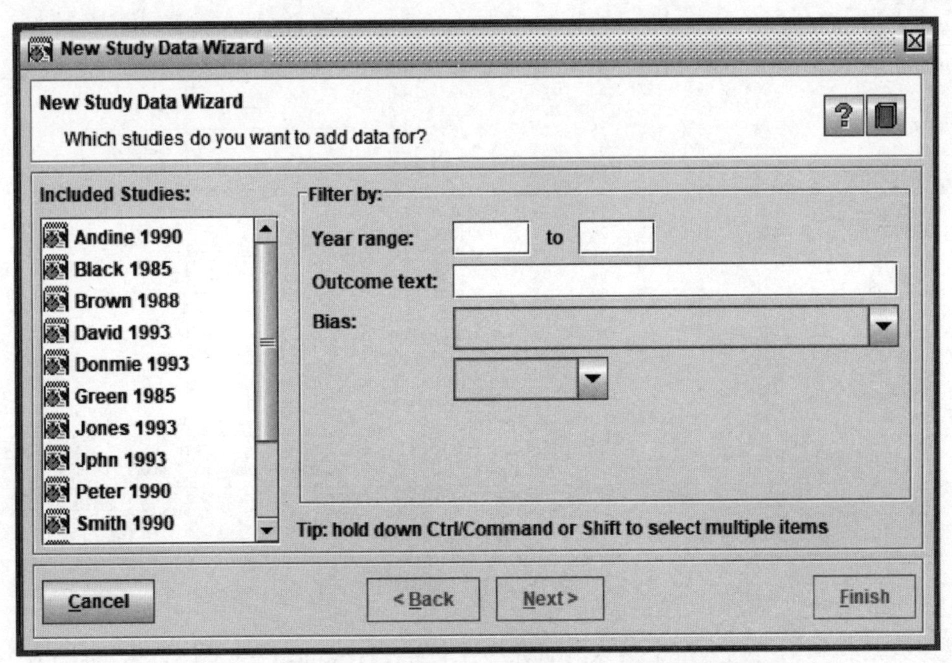

图 18-2-29 Add studies to data tables 窗口参考文献清单

Text of Review | 1.1 Death within 4 weeks

Comparison: 1 Prostacyclin versus placebo, Outcome: 1.1 Death within 4 weeks

Study or Subgroup	Prostacyclin		Placebo		Weight	Odds Ratio
	Events	Total	Events	Total		M-H, Fixed, 95% CI
Andine 1990	25	89	27	90	10.7%	0.91 [0.48, 1.74]
Black 1985	5	15	6	15	2.2%	0.75 [0.17, 3.33]
Brown 1988	4	15	5	15	2.0%	0.73 [0.15, 3.49]
David 1993	7	20	8	24	2.6%	1.08 [0.31, 3.76]
Donmie 1993	3	16	3	16	1.4%	1.00 [0.17, 5.90]
Green 1985	4	15	5	15	2.0%	0.73 [0.15, 3.49]
Jones 1993	35	125	36	122	14.5%	0.93 [0.54, 1.61]
Jphn 1993	38	134	39	128	15.8%	0.90 [0.53, 1.54]
Peter 1990	16	60	17	61	6.8%	0.94 [0.42, 2.10]
Smith 1990	17	56	17	52	6.8%	0.90 [0.40, 2.02]
Thomas 1991	16	60	18	60	7.3%	0.85 [0.38, 1.88]
White 1989	31	104	34	105	13.2%	0.89 [0.49, 1.59]
White AJ.Effe 1	29	101	31	103	12.1%	0.94 [0.51, 1.71]
Williarms 1993	6	18	7	20	2.4%	0.93 [0.24, 3.56]
Total (95% CI)		828		826	100.0%	0.90 [0.73, 1.12]
Total events	236		253			
Heterogeneity: Chi² = 0.36, df = 13 (P = 1.00); I² = 0%						
Test for overall effect: Z = 0.94 (P = 0.35)						

图 18-2-30　录入分析数据

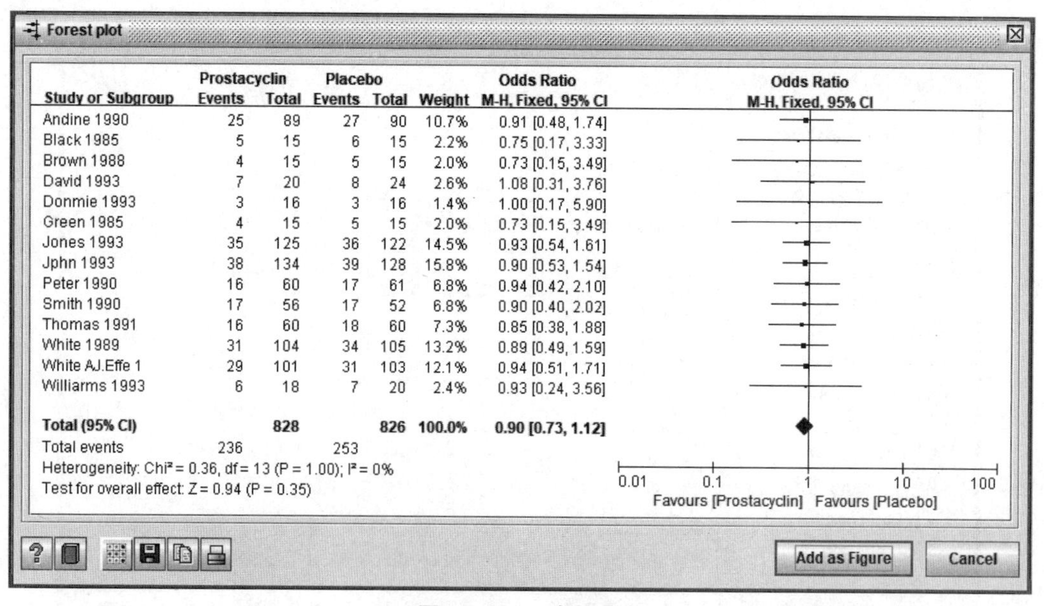

Study or Subgroup	Prostacyclin Events	Total	Placebo Events	Total	Weight	Odds Ratio M-H, Fixed, 95% CI
Andine 1990	25	89	27	90	10.7%	0.91 [0.48, 1.74]
Black 1985	5	15	6	15	2.2%	0.75 [0.17, 3.33]
Brown 1988	4	15	5	15	2.0%	0.73 [0.15, 3.49]
David 1993	7	20	8	24	2.6%	1.08 [0.31, 3.76]
Donmie 1993	3	16	3	16	1.4%	1.00 [0.17, 5.90]
Green 1985	4	15	5	15	2.0%	0.73 [0.15, 3.49]
Jones 1993	35	125	36	122	14.5%	0.93 [0.54, 1.61]
Jphn 1993	38	134	39	128	15.8%	0.90 [0.53, 1.54]
Peter 1990	16	60	17	61	6.8%	0.94 [0.42, 2.10]
Smith 1990	17	56	17	52	6.8%	0.90 [0.40, 2.02]
Thomas 1991	16	60	18	60	7.3%	0.85 [0.38, 1.88]
White 1989	31	104	34	105	13.2%	0.89 [0.49, 1.59]
White AJ.Effe 1	29	101	31	103	12.1%	0.94 [0.51, 1.71]
Williarms 1993	6	18	7	20	2.4%	0.93 [0.24, 3.56]
Total (95% CI)		**828**		**826**	**100.0%**	**0.90 [0.73, 1.12]**
Total events	236		253			
Heterogeneity: Chi² = 0.36, df = 13 (P = 1.00); I² = 0%						
Test for overall effect: Z = 0.94 (P = 0.35)						

图 18-2-31　森林图

2）第二列和第三列为每个纳入的研究中比较组（Treatment）的具体数据，本例为 14 个研究中 Prostacyclin 组的有效人数和治疗人数。第四列和第五列为每个纳入的研究中比较组（Control）的具体数据，本例为 14 个研究中 Placebo 组的有效人数和治疗人数。

3）第六列 Weight 表示各个研究在 Meta 分析中的权重。一般来说，对于计数资料，如本研究使用样本量作为权重的衡量依据，样本量越大，权重越大；计量资料则采用标准差作为权重的衡量依据，标准差越小，权重越大。也有以纳入研究的质量评分作为权重的衡量依据。

4）第七列 OR（fixed）95% CI，以“横线”和“点”的形式显示每个研究和综合分析的关联强度 OR（比值比，odds ratio）及其 95% CI，每一横线代表一个试验结果 OR 值的可信区间（confidence interval，CI），横线中央的蓝点是点估计值，可信区间是真值 95% 可能存在的范围，反映结果的准确性，横线越长，说明样本量越小，结果欠准确可靠；横线越短，说明样本量越大，准确性越高，结果越可信。最下方的黑色菱形代表 3 个研究的 Meta 分析综合结果。垂直线（代表 OR=1、RR=1 或 RD=0）将图分为左右两半，用于判断结果差异有无统计学意义：横线 / 菱形与垂直线相交则表明该研究中不同治疗措施之间差异无统计学意义。

结果的左下方是各个研究之间的齐性检验（test for heterogeneity）及整体效应（test for overall effect）的检验。如果齐性检验的 $P<0.05$，表明各研究之间不同质，则需要在 Statistics 菜单中选择随机效应模型（random effect model，REM）进行 Meta 分析，如 $P>0.05$，则表明各研究之间同质，可以采用固定效应模型（fixed effect model，FEM）进行 Meta 分析。整体效应采用 Z 检验，根据 P 值是否小于 0.05，判定综合分析结果是否具有统计学意义。

本例对 14 个研究进行 Meta 分析，Prostacyclin 组共 828 例，Placebo 组共 826 例，齐性检验 $\chi^2=0.36$，自由度（df）=13，$P=1.00$，表明 14 个研究之间同质，采用固定效应模型分析；综合分析的结果 OR 为 0.90，95% CI 0.73~1.12，结果包含 1.0，与整体效应检验结果一致（$Z=0.94$，$P=0.35$），不能认为两组间的差别有显著性。

（2）漏斗图：漏斗图是一个倒置的漏斗状图形（图 18-2-32），通常用来了解文献潜在的发表偏倚（publication bias），“倒漏斗图”显示不对称，提示存在发表偏倚。漏斗图是指用单个研究估计得来的治疗效果（x 轴）与每项研究的样本结果（y 轴）所作出的散点图形。因为治疗效果估计值的准确性是随着研究样本量的增加而增加的，所以小样本研究的效应值可能会散在、宽广地分布在图形底部，而大样本研究的效应值相对集中地分布在图形中部或顶部，由于大样本研究的效应值分布随着样本量的增加而逐渐集中变窄。图形形状类似于一个倒置的漏斗。在没有偏倚的情况下，呈现对称的倒漏斗状；如果存在偏倚，比如阴性结果的研究未能发表，就会出现图形缺角，随着能够达到入选标准的研究纳入增多，漏斗会变窄，结果会更加可靠。值得注意的是，漏斗图在 Cochrane 图书馆电子刊物发表时需要从 Additional figures 中添加。

（3）敏感性分析：RevMan 软件允许将所纳入的文献有选择性地排除后，再进行分析，以分析研究结果对不同因素的敏感性。比如，可以将一些随机分组方案级别不清楚的研究或者一些级别较低的研究排除后，再进行 Meta 分析，观察排除后的综合效应，以评价此文献对结果的影响。例如，在本例中研究 Jones 1993 的级别为 D，可在分析时将其排除。具体操作如下：Data and analyses → Prostacyclin versus placebo → Death within 4 weeks → 右键单击 Jones 1993 →选择 Delete Study Data。然后再进行分析，结果显示该研究排除后对结果并未有明显影响，综合结果仍然是治疗效果不显著。

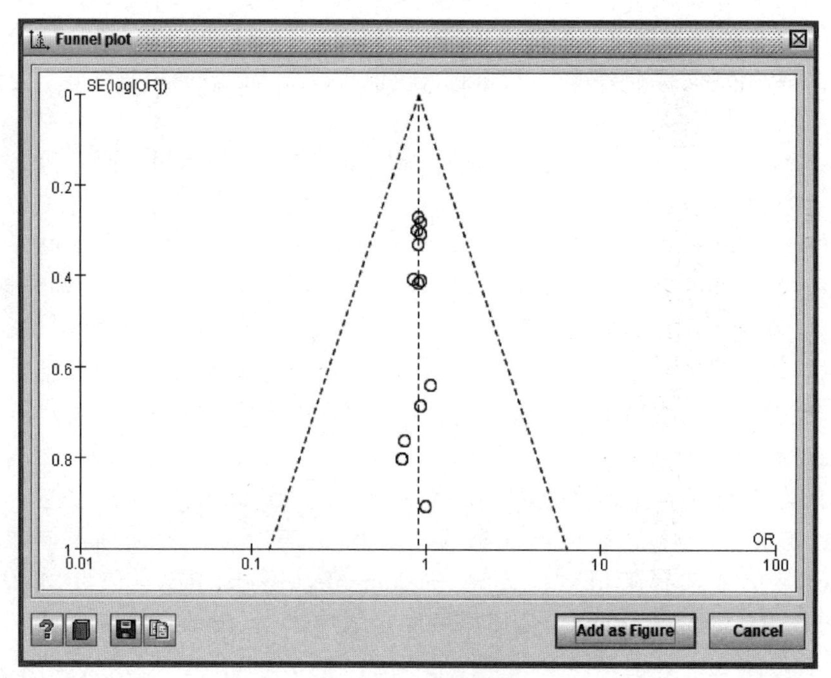

图 18-2-32 漏斗图

5. 完成系统评价 通过上述 RevMan 软件中的分析，即可根据上述材料和 Meta 分析结果，撰写一篇系统评价。全文主要包括：大纲、摘要、背景、目的、入选标准、检索策略、研究方法、结果、讨论、研究结论。当然，也有一些其他内容需要进一步阐述，比如研究特征描述、入选研究质量评估、致谢和潜在的利益冲突等；有时，也需要在 Cover sheet 中补充协作者、支持者等情况。最后，可以将全文传递给本次系统评价组的协调人，由协作组负责对文章进行修改，直至最终送交到 Cochrane 图书馆电子刊物公开发表，同时也可以提交至相关期刊发表。

6. 系统评价的维护和完善 为了能够及时对所发表文章的读者意见和批评进行答复，或者在一些新的研究结果报道后，作者应该能够修改系统评价，向 Cochrane 图书馆提供更新版本，还需要及时在 What's new 中进行更新。

RevMan 软件是进行 Meta 分析的一种有力工具，只需要建立比较表格、录入数据，即可轻松实现 Meta 分析所需的复杂统计过程。本书旨在介绍该软件的基本使用方法，避免涉及一些有深度的统计理论。如需要获得详尽的关于 RevMan 及 Meta 分析统计学知识的介绍，请参考软件自带的 RevMan User Guide、Help 菜单栏中的 Handbook、FAQ、RevMan help、StyleGuide 和 RevMan exercise。如果在进行某一部分操作时出现问题，可以使用 F1 键直接打开该部分的帮助内容，获得相关信息。

第三节　Stata 软件 Meta 分析

一、Meta 分析的前期工作

某研究团队通过广泛的文献阅读发现某地区人群的艾滋病潜伏期尚无定论,而该方向已有一定数量的文献与数据,这些研究包含了该地区不同传播途径的 HIV 感染人群。考虑到这有利于该地区的艾滋病防治工作,该团队试图通过系统评价与 Meta 分析的方法得到该地区人群的艾滋病潜伏期。

完成选题后,该团队经查阅文献和商讨后制订了纳入、排除标准如下。纳入标准:①可获得全文的中英文文献;②涉及该地区人群的艾滋病潜伏期。排除标准:①无具体的样本来源;②样本来源相同;③样本量小于 10;④数据不详尽;⑤无中位 / 平均潜伏期;⑥无中位 / 平均潜伏期的 95%CI/ 标准差。

为了尽可能地全面收集文献,该团队在 PubMed、SinoMed、中国知网、维普和万方五个数据库中搜索艾滋病潜伏期和自然史的相关文献,检索式也覆盖尽可能多的信息,而不是强调精确搜索。经过多次搜索,共收集了 4 575 篇文献。

两名研究者独立地按照事先制订的纳入、排除标准对文献逐步进行筛选,同时筛选过程中简单注明文献被排除的理由。对于两人结果不一致的部分或是有疑义的数据,研究团队经过内部商讨以及发邮件咨询原作者的方式决定是否将其纳入。最终,本次研究共纳入了 13 篇文献,包含 21 个结果。整个过程详见流程图 18-3-1。

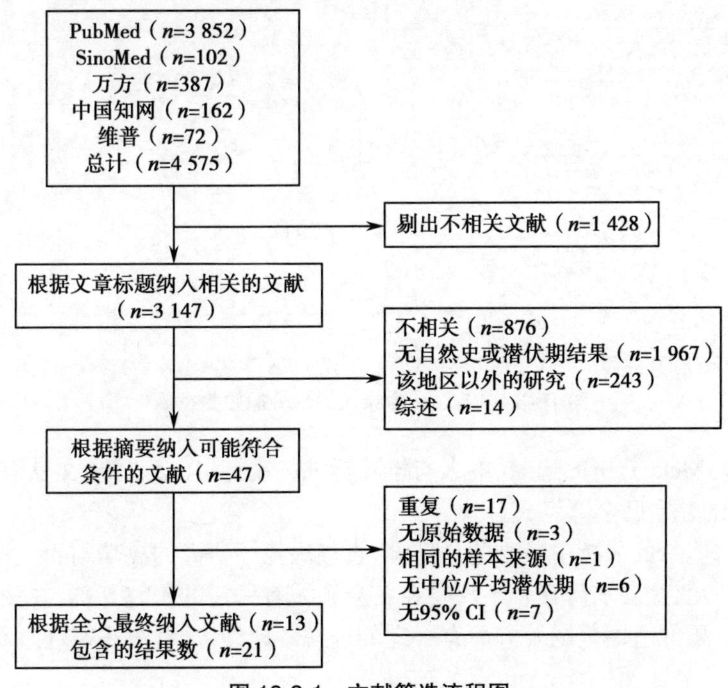

图 18-3-1　文献筛选流程图

本研究纳入的文献属于流行病学观察性研究，对于此类研究，尚无公认的质量评价标准，只有文献报告规范——STROBE 声明，故本研究探讨性地制订了本次质量评价的标准，大致地评估纳入数据的可靠性和稳定性，同时也根据 STROBE 声明评估了纳入文献的报告质量(图 18-3-2)。

A	B	C	D	E	F	G	H	I	J	K	L
Quality measure	Zhang FJ	Li DM	Lv F	Liu HX	Zhu XY	Sun YH	Yu CL	Zhang Y	Chen SL[1]	Chen SL[2]	Zhu MF[1]
Cohort study	Y	Y	Y	N	Y	Y	Y	Y	Y	Y	N
Prospective study included	Y	Y	N	N	N	N	Y	Y	N	N	N
Accrued from same population	Y	Y	Y	Y	Y	Y	Y	Y	Y	Y	Y
Three clinical groups included proportionally in the samp	N	Y	N	N	Y	N	NA	N	N	N	NA
Sample size≥100	Y	Y	Y	Y	Y	N	Y	Y	Y	Y	Y
Drop out<20%	Y	Y	Y	-	Y	N	NA	Y	Y	Y	-
Follow up≥1 year	Y	Y	Y	Y	Y	Y	Y	Y	Y	Y	-
Addressed loss to follow-up in longitudinal studies	N	N	NA	N	Y	NA	Y	NA	NA	NA	NA
Age, gender and other characterristics reported by the grc	Y	Y	Y	Y	Y	Y	Y	Y	Y	Y	Y
Potential biases reported	Y	Y	Y	Y	Y	N	Y	Y	Y	Y	N
measures of curtailing bias reported	N	Y	N	N	N	N	N	N	N	N	N

Frist Author	1	2	3	4	5	6	7	8	9	10	11	12	13	14	15	16	17	18	19	20	21	22	scores
Zhang FJ	+	+	+	+	+	+	+	+	+	+	+	-	-	-	+	+	-	+	+	+	+	+	18
Li DM	+	+	+	+	+	+	+	+	+	+	+	-	-	-	+	+	-	+	+	+	+	+	18
Lv F	+	+	+	+	+	-	-	-	-	+	+	-	-	-	+	-	-	+	+	+	+	-	15
Liu HX	+	+	+	+	+	+	+	+	+	+	+	-	+	+	+	+	+	+	+	+	+	+	21
Zhu XY	+	+	+	+	+	+	-	+	-	+	+	-	+	-	+	+	+	+	+	+	+	+	18
Yu CL	+	+	+	+	+	+	+	+	+	+	+	-	+	+	+	+	+	+	+	+	+	+	16
Chen SL	+	+	+	+	+	-	+	+	+	+	+	-	+	-	+	+	-	+	+	+	+	+	15
Zhu MF	+	+	+	+	+	+	-	-	-	+	+	-	-	+	+	+	+	+	+	+	+	-	17
Duan S	+	+	+	+	+	+	-	+	+	+	+	-	-	-	+	-	-	+	+	+	+	-	20
Wu XH	+	+	+	+	+	+	+	+	+	+	+	-	-	-	+	-	+	+	+	+	+	-	17
Gu J	+	+	+	+	+	+	+	+	+	+	+	-	+	+	+	+	+	+	+	+	+	-	20
Sun YH	+	+	+	+	+	+	+	+	+	+	+	-	+	+	+	+	+	+	+	+	+	+	21

图 18-3-2　质量评价表格及根据 STROBE 声明评估纳入研究报告质量的部分结果

在仔细阅读全文后，两名研究者各自独立收集了纳入文献中的各项数据，录入到 Excel 中，然后根据已有的信息设计了一个适合本研究的表格。经过多次检查核对后，建立本次 Meta 分析的原始数据库(图 18-3-3)。

	A	B	C	D	E	F	G	H	I	J	K	L	M	N
1	ID	Study	Author	ublic Yea	Transmit way(1=blood donors, 2=transfusion, 3=d	n Mean=1,	Mean/Median incubation period(year)	incubation period 95%CI(year)		N1(the incubation number)	Male	Female	verage ag	Age SD
2	Mean													
3	1	A retrospective cohort study on the natural	Lv F	2005	1	1	8.31	8.04	8.58	178	88	90	32.94	7.22
4	2	Impact of delayed diagnosis bias on the estim	Liu HX	2011	1	1	9.83	9.73	9.83	4478	2469	2009	42.6	8
5	3	Study on AIDS Incidence and Death Orderliness	Zhu XY	2008	1	1	8.87	8.76	8.99	373	206	167	32.89	9.32
6	4	The Epidemiological Study of HIV infection am	Sun YH	2006	1	1	9.13	8.75	9.5	71			41.6	
7	5	A retrospective study of the incubation perio	Zhu MF	2007	2	1	7.87	7.58	8.15	171	63	108		
8	6	A retrospective study of the incubation perio	Zhu MF	2007	5	1	5	3.5	6.5	44			5.6	3.25
9														
10	Median													
11	1	An ambispective cohort study of the natural h	Zhang FJ	2008	1	2	9	8.96	9.04	7551	3716	3835	40.63	8.6
12	2	Study on the natural history of HIV among fot	Li DM	2010	1	2	8.8	8.7	8.8	2569	1214	1355	33.2	9.2
13	3	A Cohort Study of AIDS Among one Sub-group in	Yu CL	2007	1	2	9.17	9.04	9.29	620	259	325	43.13	8.504
14	4	A Study on the HIV Incubation Period and Its	Zhang Y	2013	1	2	10.61	10.46	10.76	1583	1033	550	29.34	8.25
15	5	A retrospective cohort study on the natural h	Chen SL	2012	1	2	9.33	9.06	9.6	142	61	81	ZW32	31-35
16	6	A retrospective cohort study on the natural h	Chen SL	2012	2	2	9.58	9.18	9.99	212	59	153	ZW27	25-29
17	7	A retrospective cohort study on the natural h	Chen SL	2012	1,2	2	9.42	9.11	9.72	354	120	234	ZW30	29-32
18	8	Natural history of HIV infections among injec	Duan S	2010	3	2	10.3	9.3	11.8	196	196	0	27.9	7.2
19	9	Retrospective survey on incubation period of	Wu XH	2011	4	2	4.83	4.2	5.46	139	73	66		
20	10	AIDS Incubation Period Study of 283 HIV Infec	Gu J	2004	1	2	8.02	7.59	8.46	54	29	25	41.23	8.04
21	11	AIDS Incubation Period Study of 282 HIV Infec	Gu J	2004	2	2	6.92	5.84	8.17	18	12	6	43.08	2.97
22	12	AIDS Incubation Period Study of 281 HIV Infec	Gu J	2004	3	2	5.49	5.15	5.83	166	159	7	36.08	6.43
23	13	AIDS Incubation Period Study of 284 HIV Infec	Gu J	2004	4	2	8.24	7.49	8.87	43	29	14	37.68	8.97
24	14	AIDS Incubation Period Study of 284 HIV Infec	Gu J	2004	1,2,3,4	2	6.7	6.34	7.25	281	229	52	37.76	8
25														

Sheet1 / Sheet2 / Sheet3

图 18-3-3　Excel 中录入的部分原始数据库

综上，本次 Meta 分析的选题、纳入与排除标准的制订、文献收集、文献筛选、质量评价和原始数据库的建立已全部完成。

选题往往是 Meta 分析中最难的一部分，直接决定了研究的成功与否。选题时要做到简明、创新和适用，这要求研究者不仅要在自身领域有一定的研究基础，并关注当前热点，还应对 Meta 分析的适用范围等方面有一定的理解。此外，选题时还需注意相关研究不宜过少。

文献收集是最繁杂的部分，过程可能比较漫长。研究者需要多途径、最大限度地收集相关文献，以确保将相关研究结果全部纳入 Meta 分析中。获取文献的途径包括：①计算机检索（Medline、PubMed、CBMDISC 等）；②参考文献及再版杂志的追溯；③手工检索；④灰色文献（会议、学位论文、专著、制药工业报告等）；⑤ Cochrane Collaboration 随机化对照试验登记系统等。

在系统评价和 Meta 分析中，质量评价是不可缺少的一环。Meta 分析是对文献的二次加工和定量合成，因此，Meta 分析结果的真实性与各个原研究的质量密切相关，即只有从高质量的独立研究中才能获得高质量的综合结论。在对文献进行质量评价时，至少应从以下三方面来评估一个研究的质量：方法学质量、精确度和外部真实性。方法学质量主要指研究设计和实施过程中避免或减小偏倚的程度；精确度即随机误差的程度，可信区间的宽度；外部真实性指的是研究结果的外推程度。值得一提的是，目前有许多适用于各种类型研究的规范报告，比如上文例子中提及的 STROBE 声明是流行病学观察性研究的报告规范，可用于评估文献的报告质量，即文献的写作是否符合规范，却不可用作文献质量评价的单一标准。《英国医学杂志》（BMJ）上发表的研究显示在发表的系统评价和 Meta 分析中，STROBE 声明常被误用来评价流行病学观察性研究的方法学质量。当然，目前也有一些质量评价标准可直接用于系统评价和 Meta 分析，比如 Jadad 量表被广泛应用于随机对照试验（RCT）研究的质量评价。

二、Meta 分析的具体过程

1. 异质性检验 异质性检验（tests for heterogeneity），又称同质性检验（tests for homogeneity），就是用于检验多个相同研究的统计量是否具有异质性的方法。Meta 分析的核心是将相同的多个研究的统计量合并（相加、汇总），按统计学原理，只有同质的资料才能进行统计量的合并，反之则不能。因此，在合并统计量之前需要对多个研究结果进行异质性检验，以判断多个研究是否具有同质性。异质性检验包含三个方面：临床异质性、统计学异质性和方法学异质性。在作 Meta 分析时，应首先确保临床同质性，比如研究的实验目的、设计类型、干预目的等相同，否则就需要进行亚组分析，或取消合并统计量。只有在确保临床同质性后，才能进一步检验统计学异质性。

若异质性检验结果为 $P>0.10$ 时就是认为多个同类研究具有同质性；当异质性检验结果为 $P \leqslant 0.10$，可认为多个研究结果有异质性。纳入研究的异质性大小还可用 I^2 来衡量，I^2 的计算公式如下：

$$I^2 = [\,Q-(k-1)\,]/Q \times 100\%$$

式中的 Q 为异质性检验的卡方值（χ^2），k 为纳入 Meta 分析的研究个数。在 Cochrane 协作网的系统评价专业软件 RevMan 中 I^2 是可用于衡量多个研究结果间异质程度大小的指标。可用于描述由各个研究所致，而非抽样误差所引起的变异（异质性）占总变异的百分比，只要 I^2 不大于 50%，其异质性可以接受。

如果异质性检验结果为 $P>0.10$ 时，可认为多个同类研究的具有同质性，可使用固定效应模型（fixed effect model）计算合并统计量。

当异质性检验为 $P \leqslant 0.10$ 时，首先应分析导致异质性的原因，如设计方案、测量方法、年龄、性别、用药剂量、用药方法、疗程长短、病情轻重、对照选择等因素是否相同。由这些原因引起的异质性可用亚组分析（subgroup analysis）进行合并统计量的计算。若经这些方法分析和处理后多个同类研究的结果仍有异质性时，可使用随机效应模型（random effect model）计算合并统计量。需特别注意的是，随机效应模型是针对异质性资料的统计处理方法，不能代替导致异质性的原因分析。除了亚组分析和选用随机效应模型，异质性处理的方法还有 Meta 回归、敏感性分析、改变效应量及放弃 Meta 分析。

从理论上来说，一般是先判定异质性的大小，再根据异质性来选择效应模型。然而，在实际使用统计软件分析时，往往是先选择一种模型计算，再根据异质性检验的结果来决定是否需要更换模型，即可以先选择固定效应模型，异质性过大时更换为随机效应模型。下面采用 Stata 12.0 软件对上述实例中的数据进行分析。

在样本量足够大时，中位数可以当作平均数加以分析。但由于本研究中，有些数据的样本量较小，且纳入的数据较多（14 个中位数，7 个平均数），故按照潜伏期的中位数和平均数分组分析。首先来分析平均数组，将数据输入 Stata 后（图 18-3-4），选择固定效应模型，输入如下命令：

metan mean lciuci，fixed label（namevar=study，yearvar=year）

分析的结果如图 18-3-5 所示，由此可知本例的异质性较大（I^2=98.8%，P<0.001），故改用随机效应模型。

2. 合并统计量 Meta 分析需要将多个同类研究结果合并（或汇总）成某个单一效应量（effect size）或者效应尺度（effect magnitude），即用某个合并统计量反映多个同类研究的综合效应。

若需要分析的指标是二分类变量，可选择比值比 OR（odds ratio）、相对危险度 RR（relative risk）或者危险差 RD（risk difference）为合并统计量，用于描述多个研究的合并结果。在 Cochrane 系统评价中还常用 Peto 法的 OR，该法对事件发生率最小的试验结果进行 Meta 分析可能是最有效且偏倚最小的方法。RR 或 OR 均是相对测量指标，其结果解释与单个研究指标相同，而 RD 是两个率的绝对差值。

如果需要分析的指标是数值变量，可选择均数差（mean difference，MD，或 weighted mean difference，WMD）或标准化均数差（standardized mean difference，SMD）为合并统计量。MD 即为两均数的差值，消除了多个研究间的绝对值大小的影响，以原有的单位真实地反映了试验效应；SMD 可简单地理解为两均数的差值再除以合并标准差的商，它不仅消除了多个研究间的绝对值大小的影响，还消除了多个研究测量单位不同的影响，尤其适用于单位不同（如采用的量表不同）或均数相差较大资料汇总分析，但是标准化均数差是一个没有单位的值，因而对 SMD 分析的结果解释要慎重。

目前，随机效应模型都采用 D-L 法（DerSimonian & Laird 法），即通过增大小样本资料的权重、减少大样本资料的权重来处理资料间的异质性，但这种处理方法存在着较大风险。小样本资料由于往往难以避免机遇的作用（偶然性），偏倚较大；而大样本资料往往偶然性小，代表性好、更接近真实。因此，经随机效应模型处理的结果可能削弱了质量较好的大样本信息，增加了质量可能较差的小样本信息，故对随机效应模型的结论应当慎重解释。

此外，对于不同设计方案、测量方法、用药剂量、用药方法、疗程长短、病情轻重等原因所引起的异质性，可使用 Meta 回归方法进行分析，即利用线性回归的原理，消除混杂因素的影响，排除异质性对分析结果的影响，使之能得到较为真实的合并统计量。

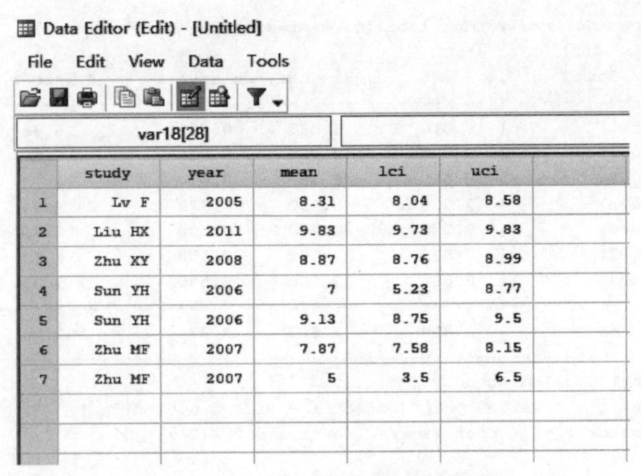

	study	year	mean	lci	uci
1	Lv F	2005	8.31	8.04	8.58
2	Liu HX	2011	9.83	9.73	9.83
3	Zhu XY	2008	8.87	8.76	8.99
4	Sun YH	2006	7	5.23	8.77
5	Sun YH	2006	9.13	8.75	9.5
6	Zhu MF	2007	7.87	7.58	8.15
7	Zhu MF	2007	5	3.5	6.5

图 18-3-4　Stata 数据输入格式界面

```
. metan mean lci uci,fixed label(namevar=study,yearvar=year)

           Study     |     ES    [95% Conf. Interval]     % Weight
---------------------+---------------------------------------------------
Lv F (2005)          |  8.310       8.040     8.580          2.69
Liu HX (2011)        |  9.830       9.730     9.830         78.51
Zhu XY (2008)        |  8.870       8.760     8.990         14.84
Sun YH (2006)        |  7.000       5.230     8.770          0.06
Sun YH (2006)        |  9.130       8.750     9.500          1.40
Zhu MF (2007)        |  7.870       7.580     8.150          2.42
Zhu MF (2007)        |  5.000       3.500     6.500          0.09
---------------------+---------------------------------------------------
I-V pooled ES        |  9.583       9.539     9.628        100.00
---------------------+---------------------------------------------------
 Heterogeneity calculated by formula
  Q = SIGMA_i{ (1/variance_i)*(effect_i - effect_pooled)^2 }
where variance_i = ((upper limit - lower limit)/(2*z))^2

  Heterogeneity chi-squared = 515.23 (d.f. = 6) p = 0.000
  I-squared (variation in ES attributable to heterogeneity) =  98.8%

  Test of ES=0 : z= 423.99 p = 0.000
```

图 18-3-5　采用固定效应模型的 Meta 分析计算结果

现在，将上述数据进行合并，采用随机效应模型，输入如下命令：

metan mean lciuci，random label（namevar=study，yearvar=year）

命令运行后，Meta 分析的结果和森林图分别如图 18-3-6 和图 18-3-7 所示。

3. 合并统计量的检验　无论采用何种计算方法得到合并统计量，都需要用假设检验（hypothesis text）的方法检验多个同类研究的合并统计量是否具有统计学意义，常用 $z(u)$ 检验，根据 $z(u)$ 值得到该统计量的概率（P）值。若 $P \leqslant 0.05$，多个研究的合并统计量具有统计学意义；若 $P>0.05$，多个研究的合并统计量没有统计学意义。如图 18-3-6 所示，$P<0.05$，则平均数组的合并潜伏期有统计学意义。

合并统计量的检验除 $z(u)$ 检验外，还可以使用可信区间法，当试验效应指标为 OR 或 RR 时，其值等于 1 时试验效应无效，此时其 95%CI 若包含了 1，等价于 $P>0.05$，即无统计

```
. metan mean lci uci,random label(namevar=study,yearvar=year)

              Study     |     ES    [95% Conf. Interval]     % Weight
---------------------+---------------------------------------------------
Lv F (2005)          |  8.310      8.040      8.580        16.48
Liu HX (2011)        |  9.830      9.730      9.830        16.89
Zhu XY (2008)        |  8.870      8.760      8.990        16.83
Sun YH (2006)        |  7.000      5.230      8.770         7.94
Sun YH (2006)        |  9.130      8.750      9.500        16.09
Zhu MF (2007)        |  7.870      7.580      8.150        16.43
Zhu MF (2007)        |  5.000      3.500      6.500         9.34
---------------------+---------------------------------------------------
D+L pooled ES        |  8.308      7.623      8.993       100.00
---------------------+---------------------------------------------------
 Heterogeneity calculated by formula
  Q = SIGMA_i{ (1/variance_i)*(effect_i - effect_pooled)^2 }
where variance_i = ((upper limit - lower limit)/(2*z))^2

  Heterogeneity chi-squared = 515.23 (d.f. = 6) p = 0.000
  I-squared (variation in ES attributable to heterogeneity) =  98.8%
  Estimate of between-study variance Tau-squared =  0.7224

  Test of ES=0 : z=  23.77 p = 0.000
```

图 18-3-6 采用随机效应模型的 Meta 分析结果

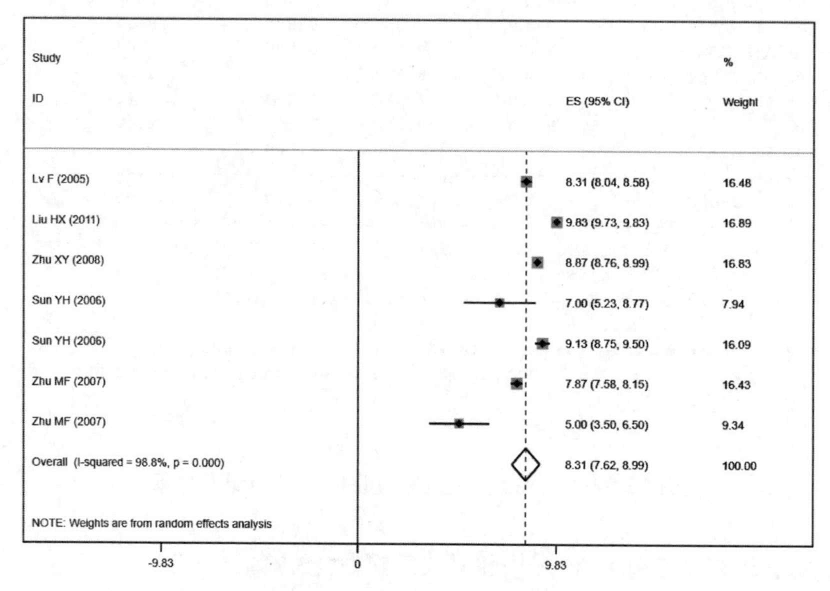

图 18-3-7 Meta 分析森林图

学意义；若其上下限不包含 1（均大于 1 或均小于 1），等价于 $P \leqslant 0.05$，即有统计学意义。当试验效应指标为 RD、MD 或 SMD 时，其值等于 0 时试验效应无效，此时其 95%CI 若包含了 0，等价于 $P>0.05$，即无统计学意义；若其上下限不包含 0（均大于 0 或均小于 0），等价于 $P \leqslant 0.05$，即有统计学意义。

4. 漏斗图 漏斗图（funnel plots）最初是用每个研究的处理效应估计值为 X 轴，样本含量大小为 Y 轴的简单散点图（scatter plots）。对处理效应的估计，其精确性是随样本含量的增加而增加，小样本研究的效应估计值分布于图的底部，其分布范围较宽；大样本研究的效应估计值分布范围较窄。当无偏倚时,其图形呈对称的倒漏斗状,故称为“漏斗图”。

实际使用时应注意:做 Meta 分析的研究个数较少时不宜做漏斗图,一般推荐当 Meta 分析的研究个数在 10 个及以上才需做漏斗图。

当处理效应是相对危险度(RR)或比值比(OR)时,应该使用这些指标的对数尺度为 X 轴绘制漏斗图,以确保相同效应尺度但方向相反的量(如 0.5 与 2.0)与 1 保持等距。统计中检验效能的高低不仅受样本容量大小的影响,还受某一事件发生数的影响,如某一样本量为 10 万人,发生某一事件的患者数为 10 人;而另一研究的样本量为 100 人,发生某一事件的患者数为 10 人,尽管前者样本含量较大,但发生某一事件的患者数较少,出现有统计学意义的可能性也较小。因此,在 RevMan 软件中,漏斗图采用 OR 或 RR 对数值(log OR 或 log RR)为横坐标,OR 或者 RR 对数值标准误的倒数 1/SE(log OR 或 log RR)为纵坐标绘制,再以真数标明横坐标的标尺,而以 SE(log OR 或 log RR)标明纵坐标的标尺。

漏斗图主要用于观察某个系统评价或 Meta 分析的结果是否存在偏倚,如发表偏倚或其他偏倚。如果资料存在偏倚,会出现不对称的漏斗图,不对称越明显,偏倚程度越大。需要注意的是,漏斗图的对称与否主要通过研究者的目测,故而这个评价方法存在很大的主观性。观察平均数组(图 18-3-8)和中位数组(图 18-3-9)的漏斗图可以发现,两者均不对称,提示存在一定的偏倚。然而,漏斗图只能让研究者认识到所存在的问题,却无提供解决问题的方法。

导致漏斗图不对称的主要原因可能有:①选择偏倚(selection bias);②发表偏倚(publication bias);③语言偏倚(language bias);④引用偏倚(citation bias);⑤重复发表偏倚(multiple publication bias);⑥小样本研究的方法学质量差(poor methodological quality of smaller studies);⑦真实性的异质性(true heterogeneity);⑧机遇(chance);⑨抄袭(artefactual)。

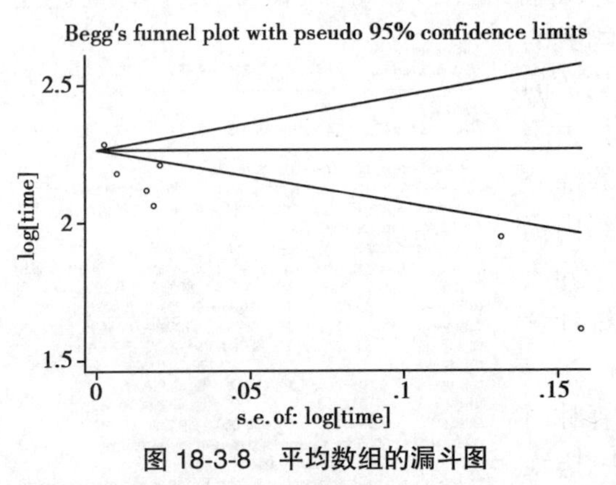

图 18-3-8 平均数组的漏斗图

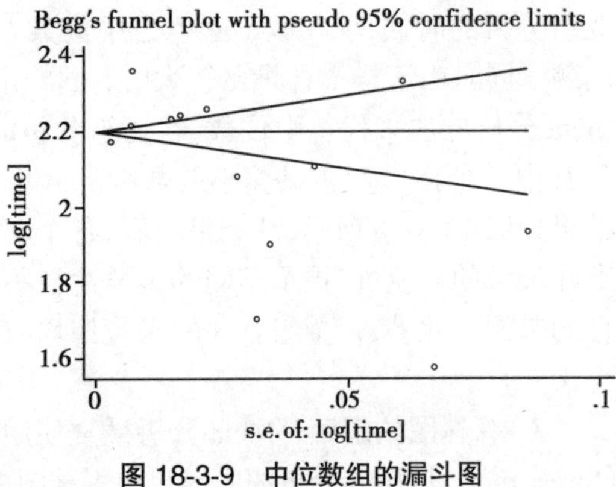

图 18-3-9 中位数组的漏斗图

5. 敏感性分析 敏感性分析(sensitivity analysis)是用于评价某个 Meta 分析或系统评价结果是否稳定和可靠的分析方法。如果敏感性分析对 Meta 分析或系统评价的结果没有本质性改变,其分析结果的可靠性大大增加。如果经敏感性分析导致了不同结果,就意味着对 Meta 分析或系统评价的结果解释和结论方面必须要谨慎。通常敏感性分析包括以下几个方面的内容：

(1)改变研究类型(如使用不同测量方法的临界点)的纳入标准、研究对象、干预措施或终点指标。

(2)纳入或排除某些含糊不清的研究，不管它们是否符合纳入标准。

(3)使用某些结果不太确定的研究的估计值重新分析数据。

(4)对缺失数据进行合理的估计后重新分析数据。

(5)使用不同统计方法重新分析数据，如用随机效应模型代替固定效应模型，反之亦然。

(6)排除某些设计不太严格的研究，如排除非安慰剂对照的研究。

在上述例子中，根据质量评价的结果，排除了一篇质量较差的文献，所得到的艾滋病潜伏期并无明显的改变，从而提示先前得到的结果较为可靠。

6. 亚组分析 亚组分析(subgroup analysis)，即根据患者可能影响预后的因素分成不同的亚组来分析其结果是否因为这些因素的存在而不同。例如，可根据年龄、性别、病情严重度等进行亚组分析。亚组分析对临床指导个体化处理有重要意义，但因为亚组的样本量常很小，容易因偶然性大而得出错误结果。因此对亚组分析结果要谨慎对待，一般看作为假说的产生。只有在后来的高质量研究中得到证明或事先确定拟分析的亚组并样本足够大时，亚组分析的结果才较可靠。Cochrane 系统评价建议，在系统评价的计划书中事先设定好待分析的重要亚组避免事后亚组分析，亚组数量不要太多。亚组分析容易导致两种危害，既否认有效处理的“假阴性”结论或得出无效甚至有害的“假阳性”结论；也容易产生一些令人误解的建议。

由上述 Meta 分析的结果可知，异质性较大，所以试图通过亚组分析寻找出现异质性的原因。从数据库中直观地看，经不同传播途径感染 HIV 人群的艾滋病潜伏期有一定的区别，因此，可事先按照传播途径进行分组。此时如果还将中位数和均数分开来进行亚组分析的话，这样每个亚组包含的文献就太少了，也就失去了 Meta 分析的意义，所以在进行亚组分析的时候，现在就不必考虑中位数 / 均数的问题。同时由于样本含量比较大时，可以用均数的 Meta 分析方法来代替中位数，在亚组分析时，去除了其中一个样本量明显偏小的数据。分析的部分结果如图 18-3-10 所示，从结果中看，各个亚组内仍存在较大的异质性，提示不同的传播途径不是异质性的来源。此外，每个组合并的潜伏期均有统计学意义。

```
Sub-total          |
 D+L pooled ES     |   6.700   6.245   7.155      5.11
-------------------+------------------------------------
Overall            |
 D+L pooled ES     |   8.394   8.075   8.712    100.00
-------------------+------------------------------------
Heterogeneity calculated by formula
 Q = SIGMA_i{ (1/variance_i)*(effect_i - effect_pooled)^2 }
where variance_i = ((upper limit - lower limit)/(2*z))^2
Test(s) of heterogeneity:
           Heterogeneity  degrees of
             statistic    freedom     P    I-squared**  Tau-squared
tujing==1     1393.59        9      0.000    99.4%       0.2978
tujing==2       52.06        2      0.000    96.2%       1.4076
tujing==3       52.96        1      0.000    98.1%      11.3496
tujing==4       51.17        1      0.000    98.0%       5.7004
tujing==5        0.00        0        .        .%        0.0000
tujing==6        0.00        0        .        .%        0.0000
tujing==7        0.00        0        .        .%        0.0000
Overall       2279.77       19      0.000    99.2%       0.4627
Overall Test for heterogeneity between sub-groups :
               730.00        6      0.000
** I-squared: the variation in ES attributable to heterogeneity)
Significance test(s) of ES=0
tujing==1          z= 51.75    p = 0.000
tujing==2          z= 11.47    p = 0.000
tujing==3          z=  3.27    p = 0.001
tujing==4          z=  3.83    p = 0.000
tujing==5          z=  6.53    p = 0.000
tujing==6          z= 60.53    p = 0.000
tujing==7          z= 28.86    p = 0.000
Overall            z= 51.66    p = 0.000
```

图 18-3-10 亚组分析的部分结果

7. 森林图的解读 Meta 分析最常使用森林图(forest plots)展示其分析的内容。在森林图中，竖线为无效线，即无统计学意义的值。RR、OR 和 HR 无效竖线的横轴尺度为 1，而 RD、WMD 和 SMD 无效竖线的横轴尺度为 0。每条横线为每个研究的 95% CI 上下限的连线，其线条长短直观地表示了可信区间范围的大小，线条中央的小方块为统计量

(如 RR、OR、MD 值等)的位置,其方块大小为该研究权重大小。若某个研究 95% CI 的线条横跨无效竖线,即该研究无统计学意义,反之,若该横线落在无效竖线的左侧或右侧而不与无效竖线相交,该研究有统计学意义,位于无效线左边利于不利结局,对于有利结局则相反。

(彭志行)

中英文名词对照索引

F

G

H

J

K

L

M

P

Q

R

S

T

W